麻醉医师进阶系列丛书

PEDIATRIC ULTRASOUND-GUIDED REGIONAL ANESTHESIA

# 小儿超声引导区域麻醉

主　编　宋琳琳　王东信
副主编　张建敏

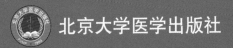

北京大学医学出版社

XIAOER CHAOSHENG YINDAO QUYU MAZUI

**图书在版编目（CIP）数据**

小儿超声引导区域麻醉/宋琳琳，王东信主编.—
北京：北京大学医学出版社，2023.7
ISBN 978-7-5659-2738-6

Ⅰ．①小…　Ⅱ．①宋…②王…　Ⅲ．①小儿疾病－超
声应用－局部麻醉　Ⅳ．①R726.14

中国版本图书馆CIP数据核字（2022）第168524号

**小儿超声引导区域麻醉**

主　　编：宋琳琳　王东信
出版发行：北京大学医学出版社
地　　址：（100191）北京市海淀区学院路38号　北京大学医学部院内
电　　话：发行部 010-82802230；图书邮购 010-82802495
网　　址：http：//www.pumpress.com.cn
E-mail：booksale@bjmu.edu.cn
印　　刷：北京金康利印刷有限公司
经　　销：新华书店
责任编辑：王智敏　　　责任校对：靳新强　　　责任印制：李　啸
开　　本：787 mm×1092 mm　1/16　印张：24.5　字数：520千字
版　　次：2023年7月第1版　2023年7月第1次印刷
书　　号：ISBN 978-7-5659-2738-6
定　　价：235.00元

本书由

北京大学医学出版基金资助出版

**主　编**　宋琳琳　北京大学第一医院
　　　　　王东信　北京大学第一医院
**副主编**　张建敏　国家儿童医学中心 首都医科大学附属北京儿童医院
**编　者**（按姓氏笔画排序）
　　　　　于海洋　北京大学第一医院
　　　　　王国庆　上海市儿童医院
　　　　　方　欣　国家儿童医学中心 首都医科大学附属北京儿童医院
　　　　　孔　昊　北京大学第一医院
　　　　　孔令玉　首都儿科研究所附属儿童医院
　　　　　曲音音　北京大学第三医院
　　　　　朱　波　北京协和医院
　　　　　刘凯茜　北京大学医学部
　　　　　刘俊霞　安徽省儿童医院
　　　　　刘雅菲　北京大学第一医院
　　　　　许增华　国家儿童医学中心 首都医科大学附属北京儿童医院
　　　　　孙　岚　国家儿童医学中心 首都医科大学附属北京儿童医院
　　　　　孙盈盈　安徽省儿童医院
　　　　　李　雪　北京大学第一医院
　　　　　李正迁　北京大学第三医院
　　　　　邹天笑　上海市儿童医院
　　　　　张　弦　首都儿科研究所附属儿童医院
　　　　　张羽冠　北京协和医院
　　　　　陈凌宇　首都儿科研究所附属儿童医院
　　　　　林增茂　北京大学第一医院
　　　　　周　阳　北京大学第三医院
　　　　　侯星朵　北京大学医学部
　　　　　姚梦楠　国家儿童医学中心 首都医科大学附属北京儿童医院
　　　　　耿志宇　北京大学第一医院
　　　　　黄　达　北京大学第一医院
　　　　　敦元莉　北京大学第三医院
　　　　　滑　蕾　国家儿童医学中心 首都医科大学附属北京儿童医院
　　　　　潘守东　首都儿科研究所附属儿童医院
　　　　　魏　嵘　上海市儿童医院

若干年前世界上大多数国家的麻醉医师，特别是发达国家的麻醉医师，几乎都使用全身麻醉完成外科手术。1985年我赴加拿大多伦多大学多伦多总医院（Toronto General Hospital）麻醉科进修。因获得了Educational License，故有机会学习临床麻醉。当时，多伦多总医院麻醉科里只有一位麻醉医师实施蛛网膜下腔麻醉完成经尿道前列腺切除术，其他麻醉医师都是施行气管内插管全身麻醉完成几乎所有手术。他们知道椎管内阻滞、臂丛阻滞、颈丛阻滞是中国临床麻醉的常用方法，还让我给他们演示了一次臂丛阻滞。

区域麻醉能够在外周有效阻断手术创伤所致疼痛的感知和上行传导，术后一定程度上缓解疼痛；可以明显减轻伤害性刺激引起的交感应激反应和炎性反应；也能够显著减少全身麻醉药用量，特别是麻醉性镇痛药用量，有利于维持手术患者内环境的稳定；使患者术后更快苏醒，更早拔除气管导管，术后机械通气时间缩短，加速术后平稳康复。对于合并脏器功能障碍、难以耐受常规麻醉药量而又必须进行手术治疗的患者，可以予以浅全身麻醉（少量镇静催眠药）复合区域麻醉以保证这些重症患者手术治疗的成功。虽然近年来快节奏的手术使全身麻醉占据临床麻醉的主流，但随着对区域麻醉重要性认识的提高、对神经解剖的深入理解、区域阻滞技术的进步和普及以及超声设备的介入，区域麻醉从"可有可无"的尴尬位置再次走入麻醉医师的视野，成为麻醉住院医师必须了解和掌握的临床麻醉技能。区域阻滞也是目前疼痛治疗的重要手段。

早年的区域阻滞是根据解剖定位、获得异感来确定需要阻滞的神经、神经丛或神经干的位置，这样难以精确定位要阻滞的目标神经，还可能将局麻药注入神经内，导致神经损伤并发症。神经刺激器提高了外周神经阻滞的成功率，在相当长的一段时间里成为区域阻滞的主要辅助手段。超声技术的引进和推广以及超声设备的便携式、小型化设计使得超声引导下实施区域阻滞成为可视化麻醉的重要组成部分。全国性和地区性麻醉学术会议不断举办超声引导区域阻滞培训活动。我国众多二级医院，特别是三级甲等医院，都配备了可用于引导区域阻滞的便携式超声仪。越来越多的中国麻醉医师学习并掌握了超声引导区域阻滞技能。

小儿麻醉是临床麻醉学里非常特殊的亚专业。国际上区域麻醉在小儿麻醉中也已经开始常规应用。儿童的外周神经相对于成人更加表浅，更容易利用超声探头实时显示神经结构和药液扩散；完成区域麻醉所需的局麻药浓度更低，起效更快，成功率高。全身麻醉复合区域麻醉可以避免使用大剂量全身麻醉药、麻醉性镇痛药和肌松药，减轻药物可能对发育期中枢神经系统产生的不利影响，特别是对远期认知功能；减少对术后镇痛药的需求，有利于早期拔除气管导管，缩短机械通气时间。但儿童年龄跨度大，对区域阻滞配合度极为有限，通常需要在全身麻醉或深度镇静下实施。随着超声引导区域阻滞技术的推广使用，小儿区域麻醉的有效性和安全性得到大幅提高，适应证不断扩大。《小儿超声引导区域麻醉》是国内麻醉学专家收集了大量相关文献并总结了自身临床经验编写的小儿超声引导区域麻醉专著，它将会为我国小儿超声引导区域麻醉的实施和推广提供理论支持和临床实践指导。相信经过中国麻醉医师在小儿超声引导区域麻醉领域的不断训练和实践，手术儿童的围手术期结局将进一步改善，舒适化医疗将再度进步。

吴新民

2022 年 6 月 6 日

越来越多的证据显示区域麻醉和镇痛在儿童安全有效。区域麻醉和镇痛作为多模式镇痛的核心成分，可以改善围手术期镇痛、加速术后快速康复、提高儿童舒适度和家长满意度，尤其是接受日间手术的儿童；区域麻醉可以减少术中对全身麻醉药的需求，甚至可以避免全身麻醉，这也减轻了目前对全身麻醉可能对发育期大脑造成不良影响的担忧，尤其对于肥胖儿童群体；区域麻醉和镇痛有助于减少或避免围手术期阿片类药的使用，从而减少阿片类药相关的不良反应，减轻术后恢复期医护负担；区域麻醉和镇痛也对机体的肠道和呼吸功能、应激、代谢、免疫以及凝血功能有积极影响。

超声技术的进步和普及使得小儿超声引导区域麻醉成为一个迅速发展的领域。超声已经成为麻醉医师的重要武器，借助这一武器实施阻滞可以直视重要的解剖结构，减少局麻药用量，提高阻滞成功率。在超声引导下实施阻滞使传统的神经阻滞技术得以进一步改良，一些传统技术被选择性更高的远端神经阻滞技术所替代；新型筋膜平面阻滞技术实现了满意的阻滞效果，简便、安全且运动阻滞少。

目前还没有专门针对小儿区域麻醉或镇痛的专著，有兴趣的麻醉医师往往参考基于成人的通用区域阻滞书籍。但儿童不同于成人，在生理、脊柱解剖、局麻药药理学和毒性反应、区域阻滞实施条件（通常在全身麻醉下实施）方面具有其独特之处。因此，临床上亟需一本专门针对小儿超声引导区域麻醉的书籍。

本书共包括九篇。第一、二篇介绍了小儿超声引导区域麻醉的特点、实施阻滞所需人员和设备要求、超声相关知识和疼痛评估，第三篇介绍了小儿局部麻醉药药理学，第四篇介绍了小儿区域麻醉的相关并发症，第五至第九篇分别介绍了超声引导上肢、下肢、躯干、椎管内和头颈部阻滞技术。对于每种区域阻滞技术，分别从临床解剖、阻滞实施、循证医学、阻滞药使用和并发症方面逐一阐述。

本书的特点在于：①总结了目前主要的小儿区域阻滞技术，并包括了一些最新技术；②使用普通超声仪，用最平实的代表性超声图像展示小儿超声解剖结构，有利于读者在实际临床工作中参考实施；③提供了循证医学证据，显示超声引导区域麻醉在小儿群体的实际应用效果，为麻醉医师在临床实践中应用这些技术提供更直接的参考；④编者来自多所大型专科儿童医院和三甲综合医院，在相关领域具有丰富的临床经验，这进一步提高了本书内容的参考价值。

本书将有助于麻醉医师全面掌握小儿超声引导区域麻醉，提高区域阻滞技能，丰富并夯实相关知识基础。除了面向麻醉医师，本书中的区域阻滞解剖描述和超声图像对于所有参与小儿麻醉的人员如麻醉护士、医学生、急诊科医师、疼痛医师、重症监护室医师都具有参考价值。儿童解剖结构表浅，肌肉含水量充分，肌肉与肌筋膜对比更为显著，这使得小儿超声解剖较成人更为清晰，可以称之为"活体解剖图"，因此本书也有助于区域阻滞初学者理解超声解剖，是初步掌握超声引导区域阻滞的绝佳工具。

这是本书的第 1 版。我们相信随着超声设备的改进、超声解剖可见性和清晰度的提高、麻醉医师对超声解剖认识的深入、区域阻滞技术理论的研发与创新，新型区域阻滞技术会不断涌现，本书下一版将很快到来。由于著者能力所限，本书仍有许多不足之处，期待读者不吝赐教，以便我们在下一版中修正完善。

在此特别感谢前辈编著相关解剖书籍、论文和网络专栏，本书编写中因参考出处较多，难以尽数标注引用；感谢参与本书编写的各位专家、参与超声检查的儿童模特、参与本书编辑排版的北京大学医学出版社工作人员；感谢通用电气医疗系统贸易发展（上海）有限公司、贝朗医疗（上海）国际贸易有限公司、河南驼人医疗器械集团有限公司的积极协助；也特别感谢中国麻醉界前领军人物吴新民教授倾力著序，支持本书的出版。

王东信　宋琳琳

2022 年 8 月 6 日

# 目　录

## 附：新型超声引导浅层神经阻滞

# 第一篇 绪 论

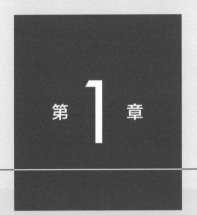

## 第 1 章 小儿区域麻醉与成人区域麻醉的差异

邹天笑 魏 嵘

目前区域麻醉在成人麻醉中已广泛实施并不断创新发展。随着区域麻醉研究的深入以及小儿区域麻醉设备和穿刺技术的改进，区域麻醉在小儿麻醉中也开始常规应用。儿童与成人区域麻醉是相似的，但儿童并不是成人的缩小版。儿童包括神经系统在内的所有系统都在不断发育成熟中，特别是婴幼儿的各种神经、血管距离非常近，神经结构、药物代谢能力和心理尚未发育成熟，所以小儿与成人区域麻醉之间存在诸多差异。麻醉医师必须全面了解儿童的解剖学和生理学特点，以便更加安全有效地实施小儿区域麻醉。

### 一、神经发育

#### （一）中枢神经发育

1. 解剖 儿童脊柱不断发育和生长。出生时脊柱呈一条曲线，随后在婴儿学习抬头和坐的 1 年时间里颈椎和腰椎前曲逐渐形成。

1.1 与成人相比，儿童脊柱的棘突更为水平和平行，这使得椎管内阻滞正中入路进针更为容易。髂嵴连线定位腰椎水平也有所区别，成人对应 L3 ~ 4 椎间隙，而新生儿为 L4 ~ 5 椎间隙[1]。

1.2 骶管裂孔由骶尾韧带覆盖，婴幼儿经骶管裂孔穿刺进入硬膜外腔更为容易。骶管裂孔随着脊柱骨化和发育逐渐闭合，因此在年长儿童和成人实施骶管阻滞更有挑战性。8 岁以下儿童硬膜外脂肪较为疏松，因此局部麻醉药（局麻药）扩散范围较成人更广[2]。

1.3 脊髓在椎管内的相对位置随年龄增长而变化。成人脊髓末端（脊髓圆锥）位于 L1 水平，而新生儿可低至 L2 ~ L3 水平，1 岁左右时达成人水平。因此与成人椎管内穿刺一般选择 L2~3 或 L3~4 椎间隙不同，新生儿和婴儿应选择更低的 L4~5 或 L5~S1 椎间隙进针，以免损伤脊髓。

1.4 成人硬膜囊末端通常位于 S1，新生儿和婴幼儿可低至 S2~S3，部分儿童可低至 S3~S4，3 岁以后升至 S1~S2，因此行骶管阻滞时应避免进针过深而意外穿破硬脊膜。

2. 脑脊液 成人的脑脊液容量为 2 ml/kg，新生儿的脑脊液容量更大，约为 4 ml/kg。新生儿和婴儿蛛网膜下腔内的脑脊液容量比例更大，注入蛛网膜下腔的局麻药立即被占比更大的蛛网膜下腔脑脊液稀释，因此蛛网膜下腔阻滞需要更大剂量的局麻药（0.5% 布比卡因最大剂量 1 mg/kg）[3]，椎管内麻醉的作用时间也明显短于成人。单次椎管内麻醉一般仅用于时间较短的下肢或下腹部手术。

3. 骨质 脊柱的骨质在婴儿期多数为软骨，尚未完全骨化，这时穿刺针可以轻易穿透软骨，有损伤骨化中心（位于两侧椎板）的危险。

4. 血脑屏障 儿童血脑屏障 3 岁时才发育完全，因此婴幼儿区域麻醉时局麻药易于入脑产生中枢神经系统毒性。

（二）外周神经发育

1. 大体解剖 由于儿童尚处于发育期，各种神经的走行和分布与成人存在细微差异，位置更为表浅，结构更为集中，因此在儿童实施区域阻滞面临更大挑战。

1.1 解剖结构的细微差异可能影响阻滞效果。有报道指出，小儿区域阻滞时同等剂量的局麻药单点阻滞和多点阻滞取得的效果基本相同，分支阻滞的起效更快，而成人区域阻滞时单点阻滞的效果往往劣于多点阻滞，这可能与儿童和成人神经血管鞘内纤维分隔发育成熟度不同有关[4]。

1.2 解剖结构的细微差异同样可能带来额外的风险。例如，儿童膈神经和喉返神经的位置距离肌间沟和锁骨上臂丛阻滞的注药位点较成人更近，且肺尖位置相对较高，肌间沟和锁骨上臂丛阻滞容易导致气胸或膈神经、喉返神经阻滞，一旦出现上述情况则可能引起呼吸抑制或气道阻力增加，因此肌间沟和锁骨上阻滞在儿童中应用相对较少，尤其婴幼儿[5]。

2. 微观解剖 儿童神经纤维较细，髓鞘较少，郎飞结间距较短，出生 3~6 个月髓鞘开始发育，2~4 岁为发育高峰，6~7 岁可达成人水平的 80%，至 12 岁时发育完全。因此小儿区域麻醉通常使用较低浓度和剂量的局麻药。此外 1 岁前神经内膜疏松，局麻药分子容易进出神经，因此局麻药在婴儿起效更快，作用时间更短。

二、疼痛感知

现代组织胚胎学和解剖学研究显示，胎儿 25 周时疼痛感受器已经发育，出生时外周疼痛感受器已经发育完善，且与脊髓背侧角相连，因而具备了疼痛感知能力，并可形成疼痛记忆。由于中枢和外周神经系统逐渐发育成熟，儿童和成人对疼痛感知存在生理差异。

儿童感觉神经感受器接收范围更大，可导致对疼痛刺激的定位不准确；下行抑制通路不成熟，可能允许未调节的高强度伤害性刺激信号传入[6]。

研究表明，新生儿对伤害性刺激的反应强烈，约为成人的 3～5 倍，且反复刺激可导致痛觉敏化，引起一系列生理和心理反应，可能增加术后并发症，增加慢性疼痛的风险，影响术后恢复过程。因此在儿童群体需要对急性疼痛进行个体化管理和预处理，区域麻醉在其中起到了非常重要的作用。

### 三、局麻药

成人使用的低浓度局麻药同样适用于儿童，起效速度更快，但持续时间更短。除骶管麻醉外，各年龄段、各部位区域麻醉局麻药的最佳剂量和浓度尚未明确。

#### （一）药代动力学

新生儿、婴儿、年长儿童和成人之间药代动力学的差异主要表现在吸收、分布容积和药物代谢 3 个方面。

1. 吸收　儿童心输出量大导致局麻药全身吸收更快，且未发育成熟的神经髓鞘不能有效限制局麻药入血，因此小儿区域阻滞作用时间短于成人。

2. 分布容积　局麻药在婴儿体内分布容积大，清除率低，非蛋白结合的游离局麻药分子占比较高。α1-酸性糖蛋白（AAG）是血浆中与酰胺类局麻药结合的主要蛋白。AAG在婴幼儿体内含量较低，新生儿血中 AAG 水平约为成人的 20%～50%，到 1 岁时达到成人水平，因此婴幼儿体内游离局麻药分子比例远高于成人[7]。儿童局麻药较大的分布容积抵消了较多非蛋白结合游离局麻药分子所致的全身毒性增加，因此单次给药时千克体重使用的局麻药剂量可与成人相同。

3. 药物代谢　酰胺类局麻药的代谢主要依赖肝脏细胞色素 P450 系统，婴幼儿各种 P450 亚型细胞色素酶均未完全成熟[8]。总体上 3 个月以下婴儿药物清除下降，到 8个月时才接近成人水平。常用酰胺类局麻药布比卡因和利多卡因的代谢主要依赖肝酶CYP 3A4/7，出生时 CYP 3A4/7 尚未完全成熟，新生儿布比卡因和利多卡因的消除半衰期是成人的 3～8 倍，生后 3～6 个月时接近成人水平，1 岁时 CYP 3A4/7 才能完全成熟。罗哌卡因依赖肝酶 CYP 1A2 代谢，4～7 岁前尚未发育成熟。虽然新生儿罗哌卡因的清除率并未显著降低，但在 5 岁时才能达到成人水平。因此与年长儿童和成人相比，婴幼儿重复给予酰胺类局麻药时应当剂量更小，间隔时间更长。

#### （二）药效动力学

儿童神经纤维髓鞘化过程约在 12 岁时完成。新生儿和婴儿神经纤维较细，髓鞘较少，郎飞结间距较短，因此浓度较低的局麻药就足以阻断 3 个及以上的郎飞结，从而阻断神经冲动的跳跃传导，很快达到完善阻滞[9]。局麻药也更容易渗透至神经内，神经毒性风险也随之升高。因此小儿区域麻醉所需局麻药浓度和剂量均低于成人，根据儿童的年龄、体重、手术、所需镇痛时间选择合适的局麻药浓度和剂量至关重要。

（三）全身毒性反应

虽然所有用于成人的局麻药均可用于儿童，但局麻药代谢不成熟、血中结合蛋白水平较低导致局麻药游离分子占比更高，加之局麻药全身吸收更快、血脑屏障不成熟和基础心率快，可能导致儿童对局麻药的全身毒性更为敏感，尤其新生儿[10-11]。研究表明，小儿区域麻醉时严重局麻药毒性反应（心搏骤停/抽搐发作）的发生率为 7/10 000，其中多数发生于 6 个月以下婴儿注入局麻药后即刻。

成人和儿童局麻药的毒性反应均可表现为心血管系统和中枢神经系统毒性，但临床上二者出现的先后顺序存在差异。首先，成人局麻药中毒时血药浓度较低阶段先出现中枢神经系统毒性，血药浓度较高时才出现心血管毒性。儿童接受区域麻醉后不一定能准确表达中毒早期的中枢神经毒性症状，如头晕、耳鸣等，这将干扰及时准确地发现中枢神经系统毒性反应；其次，儿童多在全身麻醉（全麻）后实施区域阻滞，而全身麻醉药（全麻药）本身会提高中枢神经系统毒性阈值，肌肉松弛药（肌松药）或镇静药会抑制抽搐发作，这些均会影响早期发现中枢神经毒性反应。因此，儿童全麻下实施区域麻醉时局麻药快速吸收入血或误入血管后毒性反应的最初表现可能以心血管毒性表现为主，而不是中枢神经系统毒性。

婴幼儿基础心率快，快钠通道开放时间长，因此局麻药分子容易进入通道内实现阻滞，导致婴幼儿局麻药心血管毒性风险较成人显著增加。

（四）佐剂

由于儿童生理、局麻药药代动力学和药效动力学特性有别于成人，小儿区域麻醉时局麻药的浓度和剂量均受到限制。在不影响术后恢复的前提下，局麻药中加入佐剂可以延长局麻药作用时间，加强术后镇痛效果。与成人相似，目前已有将肾上腺素、阿片类药、$\alpha_2$ 肾上腺素受体激动剂（可乐定、右美托咪定）和氯胺酮等药物作为局麻药佐剂应用于小儿区域麻醉的研究报道，但佐剂的镇痛效果和全身影响存在一定差异。

在众多药物中，$\alpha_2$ 肾上腺素受体激动剂右美托咪定最值得关注且临床应用前景最广。右美托咪定静脉给药可产生镇静镇痛作用，许多研究证实右美托咪定复合局麻药用于小儿骶管麻醉不仅安全且能增强阻滞效果，延长阻滞时间，无显著不良反应[12]。也有研究将右美托咪定复合局麻药用于小儿臂丛阻滞、腹横肌平面阻滞、胸椎旁阻滞以及腭大神经阻滞麻醉中[13-14]，可以延长阻滞作用时间，减少术后 24 h 内镇痛需求，效果甚至比成人更为明显[15]。成人临床研究显示，右美托咪定全身吸收会导致心动过缓和低血压发生率增加，但在儿童即使可乐定意外过量，心动过缓和低血压也不明显[16]。$\alpha_2$ 肾上腺素受体激动剂所具有的减轻术前焦虑、减少全麻药用量、减少躁动和寒战的作用在儿童中是有益的，这些可称为副作用的良性影响，而并非副作用的风险。局麻药复合右美托咪定应用于小儿区域麻醉尚需大量临床研究以进一步探索剂量和不良反应。

### 四、小儿区域阻滞设备

#### （一）超声设备

儿童神经较成人更加表浅。研究表明，超声下儿童腰丛至皮肤的距离与体重相关，且明显小于成人腰丛深度（6~8 cm）[17]。高频探头具有体积小、便于操作和图像深度适中等优点，可以对浅部结构进行清晰成像，适用于大部分小儿区域阻滞。超高频（曲棍球棒）探头尤其适用于体重较小的婴幼儿，体积小更易放置，可以更清晰地显示浅层结构，便于操作者更加准确地进行区域阻滞操作。年长儿童和肥胖儿童行深部阻滞时可能需要使用低频凸阵探头。

#### （二）穿刺针

相较于成人，临床上小儿区域阻滞使用的穿刺针更细、更短。如上所述，儿童神经与皮肤的距离较短，因此较短的穿刺针即可满足穿刺要求。大部分邻近神经的区域阻滞应使用针尖斜面角度更大、较钝的专用神经阻滞针，以减少针刺相关神经损伤风险。针尖斜面角度较小的穿刺针较锐利，适用于与神经相距较远的筋膜平面区域阻滞，如腹横肌平面阻滞。骶管穿刺针型号的选择取决于操作者的习惯，使用较粗的穿刺针（如23 G）时进针突破感更加明显，但较细的穿刺针对组织的损伤更小。

### 五、区域阻滞技术选择

骶管阻滞是最常用的小儿硬膜外阻滞技术，镇痛效果完善，术中、术后血流动力学稳定，用于脐以下手术时无需气管插管，全麻药用量减少，因此术后苏醒迅速，镇痛完善，降低了小儿术后躁动发生率。婴儿为满足控制阻滞平面和长时间手术需要，也可经骶管置入静脉套管针和（或）阻滞导管进行连续骶管麻醉。与成人相比，儿童通常缺乏在青春期形成的脂肪垫，非常容易触摸到骶管裂孔，但随着年龄的增长，骶管裂孔变窄，定位难度增加。此外，硬膜外腔脂肪也随年龄增长逐渐增厚，限制了局麻药的扩散，新生儿骶管麻醉阻滞平面可高达T4，年长儿童已很少超过腰段脊神经支配区域。因此骶管麻醉较少用于成人区域麻醉，成人通常选择硬膜外阻滞或蛛网膜下腔阻滞麻醉等方法完成下腹部和下肢手术麻醉。

连续区域阻滞也用于小儿术后镇痛和慢性疼痛的治疗[18]。与成人相比，儿童连续输注局麻药时更应根据个体情况调整局麻药输注速率和剂量，避免局麻药蓄积导致全身毒性反应。目前国内儿童围手术期连续区域阻滞开展较少，原因有以下两点：第一，年幼儿童难以配合阻滞导管的术后护理，可能发生穿刺点感染和导管脱出；第二，儿童神经较为表浅，留置的导管深度较浅，容易发生穿刺点渗液和导管脱出。

### 六、心理因素

与成人清醒下穿刺不同，大多数儿童对于"打针"都会感到焦虑不安和恐惧，且无法理解疼痛和异感，因此儿童通常在全麻下实施区域阻滞。有研究比较了儿童在全麻和清醒/镇静下实施区域阻滞的并发症发生率，全麻下小儿区域阻滞并发症发生率为2.2/10 000，而清醒或镇静下并发症发生率则高达15.2/10 000[19]。儿童在全麻下实施区域阻滞的并发症风险与成人清醒状态下相似，因此目前更推荐在全麻下实施小儿区域阻滞。

### 七、并发症

区域阻滞相关神经损伤并不多见，且多数为暂时性，仅少数出现持久性单一神经病变。研究报道的成人和小儿区域阻滞神经损伤发生率有所不同。一项于2018年发表的研究针对小儿局部麻醉（主要包括外周区域阻滞和椎管内阻滞）相关并发症进行了系统性分析，作者在分析超过100 000例数据后发现，所有病例均未发生持久性神经损伤，而短暂神经损伤的发生率约为2.4/10 000[19]。成人区域阻滞短暂神经损伤发生率可高达8%～10%[20]，而较严重的并发症如持久性神经损伤发生率为1.5/10 000[21]。儿童短暂神经损伤发生率低可能与婴幼儿不能主诉神经损伤症状导致漏诊有关。也有研究表明，与年长儿童和成人相比，婴幼儿有更强的神经损伤修复能力[22-23]。由此可以初步得出结论，区域阻滞可以安全用于儿童。

---

**小结**

小儿区域麻醉并非完全是成人区域麻醉的缩小版，麻醉医师应全面了解儿童的解剖学和生理学特点，以便安全有效地实施区域麻醉。

---

**参考文献**

[1] van Schoor A, Bosman MC, Bosenberg AT. The value of Tuffier's line for neonatal neuraxial procedures. Clin Anat, 2014，27: 370-375.

[2] Dalens B. Regional anesthesia in pediatrics. Ann Fr Anesth Reanim, 1989, 8: 51-66.

[3] Kokki H. Spinal blocks. Paediatr Anaesth, 2012, 22: 56-64.

[4] Carre P, Joly A. Cluzel Field B, et al. Axillary block in children: single or multiple injection? Paediatr Anaesth, 2000, 10: 35-39.

[5] 裴冬杰，屈双权．超声引导下的神经阻滞在小儿麻醉中的进展．中国医师杂志，2017, 1: 159-160.

[6] Hatfield LA. Neonatal pain: What's age got to do with it? Surg Neurol Int, 2014, 5: S479-S489.

[7] Mazoit JX, Denson DD, Samii K. Pharmacokinetics of bupivacaine following caudal anesthesia in infants. Anesthesiology, 1988, 68: 387-391.

[8] Tanaka E. In vivo age-related changes in hepatic drug-oxidizing capacity in humans. J Clin Pharm Ther, 1998, 23: 247-255.

[9] Jöhr M. Regional anaesthesia in neonates, infants and children: an educational review. Eur J Anaesthesiol, 2015, 32: 289-297.

[10] Booker PD, Taylor C, Saba G. Perioperative changes in alpha 1-acid glycoprotein concentrations in infants undergoing major surgery. Br J Anaesth, 1996, 76: 365-368.

[11] Mazoit JX, Dalens BJ. Pharmacokinetics of local anaesthetics in infants and children. Clin Pharmacokinet, 2004, 43: 17-32.

[12] Tu Z, Tan X, Li S, et al. The efficacy and safety of dexmedetomidine combined with bupivacaine on caudal epidural block in children: a meta-analysis. Med Sci Monit, 2019, 25: 165-173.

[13] Obayah GM, Refaie A, Aboushanab O, et al. Addition of dexmedetomidine to bupivacaine for greater palatine nerve block prolongs postoperative analgesia after cleft palate repair. Eur J Anaesthesiol, 2010, 27: 280-284.

[14] Raof RA, El Metainy SA, Alia DA, et al. Dexmedetomidine decreases the required amount of bupivacaine for ultrasound-guided transversus abdominis plane block in pediatrics patients: a randomized study. J Clin Anesth, 2017, 37: 55-60.

[15] Lundblad M, Trifa M, Kaabachi O, et al. Alpha-2 adrenoceptor agonists as adjuncts to peripheral nerve blocks in children: a meta-analysis. Paediatr Anaesth, 2016, 26: 232-238.

[16] Meyer C, Cambray R. One hundred times the intended dose of caudal clonidine in three pediatric patients. Paediatr Anaesth, 2008, 18: 888-890.

[17] Kirchmair L, Enna B. Mitterschiffthaler G, et al. Lumbar plexus in children. A sonographic study and its relevance to pediatric regional anesthesia. Anesthesiology, 2004, 101: 445-450.

[18] Boretsky KR. Regional anesthesia in pediatrics: marching forward. Curr Opin Anaesthesiol, 2014, 27: 556-560.

[19] Walker BJ, Long JB, Sathyamoorthy M, et al. Complications in pediatric regional anesthesia: an analysis of more than 100, 000 blocks from the Pediatric Regional Anesthesia Network. Anesthesiology, 2018, 129: 721-732.

[20] Fredrickson MJ, Kilfoyle DH. Neurological complication analysis of 1000 ultrasound guided peripheral nerve blocks for elective orthopaedic surgery: a prospective study. Anaesthesia, 2009, 64: 836-844.

[21] Auroy Y, Benhamou D, Bargues L, et al. Major complications of regional anesthesia in France: The SOS Regional Anesthesia Hotline Service. Anesthesiology, 2002, 97: 1274-1280.

[22] Kovacic U, Sketelj J, Bajrović FF. Chapter 26: Age-related differences in the reinnervation after peripheral nerve injury. Int Rev Neurobiol, 2009, 87: 465-482.

[23] Chemnitz A, Björkman A, Dahlin LB, et al. Functional outcome thirty years after median and ulnar nerve repair in childhood and adolescence. J Bone Joint Surg Am, 2013, 95: 329-337.

# 第2章 小儿区域麻醉的现状和研究进展

孔令玉　潘守东

区域麻醉已经在小儿麻醉和术后镇痛中逐步推广，通常需要在全身麻醉（全麻）或深度镇静下实施。与成人相比，小儿区域麻醉所需局部麻醉药（局麻药）浓度更低，起效更快。大量研究表明，小儿区域麻醉安全有效，并发症发生率很低。传统放置硬膜外导管实施术后镇痛的方法由于存在导管误入蛛网膜下腔、药物过量、导管打结、脱出、渗液等潜在风险，在临床上使用明显减少。新型区域阻滞技术趋向于靶向特定的远端感觉分支，在避免椎管内阻滞相关并发症的同时也减轻运动阻滞。随着超声引导技术的推广使用，小儿区域麻醉的有效性、安全性大幅提高，适应证不断拓宽。一些区域阻滞新技术，如腹横肌平面阻滞和竖脊肌平面阻滞，都可以在超声引导下安全用于婴幼儿和新生儿。超声引导也可以辅助骶管阻滞用于骶尾部触诊解剖结构不清、可疑骶尾部畸形的儿童以及辅助骶管阻滞操作的临床教学。

## 第一节　区域麻醉的优点

由于全麻对儿童神经系统发育、尤其对远期认知功能和行为的影响尚未阐明，许多小儿麻醉医师更倾向于选择区域麻醉。区域麻醉的优点包括改善术后镇痛、减少阿片类药用量、降低阿片类药相关不良反应如恶心呕吐等（表2-1）。

表2-1　区域麻醉的优点

| | |
|---|---|
| 改善镇痛效果 | 减轻免疫抑制反应 |
| 减少阿片类药用量 | 抑制应激反应 |
| 降低术后恶心呕吐发生率 | 减少大手术后呼吸支持需求 |
| 减少全麻药用量 | 促进胃肠道功能恢复 |
| 减少肌松药用量 | 缩短重症监护室停留时间 |
| 降低苏醒期躁动发生率 | 缩短住院时间 |
| 血流动力学稳定 | |

区域麻醉能有效缓解急性疼痛，减轻疼痛造成的多种不良生理影响，避免急性疼痛演变为慢性疼痛，减少围手术期全身麻醉药（全麻药）和镇痛药（尤其阿片类药）用量。与成人和年长儿童相比，婴儿对疼痛的应激反应（高血压、心动过速、高血糖、免疫抑制和分解代谢增加）增强，这些强烈的应激反应可能直接导致婴儿围手术期并发症发生率和死亡率增加。区域麻醉可以减轻疼痛引起的应激反应 [1]。此外，早期疼痛经历还会导致婴儿长期行为发育改变。与没有早期手术经历的婴儿相比，有手术经历的婴儿术中对镇痛药的需求量更大，血清肾上腺素水平更高，疼痛阈值更低 [2]。

围手术期应用区域麻醉代替部分或全部阿片类药可缩短术后气管导管拔除时间，加快胃肠道功能恢复，缩短重症监护室停留时间和住院时间。

婴儿在接受吸入或静脉全麻时更容易发生循环系统和呼吸系统抑制，年龄越小，风险越大。区域麻醉作为全麻的替代或辅助方法，可以降低循环系统和呼吸系统抑制的风险。全麻对新生儿和婴儿神经系统发育是否存在影响尚未完全明确。尽管有研究显示短时间暴露于全麻对新生儿和婴儿术后 5 年的神经发育没有影响，但区域麻醉依然是减少新生儿和婴儿全麻暴露、进而避免神经系统潜在影响最有效的方法。

# 第二节　小儿区域麻醉的实施

## 一、超声在小儿区域阻滞中的应用

尽管区域麻醉有诸多优点，但在临床应用中阻滞失败时有发生。超声引导技术可以实时显示神经和相关解剖结构以及局麻药扩散，提高区域阻滞成功率，缩短操作时间，减少局麻药用量。超声引导技术还可以减少阻滞操作相关不良事件，如误入血管和局麻药全身毒性反应，提高了小儿区域麻醉的安全性。

## 二、清醒或全麻下阻滞

小儿区域阻滞应该在清醒还是镇静 / 全麻下实施一直存在争议，目前缺乏可靠的证据支持任何一种做法。由于儿童通常无法配合完成操作，对感觉异常和疼痛的认知尚未完善，在清醒状态下实施区域阻滞是非常困难的，因此小儿区域阻滞通常在深度镇静或全麻下进行。但深度镇静或全麻下进行区域阻滞可能会掩盖穿刺针刺入神经或血管内注射局麻药的临床表现。

有学者不建议儿童在全麻下实施肌间沟臂丛阻滞，既往有报道 4 例患儿在全麻下行肌间沟臂丛阻滞时发生持久性脊髓损伤 [3]。但也有学者认为，当评估获益大于风险时，可以在全麻或深度镇静下为儿童实施椎管内或外周区域阻滞。Polaner 等 [4] 回顾了 14 917 例小儿区域阻滞，其中 95% 在全麻下进行，并发症发生率非常低。Taenzer 等 [5] 的回顾性研究也显示，与在清醒 / 镇静下实施阻滞相比，儿童在全麻下实施区域阻滞的风险并未增加，反而更低。Taenzer 等[6] 对 390 例患儿行全麻下肌间沟臂丛阻滞，未发生局麻药中毒、神经损伤、心血管事件或误入蛛网膜下腔等并发症，88% 的阻滞操作在超声引导下完成，作者认为超声的使用提高了肌间沟臂丛阻滞的安全性。

以下两种情况可以进行清醒区域阻滞。第一，接受较小手术的早产儿可以在清醒状态下实施区域阻滞，以降低全麻后呼吸暂停的风险；第二，年长儿童和青少年接受小手术或全麻显著增加心血管或呼吸事件风险（如因巨大前纵隔肿物拟行淋巴结活检术）时，宜在清醒状态下实施区域阻滞。对于第二种情况，进行操作前应让患儿和监护人充分了解区域阻滞的过程，提前在穿刺部位敷以局麻药软膏行表面麻醉可使操作过程更为顺利；手术过程中可以与患儿交谈，或通过让患儿看视频、玩游戏等方式分散注意力，必要时可使用镇静镇痛药（如咪达唑仑、芬太尼等）辅助；此外，必须提醒手术室相关医护人员做好临时改为全麻的药品、物品和设备准备。

### 三、局麻药剂量

局麻药在儿童体内分布容积较大，清除率较低，游离（非蛋白结合）药物浓度较高。与成人相比，婴幼儿千克体重所需局麻药负荷剂量更大，维持剂量更低，更容易因血药浓度超过中枢神经系统和心脏毒性阈值而发生局麻药全身毒性反应。因此小儿区域阻滞应根据儿童体重准确计算局麻药最大剂量。尽管有学者认为药量应根据瘦体重（无脂肪体重）计算，但在临床工作中大部分药物剂量可以根据儿童的理想体重进行计算。

小儿区域阻滞所使用的局麻药浓度也需正确选择。儿童多在全麻下实施区域阻滞，若仅用于镇痛，一般可选择较低浓度的长效局麻药。使用低浓度局麻药（如 0.1% ~ 0.125% 布比卡因、左布比卡因或罗哌卡因）有助于降低局麻药中毒风险（尤其新生儿），不易掩盖骨筋膜室综合征，避免运动功能恢复延迟。如果需要满足手术麻醉和运动阻滞要求，可使用更高浓度的局麻药（如 0.375% ~ 0.5% 布比卡因、左布比卡因或罗哌卡因）。

### 四、佐剂

尽管使用长效局麻药，单次区域阻滞的作用时间通常不能持续到术后 24 h。行胸腹部大手术时镇痛需求增加，由于局麻药在儿童的治疗窗较窄，通常无法单纯通过增加局麻药剂量满足镇痛需要。在长效局麻药中加入佐剂不仅可以延长阻滞时间，还有助于改善阻滞效果，避免了大量长效局麻药的潜在不良反应。

吗啡是单次骶管麻醉最常用的佐剂，通常可提供长达 24 h 的术后镇痛效果。但吗啡可以引起术后恶心呕吐、瘙痒、麻痹性肠梗阻和延迟性呼吸抑制等不良反应，限制了吗啡用于其他区域麻醉。氯胺酮用于椎管内麻醉可以引起脊髓细胞凋亡，已不推荐使用。大型单中心研究和荟萃分析均表明，$\alpha_2$ 肾上腺素受体激动剂作为局麻药佐剂可使儿童在镇痛方面显著获益[7-8]。右美托咪定作为局麻药佐剂用于成年志愿者外周神经阻滞时使阻滞时间延长 60%[9]，用于小儿骶管麻醉和外周区域麻醉时也具有相似结果 [10-11]。其他佐剂（如合成阿片类药和咪达唑仑）缺乏明确疗效或不良反应明显，目前不推荐临床使用。类固醇类药地塞米松作为局麻药佐剂或全身应用时，均可延长小儿单次骶管麻醉的镇痛时间，但其作用机制以及是否神经周围给药优于全身给药尚不明确，在儿童中应用的有效性和安全性证据仍然不足，因此目前不推荐临床常规使用。

# 第三节　小儿区域阻滞常用技术

随着超声引导技术广泛应用于临床，传统和新型区域阻滞在小儿麻醉领域取得了突破性进展。近年来新型筋膜平面阻滞技术不断涌现，但对于其技术可行性、阻滞效果、镇痛时间和危险 / 获益比仍然需要进一步评估。小儿常见手术可采用的区域阻滞技术见表 2-2。

表 2-2　小儿常见手术可采用的区域阻滞技术

| 手术部位 | 手术类型 | 阻滞类型 |
|---|---|---|
| 头，面 | 开颅手术<br>唇腭裂修复<br>乳突修复<br>人工耳蜗植入 | 头皮阻滞<br>上颌神经阻滞<br>颈丛阻滞 |
| 肩 | 肩袖修复<br>肩关节脱位 | 肌间沟臂丛阻滞<br>锁骨上臂丛阻滞<br>肩部神经阻滞 |
| 肘 | 骨折<br>肌腱修复 | 锁骨上臂丛阻滞<br>锁骨下臂丛阻滞（单次或置管）<br>腋路臂丛阻滞<br>+/- 局部浸润 |
| 前臂 | 骨折 | 锁骨上臂丛阻滞<br>锁骨下臂丛阻滞<br>腋路臂丛阻滞 |
| 腕 | 腕管综合征<br>骨折 | 锁骨下臂丛阻滞<br>腋路臂丛阻滞<br>肘部外周神经阻滞 |
| 手 | 骨折<br>多指 | 腋路臂丛阻滞<br>肘部、前臂外周神经阻滞<br>+/- 局部浸润 |
| 胸 | 漏斗胸矫正<br>开胸术<br>肋骨骨折<br>食管闭锁<br>食管裂孔疝 | 胸椎旁阻滞<br>肋间神经阻滞<br>胸壁筋膜阻滞（胸神经阻滞，前锯肌平面阻滞，胸大肌 – 肋间肌筋膜阻滞）<br>竖脊肌平面阻滞 |

续表

| 手术部位 | 手术类型 | 阻滞类型 |
|---|---|---|
| 腹 | 腹部手术<br>疝修补术<br>阑尾手术<br>鞘膜积液手术<br>肛门手术 | 骶管阻滞<br>硬膜外阻滞<br>蛛网膜下腔阻滞<br>腹横肌平面阻滞<br>髂腹下、髂腹股沟神经阻滞<br>腰方肌阻滞<br>腹直肌鞘阻滞 |
| 背 | 脊柱侧弯矫正 | 竖脊肌平面阻滞 |
| 尿道 | 尿道手术 | 骶管阻滞<br>阴茎背神经阻滞<br>阴部神经阻滞 |
| 髋 | 髋发育不良矫正<br>髋骨折 | 腰丛阻滞<br>髂筋膜阻滞<br>股外侧皮神经阻滞<br>髋关节前囊阻滞（PENG 阻滞） |
| 膝 | 膝交叉韧带修复术 | 股神经阻滞（单次或置管）<br>隐神经阻滞（单次或置管）<br>膝神经阻滞<br>膝关节后囊间隙阻滞（IPACK 阻滞） |
| 踝 | 关节镜<br>骨折<br>肌腱修复 | 腘窝坐骨神经阻滞（单次或置管）<br>+/- 隐神经阻滞 |
| 足 | 骨折 | 腘窝坐骨神经阻滞<br>+/- 隐神经阻滞<br>踝部阻滞 |

## 一、骶管阻滞

骶管麻醉是常用的小儿区域麻醉方法，可以为多种下肢和下腹部手术（如泌尿生殖系统手术和疝修补术）提供良好镇痛。儿童的骶管裂孔容易触及，骶管穿刺操作相对简单。单次骶管麻醉的阻滞平面与局麻药容量有关：容量为 1.25 ml/kg 时，阻滞平面可达中胸段（T6）；容量为 1 ml/kg 时，阻滞平面可达脐水平（T10）；容量为 0.5 ml/kg 时，可阻滞骶尾神经支配区域。由于骶管邻近肛门，经骶管置入硬膜外导管的感染风险较高，若需延长骶管麻醉的作用时间，可使用右美托咪定等局麻药佐剂。虽然目前尚无明确证据表明超声引导穿刺显著优于传统解剖定位，但使用超声有助于肥胖儿童的骶管裂孔定位和骶尾部畸形的鉴别。

## 二、硬膜外阻滞和蛛网膜下腔阻滞

硬膜外阻滞最大的优势在于胸腹部大手术和下肢矫形手术后可以通过术中放置的硬膜外导管持续给予局麻药，提供长时间的术后镇痛。蛛网膜下腔阻滞在早产儿应用较多，可在清醒状态下完成操作，避免了全麻可能导致的术后呼吸暂停风险。这两种阻滞技术在儿童操作相对困难，有报道显示其并发症也高于外周区域阻滞。随着新型超声引导区域阻滞技术（如腹横肌平面阻滞、胸椎旁阻滞和竖脊肌平面阻滞）的出现，临床上应用硬膜外阻滞和蛛网膜下腔阻滞有逐渐减少的趋势。

## 三、臂丛阻滞

肌间沟臂丛阻滞的小儿手术适应证相对较少，超声引导肌间沟臂丛阻滞的报道也相对较少。锁骨上或锁骨下臂丛阻滞适用于上臂和肩部手术，但由于可能出现膈神经阻滞、星状神经节阻滞和气胸等并发症，既往多数麻醉医师尽量避免采用这两种入路。近年来随着超声引导技术的推广，锁骨上或锁骨下臂丛阻滞在儿童群体应用逐渐增多。有研究显示，与神经刺激器引导锁骨下臂丛阻滞相比，超声引导实施阻滞在操作结束 10 min 时的感觉和运动阻滞效果更好。超声引导锁骨上和锁骨下臂丛阻滞在 5 ~ 15 岁儿童同样有效，与锁骨下臂丛阻滞相比，锁骨上臂丛阻滞失败率更低，因此超声引导锁骨上臂丛麻醉是小儿上臂和肩部手术安全有效的麻醉方法。腋路臂丛阻滞并发症发生率低，可用于前臂和手部的手术。腋窝淋巴结病变和肢体活动受限时禁忌腋路臂丛阻滞。与传统解剖定位腋路臂丛阻滞相比，超声引导阻滞时罗哌卡因用量显著减少。

## 四、腰丛及其分支神经阻滞

腰丛源自 T12 ~ L4 脊神经，位于腰椎横突前方、腰大肌深面，其分支包括髂腹下神经、髂腹股沟神经、股神经、生殖股神经、股外侧皮神经和闭孔神经。腰丛参与支配髋关节、膝关节和大腿前部肌肉、皮肤。由于腰丛位置较深，超声下难以清晰显示针尖和局麻药扩散，因此腰丛阻滞存在一定风险，尤其穿刺点靠内、靠足侧时。联合使用神经刺激器有助于在超声图像上准确发现腰丛。腰丛阻滞前应仔细评估患儿的获益和风险。

虽然腰丛阻滞可实现全部 L1 ~ L4 阻滞，但根据手术和患儿具体情况，有时可能选择分支神经阻滞或骶管阻滞更为理想。股神经源自 L2 ~ L4 脊神经，支配股四头肌、股骨干骨膜、大腿前部和部分大腿内侧皮肤。股神经阻滞适用于股骨骨折手术的麻醉和镇痛，与坐骨神经阻滞联合时可用于膝关节手术的镇痛。超声引导股神经阻滞的关键在于发现股动脉，股神经位于股动脉的外侧。超声引导髂筋膜阻滞可以同时阻滞股神经以及（多数情况下）股外侧皮神经或（少数情况下）闭孔神经，操作简单，用于小儿股骨手术安全有效。

### 五、坐骨神经阻滞

坐骨神经源自腰骶干（L4～L5）和骶丛（S1～S3），是全身最大的神经，支配大腿后部和膝关节以下区域（除小腿内侧皮肤外）。坐骨神经于大腿后部走行于股二头肌长头深层，在腘窝上方分为胫神经和腓总神经，沿途周围筋膜疏松，位置相对表浅。小儿坐骨神经阻滞适用于小腿和足部手术的镇痛，臀下入路和腘窝入路最为常用。由于胫神经与腓总神经分叉点个体差异较大，坐骨神经阻滞宜通过超声引导实施。Gray 等[12] 报道了 1 例 7 岁患儿在超声引导臀下入路坐骨神经阻滞下顺利完成了跟腱延长手术。Ponde 等[13] 报道了 45 例 7 个月～2 岁患儿接受超声引导臀下入路坐骨神经阻滞，其中 44 例可在超声下明确显示坐骨神经，所有患儿均阻滞成功。Dillow 等[14] 报道了超声引导骶旁入路坐骨神经阻滞在小儿下肢手术中的应用，该入路具有可同时阻滞股后皮神经、提供臀部镇痛的优势。

### 六、髂腹下和髂腹股沟神经阻滞

超声引导髂腹下和髂腹股沟神经阻滞在临床应用广泛，研究也最为深入，适应证主要为小儿腹股沟疝修补术。超声图像上髂腹下和髂腹股沟神经位于腹内斜肌和腹横肌之间，呈低回声卵圆形结构。Willschke 等[15] 的研究表明，与传统解剖定位髂腹下和髂腹股沟神经阻滞相比，超声引导阻滞的成功率更高，切皮时血流动力学变化更小，患儿在麻醉恢复室镇痛药需求量更小。超声引导阻滞也可以减少髂腹下和髂腹股沟神经阻滞的局麻药用量[16]。Weintraud 等[17] 发现，与解剖定位阻滞相比，超声引导髂腹下和髂腹股沟神经阻滞时罗哌卡因血浆浓度峰值更高，达峰时间更短，提示在准确的神经解剖位置注药时局麻药吸收更快。近期研究显示，超声引导髂腹下和髂腹股沟神经阻滞时进针点靠近髂前上棘可以提高阻滞成功率。

### 七、腹横肌平面阻滞

腹横肌平面阻滞是将局麻药注射至腹内斜肌和腹横肌之间，局麻药在腹横肌平面内扩散，适用于前腹壁手术。腹横肌平面阻滞的腹部手术后镇痛效果优于伤口浸润。近期研究显示，腹横肌平面阻滞的并发症发生率非常低，且多为轻微并发症，通常不需要特殊干预。

### 八、腰方肌阻滞

腰方肌阻滞在 2007 年被首次描述为腹横肌平面阻滞的一种特殊方式，2013 年被命名为腰方肌阻滞，主要适用于小儿腹部和盆腔手术后镇痛。腰方肌阻滞有多种入路，目标是将局麻药注射至腰方肌周围。Visoiu 等[18] 将腰方肌阻滞用于小儿结肠造瘘术后关瘘，患儿术后疼痛评分和镇痛药需求量均降低。也有研究显示，腰方肌阻滞用于小儿腹股沟疝修补术时镇痛效果优于腹横肌平面阻滞，用于小儿下腹部手术时镇痛效果优于骶管阻滞[19-20]。

## 九、胸椎旁阻滞

胸椎旁阻滞可以为小儿胸壁和开胸手术提供良好的镇痛效果，尤其在由于血流动力学不稳定、不能进行椎管内阻滞的情况下，胸椎旁阻滞麻醉可以作为替代的麻醉和镇痛方法。胸椎旁阻滞仅阻滞单侧交感神经，很少出现与硬膜外阻滞相关的低血压，操作相对安全，目前在临床上得到广泛应用。

## 十、竖脊肌平面阻滞

2016 年，Forero 等[21]首先在成人应用竖脊肌平面阻滞。竖脊肌平面阻滞通过局麻药扩散至胸段脊神经的前支和后支实现阻滞，主要用于治疗慢性胸腔神经病理性疼痛和胸科手术后镇痛。该阻滞方法随后被迅速应用于儿童，目前已用于新生儿手术、小儿心脏手术和肝移植手术，其安全性和有效性有望在临床应用中得到进一步证实。

## 十一、颈丛阻滞

颈丛支配颈部、耳廓和乳突区皮肤感觉。超声引导颈丛阻滞通常用于小儿乳突根治术和人工耳蜗植入术。

## 十二、上颌神经阻滞

解剖定位颧上入路是上颌神经阻滞的首选入路，可用于小儿腭裂修复术。超声引导上颌神经阻滞可以直接观察到上颌动脉和穿刺针的位置以及局麻药在翼腭窝入口处的扩散，有效减轻小儿腭裂修复术后疼痛。

# 第四节　小儿区域麻醉的安全性

随着多模式镇痛理念的普及，小儿区域麻醉在临床上应用日益增多。小儿区域麻醉的总体安全性良好，严重并发症如神经损伤、全身毒性反应、严重感染、内脏或硬脊膜穿破等非常罕见。2018 年 Walker 等[22]分析了美国小儿区域麻醉网络数据库（PRAN）中超过10 万例小儿区域麻醉的安全性数据，短暂神经损伤症状发生率为 2.4∶10 000，局麻药中毒发生率为 0.76∶10 000，其他并发症如硬膜外脓肿、硬膜外血肿和皮下感染罕见[22]。在严格掌握小儿区域阻滞禁忌证（表 2-3）的前提下，小儿区域阻滞可以安全实施，尤其在超声辅助下。

表2-3 小儿区域阻滞禁忌证

| 绝对禁忌证 | 相对禁忌证 |
| --- | --- |
| 儿童或家长拒绝 | 不合作或躁动 |
| 局麻药过敏 | 预防性抗凝（深部阻滞*除外） |
| 目标阻滞区域内基础神经病变 | 穿刺部位解剖异常 |
| 全身或穿刺部位感染 | 阻滞体位安置受限 |
| 凝血障碍或治疗性抗凝 | 血流动力学不稳定 |
| 颅内压升高（椎管内阻滞） | 术后需监测运动、感觉评估神 |
| 对侧声带麻痹和呼吸功能不全（颈丛、肌间沟、锁骨上臂丛阻滞） | 经和血管功能 |

* 深部阻滞如椎管内阻滞、胸椎旁阻滞、肋间神经阻滞、前路腰方肌阻滞、坐骨神经阻滞、腰丛阻滞、肌间沟/锁骨上/锁骨下臂丛阻滞、毗邻终末动脉的阻滞

## 一、神经系统并发症

小儿区域阻滞相关神经损伤发生率与成人类似，均较为罕见。2010 年法语国家儿科麻醉医师协会（ADARPEF）报道了 31 132 例小儿区域麻醉的安全性数据，其中 5 例患儿发生区域麻醉相关短暂神经损伤，这些患儿随后均痊愈，无神经损伤后遗症；6 个月以下者并发症是 6 个月以上者的 4 倍[23]。2018 年对 PRAN 的回顾性研究显示，10 万例小儿区域麻醉中没有患儿发生持久性神经损伤，25 例（2.4 ∶ 10 000）出现了短暂感觉异常，持续时间均小于 3 个月[22]。既往也有患儿在区域阻滞后发生持久性神经损伤的病例报道，这些病例多与全麻下椎管内阻滞有关。ADARPEF 报道的数据也表明，椎管内阻滞相关并发症的发生率是外周区域阻滞的 6 倍。

通过观察神经解剖、针尖位置和局麻药扩散，超声引导可以提高区域阻滞的安全性。但在小儿区域阻滞中应用超声引导是否更为安全目前仍缺乏大样本前瞻性研究证据的支持。

## 二、局麻药全身毒性反应

局麻药全身毒性反应是一种罕见但可能致命的区域麻醉并发症。局麻药全身吸收或血管内注射时，血药浓度超过毒性反应阈值可导致中枢神经系统和心血管系统钠离子通道阻断，进而发生中枢神经系统和（或）心血管系统毒性反应。新生儿和婴幼儿药代动力学与成人存在较大差异，血脑屏障发育不成熟，因此更容易发生中枢神经系统毒性反应。虽然既往研究报道的小儿局麻药全身毒性反应发生率低至 0.05%，但一旦发生可危及生命。与清醒或镇静下实施区域阻滞相比，全麻联合区域麻醉的局麻药毒性反应发生率更低（0.93/1 000 *vs.* 6.82/1 000），可能与全麻掩盖了局麻药全身毒性反应的早期症状、体征有关。大部分局麻药中毒病例发生在大剂量给药之后，其中多数病例与术后持续输注局麻药有关。欧洲区域麻醉和疼痛治疗学会（ESRA）以及美国区域麻醉和疼痛医学会（ASRA）基于大量临床研究证据，为小儿区域麻醉提供了推荐的局麻药剂量[24]，通常在临床上应使用局麻药的最低有效剂量。

通过谨慎控制局麻药不超过最大推荐剂量、使用最低有效剂量、添加肾上腺素、缓慢分次注药和注药前回吸，可以将局麻药全身毒性反应风险降至最低。超声引导技术有助于在小儿区域阻滞操作中使用最小容量的局麻药。

### 三、感染

小儿区域阻滞后感染很罕见，目前尚没有单次注射后发生感染的报道。椎管内阻滞比外周区域阻滞感染发生率更高，硬膜外或骶管留置导管的细菌定植率为 6%～35%[25]。感染发生率与导管留置时间有关，留置导管时间每增加一天，感染发生率平均增加 6.7%。所有小儿区域阻滞操作均应严格遵循无菌操作原则。ASRA 和法国区域麻醉协会等国际组织都制定了相应的区域阻滞消毒指南。

### 小结

随着多模式镇痛理念深入人心，小儿区域麻醉的临床应用也日益增多，超声引导技术使小儿区域麻醉的安全性和有效性得到更大程度的提高。小儿区域麻醉的目标是为新生儿、婴幼儿、儿童和青少年提供安全有效的镇痛，未来仍需要大样本前瞻性研究证实超声引导小儿区域麻醉在改善术后临床转归中的价值。

### 参考文献

[1] Wolf AR. Effects of regional analgesia on stress responses to pediatric surgery. Paediatr Anaesth, 2012, 22: 19-24.

[2] Peters JWB, Schouw R, Anand KJS, et al. Does neonatal surgery lead to increased pain sensitivity in later childhood? Pain, 2005, 114: 444-454.

[3] Jonathan L, Benumof. Permanent loss of cervical spinal cord function associated with interscalene block performed under general anesthesia. Anesthesiology, 2000, 93: 1541-1544.

[4] Polaner DM, Taenzer AH, Walker BJ, et al. Pediatric Regional Anesthesia Network (PRAN): a multi-institutional study of the use and incidence of complications of pediatric regional anesthesia. Anesth Analg, 2012, 115: 1353-1364.

[5] Taenzer AH, Walker BJ, Bosenberg AT, et al. Asleep versus awake: does it matter?: Pediatric regional block complications by patient state: a report from the Pediatric Regional Anesthesia Network. Reg Anesth Pain Med, 2014, 39: 279-283.

[6] Taenzer A, Walker BJ, Bosenberg AT, et al. Interscalene brachial plexus blocks under general anesthesia in children: is this safe practice?: A report from the Pediatric Regional Anesthesia Network (PRAN). Reg Anesth Pain Med, 2014, 39: 502-505.

[7] Lundblad M, Trifa M, Kaabachi O, et al. Alpha-2 adrenoceptor agonists as adjuncts to peripheral nerve blocks in children: a meta-analysis. Paediatr Anaesth, 2016, 26: 232-238.

[8] Cucchiaro G, Ganesh A. The effects of clonidine on postoperative analgesia after peripheral nerve blockade in children. Anesth Analg, 2007, 104: 532-537.

[9] Marhofer D, Kettner SC, Marhofer P, et al. Dexmedetomidine as an adjuvant to ropivacaine

prolongs peripheral nerve block: a volunteer study. Br J Anaesth, 2013, 110: 438-442.

[10] Tong Y, Ren H, Ding X, et al. Analgesic effect and adverse events of dexmedetomidine as additive for pediatric caudal anesthesia: a meta-analysis. Paediatr Anaesth, 2014, 24: 1224-1230.

[11] Lundblad M, Marhofer D, Eksborg S, et al. Dexmedetomidine as adjunct to ilioinguinal/iliohypogastric nerve blocks for pediatric inguinal hernia repair: an exploratory randomized controlled trial. Paediatr Anaesth, 2015, 25: 897-905.

[12] Gray AT, Collins AB, Schafhalter-Zoppoth I. Sciatic nerve block in a child: a sonographic approach. Anesth Analg, 2003, 97: 1300-1302.

[13] Ponde VC, Desai AP, Dhir S. Ultrasound-guided sciatic nerve block in infants and toddlers produces successful anesthesia regardless of the motor response. Paediatr Anaesth, 2010, 20: 633-637.

[14] Dillow JM, Rosett RL, Petersen TR, et al. Ultrasound-guided parasacral approach to the sciatic nerve block in children. Paediatr Anaesth, 2013, 23: 1042-1047.

[15] Willschke H, Marhofer P, Bösenberg A, et al. Ultrasonography for ilioinguinal/iliohypogastric nerve blocks in children. Br J Anaesth, 2005, 95: 226-230.

[16] Willschke H, Bösenberg A, Marhofer P, et al. Ultrasonographic-guided ilioinguinal/iliohypogastric nerve block in pediatric anesthesia: what is the optimal volume? Anesth Analg, 2006, 102: 1680-1684.

[17] Weintraud M, Lundblad M, Kettner SC, et al. Ultrasound versus landmark-based technique for ilioinguinal-iliohypogastric nerve blockade in children: the implications on plasma levels of ropivacaine. Anesth Analg, 2009, 108: 1488-1492.

[18] Visoiu M, Yakovleva N. Continuous postoperative analgesia via quadratus lumborum block - an alternative to transversus abdominis plane block. Paediatr Anaesth, 2013, 23: 959-961.

[19] Öksüz G, Bilal B, Gürkan Y, et al. Quadratus lumborum block versus transversus abdominis plane block in children undergoing low abdominal surgery: a randomized controlled trial. Reg Anesth Pain Med, 2017, 42: 674-679.

[20] Sato M. Ultrasound-guided quadratus lumborum block compared to caudal ropivacaine/morphine in children undergoing surgery for vesicoureteric reflex. Paediatr Anaesth, 2019, 29: 738-743.

[21] Forero M, Adhikary SD, Lopez H, et al. The erector spinae plane block: a novel analgesic technique in thoracic neuropathic pain. Reg Anesth Pain Med, 2016, 41: 621-627.

[22] Walker BJ, Long JB, Sathyamoorthy M, et al. Complications in pediatric regional anesthesia: an analysis of more than 100, 000 blocks from the Pediatric Regional Anesthesia Network. Anesthesiology, 2018, 129: 721-732.

[23] Ecoffey C, Lacroix F, Giaufré E, et al. Epidemiology and morbidity of regional anesthesia in children: a follow-up one-year prospective survey of the French-Language Society of Paediatric Anaesthesiologists (ADARPEF). Paediatr Anaesth, 2010, 20: 1061-1069.

[24] Suresh S, Ecoffey C, Bosenberg A, et al. The European Society of Regional Anaesthesia and Pain Therapy/American Society of Regional Anesthesia and Pain Medicine Recommendations on local anesthetics and adjuvants dosage in pediatric regional anesthesia. Reg Anesth Pain Med, 2018, 43: 211-216.

[25] Vargas A, Sawardekar A, Suresh S. Updates on pediatric regional anesthesia safety data. Curr Opin Anaesthesiol, 2019, 32: 649-652.

# 第3章

## 超声在小儿区域阻滞中的应用

王国庆　魏　嵘

## 第一节　超声引导区域阻滞的优势

自 1994 年 Kapral 等[1] 首次报道超声应用于区域阻滞后，超声作为一种无创、实时成像、操作便捷的临床工具在区域阻滞中应用迅速增多，使用范围也越来越广。成人和儿童研究表明，超声引导提高了区域阻滞的准确性和成功率，加快了阻滞起效，减少了局部麻醉药（局麻药）用量。超声在区域阻滞的实际应用已经使传统区域阻滞实现了产业升级，超声引导区域阻滞也已成为麻醉医师必备的一项临床技能。

对比传统解剖定位和神经刺激器引导区域阻滞，超声引导区域阻滞具有以下优势：①超声成像实现了对外周神经和周围重要解剖结构的可视化，尤其应用于肥胖或存在解剖变异患者时优势明显，提高了区域阻滞成功率；②超声引导减少了区域阻滞对神经刺激器的依赖，对于刺激神经无法引出运动反应的患者，超声可以帮助进行目标神经定位；③超声能帮助确定皮肤到目标和重要器官的距离，使操作者预先了解穿刺的安全距离；④超声可以实时指导穿刺针与目标区域的位置关系，动态观察局麻药在神经周围或筋膜平面的扩散，使区域阻滞操作时间更短、更准确；⑤超声引导区域阻滞减少进针次数，减轻组织损伤；⑥超声可视化有助于将局麻药直接注射至神经周围或神经所在筋膜平面内，明显降低了局麻药用量；⑦超声引导降低了区域阻滞时严重局麻药全身毒性反应的风险；⑧超声对于体内解剖结构和筋膜平面的可视化也促进了新型区域阻滞技术的研发。

一项多中心大样本数据库分析显示，超声引导使外周神经阻滞（25 000 例以上）的局麻药全身毒性反应发生率下降 65% 以上：原因之一是局麻药容量和剂量减少，例如臂丛阻滞局麻药用量可以低至 10 ml 以下，而麻醉或镇痛效果并未受影响；原因之二是超声可实时观察穿刺针的路径并证实局麻药在组织中扩散，避免了穿刺针误入血管。

但使用超声引导并未完全避免神经损伤的危险。目前超声图像的分辨率可能不足以识别神经外膜或神经束膜内局麻药注射，神经束膜内注射即使小量的局麻药（低至 0.1 ml）也可能导致神经损伤。

未来超声图像质量的逐步提升、3D 超声的应用以及阻滞设备的创新和改进将有助于进一步提高超声引导区域阻滞的安全性和有效性。

# 第二节　超声在小儿区域阻滞的应用

儿童皮下组织较薄，神经、血管、肌肉组织位置相对表浅，是实施超声引导区域阻滞较好的目标人群，尤其青少年。小儿超声引导区域阻滞时高频探头更为常用。平面内进针技术是将穿刺针沿超声探头长轴进针，超声图像上实时显示进针路径和针尖位置，是小儿超声引导区域阻滞进针的首选方法。但平面内或平面外进针技术的选择需根据解剖位置、目标神经的深浅和操作者对技术的熟悉程度决定。

神经短轴超声视图中，神经外观可以从低回声到高回声不等，取决于神经的直径以及超声束的频率和角度。虽然每个神经都有其特定的超声图像，但一般情况，更靠近中枢、更紧凑的结构（如神经丛）往往会产生低回声图像，神经可以显示为直径几毫米的低回声圆形或椭圆形结构，其内几乎没有脂肪组织或结缔组织间隔。而向神经远端分支移动时，因为存在较丰富的神经外膜和神经束间结缔组织，神经通常表现为高回声结构，其内呈蜂窝状低回声。至神经终末段，外观再次表现为小的低回声圆形结构，为中回声结缔组织包绕，有时与周围组织难以分辨。

## 一、超声引导头面部阻滞

（一）眶上和滑车上神经阻滞

眶上和滑车上神经是三叉神经分支眼神经的终支，分别通过眶上孔和眶内上方进入前额皮下区域，支配上眼睑、前额部、头皮前部至顶部区域以及鼻翼的皮肤感觉。眶上和滑车上神经阻滞可用于额部开颅术和额部皮样囊肿切除术。探头沿眶上缘定位眶上孔，可由内向外或由外向内进针实施阻滞。

（二）眶下神经阻滞

眶下神经是上颌神经的终支，通过眶下孔出颅，分布于下睑、鼻翼和上唇皮肤。眶下神经阻滞可为唇裂手术、鼻内镜鼻窦手术和鼻整形术提供镇痛。探头沿眶下缘下方定位眶下孔，眶下孔有眶下动、静脉通过，超声定位较为准确。

（三）枕大神经阻滞

枕大神经是 C2 脊神经后支的分支，与枕动脉伴行走向颅顶，分布于枕后部皮肤，沿途还发出分支支配头下斜肌、头夹肌和头最长肌。枕大神经阻滞可为枕部开颅手术和脑室 - 腹腔分流术提供麻醉和镇痛。枕大神经于上项线水平位于枕骨粗隆外侧、枕动脉内侧的浅表位置。探头于枕动脉内侧定位枕大神经，可采用平面内或平面外进针技术实施阻滞。

## 二、超声引导颈浅丛阻滞

颈浅丛由 C2 ~ C4 脊神经前支发出，向腹侧走行至胸锁乳突肌深面，从胸锁乳突肌后缘穿出，发出颈横神经、耳大神经、枕小神经和锁骨上神经。颈浅丛阻滞可用于颈部手术（如甲状腺手术）、上胸部手术（如鳃裂瘘手术和鼓室乳突切除术）和耳部手术（耳成形术和人工耳蜗植入术）的麻醉和镇痛。探头定位胸锁乳突肌后缘中点，可采用平面内或平面外进针技术，于胸锁乳突肌后缘中点皮下注入局麻药。既往有超声引导 C5 横突阻滞联合颈浅丛阻滞用于小儿锁骨骨折手术镇痛的报道，颈浅丛阻滞使用的局麻药为 0.3% 罗哌卡因 2 ml[2]。超声引导颈神经通路阻滞（C4 横突水平）也主要阻滞颈浅丛，近年来应用较多。

## 三、超声引导躯干阻滞

超声引导躯干阻滞可为小儿胸腹壁手术提供良好的围手术期镇痛。儿童皮下组织菲薄且目标神经距离内脏器官较近，虽然超声引导实施阻滞很大程度上避免了穿刺针损伤内脏器官，但部分躯干阻滞技术仍具有一定挑战性。

### （一）胸椎旁阻滞

超声引导胸椎旁阻滞可以为小儿胸腹壁手术提供镇痛。超声定位胸椎旁间隙，可以采用平面内或平面外进针技术，也可将导管置入胸椎旁间隙进行连续胸椎旁阻滞，借助彩色多普勒可以实时观察胸椎旁间隙内局麻药的扩散情况。Narasimhan 等[3] 比较了超声引导 T10 水平椎旁阻滞（0.5 ml/kg）和骶管阻滞（1.25 ml/kg）用于小儿肾盂成形术围手术期镇痛，胸椎旁阻滞镇痛效果更好。Boretsky 等[4] 对胸部手术患儿行超声引导胸椎旁间隙置管，术后予以 0.2% 罗哌卡因 0.5 mg/（kg·h）连续镇痛。

### （二）竖脊肌平面阻滞

2016 年 Forero 等[5] 首次描述了竖脊肌平面阻滞，并将其用于多种疼痛综合征的治疗和围手术期镇痛。竖脊肌平面阻滞可以为胸部和腹部手术提供镇痛，已有将竖脊肌平面阻滞用于小儿胸部、脊柱、心脏和腹部手术镇痛的报道。超声引导竖脊肌平面阻滞时可以将局麻药注射至竖脊肌浅层或深层，将局麻药注射至竖脊肌深面的横突表面较为常用。Basaran 等[6] 报道了 1 例体重 1.2 kg、1 日龄早产儿行急诊开腹探查术，术前在 T7 水平行超声引导双侧竖脊肌平面阻滞，每侧予以 0.25% 布比卡因 0.5 ml，术中血流动力学稳定，未补充芬太尼。Kaushal 等[7] 在 80 例正中开胸心脏手术患儿行双侧 T3 水平超声引导竖脊肌平面阻滞，每侧予以 0.2% 罗哌卡因 1.5 mg/kg，术后镇痛效果满意。Tulgar 等[8] 认为小儿竖脊肌平面阻滞时局麻药可以选择罗哌卡因、左布比卡因、布比卡因（0.25% ~ 0.5%）和利多卡因（1% 或 2%），单侧容量可达 0.5 ml/kg。

### （三）肋间神经阻滞

肋间神经阻滞可用于胸部外伤（如肋骨骨折）、胸部手术（心脏手术和漏斗胸矫正）和上腹部手术（如开放性胆囊切除术和肝肿瘤切除术）镇痛。肋间神经阻滞时探头可以平行或垂直于肋骨放置，平面内进针至肋间内肌与肋间最内肌之间。邱倩琪等[9]报道超声引导肋间神经阻滞用于小儿微创漏斗胸矫正（NUSS）手术后镇痛，予以 0.25% 左布比卡因复合 1 μg/ml 右美托咪定。

（四）腹横肌平面阻滞

超声引导腹横肌平面阻滞是将局麻药注入腹内斜肌与腹横肌之间，多采用平面内进针技术，可用于下腹部手术围手术期镇痛，如阑尾切除术、双侧输尿管再植术和结肠造口还纳术。Bryskin 等[10]将超声引导腹横肌平面阻滞用于小儿输尿管再植术后镇痛，每侧予以 0.25% 布比卡因（含肾上腺素）0.5 ml/kg，术后 6 h 和 24 h 镇痛效果优于骶管阻滞。Hernandez 等[11]报道超声引导后路腹横肌平面阻滞可以为小儿腹部手术提供镇痛，每侧予以 0.2% 罗哌卡因 0.5 ml/kg。

（五）腰方肌阻滞

2007 年 Blanco 首次报道了超声引导腰方肌阻滞，目前该技术已应用于小儿下腹部、髋关节和下肢手术围手术期镇痛，如膀胱输尿管反流手术、腹股沟疝修补术和发育性髋关节脱位手术。根据注药部位不同，腰方肌阻滞分为 3 种入路：前外侧路注药位置为腰方肌与腹横肌之间，后路注药位置为腰方肌与背阔肌、竖脊肌之间，前路注药位置为腰方肌与腰大肌之间。Oral Ahiskalioglu 等[12]在 40 例 1~5 岁单侧髋关节脱位手术患儿使用超声引导前路腰方肌阻滞，与局部浸润（0.25% 布比卡因 0.2 ml/kg）相比，腰方肌阻滞（0.25% 布比卡因 0.5 ml/kg）术后镇痛效果更好，术后补救性阿片类药用量更少。与骶管阻滞相比，超声引导腰方肌阻滞可以明显降低小儿输尿管反流术后 24 h 内阿片类药用量[13]。与髂腹下和髂腹股沟神经阻滞和腹横肌平面阻滞相比，超声引导腰方肌阻滞可以为腹股沟疝修补术患儿提供更有效、更持久的术后镇痛[14]。

（六）腹直肌鞘阻滞

超声引导腹直肌鞘阻滞是将局麻药注射于腹直肌后鞘与腹直肌之间的潜在间隙，以实现前腹壁镇痛。阻滞实施多采用平面内进针技术，由外向内进针。2006 年 Willschke 等[15]首次报道利用超声引导技术实施小儿腹直肌鞘阻滞，使用 0.25% 左布比卡因 0.1 ml/kg 为脐疝手术患儿提供腹壁镇痛。Visoiu 等[16]的研究发现，平脐单次注射局麻药后，药液在腹直肌鞘内头向扩散更远，头向扩散距离是足向的 2 倍多。Flack 等[17]在脐疝修补术患儿对比腹直肌鞘阻滞和局部浸润，均予以 0.25% 布比卡因每侧 0.2 ml/kg，腹直肌鞘阻滞术后镇痛效果更好，但其血药浓度峰值更高且达峰时间更迟。

（七）髂腹下和髂腹股沟神经阻滞

超声引导髂腹下神经（T12 和 L1）和髂腹股沟神经（L1）阻滞可以用于腹股沟区和阴囊外侧手术的镇痛，包括腹股沟疝修补术、鞘膜积液手术和睾丸下降固定术。超声引导髂腹下和髂腹股沟神经阻滞可采用平面内进针技术，在髂前上棘偏上方由外向内进针，也可采用平面外进针技术。Grosse 等[18]在腹股沟疝修补术患儿对比了超声引导髂腹下和髂腹股沟神经阻滞与局部浸润，髂腹下和髂腹股沟神经阻滞可显著降低术后 24 h 内疼痛发生率。超声引导下阻滞这两个神经仅需要 0.075 ml/kg 局麻药[19]。

### 四、超声引导上肢阻滞

#### （一）肌间沟臂丛阻滞

超声引导肌间沟臂丛阻滞的适应证包括肩部和近端肱骨手术的麻醉和镇痛。超声图像上臂丛位于前斜角肌与中斜角肌之间，显示为 3 个或以上圆形低回声结构。超声引导肌间沟臂丛阻滞多采用平面内进针技术，由外向内进针。Jan van Geffen 等[20] 使用 0.75% 罗哌卡因对 1 例 7 岁肱骨整形手术患儿实施了超声引导肌间沟臂丛阻滞。黄小玲等[21] 使用 0.25% 布比卡因对肱骨骨折患儿实施超声引导肌间沟臂丛阻滞，随着局麻药容量增加，Horner 综合征发生率上升。

#### （二）锁骨上臂丛阻滞

随着超声的使用，锁骨上臂丛阻滞在儿童中应用越来越广。超声引导锁骨上臂丛阻滞的适应证包括肩部和近端肱骨手术的麻醉和镇痛。探头在锁骨上窝平行锁骨放置，采用平面内进针技术，由外向内进针。Yang 等[22] 报道了超声引导锁骨上臂丛阻滞用于 2 例肱骨骨折和 1 例尺、桡骨骨折患儿的麻醉，予以 0.5% 罗哌卡因 0.55 ml/kg。Amiri 等[23] 对 6 个月 ~ 6 岁上肢手术患儿实施超声引导锁骨上臂丛阻滞，予以 0.7% 利多卡因和 0.17% 布比卡因合剂，镇痛时间约 6 ~ 16 h。

#### （三）锁骨下臂丛阻滞

超声引导锁骨下臂丛阻滞适用于上臂至手部手术的麻醉和镇痛。探头置于锁骨下窝，与锁骨平行，臂丛位于腋动脉外侧，可采用平面内进针技术，由外向内进针；也可将探头置于锁骨中点下方偏外侧，探头与锁骨垂直，寻找腋动脉，臂丛围绕腋动脉。Ince 等[24] 对 60 例 5 ~ 15 岁上肢手术患儿实施超声引导锁骨下臂丛阻滞，予以 0.5% 布比卡因和 2% 利多卡因合剂（含肾上腺素），容量分别为 0.25 ml/kg 和 0.5 ml/kg，两种容量阻滞时术后疼痛评分和感觉阻滞时间无显著差异，但小容量时运动阻滞时间更短。

#### （四）腋路臂丛阻滞

超声引导腋路臂丛阻滞的适应证包括前臂、腕部和手部手术。探头垂直于肱骨、靠近胸大肌止点，超声图像上正中神经、桡神经和尺神经位于腋动脉周围，肌皮神经位于喙肱肌内或肱二头肌与喙肱肌之间。Chen 等[25] 对手部手术患儿进行的超声引导腋路臂丛阻滞研究表明，予以 0.2% 罗哌卡因时 50% 和 95% 有效阻滞容量分别为 0.185 ml/kg 和 0.28 ml/kg。

### 五、超声引导下肢阻滞

下肢神经多与血管伴行，利于超声下神经的识别；此外由于下肢神经较长，走行范围广，利用超声在神经走行的不同水平进行阻滞可以减少患肢的移动和体位改变。

（一）腰丛阻滞

超声引导腰丛阻滞的适应证包括腹股沟区、髋/膝关节以及大腿前方和内侧手术的麻醉和镇痛。探头平行于脊柱定位横突，腰丛位于横突深方的腰大肌内；或将探头与脊柱垂直、横置于横突间隙定位腰丛；也可将探头横置于腋中线髂嵴上方。腰丛阻滞多采用平面内进针技术。Boretsky 等[26] 报道了超声引导腋中线入路腰丛阻滞用于小儿髋关节手术后镇痛，予以 0.2% 罗哌卡因 0.5 ml/kg。Gürkan 等[27] 也将超声引导腰丛阻滞用于小儿髋关节手术后镇痛，予以 0.25% 布比卡因 1 ml/kg（最大 20 ml），同样采用腋中线入路。

（二）股神经阻滞

膝关节和大腿前部、股骨以及隐神经支配区域（小腿内侧皮肤）的手术镇痛可以通过超声引导股神经阻滞实现。将探头横置于腹股沟韧带，在其深方定位股动脉，股神经位于股动脉外侧，可采用平面内进针技术。Schloss 等[28] 报道了超声引导股神经阻滞用于小儿膝关节手术后镇痛，予以 0.25% 布比卡因 0.2 ~ 0.4 ml/kg。

（三）坐骨神经阻滞

超声引导坐骨神经阻滞可用于大腿和膝关节后部以及小腿、踝和足部手术镇痛。由于坐骨神经走行路径长，因此可以在多个水平进行阻滞。临床常用经臀入路（坐骨结节和股骨大转子之间）和腘窝入路坐骨神经阻滞，可以选择平面外或平面内进针技术。Dillow 等[29] 报道了超声引导骶旁坐骨神经阻滞用于小儿下肢手术镇痛，探头置于坐骨结节与髂后上棘连线中、上 1/3 处，予以 0.2% 罗哌卡因 0.5 ml/kg。Mori 等[30] 报道予以 1% 利多卡因 8 ml（0.4 ml/kg）行超声引导腘窝入路坐骨神经阻滞为急诊室踝关节外伤患儿提供镇痛。

## 小结

儿童神经相关解剖结构位置表浅，组织对比度高，利于实施超声引导区域阻滞。

## 参考文献

[1] Kapral S, Krafft P, Eibenberger K, et al. Ultrasound-guided supraclavicular approach for regional anesthesia of the brachial plexus. Anesth Analg, 1994, 78: 507-513.

[2] 彭丹丹，李贝，梁凌，等. B 超引导下 C5 横突联合颈浅丛阻滞用于儿童锁骨骨折手术的效果观察. 吉林医学，2021, 42：1618-1620.

[3] Narasimhan P, Kashyap L, Mohan VK, et al. Comparison of caudal epidural block with paravertebral block for renal surgeries in pediatric patients: A prospective randomised, blinded clinical trial. J Clin Anesth, 2019, 52: 105-110.

[4] Boretsky K, Visoiu M, Bigeleisen P. Ultrasound-guided approach to the paravertebral space for catheter insertion in infants and children. Paediatr Anaesth, 2013, 23: 1193-1198.

[5] Forero M, Adhikary SD, Lopez H, et al. The erector spinae plane block: a novel analgesic technique in thoracic neuropathic pain. Reg Anesth Pain Med, 2016, 41: 621-627.

[6] Basaran B, Akkoyun I. Erector spinae plane block for management of major abdominal

surgery in a low birth weight preterm neonate. J Clin Anesth, 2020, 61: 109641.

[7] Kaushal B, Chauhan S, Magoon R, et al. Efficacy of bilateral erector spinae plane block in management of acute postoperative surgical pain after pediatric cardiac surgeries through a midline sternotomy. J Cardiothorac Vasc Anesth, 2020, 34: 981-986.

[8] Tulgar S, Ahiskalioglu A, De Cassai A, et al. Efficacy of bilateral erector spinae plane block in the management of pain: current insights. J Pain Res, 2019, 12: 2597-2613.

[9] 邱倩琪，田航，宋兴荣，等. 超声引导下左布比卡因联合右美托咪啶行肋间神经阻滞对小儿 NUSS 手术术后镇痛的效果. 中国医药导报，2018, 15: 104-107.

[10] Bryskin RB, Londergan B, Wheatley R, et al. Transversus abdominis plane block versus caudal epidural for lower abdominal surgery in children: a double-blinded randomized controlled trial. Anesth Analg, 2015, 121: 471-478.

[11] Hernandez MA, Vecchione T, Boretsky K. Dermatomal spread following posterior transversus abdominis plane block in pediatric patients: our initial experience. Paediatr Anaesth, 2017, 27: 300-304.

[12] Oral Ahiskalioglu E, Ahiskalioglu A, Selvitopi K, et al. Postoperative analgesic effectiveness of ultrasound-guided transmuscular quadratus lumborum block in congenital hip dislocation surgery: A randomized controlled study. Anaesthesist, 2021, 70: 53-59.

[13] Sato M. Ultrasound-guided quadratus lumborum block compared to caudal ropivacaine/morphine in children undergoing surgery for vesicoureteric reflex. Paediatr Anaesth, 2019, 29: 738-743.

[14] Samerchua A, Leurcharusmee P, Panichpichate K, et al. A prospective, randomized comparative study between ultrasound-guided posterior quadratus lumborum block and ultrasound-guided ilioinguinal/iliohypogastric nerve block for pediatric inguinal herniotomy. Paediatr Anaesth, 2020, 30: 498-505.

[15] Willschke H, Bösenberg A, Marhofer P, et al. Ultrasonography-guided rectus sheath block in paediatric anaesthesia--a new approach to an old technique. Br J Anaesth, 2006, 97: 244-249.

[16] Visoiu M, Hauber J, Scholz S. Single injection ultrasound - guided rectus sheath blocks for children: Distribution of injected anesthetic. Paediatr Anaesth, 2019, 29: 280-285.

[17] Flack SH, Martin LD, Walker BJ, et al. Ultrasound-guided rectus sheath block or wound infiltration in children: a randomized blinded study of analgesia and bupivacaine absorption. Paediatr Anaesth, 2014, 24: 968-973.

[18] Grosse B, Eberbach S, Pinnschmidt HO, et al. Ultrasound-guided ilioinguinal-iliohypogastric block (ILIHB) or perifocal wound infiltration (PWI) in children: a prospective randomized comparison of analgesia quality, a pilot study. BMC Anesthesiol, 2020, 20: 256.

[19] Willschke H, Bösenberg A, Marhofer P, et al. Ultrasonographic-guided ilioinguinal/iliohypogastric nerve block in pediatric anesthesia: what is the optimal volume? Anesth Analg, 2006, 102: 1680-1684.

[20] Jan van Geffen G, Tielens L, Gielen M. Ultrasound-guided interscalene brachial plexus block in a child with femur fibula ulna syndrome. Paediatr Anaesth, 2006, 16: 330-332.

[21] 黄小玲，刘发生，王福荣，等. 超声引导下小儿肌间沟臂丛神经阻滞. 临床麻醉学杂志，2010, 26: 310-311.

[22] Yang CW, Cho CK, Kwon HU, et al. Ultrasound-guided supraclavicular brachial plexus block in pediatric patients -A report of four cases. Korean J Anesthesiol, 2010, 59S: S90-S94.

[23] Amiri HR, Espandar R. Upper extremity surgery in younger children under ultrasound-guided supraclavicular brachial plexus block: a case series. J Child Orthop, 2011, 5: 5-9.

[24] Ince I, Aksoy M, Dostbil A, et al. Can we use lower volume of local anesthetic for infraclavicular brachial plexus nerve block under ultrasound guidance in children? J Clin Anesth, 2017, 41: 132-136.

[25] Chen L, Shen Y, Liu S, et al. Minimum efective volume of 0.2% ropivacaine for ultrasoundguided axillary brachial plexus block in preschoolage children regional anesthesia in children. Sci Rep, 2021, 11: 17002.

[26] Boretsky K, Hernandez MA, Eastburn E, et al. Ultrasound-guided lumbar plexus block in children and adolescents using a transverse lumbar paravertebral sonogram: Initial experience. Paediatr Anaesth, 2018, 28: 291-295.

[27] Gürkan Y, Aksu C, Kuş A, et al. One operator's experience of ultrasound guided lumbar plexus block for paediatric hip surgery. J Clin Monit Comput, 2017, 31: 331-336.

[28] Schloss B, Bhalla T, Klingele K, et al. A retrospective review of femoral nerve block for postoperative analgesia after knee surgery in the pediatric population. J Pediatr Orthop, 2014, 34: 459-461.

[29] Dillow JM, Rosett RL, Petersen TR, et al. Ultrasound-guided parasacral approach to the sciatic nerveblock in children. Paediatr Anaesth, 2013, 23: 1042-1047.

[30] Mori T, Hagiwara Y. Ultrasound-guided popliteal sciatic nerve block for an ankle laceration in a pediatric emergency department. Pediatr Emerg Care, 2017, 33: 803-805.

# 第二篇 基本要求

## 第 $4$ 章 人员和设备

宋琳琳

## 第一节 设备要求

由于儿童难以理解区域阻滞操作中保持不动对于整个过程的重要性，操作过程中任何感觉异常和疼痛都会导致儿童焦虑，无法配合操作，因此小儿区域阻滞一般在深度镇静或全身麻醉（全麻）下进行[1]。深度镇静/全麻时无法通过儿童的疼痛、异感等表现分辨针尖位置，此时超声引导技术在区域阻滞中的重要地位得以凸显，可以帮助实现可视化阻滞，降低局麻药用量和神经损伤风险。

### 一、阻滞操作地点

小儿区域阻滞时，应确保所有区域阻滞和复苏所需的药品和设备随时可用，这对于实现小儿区域阻滞的安全实施至关重要。与成人不同，与手术室存在一定距离的阻滞操作室并不适合儿童，因为绝大多数儿童在区域阻滞之前会接受全麻。诱导间是较为理想的操作地点，儿童可以提前在诱导间接受镇静或全麻和区域阻滞，给阻滞起效预留时间，同时加快手术周转，提高手术间使用效率。小儿区域阻滞多数用于术后镇痛，预留足够阻滞起效时间也并非必需。如无法在诱导间实施阻滞，则需进入手术室，在术前或术后即刻维持全麻或镇静状态下实施阻滞。

诱导间或手术间应备好所有阻滞设备、药品和监护设备。最好的方法是配备区域阻滞车（图 4-1），储存所有必要的阻滞设备和药品。

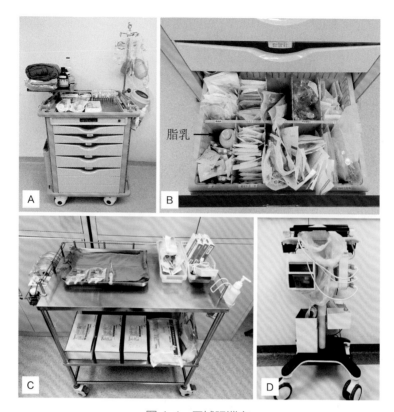

图 4-1　区域阻滞车
A. 麻醉药车改造；B. 阻滞车内必备脂乳；C. 手术室推车改造；D. 超声仪兼区域阻滞车

## 二、监护

阻滞前建立静脉输液通路。镇静或全麻诱导前常规监测心电图、无创血压和脉搏血氧饱和度。清醒儿童应监测意识水平，保持语言交流。局麻药血管内注射或局部快速吸收入血可能导致危及生命的局麻药全身毒性反应。局麻药中毒可发生于阻滞初期和后期。初期为注药期间或注药后即刻（1~2 min），通常由于血管内注药；后期为注药后 10~30 min，通常由于局麻药吸收入血达峰。因此实施区域阻滞后应严密连续监测儿童生命体征至少 30~45 min，婴儿监测至少 1 h，以排除局麻药中毒征象。

## 三、阻滞设备

（一）区域阻滞车

区域阻滞车应可以灵活移动。车内储存所有必要的阻滞设备和药品，标识应清楚，易于发现。推荐的区域阻滞车物品清单包括：

1. 一般设备　皮肤消毒液，消毒海绵，纱布，治疗巾，记号笔和直尺（标记和定位用），不同型号注射器［局部浸润用，抽取局部麻醉药（局麻药）/镇静药/全身麻醉药（全麻药）、生理盐水］，不同型号穿刺针，无菌贴膜/敷料，电极片，注药压力监测装置，药品标签，胶带，无菌超声探头套，无菌手套。已有市售的区域阻滞套件用于单次区域阻滞操作或连续区域阻滞置管操作，内配相应型号的穿刺针、注射器、治疗巾、消毒海绵、纱布和连续区域阻滞导管。也可自行定制区域阻滞包或使用现有腰椎穿刺/硬膜外穿刺包代替（内配治疗巾、消毒海绵、纱布、消毒盒）（图4-2）。静脉输液用物品包括输液器、三通、静脉延长管。

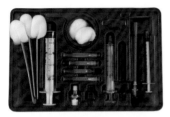 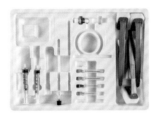 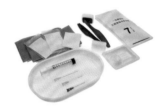

神经阻滞包　　　　　　　　　　腰椎穿刺包　　　　　　　　　　痛点注射包

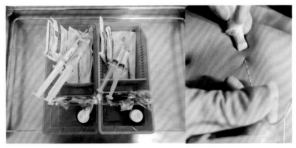

自制区域阻滞托盘

图 4-2　区域阻滞包

2. 药品

2.1　镇静/镇痛药：多数以实施区域阻滞为目的的全麻可以不使用肌松剂。对于合作的年长儿童，可以仅予以少量镇痛和（或）镇静药维持清醒镇静状态。

镇静药包括咪达唑仑、丙泊酚和氯胺酮，镇痛药可选择芬太尼、舒芬太尼或瑞芬太尼。

2.2　局麻药：利多卡因、罗哌卡因、布比卡因以及用于稀释局麻药的生理盐水或注射用水。所有局麻药应与静脉药分开存储。

2.3　急救药：20% 脂肪乳剂 [1 min 期间 1.5 ml/kg，0.25 ml/（kg·min）连续输注 ]，阿托品，麻黄碱，肾上腺素，琥珀酰胆碱。

2.4　静脉输液：小儿电解质维持液，乳酸林格液，生理盐水。

3. 复苏设备　氧源，紧急气道设备（包括辅助通气用球囊、鼻导管、不同型号口咽通气道、面罩、喉罩、气管导管、导丝、喉镜、吸引器），除颤仪（放置于诱导间或手术间）。

4. 穿刺针和导管　不同型号阻滞用穿刺针和导管，不同型号静脉套管针（静脉输液用）。

5. 局麻药中毒处理流程

（二）区域阻滞穿刺针和导管

有各种型号和长度的穿刺针和导管可用于单次区域阻滞和连续区域阻滞置管。用于单次区域阻滞的穿刺针为单包装，有 1 个延长管用于连接注射器，也可另有 1 个阴性接头用于连接神经刺激器。也有将穿刺针和导管打包的区域阻滞置管套件可供临床使用。腰椎穿刺针或硬膜外穿刺针打包于市售一次性使用无菌腰椎穿刺包或硬膜外穿刺包内。穿刺针因针尖设计、长度、口径、有无绝缘层以及其他特殊设计（如增强超声可见性的蚀刻技术）而有所不同。穿刺针的选择主要取决于阻滞部位深浅、儿童体型和是否需要置管。

1. 穿刺针

1.1　穿刺针针尖可以设计为不同角度（图 4-3）。机械性针 - 神经接触可以直接导致神经损伤，针的斜面可能直接影响损伤程度。短斜面（45°）针有利于减轻由切割或穿透神经所致的神经损伤，刺穿筋膜时的突破感更明显，但缺点是刺破皮肤和深部组织较难，刺穿筋膜时用力过度可能误伤神经。长斜面（15°）针更可能穿透神经束膜和血管导致意外神经和血管损伤，尤其针与神经纤维和血管垂直时，穿透不同组织时也难以提供很多触觉信息，但刺破皮肤和深部组织相对较易。因此最常用的针尖斜面角度为 30°。笔尖式针虽然比短斜面针的组织损伤更小，但由于阻滞操作期间通常需要多次进针调整进针角度，而笔尖式针的进针阻力过大，因此临床上难以使用。

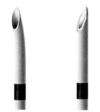
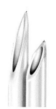

Tuohy针尖　关节面针尖　　15°针尖, 30°针尖　　45°针尖（骶麻针）

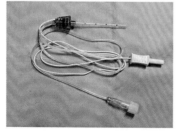
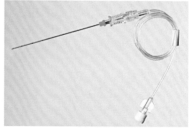

单次神经刺激兼超声引导穿刺针　　　　　单次区域阻滞穿刺针

图 4-3　单次区域阻滞穿刺针针尖

连续区域阻滞置管可采用针内导管装置或针外导管装置。针内导管装置常用 Tuohy 穿刺针，与硬膜外穿刺针相同。针外导管装置常用置管套件，穿刺针位于外套管内，随后移除穿刺针、保留外套管于原位，再经外套管置入导管，穿刺针通常为关节面（针尖）穿刺针（图 4-4）。

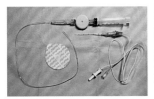
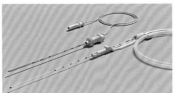
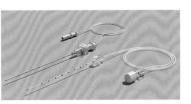

贝朗连续区域阻滞套件：　　　　Pajunk连续区域阻滞套件：　　　　Pajunk连续区域阻滞套件：
针内导管式　　　　　　　　　　针内导管式　　　　　　　　　　针外导管式

图 4-4　连续区域阻滞置管套件

1.2　穿刺针长度的选择取决于目标区域的深浅。现有的穿刺针长度从 25 ~ 150 mm 不等。穿刺前使用超声扫描有助于确定目标区域的深度。穿刺针通常标有刻度以显示刺入组织的深度。选用比到达所需神经 / 组织平面预估距离长 2 ~ 3 cm 的穿刺针为宜，更利于操控进针方向。

1.3　穿刺针型号（粗细）的选择取决于儿童体型。22 G 穿刺针最为常用，年幼儿童也可使用 25 ~ 27 G。穿刺针过粗会增加沿途组织和神经损伤风险，而过细影响穿刺针硬度，不易调整方向，也可能损伤神经，且注药阻力过大，难以与神经内注药区分，回吸时观察有无血液也并不可靠。用于连续区域阻滞置管的穿刺针直径必须足够大，允许通过导管，通常选用 18 G（通过 20 ~ 21 G 导管）或 20 G（通过 24 G 导管）穿刺针。

1.4　近年来出现一些可"超声显影"的新型穿刺针，超声下产生类似"基石"样点状回声（如 SonoPlex）（图 4-5），穿刺针显影更为清晰。SonoPlex 穿刺针通过针尖或针干蚀刻技术使针表面对超声波的反射增强。

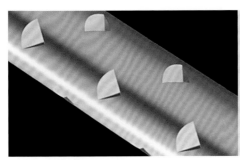
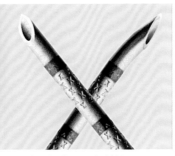
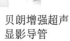

Pajunk增强超声显影穿刺针　　　　　贝朗增强超声显影穿刺针　　　　贝朗增强超声
SonoPlex®　　　　　　　　　　　　Stimuplex Ultra 360®　　　　　　显影导管

图 4-5　"超声显影"穿刺针和导管

2. 连续区域阻滞导管　主要有两种类型的导管——刺激导管和非刺激导管（图 4-6）。刺激导管本身能传导电刺激，可以与神经刺激器合用证实导管尖端位置。非刺激导管不具备传导电刺激的能力，应使用超声帮助证实导管尖端位置，超声下可能观察到导管尖端（浅层置管）或通过注射药液、观察药液扩散明确导管尖端位置（深层置管）。虽然理论

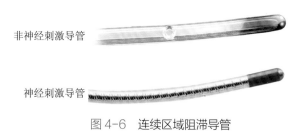

非神经刺激导管

神经刺激导管

图 4-6　连续区域阻滞导管

上刺激导管的阻滞成功率应当高于非刺激导管，但现有比较刺激导管和非刺激导管的研究仍未得到一致结论。

### 四、超声仪

由于儿童体型较小，解剖上不同组织结构非常接近，选择适宜的超声参数、增强解剖结构和穿刺针可视化至关重要。新型便携式超声仪可以用锁扣装置固定在手术床和输液架上引导阻滞实施。近年来新型超声仪也具有更高的组织分辨率和帧刷新率，超声软件也通过整合针尖追踪系统、组织模式识别、磁导航技术和自动针尖探测算法进一步提高超声仪准确跟踪穿刺针轨迹的能力。

超声图像的优化见"第 5 章　超声医学基础"。

### 五、注药压力监测装置

即使少量局麻药（0.1 ~ 0.5 ml）注射至神经束内也可能导致神经损伤。注药压力高可能提示神经内注药，有导致神经不可逆损伤的风险。腰丛或肌间沟臂丛阻滞时注药压力超过 20 psi 也有药液硬膜外扩散的风险。因此，实施区域阻滞时监测注药压力非常重要，注药压力超过 15 psi（约 760 mmHg）可能提示神经内注药，小儿区域阻滞操作时建议常规记录注药压力。传统上，操作者依赖主观的"注药阻力"判定是否存在神经内注药。但研究显示，虽然操作者可以容易地感受到阻力或压力的改变（如硬膜外穿刺时阻力消失），但准确测定注药压力数值往往很难。目前已有市售的一次性注药压力监测装置（图 4-7），活塞上标记了 3 个不同的压力阈值（psi）：< 15，15 ~ 20，> 20。也可以用压缩空气法监测注药压力（图 4-8）。压缩空气法是在注射器上端抽取一定量的空气，注药过程中挤压并保持这段空气，维持注射器中压缩空气的体积压缩比不超过 50%，以确保注药压力在 15 psi（760 mmHg）以下，这远远低于临床上相关神经损伤风险的压力阈值（约 20 psi）。但目前缺少儿童群体注药压力阈值与神经损伤相关性的研究。其他注药压力监测设计包括预装在注射器管道系统内的限压器和自动输注泵内的压力监测系统。

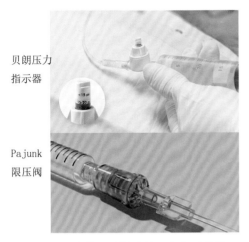

贝朗压力
指示器

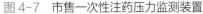

Pajunk
限压阀

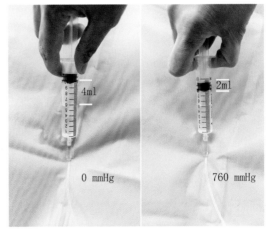

图 4-7　市售一次性注药压力监测装置　　　　图 4-8　压缩空气法监测注药压力

## 六、输注泵

输注泵用于连续区域阻滞镇痛，置管后将输注泵连接导管持续输注局麻药，以便延长镇痛时间。市售的输注泵分为电子泵和弹力泵。电子泵设置可以个体化，操作者自行编程浓度、速率和容量。弹力泵使用非机械的弹力机制输送局麻药，在保护壳内有弹力膜，膜内容纳局麻药。弹力泵像电子泵一样可以有效提供镇痛，且由于设备技术问题更少，患者满意度更高。弹力泵的缺点在于输注开始和临近输注结束时输注速率更快，流速也受温度影响（温度影响溶液黏性）。

## 七、神经刺激器

使用神经刺激器的目的是定位神经。当神经刺激器电流强度在 0.5 mA 及以下出现运动反应时，往往提示穿刺针非常接近神经、与神经接触或针位于神经内（特异性 100%）。研究表明，予以非常低的电流强度（0.2 mA 及以下）时出现运动反应与针尖位于神经内和注药后神经内炎症相关。因此联合神经刺激器监测针尖位置提高了区域阻滞的安全性，尤其对于超声辨识神经解剖困难的患者。神经刺激器通常设置为电流强度 1 mA，持续时间 0.1 ms，频率 2 Hz，当电流强度降至 0.3～0.5 mA 出现运动反应时可注药。电刺激定位神经的敏感性相对较低（约 70%），有时即便针尖与神经距离很近、予以 1 mA 及以上的电流强度时，对电刺激的运动反应也可能无法引出。

# 第二节　人员要求

## 一、操作者

对于超声引导腰丛阻滞、胸椎旁阻滞、硬膜外和蛛网膜下腔阻滞等深部区域阻滞，操作者应具备丰富的区域阻滞经验。超声引导腹横肌平面阻滞、腹直肌鞘阻滞、腋路臂丛阻滞和股神经阻滞是较好的区域阻滞训练手段。

## 二、助手

助手应具有监护镇静或全麻儿童的经验，以便在整个操作过程中监护儿童，及时发现局麻药中毒征象。建议助手应接受过区域阻滞培训，以便协助准备阻滞物品和操控设备，辅助注药操作。

**小结**

应确保所有区域阻滞和复苏所需药品和设备随时可用。穿刺针的选择主要取决于阻滞部深浅、儿童体型和是否需要置管。

**参考文献**

[1] Tsui BCH, Suresh S. 儿童超声和神经刺激器引导区域麻醉图谱. 梅伟，张鸿飞，译. 天津：天津科技翻译出版有限公司，2019: 3-8.

# 第5章 超声医学基础

宋琳琳

## 第一节 超声物理学

### 一、基本原理

超声波是指振荡频率超过 20 000 Hz 的声波，由探头内安装的具有压电效应（机械形变产生电极化现象）性质的晶体（换能器）产生。超声波发出后经一种介质传导至另一种不同的介质，在两种介质的交界面发生声波的物理效应，其中反射回的超声波使晶体产生形变，压电晶体的压电效应将形变转变为电信号。这些电信号经处理后，可以以不同强弱的亮点形式显示为沿超声波传播方向上不同深度的回波信息，即为 B 型超声图像。

### 二、分辨率

评价换能器性能的重要指标是组织分辨率，包括轴向分辨率和横向分辨率。轴向分辨率是换能器区分超声波轴方向不同深度组织的能力，超声波频率越高，则波长越短，产生的轴向分辨率越好。横向分辨率是换能器区分与超声波垂直方向（横向）、彼此相邻组织的能力，取决于超声波的宽度和单位距离内的晶体数量。

### 三、换能器

探头完成机械能与电能之间的能量转换，又被称为换能器。换能器发射脉冲超声波，是超声仪最重要的部分，直接决定了图像质量。

#### （一）换能器类型

换能器以压电晶体的几何排列形式命名（图 5-1），总体上有 3 种类型。

1. 线形阵列　压电晶体平行排列，形成矩形图像。线阵换能器发射的超声波频率高（5～13 MHz），具有良好的轴向分辨率，但组织穿透力较差。成人线阵探头对于 0～4 cm 深的浅表组织有良好的成像质量。小儿曲棍球棒线阵探头（长 25 mm，6～13 MHz）频率高于成人线阵探头，成像深度 0～3 cm，可以较好地分辨浅表结构且占用空间小，广泛应用于小儿浅层区域阻滞。通常目标区域深度在 0～4 cm 可选择成人线阵探头，0～2 cm 可选择小儿曲棍球棒线阵探头。

2. 凸面（或曲线）阵列　压电晶体呈凸面、曲线样排列，形成扇形图像。凸阵换能器发射的超声波频率低（2～5 MHz），具有良好的组织穿透能力，但轴向分辨率低，浅表结构成像较差，因此较少用于儿童。凸阵换能器的优点是可以用

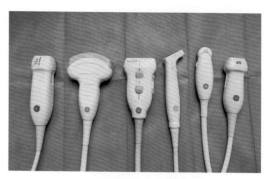

图 5-1　区域阻滞常用超声探头类型

由左至右依次为：成人相阵心脏探头、成人凸阵探头、成人线阵探头、小儿曲棍球棒线阵探头、小儿凸阵探头、小儿相阵心脏探头

较少的接触面产生较大的图像视野，缺点是图像非线性分布。中频（4～7 MHz）凸阵换能器（如小儿凸阵探头）可保证适中的组织穿透力和分辨率，可用于小儿腹部成像。通常目标区域深度在 3～8 cm 可选择凸阵探头。

3. 相控阵列（3～7 MHz）　压电晶体排列可呈线形、面形和环形阵列，但压电晶体更少、更小，形成扇形图像。工作原理是逐次按预定延迟时间激发各个晶体，能控制声束的形状和方向，实现声束扫描、偏转和聚焦。相阵换能器的优点在于尽管与皮肤接触面积小但能看到较大的视野，缺点是近场较小、浅表结构成像较差和非线性分布。此类换能器通常用于心脏成像或小儿腹部成像。

（二）宽频带换能器

宽频带换能器覆盖一定的频率范围（如 5～10 MHz 或 8～14 MHz），声束频率更高，轴向分辨率更好；频率范围更宽，利于组织谐波成像。宽频带换能器对浅表结构轴向分辨率极好，对深部结构也有良好的组织穿透力，因此不必更换探头即可完成上、下肢超声扫描。

# 第二节　图像质量优化

通过改变超声参数设置，可以增强相关解剖部位的可见性和清晰度。实现超声图像优化需要了解超声仪如何操作并通过实践不断训练图像获取[1]。

## 一、信号处理模式

（一）传统成像

探头以预设基频率发射某一个角度的声束产生图像。

（二）复合成像

以不同基频率或发射角度获取几个重叠的图像加以复合。与传统成像相比，肌肉和神

经之间的对比更为明显（图 5-2）。注意使用彩色多普勒模式时复合成像模式自动失活，彩色多普勒模式同时存在多角度声束，此时复合成像模式无法使用。

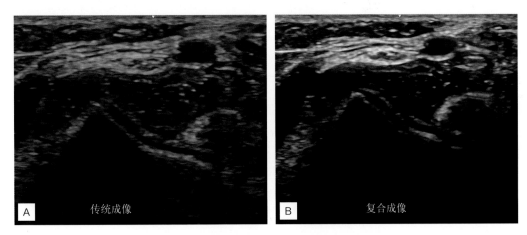

图 5-2　信号处理模式对超声图像质量的影响
A. 传统成像显示肘部正中神经；B. 复合成像显示肘部正中神经

（三）组织谐波成像

超声波在介质中的传播为非线性传播，当遇到另一不同介质时，在二者界面能产生反射频率为基频率 2 倍及以上的回波，即谐波。换能器通过窄带滤波器提取谐波中的二次谐波（频率为基频率 2 倍）成分用于成像，即组织谐波成像。组织谐波成像整合了来自谐波频率的信息，抑制了组织界面产生的散射信号，因此改善了轴向和横向分辨率。所有现代超声仪均整合了组织谐波成像作为默认模式，对比传统成像，组织谐波成像的组织穿透力增强，解剖结构边缘也更为清晰。

二、探头频率

根据目标区域的深度选择合适频率的探头是获得良好超声图像的第一步。每个换能器可以发射一定频率范围的声束，可以通过设置检查类型（如血管检查、肌肉骨骼检查、神经检查）选择更适宜的频率，如血管和神经扫描对应的发射频率有所不同。随着入射深度增加，声束能量逐渐减弱，最终被组织吸收衰减，频率越高，吸收越快，声束传递距离越短。因此，更高的频率有更好的轴向分辨率和图像质量，但仅能"看清"浅表结构；更低的频率允许更好的组织穿透和深部结构成像，但对于浅表结构图像质量较差（图 5-3）。对于多数区域阻滞技术，增加发射频率对于图像质量的影响有封顶现象，超过 18 MHz 的频率不会进一步改善图像质量。

三、深度

选择适当的检查深度非常重要。深度过深导致需要观察的目标较小，而过浅则不足以

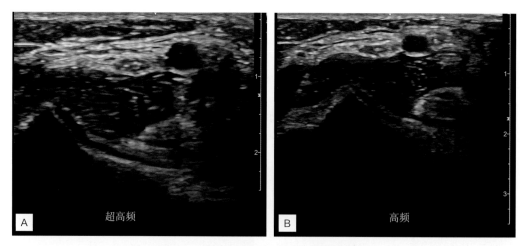

图 5-3　探头频率对超声图像质量的影响
A. 小儿曲棍球棒线阵探头扫描肘部正中神经；B. 成人线阵探头扫描肘部正中神经

完整成像，可能漏掉重要的毗邻结构，影响区域阻滞的安全实施。通过超声仪的深度调节旋钮可以增加或减少图像视野深度。增加深度降低了图像的轴向分辨率，因此在成像完整的前提下选择最浅的深度设置通常可以提供最佳图像（图 5-4）。现代超声仪整合的软件算法通常使位于图像中心的组织结构实现最佳分辨率，因此应尽可能将目标区域移至屏幕中央。

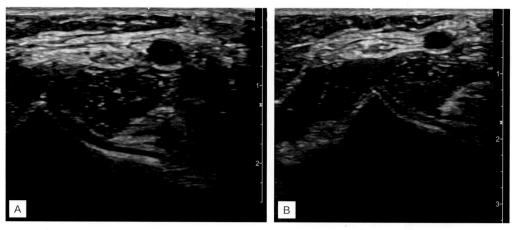

图 5-4　深度对超声图像质量的影响
A. 深度设置为 2 cm 时扫描肘部正中神经；B. 深度设置为 3 cm 时扫描肘部正中神经

## 四、焦点

声束的宽度决定了换能器的横向分辨率。声束的组织传播由近及远分为 3 个部分：①近场：此区域与换能器表面相邻，声束呈收敛状态；②焦点：位于近场和远场之间，此处声束最窄，具有最好的横向分辨率；③远场：此区域声束被组织逐渐吸收衰减，开始发散且能量下降。随着声束发散，横向分辨率降低。

现代超声仪可以选择焦点，应将焦点调至目标区域处或目标区域下缘，以实现最佳横向分辨率（图 5-5）。虽然许多超声仪允许设置多个焦点，但选择不超过 2 个焦点比选择多个焦点产生的图像质量更好，这是由于选择多个焦点降低了帧刷新率，导致时间分辨率下降。

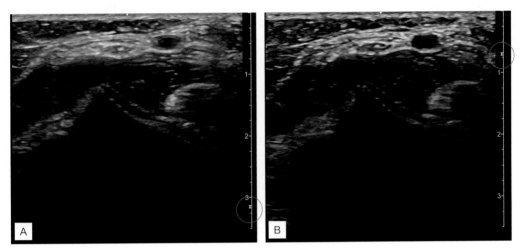

图 5-5　调整焦点对图像质量的影响

A. 焦点设置在 3 cm 深度扫描肘部正中神经；B. 焦点设置在 0.75 cm 深度扫描肘部正中神经

## 五、增益

增益是声束的回波返回换能器的能量，表示为白色亮点的不同强弱。增益过多或不足均可导致组织边界模糊，失去对比。声束回波的增益可以作为一个整体加以调整，或在兴趣区单独调整（时间 – 增益补偿）。整体增加增益使所有回波的能量相应增加，图像显得更亮，兴趣区的低回声也能被检测到，但缺点是无关信号也同时增强（图 5-6）。由于声束传播过程中能量逐渐衰减，图像随深度增加逐渐变暗，通过调整不同深度的图像增益（时间 – 增益补偿），可使超声信号在整个图像中均匀显示。增加焦点下方的增益可以较

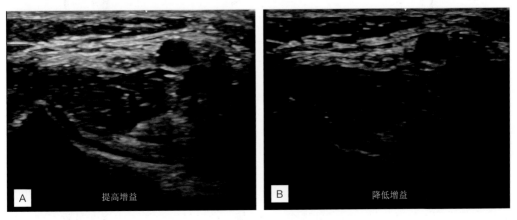

图 5-6　调整增益对图像质量的影响

A. 提高增益使肘部正中神经超声图像亮度整体增强；B. 降低增益使肘部正中神经超声图像亮度整体减弱

好地改善兴趣区和深方结构的对比度。

### 六、多普勒成像

多普勒成像使用连续（非脉冲）声束检测组织回声的频移来发现移动界面的存在并测定移动速率。当移动物体接近时，接收频率高于发射频率，当它远离时，接收频率低于发射频率，这种频率变化被称为多普勒频移。多普勒成像模式可以检测血管的存在，因此被用于探测目标神经附近和穿刺针路径上的血管结构。彩色多普勒也可以用于观察注药期间的药液扩散。注意多普勒彩色速度标尺不应设置过低，避免彩色多普勒图像和彩色伪像产生混叠现象，建议设置为 15 ～ 35 cm/s。尽量限制取样框在声束轴方向的跨度，取样框也应尽量小，仅覆盖兴趣区即可，以便排除邻近组织的干扰信号，提高血管探测敏感性。缩小取样框也允许更高的帧刷新率，改善图像的时间分辨率。注意多普勒成像期间对探头过度施压可能使小或中等大小的血管塌陷，影响成像。对于细小血管的探测，能量多普勒比彩色多普勒更为敏感（图 5-7），其原理是探测红细胞散射信号的能量强度，但仅探测血流是否存在，而不能决定速率和方向。

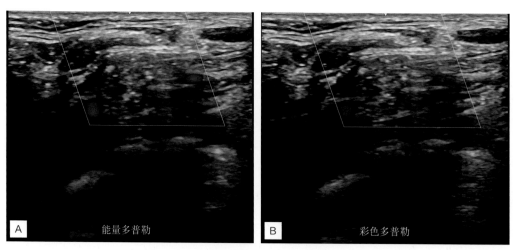

图 5-7　多普勒成像对图像质量的影响
A. 能量多普勒模式显示胸锁乳突肌深方血管结构；B. 彩色多普勒模式显示胸锁乳突肌深方血管结构

## 第三节　进针技术和针尖可视化

### 一、进针技术

区域阻滞最常用的进针技术包括平面内技术和平面外技术（图 5-8）。针与声束成角越大，针的显像越清晰。

使用平面内进针技术时，穿刺针从探头短边斜行进入体内，针位于声束平面内，因此

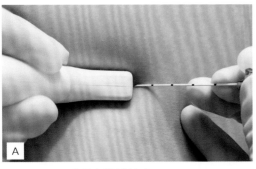

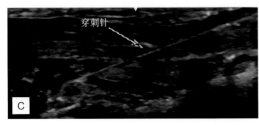
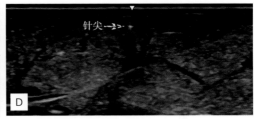

图 5-8　平面内和平面外进针技术以及穿刺针超声图像

A. 穿刺针与探头长轴平行；B. 穿刺针与探头长轴垂直；C. 超声图像可见穿刺针全长；D. 超声图像仅见穿刺针针尖或针干横断面

操作期间可实时观察针干和针尖走行。当图像中无法看到针尖时，应停止继续进针。此时应调整进针方向，使穿刺针与声束"对齐"。虽然倾斜或旋转探头也能使声束与针对齐，但这些操作可能破坏目标结构的最佳超声图像。此外，轻微快速晃动针或注射少量药液（"水分离"）可以帮助发现针尖位置。

平面外进针技术是穿刺针从探头长边与皮肤呈一定角度进针，超声图像上可见针干的横斜断面，显示为一个白色亮点；针尖很难看到。初学者首先以小角度进针，使针干亮点出现于目标区域上方，可以通过轻微快速晃动针发现针干位置，一旦观察到亮点，随即调整进针方向，加大角度进针，逐渐使针尖到达目标区域，也称递进法。可沿针干亮点滑动探头追踪针尖位置，当无法追踪针的轨迹时应停止进针，重新用探头发现穿刺针位置。注射少量药液（"水分离"）也有助于发现针尖位置。

### 二、导管可视化

超声观察导管位置难度较大。平面内置入导管时，导管距离针尖较近（如过针尖 2 cm 以内）时可以直接观察到导管尖端，但置入更深（如过针尖 3 ~ 5 cm）或平面外置管时，针、神经和导管与声束通常处于不同平面，难以成像。导管经常呈螺旋状围绕神经周围，很难直接观察到导管长轴。两个方法可帮助发现导管尖端位置：一是滑动探头观察导管的下方声影，适用于浅层置管；二是经导管注入 1 ~ 2 ml 药液，观察药液扩散区域，可借助彩色多普勒定位。在目标位置观察到药液扩散是确认导管尖端位置最重要的方法，看到导管并不能确认导管尖端位置正确。

### 三、针尖追踪新技术

使用固定在探头上的机械导引装置（穿刺架）可以引导穿刺针方向，帮助穿刺针和声束对齐。近年来涌现出许多针尖追踪新技术，可以帮助操作者在操作期间直接观察到针尖，如改良针尖、电磁技术、磁化针尖、光学跟踪、增强现实、针识别软件、三维超声和机器人辅助。这些技术最终将极大提高区域阻滞的准确性和安全性。

# 第四节　各向异性和伪像

伪像是指图像未真实反映原始结构的图像属性。超声伪像很常见，有各种形式的伪像。操作者应注意识别和理解超声伪像，避免错误解释图像。

### 一、各向异性

各向异性是指声束和目标结构之间的入射角度改变后，目标结构的超声表现也随之改变的性质。肌腱、神经和肌肉具有超声各向异性，这一性质对于在区域阻滞时区分这 3 种结构非常重要（图 5-9）。

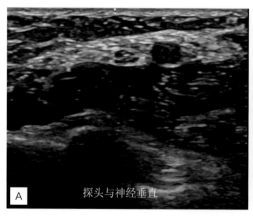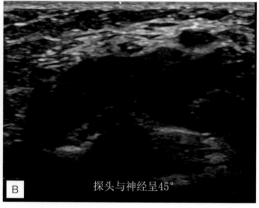

A　探头与神经垂直　　B　探头与神经呈45°

图 5-9　神经的超声各向异性

A. 肘部正中神经回声整体较强，其内回声不均；B. 肘部正中神经回声整体减弱，其内回声不均更为明显

### 二、声影

具有高衰减系数（如骨骼、钙化或空气）的结构吸收或反射了大部分超声能量，导致通过该结构的超声能量极少甚至消失（图 5-10），表现为目标结构呈高亮回声，下伴声影。声影被用于发现骨性解剖标志，但可能干扰神经和其他结构的可见性。

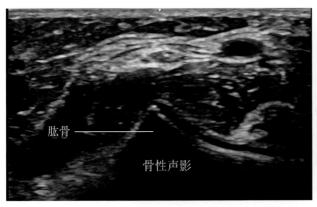 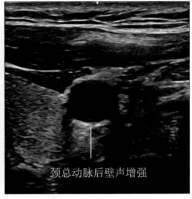

图 5-10 肘部正中神经超声图像上的肱骨骨性声影　　图 5-11 颈总动脉后壁声增强

### 三、声增强（也称后增强）

当声束从低衰减组织传播到高衰减组织时，在界面正下方可见高回声区域，即声增强（图 5-11）。这是由于与同一深度的其他超声信号相比，此处的超声信号被不呈比例地过度放大。含有液体的结构（如血管或囊肿）后壁容易发生声增强。改变成像角度或平面、降低总增益或远场增益可以减弱或消除声增强。

### 四、混响

混响可以见于 2 个高度反射的平行界面之间，或在探头和一个平行的强反射物质（如穿刺针）之间。声束在界面之间反复反射，显示为等间距的平行亮线回声，随深度增加强度减弱（图 5-12）。微调扫描方向或降低超声频率可以减弱或消除混响。

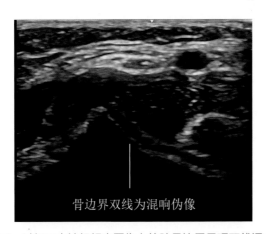

图 5-12 肘部正中神经超声图像上的肱骨边界呈现双线混响伪像

### 五、镜像伪像

镜像伪像发生于高度反射的线性界面，其作用像一个声"镜"，位于该界面一侧的某一解剖结构也在界面另一侧以等距离出现。这是由于探头接收了 2 个直接的回声，一是解剖结构的反射回声，二是"镜"面反射了解剖结构的透射回声（图 5-13）。镜像伪像通常亮度较低，比真实的解剖结构更深。改变扫描方向可以减轻镜像伪像。

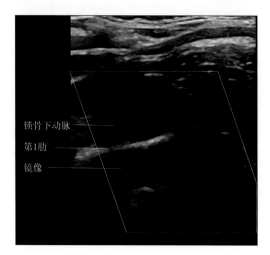

图 5-13 第 1 肋下方的锁骨下动脉镜像伪像

# 第五节 不同组织的超声表现

不同组织有各自的超声图像[2]。对于单一圆柱形结构而言，区域阻滞超声成像中有 2 个常用的切面：一是横断面，也被称为短轴切面；二是纵断面，也被称为长轴切面。

## 一、神经和肌腱

外周神经的长轴切面显示为中高回声（明亮）管状结构，其内有细长且清晰的低回声（暗）区域；短轴切面显示为多个小椭圆形或圆形低回声结构，外层被椭圆形的高回声结构包绕，呈蜂窝状外观（图 5-14）。肌腱的长轴和短轴切面表现与外周神经类似。由于神经为连续性结构，并且通常与血管相邻，在用超声对疑似神经进行成像时，可沿疑似神经走行方向滑动探头，观察该结构在血管周围的连续性帮助确认是否为神经。滑动探头时，神经表现为外观延续，形状一致，长轴切面上内部高回声线不太明显且较少（如有，高回声线较粗），肌腱在滑动探头时可移行为肌肉，形状可变，长轴切面上内部有高回声平行细线。

以臂丛为例，在颈部肌间沟处，臂丛的某一神经干短轴切面显示为大眼状外观，神经外膜为高回声信号，其内神经干呈低回声；随臂丛逐渐分支行向外周，神经周围结缔组织逐渐增加，短轴切面上常常显示为中高回声圆形或椭圆形结构，内嵌多个低回声，呈蜂窝状。

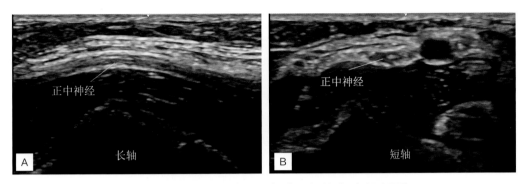

图 5-14　肘部正中神经长轴（A）和短轴（B）超声图像

## 二、肌肉

肌肉的短轴切面显示为伴均匀点状高回声的低回声区域，长轴切面显示为板状外观（图 5-15）。与神经相比，长轴切面上肌肉内的高回声平行细线被较宽的低回声区域分隔开来。

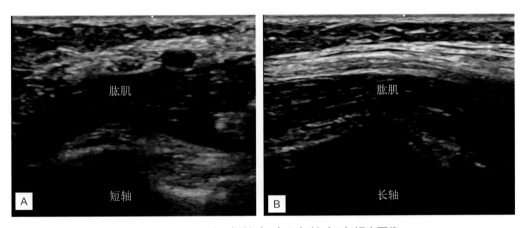

图 5-15　肱肌短轴（A）和长轴（B）超声图像

## 三、骨

骨质为线性、高回声外观，下伴声影（图 5-10）。这种超声外观是区域阻滞理想的解剖标志。

## 四、血管

血管的短轴切面显示为无回声结构。动脉通常为圆形，搏动，不易受压塌陷，探头下压动脉时后壁可出现声增强；静脉易于受压塌陷。

## 五、脂肪

脂肪组织相对于皮肤略显低回声。

## 六、筋膜

筋膜显示为清晰的高回声亮线。

# 第六节　区域阻滞超声扫描平面

区域阻滞时常用的人体超声扫描平面包括横断面、正中矢状面、旁矢状面和冠状面（图 5-16）。

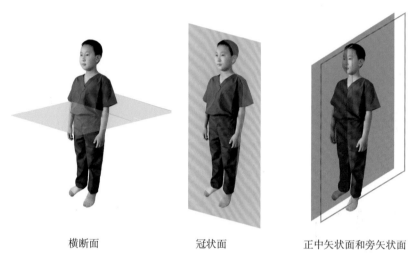

横断面　　　　　　　　冠状面　　　　　正中矢状面和旁矢状面

图 5-16　区域阻滞常用的人体超声扫描平面

参考文献

[1] Lopez AM, Balocco AL, Vandepitte C, Hadzic A. Hadzic's Peripheral Nerve Blocks and Anatomy for Ultrasound-Guided Regional Anesthesia. 3rd ed. New York: McGraw Hill, 2022: 57-66.

[2] Tsui BCH, Suresh S. 儿童超声和神经刺激器引导区域麻醉图谱. 梅伟，张鸿飞，译. 天津：天津科技翻译出版有限公司，2019: 20-28.

# 第6章 超声引导区域阻滞流程

宋琳琳

## 一、阻滞前评估

评估区域阻滞的适应证和禁忌证。应在满足阻滞镇痛需求的前提下，选择最安全、损伤最小的区域阻滞技术。外周区域阻滞的安全性高于中枢区域阻滞。选择最短、组织损伤最小的穿刺路径[1]。

## 二、知情同意

书面知情同意应明确阻滞的风险和获益，常规告知儿童家长区域阻滞的所有常见和严重的危险，避免省略严重危险导致后续发生阻滞并发症时医患沟通困难。应注意与家长保持良好的医患关系，一旦出现阻滞相关并发症，良好的医患关系会便于家长的理解和后续配合治疗。

严重并发症包括抽搐、心律失常、低血压、截瘫、神经功能障碍、气胸、血肿、感染、昏迷、心搏骤停甚至死亡。常见并发症包括穿刺区域局部血肿和阻滞区域感觉异常（如麻木）。如辅以阿片类药，常见并发症还可包括恶心和瘙痒。

## 三、阻滞前准备

禁食、水要求同全身麻醉（全麻）。

## 四、术日阻滞流程

### （一）准备设备

超声仪，神经刺激器（可选），局部麻醉药（局麻药），穿刺针，区域阻滞包。

### （二）监护

核查儿童信息、手术部位和穿刺部位。建立静脉输液通路，常规监测生命体征和吸氧。全麻或镇静儿童。合作儿童可在清醒状态下实施阻滞，使用简单易懂的语言解释阻滞操作，术后预期如何（如阻滞区域无法活动或感到麻木以及持续时间），实施区域阻滞过程中时刻注意儿童的精神和行为状态，一旦出现不合作行为立即改为全麻。

（三）摆放体位

安置阻滞体位，保护儿童隐私，确保舒适。

（四）无菌技术

椎管内阻滞操作应严格遵循无菌操作原则。外周区域阻滞感染并不常见，但也应严格遵循无菌操作原则，尤其留置导管时。皮肤消毒可使用含 0.5% 氯己定的乙醇溶液（待其变干）、2% 碘酊或碘伏（有效碘浓度＞ 0.5%）。2 个月以下者慎用氯己定，可能刺激皮肤和化学烧伤。

虽然感染并发症不常见，但导管尖端细菌定植见于 29% ~ 58% 的连续区域阻滞置管患者。Cuvillon 等发现 57% 的股神经阻滞导管尖端有细菌定植，1.4% 显示感染征象（如寒战和发热），拔管后感染症状消退。2 项病例报告分别报道了与神经阻滞导管相关的严重感染，1 例为置入股神经阻滞导管后发生腰大肌脓肿，1 例为置入肌间沟臂丛阻滞导管后发生急性蜂窝织炎和纵隔炎。这些病例例证了在穿刺、置管和给药期间严格遵循无菌操作原则的重要性。虽然肥皂水可以去除手部细菌，但只有酒精消毒剂、碘伏和氯己定能够提供充分消毒。污染的超声探头和耦合剂也可能是院内感染的传播媒介，因此有条件时，应常规使用无菌超声探头套和无菌耦合剂。

（五）阻滞和（或）置管操作

阻滞前再次核查儿童信息、手术部位和穿刺部位。严格遵循无菌操作原则，核查"针、吸、药"步骤，即"针尖正确、回吸无血、药量正确"。注射压力小于 15 psi。使用神经刺激器时，予以 0.3 ~ 0.5 mA 电流有运动反应可注药。

动物试验显示，耦合剂进入蛛网膜下腔可导致脑脊液蛋白浓度明显升高，脊髓内大量免疫阳性细胞聚集，提示神经炎症[2]。因此椎管内阻滞操作时，应尽量避免皮肤进针部位残留耦合剂。

（六）阻滞后评估

阻滞后评估感觉和运动阻滞程度。阻滞不全者考虑给予补救或再次阻滞，或联合镇痛、镇静、全麻。阻滞后常规监测生命体征至少 30 ~ 45 min，婴儿至少 1 h。

（七）记录阻滞过程

阻滞操作过程记录应以书面或电子形式留存，推荐电子化录入，阻滞参数可以从预设列表里快速选择。将超声图像或视频储存于硬盘以便需要时检索打印。

五、阻滞后随访

儿童返回病房后，与病房医生、护士和儿童家长沟通区域阻滞恢复情况以及疼痛或感觉异常的处理，这有利于区域阻滞相关神经并发症的早期识别。术后 24 h 常规随访区域阻滞的恢复和并发症情况。对于置管行连续区域阻滞的儿童，还应与病房医护人员和儿童家长沟通导管护理和输注泵相关注意事项。

**参考文献**

[1] Lopez AM, Balocco AL, Vandepitte C, Hadzic A. Hadzic's Peripheral Nerve Blocks and Anatomy for Ultrasound-Guided Regional Anesthesia. 3rd ed. New York: McGraw Hill, 2022: 47-56.

[2] Pintaric TS, Hadzic A, Strbenc M, et al. Inflammatory response after injection of aqueous gel into subarachnoid space in piglets. Reg Anesth Pain Med, 2013, 38: 100-105.

# 第7章 超声引导连续区域阻滞

宋琳琳

## 第一节 概　　论

目前单次区域阻滞技术仅提供 12～16 h 镇痛，因此对于术后疼痛持续 24 h 以上、预期用传统方法（如全身镇痛药）难以控制或不能耐受其他镇痛方案的儿童，留置区域阻滞导管延长镇痛时间有现实的临床需求。目前多数区域阻滞导管用于院内术后镇痛，院外使用非常有限。常用的连续区域阻滞包括连续股神经（膝和大腿手术）、收肌管隐神经（膝手术）、腘窝坐骨神经（足踝手术）、腰丛（髋和大腿手术）、肌间沟臂丛（肩和近端肱骨手术）、锁骨下臂丛（肘、前臂和手手术）阻滞。此外，连续胸椎旁阻滞可用于小儿漏斗胸矫正和其他胸科手术，也有报道留置腹横肌平面阻滞导管用于小儿下腹部手术。超声可以指导导管置入，通过观察药液在目标区域的扩散帮助证实导管尖端位置是否正确。留置区域阻滞导管连续镇痛同时也应联合其他多模式镇痛方案，因为许多手术部位（如膝或髋）的神经支配为多个神经[1]。

### 一、禁忌证

#### （一）绝对禁忌证

儿童或家长拒绝，局部麻醉药（局麻药）过敏，目标阻滞区域内基础神经病变，全身或穿刺部位感染，凝血障碍或治疗性抗凝，对侧声带麻痹和呼吸功能不全（肌间沟和锁骨上臂丛阻滞）。

#### （二）相对禁忌证

不合作或躁动，预防性抗凝（浅层阻滞），穿刺部位解剖异常，阻滞体位安置受限，血流动力学不稳定，术后需监测运动、感觉评估神经和血管功能。

### 二、局麻药类型

小儿连续区域阻滞通常使用布比卡因和罗哌卡因，后者更为常用。罗哌卡因浓度 0.1%～0.2%，布比卡因浓度 0.1%～0.2%。6 个月以下者输注速率通常为 0.1～0.2 ml/（kg·h），

6 个月以上者通常为 0.2 ~ 0.4 ml/（kg·h），浓度和输注速率取决于年龄、体重、阻滞区域和预期运动阻滞程度。通常镇痛效果的主要决定因素是总量，而并非速率或浓度。多数上肢连续神经阻滞采用低速输注，下肢连续神经阻滞采用高速输注。下肢连续神经阻滞时，如果需要长期输注，建议采用高浓度、低速率的局麻药输注方案。留置多个区域阻滞导管时应注意控制局麻药总量。

# 第二节　置管操作

操作流程见"第 6 章　超声引导区域阻滞流程"。置管时应严格遵循无菌操作原则。

## 一、穿刺针和导管选择
### （一）针内导管装置
导管经 Tuohy 穿刺针或关节面穿刺针置入。由于穿刺针孔径较大，针撤出后导管周围遗留较多空间，容易发生药液渗漏，进而导致导管意外脱出。也有市售的针内导管套件，穿刺针与单次区域阻滞针类似，为短斜面关节面穿刺针（图 7-1）。

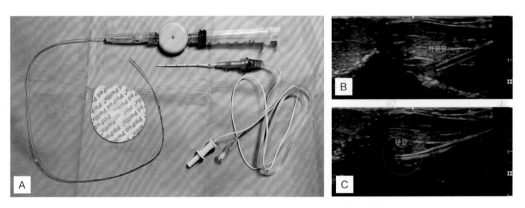

图 7-1　连续区域阻滞套件：针内导管式（贝朗）
A. 内配物品；B. 平面内进针时移除针芯后外套管超声图像；C. 导管经外套管穿出

### （二）针外导管装置
市售的针外导管套件内配穿刺针、外套管和内导管，穿刺针位于外套管内。穿刺针和外套管到达目标位置后，移除穿刺针、原位保留外套管，随后经外套管置入内导管，内导管可通过鲁尔锁扣固定在外套管上（图 7-2）[2]。由于外套管仍保留于体内，使得皮肤和外套管紧密贴合，不易发生药液渗漏。

## 二、置管入路
超声引导置管主要有 3 种方法：神经短轴平面内法、神经短轴平面外法和神经长轴平

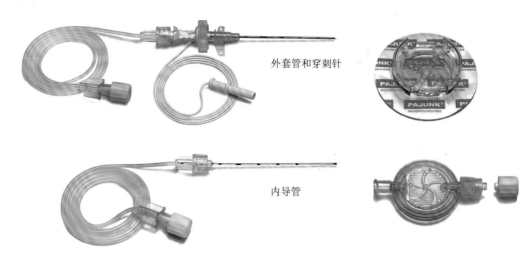

外套管和穿刺针

内导管

图 7-2 连续区域阻滞套件：针外导管式（Pajunk）

面内法。3 种方法的镇痛效果相似，神经长轴平面内法起效略快，但操作时间长。

（一）神经短轴平面内法

神经短轴平面内法的优点在于其操作和单次阻滞技术类似，可能的缺点是由于导管与神经垂直，当导管通过尖端时，有横跨神经、远离神经的趋势。使用硬质导管时上述情况可能较为多见。软质导管尚可保持与神经邻近，但缺点是有时导管通过穿刺针尖端较为困难。自卷曲导管（猪尾导管）一旦经穿刺针尖端穿出即自行卷曲，使导管尖端仍然靠近尖端位置。

（二）神经短轴平面外法

神经短轴平面外法的优点在于穿刺针的轨迹和导管的位置几乎与神经平行，在一定长度（3～5 cm）内导管仍然靠近神经，降低移位危险。缺点是穿刺时难以看到针尖，导管尖端位置也难以确定。

（三）神经长轴平面内法

神经长轴平面内法的优点在于可以使导管与神经平行，保持一段长度的导管靠近神经，可以实时观察导管送出穿刺针尖端以及导管的位置。缺点是使神经长轴、穿刺针和导管对齐难度较大，尤其臂丛，因其由多个神经组成且走行迂曲。

三、扩大目标空间

确认针尖位置正确后，注入 5～15 ml 药液扩大神经周围空间，便于导管置入。

四、置管深度

进针前明确穿刺针的总长度，置管前测量穿刺针在皮肤外的长度，由此计算穿刺针在组织内走行的距离，进而计算置管深度。导管置入神经周围 0～1 cm 或 5～6 cm 在术后镇痛质量方面并无差异，但置入较浅者有导管移位的倾向，置入超过 5 cm 有阻滞神经分支、远离神经或导管缠绕神经和打结的危险，因此推荐置入 2 ~ 3 cm 为宜。

### 五、确认导管尖端位置

导管尖端难以定位是目前连续区域阻滞需要解决的主要问题之一。观察导管送入时的组织移动以及经导管注入 0.5 ~ 1 ml 药液观察药液扩散可以帮助确定导管尖端位置是否正确，注入药液时观察彩色多普勒有助于发现药液扩散部位。也可尝试注射微气泡，但缺点是气泡会产生声窗，影响图像质量，破坏解剖；空气会持续存在 2 min 以上，这时任何进一步调整导管的操作都存在难度；此外还存在血管内注射空气的风险。

一些新的方法也可以用于定位导管尖端。多项病例报告显示了 3D 和 4D 超声在连续区域阻滞置管中的应用。3D 和 4D 超声使用 3D 探头，无需移动探头即可获取多个平面的超声图像，可以提供 360° 药液扩散图像以及显示导管位置。

### 六、防渗漏措施

药液渗漏导致敷料浸湿，随后增加导管移位、脱落风险。使用针内导管装置时，建议局部用皮肤黏合剂（如 α- 氰基丙烯酸正辛酯医用胶）固定导管的皮肤出口部位。另一种方法是使用针外导管装置（图 7-2），皮肤穿刺口径小于外套管口径，外套管与皮肤紧密贴合不易移位，药液也不易渗漏。针外导管装置的内导管通过鲁尔锁扣与外套管固定连接，因此不会导致导管进入过深，可保持导管尖端邻近神经。

### 七、固定

导管移位也是目前连续区域阻滞面临的另一主要难题。一项健康志愿者研究观察了肌间沟和股神经阻滞导管的移位情况，置管 6 h 后 25% 的股神经阻滞导管移位，肌间沟导管移位率为 5%。导管移位风险与留置时间显著相关。

确保导管在连续输注药物期间固定于初始位置对于预防镇痛失败至关重要。通常建立皮下隧道有利于导管固定，可在导管的皮肤出口处使用皮肤黏合剂，去除皮肤表面所有凝胶，用透明医用敷料固定导管并标注导管用途，便于监测导管移位和早期感染征象（图 7-3）。

### 八、输注泵

用于连续区域阻滞的输注泵包括弹力泵和电子泵。弹力泵最为常用，易用且价位适宜，运行期间无噪声，较少发生设备故障。弹力泵的输注速率并不恒定，倾向于在输注开始和临近输注结束时输注更快，流速也受温度影响（温度影响溶液黏性）。电子泵可个体化设置参数，自行编程浓度、速率和容量，输注速率也更准确，但价位较高，需专人维护解决设备故障。

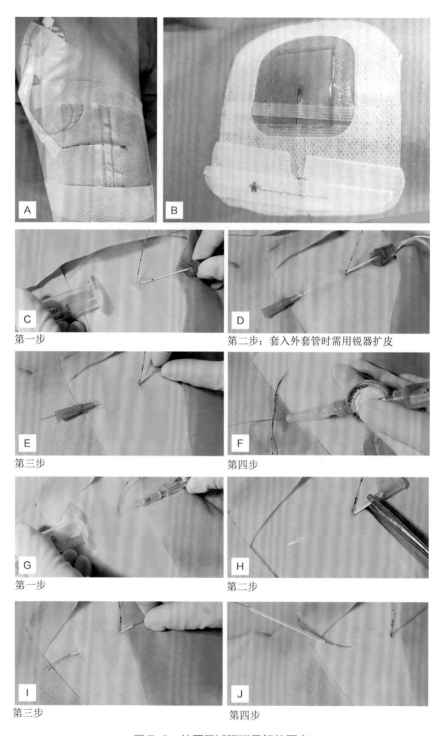

图 7-3　外周区域阻滞导管的固定

A、B.透明敷料固定；C~F.皮下隧道建立方法一：阻滞穿刺针法；

G~J.皮下隧道建立方法二：静脉套管针法（16G 静脉套管针适用于 20G 导管）

# 第三节　置管后管理

## 一、导管管理

指导护士或儿童家长掌握基本的异常识别和处理，在肢体无感觉、局麻药中毒或过度渗漏时夹闭导管停止输注。儿童和家长应注意肢体因运动阻滞可能力弱，应避免负重，避免感觉阻滞区域受到冷、热、压力损伤或其他伤害。

既往报道的连续区域阻滞镇痛失败率高达 20%~40%。镇痛失败分原发失败或继发失败：原发失败是在超声引导置管时导管位置错误；继发失败是在持续一段时间的有效镇痛后，导管无法继续提供镇痛。继发失败的原因可能为导管移位、药液渗漏、导管脱落或输注泵功能障碍。儿童在连续区域阻滞镇痛期间发生严重疼痛时，首先应检查输注泵设置以及儿童或家长使用是否正确，其次应观察有无药液渗漏或导管移位。如排除上述情况，注射局麻药测试导管位置，如注射 0.2% 罗哌卡因或 0.25% 布比卡因 0.1 ml/kg 观察是否存在感觉或运动阻滞或疼痛改善，可行超声观察判断导管及导管尖端位置。如存在感觉或运动阻滞或疼痛改善，则保留导管，上调电子泵的单次剂量和（或）输注速率（增加 30%）；如存在感觉或运动阻滞而疼痛未改善，考虑存在其他非阻滞区域损伤导致的疼痛；如感觉和运动阻滞均无，则考虑更换导管、单次区域阻滞或调整多模式镇痛方案。

## 二、并发症

对比单次区域阻滞，连续区域阻滞的并发症发生率与前者相近。最常见的并发症是药液渗漏、导管脱出和镇痛不全，其他可能的并发症包括血管损伤、神经损伤、局麻药中毒、导管误入硬膜外 / 蛛网膜下腔和感染。

神经损伤症状包括感觉异常和片状麻木，通常几天到几个月内自行缓解，很难判断究竟是由手术、患者体位、单次阻滞或连续阻滞导管 / 输注哪一种原因或哪些原因所致。连续区域阻滞后短暂神经症状的发生率为 0~1.4%。一项对 3 500 例长期连续外周神经阻滞（置管 6 周以上）成年患者的回顾性研究显示，短暂神经症状的发生率为 0.2%。儿童由于无法准确表达感觉异常症状，神经损伤的发生率更低。既往大样本小儿连续神经阻滞数据库显示，连续神经阻滞的严重并发症罕见，没有患儿发生局麻药中毒和持久性神经损伤[3]。对美国小儿区域麻醉网络数据库的分析显示，连续神经阻滞时血管穿刺发生率为 0.9%，严重运动阻滞发生率为 0.6%，没有神经损伤后遗症，导管留置 3 天以上者导管置入部位感染发生率更高[4]。Gurnamey 等[5] 回顾了 1 285 例小儿连续神经阻滞的安全性数据，其中 1 283 例置管患儿可以正常居家，没有持久性神经损伤病例，1 例患儿在使用肌间沟臂丛阻滞导管输注 17 h 后发生对侧麻木，停止输注后几小时内麻木缓解。几项病例报告显示连续神经阻滞镇痛患儿发生可疑局麻药中毒，患儿报告金属味道和耳鸣，夹闭和拔管后缓解。意外跌倒非常罕见，因为通常需要连续神经阻滞镇痛的儿童手术后不允许肢体完全负重，既往仅报道过 1 例股神经阻滞置管患儿意外跌倒。

### 三、注意事项

四肢手术或外伤后容易发生急性骨筋膜室综合征。对于区域阻滞镇痛是否影响术后急性骨筋膜室综合征的诊断，外科医师和麻醉医师的认识仍存在差异。没有证据显示连续神经阻滞镇痛会掩盖急性骨筋膜室综合征。多数诊断延误是由于术前没有正确筛选高危患者、进而术后未进行完善的神经、血管功能监测。对急性骨筋膜室综合征高危儿童实施连续神经阻滞镇痛时，应注意降低局麻药浓度和速率，避免可能加重阻滞程度的局麻药佐剂，尤其是连续坐骨神经阻滞。

**小结**

- 术后预期长期疼痛的儿童可置入区域阻滞导管连续阻滞镇痛。
- 连续区域阻滞时应谨慎选择阻滞类型，定期随访，确保导管安全有效。

**参考文献**

[1] Lopez AM, Balocco AL, Vandepitte C, Hadzic A. Hadzic's Peripheral Nerve Blocks and Anatomy for Ultrasound-Guided Regional Anesthesia. 3rd ed. New York: McGraw Hill, 2022: 101-106.

[2] Tsui BCH, Suresh S. 儿童超声和神经刺激器引导区域麻醉图谱. 梅伟，张鸿飞，译. 天津：天津科技翻译出版有限公司，2019: 40-48.

[3] Polaner DM, Taenzer AH, Walker BJ, et al. Pediatric Regional Anesthesia Network(PRAN): a multi-institutional study of the use and incidence of complications of pediatric regional anesthesia. Anesth Analg, 2012, 115: 1353-1364.

[4] Walker BJ, Long JB, De Oliveira GS, et al. Peripheral nerve catheters in children: an analysis of safety and practice patterns from the Pediatric Regional Anesthesia Network (PRAN). Br J Anaesth, 2015, 115: 457-462.

[5] Gurnaney H, Kraemer FW, Ganesh A. Dermabond decreases pericatheter local anesthetic leakage after continuous perineural infusions. Anesth Analg, 2011, 113: 206.

# 第 8 章　小儿疼痛评估

张　弦　潘守东

新生儿镇痛不足会导致生物行为学改变，可能影响儿童未来对疼痛的反应。同样的疼痛刺激儿童往往比成人感觉更严重。儿童单一神经元的支配区域大于成人，因此对疼痛刺激的定位不准确。此外儿童疼痛下行抑制通路不成熟，使得未被调制的伤害性信号经脊髓疼痛传导通路上行。

疼痛是一种复杂的体验，涉及生理、行为和心理因素等多个方面。疼痛评估是评价所有儿科治疗或操作相关不良反应的常规组成部分。尽管各国卫生管理部门和专业委员会均强调小儿疼痛评估的重要性，但作为儿童的一项"权利"，如何准确进行疼痛评估一直是临床面临的难题。难以准确评估疼痛使得儿童的疼痛常常得不到治疗或仅部分缓解。

## 第一节　疼痛评估方法

小儿疼痛评估包括 3 个步骤：第一是询问疼痛相关病史，第二是选择适合儿童发育水平的评估方法，第三是在进行相关干预并待充分起效后再次评估。小儿疼痛评估方法大体可分为 3 类：①自我报告评估：儿童自行表达疼痛程度；②行为学评估：观察儿童与疼痛相关的行为改变或评价父母 / 护理者报告的疼痛感知体验；③生理学评估：测量疼痛引起的生理学指标变化。

### 一、自我报告评估

对于学龄儿童和青少年，自我报告评估如视觉模拟疼痛评分、修正面部表情疼痛评分和数字模拟疼痛评分被认为是疼痛评估的金标准。

（一）脸谱疼痛评分

脸谱疼痛评分需要儿童能准确理解脸谱代表的含义并正确表达自己的感受，通常 4 岁以上的儿童可以使用脸谱疼痛评分。多项研究发现，疼痛评估的分值往往与年龄呈正相关。尽管许多脸谱疼痛评分有 5 张或更多的脸谱，4~5 岁儿童仅能区分 2 种疼痛程度，6~

7岁儿童仅能区分3种疼痛程度。5岁以下儿童则更倾向于选择疼痛评分最高或最低的脸谱，或者选择所有脸谱。

1. Wong-Baker FACES 疼痛评分　由6张脸谱组成，从0分的快乐脸（表示没有疼痛）到10分的哭泣脸（表示可能最严重的疼痛）（图8-1）。让儿童自行选择最能描述其疼痛程度的脸谱，对应的分值即为疼痛评分。

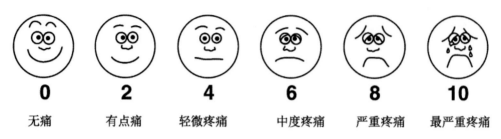

| 0 | 2 | 4 | 6 | 8 | 10 |
| 无痛 | 有点痛 | 轻微疼痛 | 中度疼痛 | 严重疼痛 | 最严重疼痛 |

图 8-1　Wong-Baker FACES 疼痛评分。引自参考文献 [1]

2. 修正面部表情疼痛评分（faces pain scale-revised，FPS-R）　将所有脸谱排列成一排，最左侧者为没有疼痛，最右侧者为可能最严重的疼痛（图8-2）。脸谱背面标有数字0、2、4、6、8和10，分别对应无痛到最严重疼痛的脸谱，但儿童自己无法看到数字。在进行疼痛评估时，向儿童解释"这些图是表示你现在有多疼"，应指着最左侧的脸谱说明"这是完全不疼，右边的几张脸是越来越疼"，指着最右侧的脸谱解释"这是最疼的感觉""你现在的疼痛程度最符合哪张脸的样子呢?"。儿童选择任一脸谱，背面的分值即为疼痛评分。

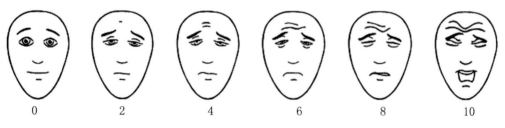

图 8-2　修正面部表情疼痛评分。引自参考文献 [1]

3. Oucher 疼痛评分　用于评估3～12岁儿童的疼痛评分，该评分适用于不同人种儿童。不同人种儿童6张不同表情的脸谱分别对应0～10分（图8-3）。询问儿童"你现在的疼痛程度跟哪张图里的小朋友一样?"，脸谱对应的分数即为疼痛评分。

（二）视觉模拟疼痛评分（visual analogue scale，VAS）

经典VAS是一条10 cm长的线，线的左侧和右侧分别标记0和10，左侧0表示没有疼痛，右侧10表示最严重的疼痛，由儿童指出自己的疼痛水平位于线上哪个点，测量对

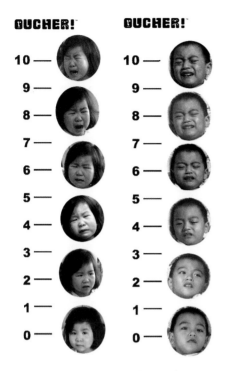

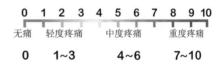

图 8-3　Oucher 疼痛评分（亚洲版本）

引自参考文献 [2]。已获 "Copyright, Pain Associates in Nursing, 1983, 1990, and 2003" 授权

图 8-4　数字模拟疼痛评分

应的厘米数即为疼痛评分。VAS 有许多版本，但差异仅在于测量单位如厘米或毫米、水平线或垂直线的区别。

（三）数字模拟疼痛评分（numeric rating scale，NRS）

NRS 是 VAS 的数字版本。以 1 cm 的间距在 10 cm 长的线上标记 0～10、共 10 个数字，儿童从 0 到 10 的整数中选择最能反映其疼痛程度的数字，即为疼痛评分（图 8-4）。疼痛程度可大致分为：无痛 0，轻度疼痛 1～3，中度疼痛 4～6，重度疼痛≥7。

（四）扑克筹码法（pieces of hurt tool，也称为 poker chip tool）

使用 4 个红色扑克筹码，可以用于评估 3～18 岁儿童的疼痛（图 8-5）。首先问儿童现在是否有任何疼痛。如果儿童回答"没有"，得分为 0；如果说"有"，则给儿童 4 个筹码。筹码的数量反映儿童的疼痛程度，4 个筹码表示最严重疼痛。

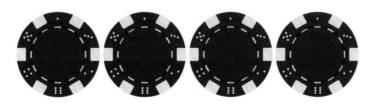

图 8-5　扑克筹码法

## 二、行为学评估

各行为学疼痛量表具有不同的适用场景。对于术中疼痛，建议使用 FLACC 量表和东安大略省儿童医院疼痛量表（CHEOPS）；对于术后疼痛，建议院内使用 FLACC 量表，院外使用家长术后疼痛评估量表（PPPM）；对于危重儿童疼痛评估，建议使用舒适度量表；对于与疼痛相关的痛苦、恐惧和焦虑，建议使用疼痛行为检查表（PBCL）。

### （一）FLACC 量表（face, legs, activity, cry and consolability）

FLACC 量表可通过无接触的方式评估 2 个月~7 岁儿童的术后疼痛，清醒或睡眠状态均可评估[3]（表 8-1）。暴露儿童四肢和躯干，连续观察 2~5 min。对 5 个参数进行评估，每个参数评分 0~2 分，各参数的总和为最后的疼痛评分。0 分为舒适放松，1~3 分为轻度不适 / 疼痛，4~6 分为中度不适 / 疼痛，7~10 分为严重不适 / 疼痛。评分 3 分以上提示需要予以镇痛药。

表 8-1　FLACC 量表

| 项目 | 0 分 | 1 分 | 2 分 |
| --- | --- | --- | --- |
| 面容 | 平静，微笑 | 偶尔扭曲或皱眉，冷漠 | 频繁 / 持续扭曲或皱眉，下颌颤抖，牙关紧闭 |
| 腿 | 放松 | 多动，肌紧张 | 踢腿，僵直 |
| 体动 | 无，正常 | 轻度躁动，肌紧张 | 严重躁动，弓背，僵直，抽动，颤抖 |
| 哭泣 | 无 | 呻吟，低声哭，偶尔诉不适 | 持续哭，尖叫，抽泣大哭，频繁诉不适 |
| 安抚 | 无需安抚 | 偶尔身体接触、拥抱、交谈可安抚 | 难以安抚 |

引自参考文献 [1] 和 [3]

### （二）东安大略省儿童医院疼痛量表（Children's Hospital of Eastern Ontario pain scale，CHEOPS）

CHEOPS 可用于评估 1~7 岁儿童术后疼痛，连续观察时可每小时评估一次，最低 4 分，最高 13 分[3]（表 8-2）。评分 ≥ 5 分可考虑予以镇痛药，≥ 8 分时则需要立即经静脉予以镇痛药。

表 8-2　东安大略省儿童医院疼痛量表（CHEOPS）

| 项目 | 0 分 | 1 分 | 2 分 | 3 分 |
| --- | --- | --- | --- | --- |
| 哭泣 | — | 无 | 呻吟，低声哭 | 抽泣大哭 |
| 面容 | 微笑 | 平静 | 扭曲 | — |
| 语言 | 正面 | 无，负面 | 诉疼痛 | — |

续表

| 项目 | 0分 | 1分 | 2分 | 3分 |
|---|---|---|---|---|
| 躯干 | — | 放松 | 多动，颤抖，紧张，僵直，受约束 | — |
| 触摸伤口 | — | 无 | 触摸，抓，受约束 | — |
| 腿 | — | 放松 | 多动，踢腿，僵直，站立、蹲、跪，受约束 | — |

引自参考文献 [1] 和 [3]

（三）家长术后疼痛评估量表（parents postoperative pain measure，PPPM）

PPPM 量表是包含 15 种非语言行为的评估量表，由家长通过观察儿童饮食、睡眠和玩耍等日常行为改变评估疼痛，可用于 2~12 岁儿童。评估内容包括 15 项：比平常更易发牢骚或抱怨，比平常更易哭，比平常活动少，不做平时会做的事情，比平常更易担心，比平常更安静，比平常活力差，拒绝进食，比平时吃得少，会护住疼痛部位，尽量不触及疼痛部位，呻吟或比平常呻吟次数更多，看上去比平常脸红（可能由于疼痛），比平常更想亲近你，愿意吃平常拒绝吃的药。家长根据 1 天或一段时间内的表现选择是或否，是为 1 分，否为 0 分，最高 15 分。PPPM 对疼痛特异，对疼痛治疗也较为敏感，只需简单培训家长即可在家中使用，不会引起儿童恐惧。

（四）小儿术后疼痛量表（children and infants' postoperative pain scale，CHIPPS）

CHIPPS 旨在评估婴幼儿术后疼痛程度，可用于 5 岁以下儿童[3]（表 8-3）。评估过程应在 15 s 内完成，0~3 分提示没有疼痛，≥ 4 分提示需要予以镇痛药。

表 8-3　小儿术后疼痛量表（CHIPPS）

| 项目 | 0分 | 1分 | 2分 |
|---|---|---|---|
| 面容 | 平静，微笑 | 歪嘴 | 扭曲（嘴和眼） |
| 哭泣 | 无 | 呻吟 | 尖叫 |
| 多动 | 无 | 有，中等 | 有，严重 |
| 腿 | 放松 | 踢腿 | 僵直 |
| 躯干 | 放松 | 多动 | 弓背，僵直 |

引自参考文献 [1] 和 [3]

（五）舒适度量表（comfort scale）

舒适度量表评估儿童的行为和生理因素，包括 8 个参数：警觉，平静 / 焦虑，呼吸，体动，血压，心率，四肢肌张力，面肌张力[3]（表 8-4）。每个参数得分 1~5 分，总分

8～40 分。17～26 分提示镇静和镇痛充分，26 分以上提示儿童处于疼痛状态。由于测定血压和心率较为繁琐，因此舒适度量表在普通病房很少使用，常用于危重症儿童和外科监护室儿童的疼痛评估。

表 8-4　舒适度量表

| 项目 | 1分 | 2分 | 3分 | 4分 | 5分 |
|---|---|---|---|---|---|
| 警觉 | 深睡 | 浅睡 | 困倦 | 清醒警觉 | 高度警觉 |
| 平静/焦虑 | 平静 | 轻度焦虑 | 中度焦虑 | 严重焦虑 | 恐慌 |
| 呼吸 | 无呛咳，无自主呼吸 | 自主呼吸，机械通气无对抗 | 偶尔呛咳、对抗机械通气 | 间歇呛咳、对抗机械通气 | 持续呛咳、屏息、对抗机械通气 |
| 体动 | 无 | 偶尔轻微体动 | 频繁轻微体动 | 仅四肢大幅移动 | 全身大幅移动 |
| 血压 | 低于基础值 | 基础值 | 偶尔升高 ≥15% 基础值（2min 内 1～3 次） | 频繁升高 ≥15% 基础值（2min 内＞3 次） | 持续升高 ≥15% 基础值 |
| 心率 | 低于基础值 | 基础值 | 偶尔升高 ≥15% 基础值（2min 内 1～3 次） | 频繁升高 ≥15% 基础值（2min 内 >3 次） | 持续升高 ≥15% 基础值 |
| 四肢肌张力 | 无 | 降低 | 正常 | 升高，指（趾）屈曲 | 肌强直，指（趾）屈曲 |
| 面肌张力 | 无 | 正常 | 部分肌紧张 | 全部肌紧张 | 扭曲 |

引自参考文献 [1] 和 [4]

（六）疼痛行为检查表（Pain Behavior Check List，PBCL）

PBCL 根据与各类医疗操作（如骨髓穿刺、腰椎穿刺等）相关的疼痛和焦虑行为进行评估，更多用于慢性疼痛的评估。PBCL 最初为 6～18 岁儿童开发，但随后发现也可以用于 3 岁以下儿童。评估内容包括异常步态、负面情绪、面容/声音以及寻求帮助 4 个方面。由医护人员根据儿童的具体行为表现和程度进行评估，总分 0～40 分。

（七）客观疼痛量表（objective pain scale，OPS）和改良客观疼痛量表（modified objective pain scale，MOPS）

OPS 和 MOPS 通过测定生理参数和观察行为改变评估儿童的术后疼痛或不适程度[3]。Wilson 和 Doyle 将 OPS 里的血压改良为体位即为 MOPS，使得该量表可以用于 8 个月～13 岁儿童，且可由父母/医护人员进行评估，其中"护住伤口"可适用于不同手术类型（表 8-5）。MOPS 评分最低 0 分，最高 10 分，分值越高提示疼痛越严重。

表 8-5　客观疼痛量表（OPS）和改良客观疼痛量表（MOPS）

| 项目 | 0 分 | 1 分 | 2 分 |
|---|---|---|---|
| 血压 * | 升高＜ 20% 基础值 | 升高 20%～30% 基础值 | 升高＞ 30% 基础值 |
| 哭泣 | 无 | 可安抚 | 难以安抚 |
| 体动 | 无 | 多动 | 剧烈体动，僵直 |
| 烦躁 | 无 | 轻度 | 严重 |
| 语言 | 无 | 诉疼痛，定位不明确 | 诉疼痛，定位明确 |
| 体位 * | 正常 | 屈曲 | 护住伤口 |

*OPS 评估血压项，不评估体位项；MOPS 评估体位项，不评估血压项。引自参考文献 [1] 和 [3]

### （八）CRIES 疼痛量表

CRIES 疼痛量表为多维疼痛评估工具，包括哭泣、吸氧、心率 / 血压、面容、入睡 5 个参数（表 8-6）。该量分主要用于评估矫正胎龄 32～60 周新生儿的术后疼痛，也可用于监测危重症儿童对治疗的反应或恢复情况。总分 10 分，1～3 分为轻度疼痛，4～6 分为中度疼痛，7～10 分为重度疼痛。注意生命体征一项应在最后测定，以免惊醒儿童，影响结果判读。

表 8-6　CRIES 疼痛量表

| 项目 | 0 分 | 1 分 | 2 分 |
|---|---|---|---|
| 哭泣 | 无，低调哭 | 高调哭，可安抚 | 高调哭，难以安抚 |
| 吸氧 ( 维持 $SPO_2$ ＞ 95% ) | 否 | 是，氧浓度＜ 30% | 是，氧浓度≥ 30% |
| 心率 / 血压 | ≤基础值 | 升高＜ 20% 基础值 | 升高≥ 20% 基础值 |
| 面容 | 平静 | 扭曲 | 扭曲，低哼 |
| 入睡（评估前 1h） | 是 | 经常清醒 | 一直清醒 |

$SpO_2$，脉搏血氧饱和度。引自参考文献 [1] 和 [5]

### （九）新生儿面部编码系统（neonatal facial coding system，NFCS）

NFCS 评估 10 种面部表情，可用于早产儿和足月儿。每种面部表情计 1 分：皱眉，挤眼，鼻唇沟加深，张口，嘴垂直伸展，嘴水平伸展，舌呈杯状，下颌颤动，嘴呈 "O" 形，伸舌（伸舌仅用于评估早产儿）。10 种面部表情得分之和为疼痛评分，最低 0 分，早产儿最高 10 分，足月儿最高 9 分。该评分不适用于无法评估面部表情的临床情况，如气管插管或视网膜病变儿童。

### （十）新生儿疼痛量表（neonatal infant pain scale，NIPS）

NIPS 用于早产儿和足月儿（生后 6 周内）的疼痛评估，评估内容包括面容、哭泣、呼吸、上肢、下肢和睡眠 / 醒时状态 6 个参数，最低 0 分，最高 7 分。评分 3 分以上提示存在疼痛。如果儿童因气管插管无法出声哭泣但有明显嘴部活动也记录为大哭。该量表较为简单，医护人员容易掌握，便于临床使用。

（十一）早产儿疼痛量表（premature infant pain profile，PIPP）

PIPP 适用于早产儿，包括 7 个参数：生理参数（心率变化，脉搏血氧饱和度变化），面部参数（皱眉，挤眼，鼻唇沟），矫正胎龄，睡眠 / 醒时状态。PIPP 在疼痛刺激发生前 15 s 和发生后 30 s 进行评估。总分为 7 个参数之和，最高 21 分，评分 > 12 分提示存在中至重度疼痛。2014 年国外学者将 PIPP 修订为 PIPP-R（revised）[6]，调整了评分流程和标准，仅当生理和面部参数评分和大于 0（有疼痛表现）时才计入矫正胎龄和行为状态评分。由于 PIPP 需要计算脉搏血氧饱和度变化百分率，因此一定程度上影响了该量表的临床实用性。

### 三、生理学评估

（一）常用的生理学参数

血压、心率、呼吸模式（频率快或不规则）、脉搏血氧饱和度等生理学参数的变化是最常用的疼痛指标。疼痛导致心率和血压升高，脉搏血氧饱和度降低，呼吸浅快或不规则，可间接提示疼痛的存在。其他用于疼痛临床研究的生理指标还包括颅内压、手心出汗、血压和心率变异性以及唾液皮质醇变化。由于这些生理指标会随疾病、应激、药物等多种影响因素发生较大变化，且 0～3 岁儿童大手术后与疼痛相关的行为和生理指标变化并无特异性，因此在临床上这些生理指标并不单独作为疼痛评估工具使用，通常与其他工具联合。

（二）新型疼痛评估参数

1. 皮肤电导　疼痛可兴奋交感神经，释放乙酰胆碱，进而兴奋毒蕈碱受体分泌汗液，增加皮肤导电性[3]。皮肤电导大小和变化频率可以用来评估疼痛，且不像心率、血压和体温受紧张焦虑等非伤害性刺激的影响。目前认为这种评估方法最为客观，但电流波形可能存在干扰，电极移位、金属丝拉伸或儿童出汗过多均可导致结果偏差，因此这一方法尚需临床研究进一步验证。

2. 镇痛 / 伤害性刺激指数（analgesia nociception index，ANI）　ANI 是一项基于呼吸性心率变异分析的无创疼痛评估指标，可用于 2 岁以上儿童和成人。ANI 的计算源自呼吸性心率变异中的高频功率部分，该高频功率部分直接反映副交感神经系统反射弧的能量，而副交感系统能量与疼痛 / 伤害性刺激程度呈负相关。伤害性刺激增强时，副交感系统能量和呼吸性心率变异减弱。ANI 用于疼痛评估的准确性尚待进一步研究证实。

# 第二节 疼痛评估的注意事项

## 一、影响因素

小儿疼痛评估的一个重要影响因素是年龄。不同年龄儿童应采取适合其年龄的疼痛评估方法，自我报告评估的准确性通常与儿童认知年龄密切相关；年龄还导致评估应答方式的偏差（表 8-7）。评估过程中儿童的情绪也可能影响自我报告的结果。评估过程中如使用电子产品（如互动媒体形式的量表）则可以持续评估疼痛，使用娱乐性强的设备或装置可以更加吸引儿童的注意力，提高专注度。尽管自我报告评估被认为是学龄儿童疼痛评估的金标准，但仍建议将自我报告评估和行为学评估相结合（也称为捆绑式方法），以进一步提高疼痛评估的准确性。

表 8-7 不同年龄段儿童适用的疼痛评估工具

| 年龄 | 自我报告评估 | 行为学评估 | 生理学评估 |
|---|---|---|---|
| 早产儿 | — | **NFCS**，**PIPP**，NIPS | 血压 |
| 足月新生儿 | — | **NFCS**，**CRIES**，NIPS | 心率 |
| 1 个月 ~ 1 岁 | — | **CRIES**，FLACC（≥ 2 个月），CHIPPS，OPS 和 MOPS（≥ 8 个月），舒适度量表（危重者） | 呼吸模式 $SpO_2$ 颅内压 |
| 1 ~ 4 岁 | — | **FLACC**，**CHEOPS**，CHIPPS，OPS 和 MOPS，舒适度量表（危重者），PPPM（≥ 2 岁），PBCL | 手心出汗 血压和心率变异性 唾液皮质醇 |
| 4 ~ 7 岁 | Wong-Baker FACES 疼痛评分，FPS-R，扑克筹码法，Oucher 疼痛评分 | **CHEOPS**，**OPS 和 MOPS**，FLACC，PPPM，PBCL | 皮肤电导 ANI |
| 7 ~ 12 岁 | **VAS**，NRS | OPS 和 MOPS，PPPM，PBCL | |
| 12 ~ 18 岁 | **VAS**，**NRS** | PBCL | |

粗体显示该年龄段最常用的评估工具。ANI，镇痛 / 伤害性刺激指数；CHEOPS，东安大略省儿童医院疼痛量表；CHIPPS，小儿术后疼痛量表；FPS-R，修正面部表情疼痛评分；MOPS，改良客观疼痛量表；NFCS，新生儿面部编码系统；NIPS，新生儿疼痛量表；NRS，数字模拟疼痛评分；OPS，客观疼痛量表；PBCL，疼痛行为检查表；PIPP，早产儿疼痛量表；PPPM，家长术后疼痛评估量表；$SpO_2$，脉搏血氧饱和度；VAS，视觉模拟疼痛评分

不同的疼痛评估量表由于具体项目不同，评估结果也可能存在一定差异。有研究发现，对婴幼儿使用 CRIES 疼痛量表与 FLACC 量表进行评估时，评分结果虽然呈正相关，但 CRIES 疼痛量表可以较 FLACC 量表更早发现儿童术后镇痛不全[7]。CHEOPS 和 FLACC 量表评估儿童疼痛时结果较为一致[8]。评估足月新生儿有创操作期间或术后疼痛时，NFCS 比 PIPP 更为敏感[9]。

疼痛评估人员在很大程度上也可以影响评估结果。有研究发现，儿童自身、家长、护

士和独立观察者在评估术后急性疼痛时结果存在差异。儿童和家长的疼痛评分往往高于护士和独立观察者的评分结果,儿童和家长的疼痛评分之间则无明显差异[10]。不同医护人员给同一位儿童进行疼痛评估时结果也存在差异[11]。医护人员的评估技能不完善、未能正确使用评估工具、未能及时准确听取儿童的疼痛主诉,甚至评估人员的个人疼痛经历都可能影响疼痛评估结果的准确性。

## 二、注意事项

### (一)改善环境

让儿童处于友好、平静和舒适的环境中可以舒缓儿童和家长的紧张和不良情绪,进行疼痛评估时反馈的信息更加准确。

### (二)家长参与度

如果儿童家长对于缓解儿童疼痛的积极性很高,应让家长积极参与到疼痛评估和治疗过程中,研究发现家长参与其中并未干扰医护活动[12]。家长陪伴不仅有利于安抚儿童,减轻其焦虑情绪,家长还可以参与到疼痛评估中,帮助儿童更好地理解疼痛评估过程,进而准确反馈疼痛程度。

### (三)医护沟通技巧

对医护人员的疼痛评估培训也至关重要。儿童应由同一个镇痛或治疗小组负责。医生、护士、护理人员和治疗师等相对固定,减少儿童的陌生感;小组成员间应积极有效地沟通儿童的个性和偏好,总结沟通技巧。进行疼痛评估的医护人员应熟练掌握和运用各类评估工具,了解其适用范围和局限性,根据儿童的具体情况选择适宜的评估工具。与儿童沟通时,医护人员应避免使用专业词汇,避免恐吓、威逼或欺骗儿童。在进行疼痛性操作或手术前,应告知儿童真实情况,不应让儿童在疼痛操作过程中过度惊吓或恐惧,否则可能影响后期儿童与医护人员或家长的互动以及疼痛评估时的积极应答。

---

**小结**

目前国内外的小儿疼痛评估均处于起步阶段,寻找适合不同年龄儿童的疼痛评估方法、改进医护人员对小儿疼痛的认知理念、提高儿科医师对镇痛相关知识的掌握仍然任重道远。目前临床上应用的各种小儿疼痛评估工具尚待大样本临床数据进一步验证其准确性。

---

**参考文献**

[1] 邵珍珍,朱琳,唐文娟,等. 儿童术后疼痛评估工具研究进展. 护理学杂志,2021,36:102-108.

[2] Yeh CH. Development and validation of the Asian version of the oucher: a pain intensity

scale for children. J Pain, 2005, 6:526-534.

[3]　Zieliński J, Morawska-Kochman M, Zatoński T. Pain assessment and management in children in the postoperative period: A review of the most commonly used postoperative pain assessment tools, new diagnostic methods and the latest guidelines for postoperative pain therapy in children. Adv Clin Exp Med, 2020, 29:365-374.

[4]　Ambuel B, Hamlett KW, Marx CM, et al. Assessing distress in pediatric intensive care environments: The comfort scale. J Pediatr Psychol, 1992, 17:95-109.

[5]　Krechel SW, Bildner J. CRIES: a new neonatal postoperative pain measurement score. Initial testing of validity and reliability. Paediatr Anaesth, 1995, 5:53-61.

[6]　Stevens BJ, Gibbins S, Yamada J, et al. The premature infant pain profile-revised (PIPP-R): initial validation and feasibility. Clin J Pain, 2014, 30:238-243.

[7]　张原源，周军. FLACC 与 CRIES 疼痛评估量表用于婴幼儿术后疼痛评估的对比分析. 医药论坛杂志，2020, 41: 22-25.

[8]　Tsze DS, Ieni M, Flores-Sanchez PL, et al. Quantification of pain and distress associated with intranasal midazolam administration in children and evaluation of validity of four observational Measures. Pediatr Emerg Care, 2021, 37: e17-e20.

[9]　Huang XZ, Li L, Zhou J, et al. Evaluation of three pain assessment scales used for ventilated neonates. J Clin Nurs, 2018, 27: 3522-3529.

[10]　Khin Hla T, Hegarty M, Russell P, et al. Perception of pediatric pain: a comparison of postoperative pain assessments between child, parent, nurse, and independent observer. Paediatr Anaesth, 2014, 24: 1127-1131.

[11]　方晓玲，陈君，钟春霞. NICU 医护人员对新生儿疼痛评估及干预的比较研究. 当代护士，2018, 25: 109-112.

[12]　Mangurten J, Scott SH, Guzzetta CE, et al. Effects of family presence during resuscitation and invasive procedures in a pediatric emergency department. J Emerg Nurs, 2006, 32: 225-233.

# 第三篇　小儿局部麻醉药药理学

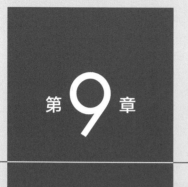

第**9**章

## 局部麻醉药作用机制和药代动力学

宋琳琳

## 第一节　作用机制

局部麻醉药（局麻药）在体内的主要作用位点是电压门控钠通道，这些钠通道控制神经细胞膜的兴奋性并产生动作电位。局麻药通过抑制神经细胞膜钠通道，进而阻滞神经兴奋传导。

### 一、正常神经细胞兴奋传导

神经细胞膜钠通道的特征是电压门控，钠通道以 3 种状态存在，分别为开放、失活和静息状态。这些通道由 3 个蛋白亚单位组成，包括 1 个主要的 α 亚单位和 2 个辅助的 β 亚单位。α 亚单位形成孔，负责根据电位变化执行通道的开放与关闭。

正常神经细胞膜对钾离子比钠离子更通透，导致钾离子持续缓慢从神经细胞漏出，产生跨膜电位，因此以细胞膜内侧为 0 电位时，膜外侧带负电，约 –60～–70 mV，即静息电位。在感觉神经末梢存在可感受机械性、化学性或热刺激的感受器和传导器受体。这些受体接受相应刺激后信号被转化为微小电流，这些微小电流使靠近受体处的神经细胞膜跨膜电位升高。当细胞膜去极化到几毫伏（阈电位）时，细胞膜对钠离子的通透性突然增加，实现快速去极化，即产生动作电位。去极化产生的电流传递至邻近节段使细胞膜去极化，随后连续去极化的过程沿神经细胞膜传递。受体钠通道在钠离子快速流入后进入不应期处于关闭状态，对电流刺激不再发生反应，此时钠通透性下降，而钾通透性增加，导致钾流出细胞，跨膜电位逐渐恢复至静息电位。

## 二、神经阻滞的作用机制

局麻药分子与钠通道结合，抑制钠离子流入细胞，从而阻止神经冲动的产生以及去极化冲动沿神经长轴的传递。局麻药分子以可逆和浓度依赖方式与位于钠通道内表面的 α 亚单位结合。局麻药分子不能通过通道本身到达结合部位，而需要横跨神经细胞膜、从胞质侧进入钠通道。局麻药分子以 2 种形式存在，分别为非离子化（亲脂）和离子化（亲水）形式。非离子化形式更容易透过细胞的磷脂膜，而离子化形式亲水性强，对开放的钠通道有更强的亲和力。

与静息状态的钠通道相比，局麻药对开放和失活状态的电压门控钠通道具有更高的亲和力，反复去极化帮助局麻药分子结合活化或失活的钠通道。神经细胞在高频动作电位（如感觉传递或运动）发生期间，其钠通道对局麻药表现出更高亲和力，这被称为频率依赖或依赖性封锁现象。局麻药阻滞的频率依赖现象也见于心脏传导系统，婴幼儿基础心率较快，其心脏传导系统的快速反复去极化与失活使局麻药分子易于阻滞钠通道，因而局麻药在婴幼儿的心脏毒性强于年长儿童。

除电压门控钠通道外，局麻药也抑制神经细胞膜的电压门控钙通道和钾通道以及一些配体门控通道，并通过 G 蛋白偶联受体激活多个下游通路。

# 第二节　局部麻醉药的结构与临床特性

## 一、化学结构

局麻药是水溶性盐，呈弱碱性，在溶液中以离子化（亲水）和非离子化（亲脂）形式存在。局麻药分子的典型结构包括亲水（胺基）区和亲脂（芳香环）区，由中间的酯键或酰胺键连接（图 9-1）。每个结构均与局麻药的临床特性密切相关。

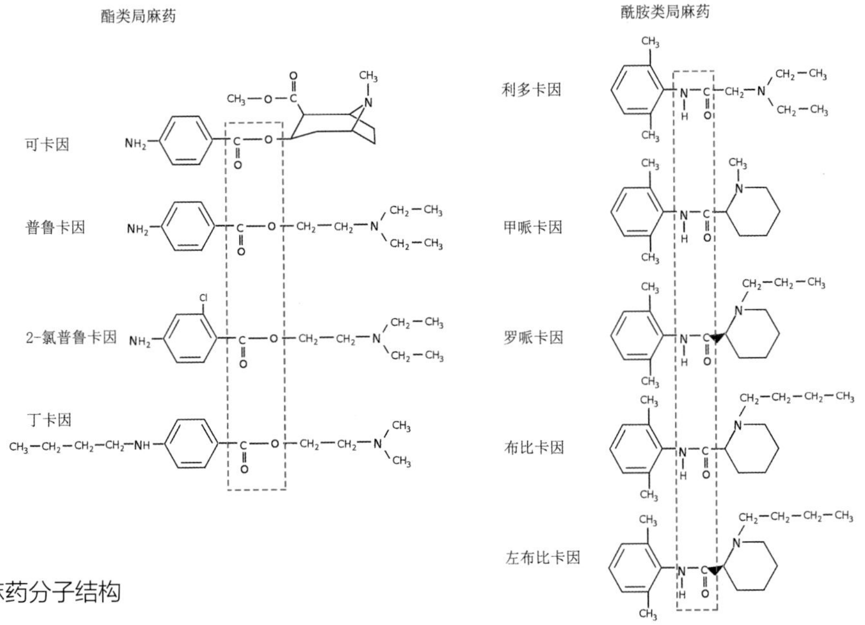

图 9-1　局麻药分子结构

（一）胺基

胺基多数为弱碱性叔胺，叔胺遇酸生成季胺盐。季胺基亲水，是局麻药结合钠通道的部位。胺基决定了局麻药的解离常数（pKa，药物离子化与非离子化形式为 1 : 1 时溶液的 pH 值）。局麻药 pKa 为 7.8 ~ 8.1。pH 与 pKa 之间的关系可表达为 log（非离子化分子 / 离子化分子）=pH-pKa，即对于特定 pH 环境，pKa 越低，非离子化形式的局麻药分子比例越大，局麻药更容易穿过神经细胞膜，起效越快，如利多卡因 pKa 7.8，而布比卡因和罗哌卡因 pKa 为 8.1，起效较慢。缺血或感染组织 pH 值降低，局麻药起效延迟。

（二）芳香环

芳香环和它的取代基决定了局麻药分子的脂溶性，用分配系数表示。更高的脂溶性显示局麻药分子对脂质膜具有更高的亲和力，局麻药分子与作用部位结合更持久，因此脂溶性与作用强度和作用时间密切相关，但脂溶性高也增强了局麻药毒性，降低了治疗指数。局麻药的高脂溶性并不会加快起效，这是由于局麻药分子会滞留在神经周围脂肪组织和神经髓鞘中，部分影响局麻药起效。脂溶性也与蛋白结合力显著相关。脂溶性高的局麻药分子易于与血浆蛋白和组织蛋白结合。

（三）连接键

连接键的性质决定了局麻药的药代动力学特性。根据连接键的不同，局麻药分为酯类局麻药和酰胺类局麻药。酯类局麻药在血浆中被假性胆碱酯酶快速水解为 P- 对氨基苯甲酸（PABA），酰胺类局麻药经肝细胞色素 P450 系统代谢。一些局麻药例外，可卡因是酯类局麻药，但经肝羧酸酯酶代谢；阿替卡因是酰胺类局麻药，但经血浆羧酸酯酶代谢。

（四）碳链

胺基和芳香环上的碳链长短影响局麻药分子的脂溶性。碳链增加，则脂溶性更高，作用更强，毒性也更强。

## 二、药理特性与药效动力学

区域阻滞的起效时间主要取决于神经周围组织的物理特征和局麻药的 pKa，其他影响起效的因素包括剂量、是否含缩血管药和制剂类型（例如局麻药缓释制剂起效延迟但作用时间延长）。

区域阻滞的作用时间主要与局麻药脂溶性、蛋白结合力、组织的血管丰富与否、是否含缩血管药有关，其中最重要的因素是脂溶性。局麻药作用时间很大程度上也取决于药物与组织蛋白结合的程度，阻滞部位与组织蛋白结合的局麻药分子缓慢释放为游离局麻药分子发挥阻滞作用。布比卡因和罗哌卡因的蛋白结合率为 94% ~ 95%，而利多卡因仅为70%，因此利多卡因作用时间较短，布比卡因和罗哌卡因作用时间较长。总体上局麻药的分子量越大、脂溶性和蛋白结合力越强，则作用时间、作用强度和毒性越强，但对于起效速度则为反向。

### 三、注射部位

区域阻滞时局麻药通常注射至神经外膜外的筋膜鞘内。神经束膜或神经外膜下注射通常阻滞起效更快，但由于穿刺针可能机械性损伤神经、神经内血肿压迫神经以及局麻药的神经毒性，因此并不推荐将局麻药注射至神经外膜下。

### 四、神经因素

#### （一）神经解剖特征

神经自身结构以及周围的结缔组织是局麻药弥散和实现阻滞作用的障碍。通常一个外周神经包含多个神经束，有 3 层结缔组织鞘。外周神经外层结缔组织鞘称为神经外膜，为胶原成分，提供神经弯曲和拉伸时的机械支持；神经外膜包裹神经束，神经束之间填充脂肪、结缔组织和营养血管。中层结缔组织鞘为神经束膜，包绕一束神经纤维，呈坚韧的内皮样结构。内层结缔组织鞘为包裹单个神经纤维的神经内膜，由一层疏松结缔组织构成，内含神经胶质细胞、成纤维细胞和毛细血管。

当局麻药储存在外周神经附近时，局麻药分子弥散通过神经外膜，以浓度梯度方式继续向神经核心弥散，结果位于外层的神经纤维最先被阻滞。外层神经纤维通常较核心神经纤维分布于更近端的解剖结构，核心区经常包含运动纤维，因此，临床上阻滞效果通常由近端发展至远端，由感觉阻滞发展至运动阻滞。较低的局麻药剂量和（或）浓度主要阻滞细小的神经纤维以及位于外层、更易被局麻药阻滞的神经纤维。

#### （二）神经纤维对局麻药的敏感性

神经轴突可以有髓鞘或无髓鞘，通常神经纤维横断面超过 1 μm 者为有髓鞘神经纤维。髓鞘是围绕轴突的脂肪物质，使神经绝缘。髓鞘并不连续，没有髓鞘的部分称为郎飞结。有髓鞘神经纤维的郎飞结处钠离子通道浓度高，因而此处兴奋传导速度快。结间距离越远，传导速度越快，呈跳跃式。而无髓鞘纤维缺乏跳跃机制，传导较慢。神经纤维的差异除体现在神经粗细、有无髓鞘和髓鞘厚度不同外，在电生理特点和离子通道组成模式上也有所不同。

神经纤维主要分为 3 类：有髓鞘躯体神经纤维（A 纤维），有髓鞘节前自主神经纤维（B 纤维）以及无髓鞘躯体和节后自主神经纤维（C 纤维）（表 9-1）。Aα 纤维较粗，负责支配肌肉运动；Aδ 纤维和 C 纤维较细，负责疼痛信号的传输，前者负责快痛信号，后者负责慢痛信号。更细的神经纤维对局麻药更易感，有髓鞘的纤维比无髓鞘的纤维更容易被阻滞。因此临床上通常痛觉最先被阻滞，随后依次阻滞冷、暖、触、深压觉，最后运动功能被阻滞。

表 9-1　神经纤维分类

| 类型 | 髓鞘 | 平均直径（μm） | 平均传导速度（m/s） | 传导方向 | 功能解剖 | 功能 | 局麻药敏感性 |
|---|---|---|---|---|---|---|---|
| Aα | +++ | 16 | 100 | 传入 | 皮肤快适应机械感受器肌梭、高尔基腱器官感受器 | 本体感觉 | ++ |
| | | | | 传出 | 肌梭外肌肉 | 运动 | + |
| Aβ | ++ | 8 | 50 | 传入 | 皮肤慢适应机械感受器关节本体感受器 | 本体感觉，触觉 | ++ |
| Aγ | ++ | 5 | 15 | 传出 | 肌梭内肌肉 | 肌张力 | ++ |
| Aδ | + | 4 | 14 | 传入 | 皮肤热和机械伤害性感受器，冷觉感受器关节本体感受器和伤害性感受器 | 痛觉，冷觉，触觉 | +++ |
| B | ++ | 2 | 10 | 传出 | 节前内脏纤维 | 内脏运动 | ++++ |
| C | − | 1 | 1 | 传入 | 皮肤机械伤害性感受器，多模态伤害性感受器，冷、暖觉感受器关节伤害性感受器 | 痛觉，冷、暖觉，触觉 | ++++ |
| | | | | 传出 | 节后内脏纤维 | 内脏运动 | ++++ |

　　12 岁以前神经纤维髓鞘未发育完全，婴幼儿的髓鞘相对缺乏，神经纤维直径也较细，因此低浓度局麻药作用时间可以很长。此外，1 岁前神经内膜疏松，局麻药分子容易横向和纵向出入神经，1 岁后神经内膜中结缔组织成分增加，局麻药通过难度增大，因此与年长儿童相比，局麻药在婴儿起效更快，作用时间更短。

# 第三节　局部麻醉药药代动力学

　　神经外膜或神经束膜有效阻挡局麻药扩散至神经内，大部分药物被周围组织吸收或通过循环系统清除，注射的局麻药中仅 2%～3% 可以到达目标神经。此外，注射 30 min 内，90% 以上的药物会吸收至体循环中。由于小儿区域阻滞使用的局麻药以酰胺类局麻药为主，因此下文主要涉及酰胺类局麻药的药代动力学。儿童肝代谢功能尚未成熟，结合局麻药的血清蛋白水平较低，因此血中游离酰胺类局麻药水平较高，导致局麻药中毒风险增加，尤其新生儿和婴儿[1]。

## 一、吸收

　　局麻药吸收入血的速率是是否发生局麻药全身毒性反应的决定因素。不同阻滞部位的局麻药吸收速率与局部组织血流量呈正比，与局部组织药物结合率呈反比。肋间和腋窝血管丰富，肋间神经阻滞局麻药血管吸收速率快于任何其他区域阻滞。硬膜外腔的主要成分是脂肪，相当一部分脂溶性局麻药残留在硬膜外脂肪中，导致局麻药吸收延迟。使用布比卡因和罗哌卡因分别行髂腹股沟和髂腹下神经阻滞与骶管阻滞，前者 2 种药物的血药浓度峰值更高，达峰也更快。骶管阻滞时较大的硬膜外腔空间延缓药物吸收以及其内脂肪对局麻药的摄取可能导致局麻药血药浓度较低，达峰较慢（30 min）。

局麻药的血药浓度达峰时间也与年龄有关。硬膜外注射罗哌卡因时，血药浓度达峰时间在婴儿最长，儿童其次，成人最短。1 ~ 2 岁儿童硬膜外注射罗哌卡因时血药浓度达峰时间为 115 min，而 5 ~ 8 岁儿童更接近成人（30 min）。

无论中枢或外周区域阻滞，靠近身体头侧部位的阻滞局麻药吸收速率快，例如颈段硬膜外阻滞的血药浓度要高于骶管阻滞。

儿童的心指数高于成人，因此局麻药吸收快于成人，这导致了儿童局麻药中毒剂量更低，同时阻滞作用时间更短。

## 二、分布

分布容积小的药物血药浓度高，组织浓度低，更容易达到中毒浓度；分布容积大的药物清除相对较慢。药物分布容积的大小受是否带电、脂溶性、血浆蛋白结合以及分子大小影响。布比卡因在新生儿和婴儿具有较大的分布容积，这可能与血中游离药物比例较高有关。罗哌卡因分布容积小于布比卡因（布比卡因的 84%），2 岁前分布容积小于成人，与体重相关，但罗哌卡因清除率是布比卡因的 1.5 倍，因此从药代动力学角度来看，局麻药中毒风险低于布比卡因。

局麻药再分布与器官血供是否丰富以及药物的组织 - 血浆分配系数有关。肺可以快速摄取血中的局麻药，缓冲血药浓度升高程度，但肺的缓冲作用存在饱和现象。

## 三、血浆蛋白结合

药物只有以游离或未结合的形式存在才具有生物活性。局麻药入血后与血浆蛋白紧密结合，使得以游离形式存在的药物大大减少，其分布容积与蛋白结合率呈反比。成人血中 70% 的利多卡因与蛋白结合，而布比卡因、左布比卡因和罗哌卡因与蛋白结合的比例超过 90%。

与局麻药结合的血液成分主要包括 3 种：α1- 酸性糖蛋白（AAG）、人血清白蛋白和红细胞。与大多数弱碱性物质一样，局麻药主要与 AAG 结合。在弱碱性环境下，与白蛋白相比，AAG 与局麻药亲和力高出 5 000 ~ 10 000 数量级，但即便临床相关的局麻药浓度也会使 AAG 的结合趋于饱和。白蛋白结合药物的能力相对较低，与酰胺类局麻药的亲和力更低。但白蛋白是血浆中含量最高的蛋白（AAG 的 50 ~ 80 倍），由于其巨大的结合能力（几乎不饱和），当 AAG 饱和时白蛋白与局麻药分子结合的作用更为突出。局麻药与红细胞亲和力更低，但由于红细胞大量存在，也常处于不饱和状态。当局麻药浓度升高时，白蛋白和红细胞可能作为缓冲系统，尤其对于 AAG 浓度低的婴儿。

新生儿血中 AAG 水平非常低（出生时低于成人的 30%），生后 1 年内 AAG 水平逐渐达到成人水平。AAG 是主要的急性期蛋白，其浓度在术后 24～48 h 迅速增加，可能为术后早期避免局麻药全身毒性反应提供了一定的保护能力，但婴儿由此产生的 AAG 水平仍然低于儿童和成人。婴儿由于血中 AAG 浓度较低，因此游离局麻药分子占比较高，导致婴儿对局麻药全身毒性非常易感；连续区域阻滞时，即使阻滞后短期内未发生毒性反应，但术后第 3 天 AAG 水平可能降低，导致血中游离局麻药浓度突然上升，也可能发生局麻药全身毒性反应。因此建议婴儿行区域阻滞时局麻药减量 50%，尤其 6 个月以下者，术后 48 h 停止或减少局麻药的使用。对于处于生理性贫血期（生后 2～3 个月）的婴儿，由于红细胞缓冲局麻药中毒的能力下降，血中游离局麻药分子占比增加，也应警惕中毒风险。

### 四、肝代谢

酰胺类局麻药在经肾排泄之前要先经肝生物转化。酰胺类局麻药主要通过肝细胞色素 P450 系统氧化代谢，新生儿酶活性较低，随年龄增长逐渐发育成熟。总体上新生儿局麻药清除率低，至 6～9 个月时才接近成人水平；儿童酰胺类局麻药的消除半衰期为成人的 2～3 倍，新生儿甚至更长。

罗哌卡因单次剂量的 37% 由 CYP 1A2 代谢为 3- 羟罗哌卡因（无活性），罗哌卡因的活性代谢产物为 2，6- 哌啶甲酰胺（PPX），占罗哌卡因单次剂量的 3%。CYP 1A2 4～7 岁时功能发育完全，新生儿罗哌卡因清除率并非很低，但 5 岁时才能完全达到成人水平。Aarons 等[2]评价了罗哌卡因及其活性代谢产物 PPX 药代动力学的年龄依赖性，6 个月时罗哌卡因和 PPX 的清除分别达到成人水平的 41% 和 89%；罗哌卡因的消除半衰期从新生儿的 13 h 逐渐缩短至 1 岁以上的 3 h；PPX 的消除半衰期新生儿为 19 h，1～12 个月 8～11 h，1 岁后 17 h。

布比卡因和左布比卡因由 CYP 3A4/7 代谢。CYP 3A4/7 活性 1 个月时为成人水平的 1/3，6 个月时达成人水平的 2/3，1 岁以后功能才发育完全。出生时布比卡因清除率显著低于成人，第一年略有增加。利多卡因也主要由 CYP 3A4 进行生物转化，小部分由 CYP 1A2 实现。

酰胺类局麻药仅有小部分药物不经肝代谢、以原型随尿液排出，因此肾功能不全时，尽管可能存在有害代谢产物蓄积的风险，但疾病对局麻药清除率的影响远低于肝衰竭。罗哌卡因活性代谢产物 PPX 的心脏毒性是布比卡因的 50%，消除半衰期长，尿毒症儿童 PPX 清除率降低，连续输注罗哌卡因时可能发生 PPX 蓄积。

心功能不全者酰胺类局麻药消除半衰期延长，主要由于肝血流下降。

### 五、区域阻滞药代动力学

（一）腹横肌平面阻滞

Vincent 等 [3] 对 40 例 1～5 岁腹股沟手术患儿行腹横肌平面阻滞，予以左布比卡因 0.4 mg/kg，浓度和容量分别为 0.2% 0.2 ml/kg 或 0.1% 0.4 ml/kg，血药浓度达峰时间为 17 min，峰值为 0.315 μg/ml。Sola 等 [4] 也对 65 例 1～5 岁腹股沟手术患儿实施了腹横肌平面阻滞，方案同上，与上述研究相似，血药浓度峰值见于 22.5 min，总左布比卡因和游离左布比卡因浓度峰值平均为 0.379 μg/ml 和 3.95 ng/ml。这两项研究中左布比卡因的血药浓度峰值远低于药物的理论中毒阈值 2.2 μg/ml，提示腹横肌平面阻滞予以 0.4 mg/kg 左布比卡因时局麻药中毒风险非常低。

（二）单次坐骨神经阻滞联合连续股神经阻滞

Suresh 等 [5] 评价了前交叉韧带修复术患儿单次坐骨神经阻滞联合连续股神经阻滞时布比卡因的药代动力学，患儿中位年龄 15.8 岁，经股神经阻滞导管单次注射 0.25% 布比卡因 0.3 ml/kg（最大 25 ml）、连续输注 0.1% 布比卡因 4 ml/h，单次坐骨神经阻滞注射 0.25% 布比卡因 0.2 ml/kg，血药浓度 30 min 达峰，持续至 60 min，随后下降，血药浓度 99% 置信区间最高限见于术后 4 h，为 135 ng/ml，所有样本的血药浓度均低于理论中毒阈值（1 500 ng/ml），提示单次坐骨神经和股神经阻滞时总量 1.25 mg/kg 的布比卡因联合术后连续输注中毒危险非常低。

（三）伤口局部浸润

Krylborn 等 [6] 观察了新生儿（平均体重 3.48 kg）大手术后通过伤口导管连续输注左布比卡因时药物的血药浓度，予以 0.125% 左布比卡因单次 0.5 mg/kg，连续输注 0.16 ml/（kg·h），游离左布比卡因浓度峰值见于术后 48 h，90% 新生儿游离药物浓度恒定低于理论中毒阈值（50 ng/ml），没有全身毒性反应表现。

（四）骶管阻滞

Keplinger 等 [7] 在平均年龄 11 岁、体重 30～50 kg 的患儿评价了骶管阻滞时罗哌卡因的药代动力学，予以 0.31% 罗哌卡因 1 ml/kg（3.1 mg/kg），感觉阻滞最高平面平均为 T12（L3～T8），运动阻滞时间为 3.5 h，血药浓度达峰时间为 60 min，峰值位于安全范围内。

（五）蛛网膜下腔麻醉

Frawley 等 [8] 对孕龄 36～52 周、体重 2.2～4.7 kg 的下腹部手术患儿实施蛛网膜下腔麻醉，予以左布比卡因 1 mg/kg。左布比卡因血药浓度 20 min 达峰，总药物浓度和游离药物浓度峰值均低于理论中毒阈值。因蛛网膜下腔麻醉作用消退，再次给予左布比卡因 1 mg/kg 时结果仍相同。

（六）硬膜外麻醉

Calder 等 [9] 在孕龄 40～63 周患儿评价了硬膜外阻滞时布比卡因和罗哌卡因的药代动力学，单次予以 0.25% 布比卡因或 0.2% 罗哌卡因 1.5 mg/kg，连续输注速率为 0.2 ml/（kg·h），术后血中 AAG、总布比卡因、总罗哌卡因浓度均随输注逐渐升高，但游离药物浓度保持恒定，所有患儿均未观察到中毒表现。

## 小结

- 血中 α1- 酸性糖蛋白水平出生时较低，生后 1 年内逐渐增加，因此婴儿血中游离局麻药分子占比更高，尤其 6 个月以下者。
- CYP 1A2 代谢罗哌卡因，4~7 岁后才发育成熟；CYP 3A4/7 代谢布比卡因、左布比卡因和利多卡因，1 岁后才发育成熟。
- 婴儿血浆结合蛋白水平低 + 清除下降 = 易于局麻药中毒，尤其 6 个月以下者。
- 婴幼儿心率快，局麻药中毒时比成人更易发生心脏传导系统阻滞，导致心动过缓、QRS 波增宽、尖端扭转型室性心动过速、心室颤动或心脏停搏。

## 参考文献

[1] Tsui BCH, Suresh S. 儿童超声和神经刺激器引导区域麻醉图谱. 梅伟，张鸿飞，译. 天津：天津科技翻译出版有限公司，2019: 66-75.

[2] Aarons L, Sadler B, Pitsiu M, et al. Population pharmacokinetic analysis of ropivacaine and its metabolite 2',6'-pipecoloxylidide from pooled data in neonates, infants, and children. Br J Anaesth, 2011, 107: 409-424.

[3] Vincent M, Mathieu O, Nolain P, et al. Population pharmacokinetics of levobupivacaine during transversus abdominis plane block in children. Ther Drug Monit, 2020, 42: 497-502.

[4] Sola C, Menacé C, Bringuier S, et al. Transversus abdominal plane block in children: Efficacy and safety: A randomized clinical study and pharmacokinetic profile. Anesth Analg, 2019, 128: 1234-1241.

[5] Suresh S, De Oliveira GS Jr. Blood bupivacaine concentrations after a combined single-shot sciatic block and a continuous femoral nerve block in pediatric patients: A prospective observational study. Anesth Analg, 2017, 124: 1591-1593.

[6] Krylborn J, Anell-Olofsson ME, Bitkover C, et al. Plasma levels of levobupivacaine during continuous infusion via a wound catheter after major surgery in newborn infants: An observational study. Eur J Anaesthesiol, 2015, 32: 851-856.

[7] Keplinger M, Marhofer P, Klug W, et al. Feasibility and pharmacokinetics of caudal blockade in children and adolescents with 30-50 kg of body weight. Paediatr Anaesth, 2016, 26: 1053-1059.

[8] Frawley G, Hallett B, Velkov T, et al. Pharmacokinetics of levobupivacaine following infant spinal anesthesia. Paediatr Anaesth, 2016, 26: 575-581.

[9] Calder A, Bell GT, Andersson M, et al. Pharmacokinetic profiles of epidural bupivacaine and ropivacaine following single-shot and continuous epidural use in young infants. Paediatr Anaesth, 2012, 22: 430-437.

# 第 **10** 章 局部麻醉药和佐剂

孔 昊

局部麻醉药（局麻药）通过阻断神经冲动传导，抑制神经支配区域感觉和运动功能，从而实现手术麻醉和围手术期镇痛。

## 第一节 局部麻醉药分类

### 一、按化学结构分类

局麻药的化学结构为芳香环 - 连接键 - 胺基。连接键又可分为酯键和酰胺键：前者为酯类局麻药，包括普鲁卡因、氯普鲁卡因、丁卡因和可卡因；后者为酰胺类局麻药，包括利多卡因、布比卡因、左布比卡因、罗哌卡因、甲哌卡因、依替卡因和丙胺卡因。

### 二、按作用时间分类

局麻药按作用时间长短可分为短效、中效和长效局麻药。短效局麻药包括普鲁卡因和氯普鲁卡因，中效局麻药包括利多卡因、甲哌卡因和丙胺卡因，长效局麻药包括布比卡因、左布比卡因、丁卡因、罗哌卡因和依替卡因。

## 第二节 常用局部麻醉药

目前最常用于区域阻滞的局麻药均属于酰胺类局麻药，包括利多卡因、甲哌卡因、布比卡因、左布比卡因和罗哌卡因。大样本数据库显示，目前小儿区域阻滞中罗哌卡因、布比卡因和左布比卡因的使用比例高达 98.8%，仅有少部分患儿的区域阻滞使用了利多卡因和甲哌卡因 [1]。

## 一、利多卡因和甲哌卡因

利多卡因和甲哌卡因属于起效快、作用时间相对较短的局麻药，因此多用于短小手术，缓解轻至中度围手术期疼痛。局麻药中加入肾上腺素减少局麻药被周围血管摄取，镇痛时间相应延长。小儿区域阻滞时推荐最大单次剂量为利多卡因 5 mg/kg（无肾上腺素）和 7 mg/kg（含肾上腺素），甲哌卡因 8 mg/kg（无肾上腺素）和 10 mg/kg（含肾上腺素）。小儿上肢骨折闭合复位行锁骨上臂丛阻滞，予以 1.5% 利多卡因（1 : 200 000 肾上腺素）6 mg/kg，平均镇痛时间约为 3.5 h[2]。

## 二、布比卡因

布比卡因已被广泛应用于所有年龄段儿童的区域阻滞。布比卡因是 S 和 R 2 种异构体的外消旋混合物，其中 R（+）右旋异构体对心肌和脑的电压门控钠通道亲和力极强，使得布比卡因的致心脏毒性和致惊厥阈值剂量显著低于其他局麻药。约 95% 的布比卡因与血浆蛋白结合，只有 5% 的游离布比卡因可能与局麻药全身毒性反应有关。人体血液中与布比卡因结合的血浆蛋白主要是 α1- 酸性糖蛋白。婴儿和新生儿血中的 α1- 酸性糖蛋白水平远远低于年长儿童（仅为年长儿童的 50%），使得婴儿和新生儿血中游离布比卡因浓度较高，游离药物比例可以超过 20%，因此局麻药中毒风险增加。儿童长期输注布比卡因是导致药物达到理论中毒阈值（5 μg/ml）的主要危险因素。尽管布比卡因具有以上缺点，但大多数麻醉医师对布比卡因的用法较为熟悉，且药物价格适宜，因此布比卡因仍被经常用于小儿区域阻滞，包括新生儿。

外周区域阻滞时布比卡因推荐最大单次剂量为 2.5 mg/kg，骶管阻滞时为 2 mg/kg。超声引导、分次注药、反复回吸、严格遵守推荐最大剂量可以减轻布比卡因的全身毒性。罗哌卡因和左布比卡因抑制神经冲动传导的效能与布比卡因相近，运动阻滞程度较轻，具有较低的神经和心脏毒性，因此二者更适合用于小儿区域阻滞，尤其连续区域阻滞。

## 三、左布比卡因

左布比卡因是从布比卡因外消旋混合物中提取的 S（−）左旋异构体，其毒性比 R（+）右旋异构体即右布比卡因低，介于布比卡因和罗哌卡因之间。左布比卡因在脂溶性、蛋白结合力和效价方面与布比卡因相近（左布比卡因 / 布比卡因效价比为 0.98），但运动阻滞较弱。左布比卡因相关运动阻滞呈浓度依赖性，0.2% ~ 0.25% 时运动阻滞不明显，但随浓度增加而逐渐显著。外周区域阻滞和骶管阻滞时左布比卡因的推荐最大单次剂量分别为 3 mg/kg 和 2 mg/kg。

## 四、罗哌卡因

罗哌卡因属于酰胺类局麻药，化学结构与布比卡因相似，阻滞效能约为布比卡因的

60%。罗哌卡因是公认毒性最小的长效局麻药。罗哌卡因具有内在致血管收缩特性，这一特性延缓了药物在作用部位经血管吸收，血药浓度峰值降低，镇痛时间延长的同时提高了安全性。此外，罗哌卡因的另一优势是运动阻滞较弱。0.2% 罗哌卡因在清醒患者无明显的运动阻滞作用；高浓度罗哌卡因可以提供更长的镇痛时间，运动阻滞时间短于等效镇痛剂量的布比卡因。游离罗哌卡因血药浓度不受输注时间影响，因此可以安全用于术后连续硬膜外镇痛（可达 48 ~ 72 h）。新生儿和婴儿硬膜外单次注射 0.2% 罗哌卡因 0.9 ~ 2 mg/kg、随后以 0.2 或 0.4 mg/（kg·h）连续输注，新生儿游离罗哌卡因血药浓度高于婴儿，但低于成人中枢神经系统毒性阈值（0.35 μg/ml）。尽管如此，新生儿连续区域阻滞时使用罗哌卡因仍应谨慎，连续输注时需密切监测有无中毒表现。

外周区域阻滞时罗哌卡因的推荐最大单次剂量为 3 mg/kg，骶管阻滞时为 2.5 mg/kg；连续输注用于术后镇痛时，推荐剂量为 0.1% ~ 0.2% 罗哌卡因 0.1 ~ 0.3 mg/（kg·h），可连续输注 48 h，6 个月以下者罗哌卡因减量 50%。

### 五、脂质体布比卡因

脂质体布比卡因目前已经被批准用于成人局部浸润、肌间沟臂丛阻滞和腹横肌平面阻滞，市售制剂外观呈液态乳状。脂质体布比卡因的载体为多囊泡结构，囊泡核心为液态，外层为磷脂双层，药物存储于囊泡核心中。随着囊泡逐步塌陷、融合，药物得以在 72 ~ 96 h 恒定、长期释放。

脂质体布比卡因的起效和作用时间取决于囊泡降解速度和药物释放速度。脂质体布比卡因经常与普通布比卡因混合以加快阻滞起效。脂质体布比卡因不应与其他药物混合（如利多卡因），因为其他药物会和布比卡因竞争脂质体，结果导致布比卡因从脂质体中提前释出。

脂质体布比卡因用于局部浸润时，布比卡因血药浓度峰值出现于注射后 96 h。药物与肝葡萄糖苷酸结合，经肾排泄。用于局部浸润时药物副作用包括恶心、呕吐、便秘。脂质体布比卡因不通过血脑屏障，因此降低了中枢神经系统毒性危险。Tirotta 等[3]的研究评价了脂质体布比卡因用于 6 ~ 17 岁患儿伤口局部浸润时的药代动力学和安全性，布比卡因血药浓度峰值持续低于理论中毒阈值。对比 4 mg/kg 脂质体布比卡因与 2 mg/kg 普通布比卡因，12 ~ 17 岁患儿体内脂质体布比卡因的血药浓度峰值更低，不良事件发生率与普通布比卡因相近，均为轻或中度不良事件。Jeziorczak 等[4]的回顾性研究评价了脂质体布比卡因用于 10 例漏斗胸手术患儿的镇痛效果，患儿平均年龄 15 岁，术后均未使用阿片类药，住院时间缩短。但也有研究得到了不一致的结论，Cloyd 等[5]的回顾性研究显示脂质体布比卡因用于脊柱手术患儿（中位年龄 14 岁）时并无显著优势。

### 六、2- 氯普鲁卡因

2- 氯普鲁卡因用于新生儿硬膜外输注日益增多。2- 氯普鲁卡因起效迅速（5～10 min），经血浆胆碱酯酶快速代谢，新生儿血浆半衰期 40 s，消除半衰期仅几分钟，属于短效局麻药。效能为布比卡因或丁卡因的 25%。2- 氯普鲁卡因用于新生儿蛛网膜下腔阻滞时作用时间约 45 min。虽然新生儿血浆胆碱酯酶水平低于成人，但临床意义并不显著，因此 2- 氯普鲁卡因用于新生儿连续区域阻滞时，全身毒性反应发生率很低且蓄积危险很小。小儿区域阻滞时 2- 氯普鲁卡因的推荐最大单次剂量为 20 mg/kg。

### 七、表面麻醉制剂

表面麻醉制剂穿透皮肤提供镇痛，儿童较常用。常见制剂为复方局麻药油 / 水乳化胶（EMLA 乳膏）和 LMX-4。EMLA 乳膏含有 2.5% 利多卡因和 2.5% 丙胺卡因，可达皮下 3～6 mm；1 h 起效，但作用时间仅 30～60 min。LMX-4 成分为 4% 脂质体利多卡因，30 min 起效，可长时间涂于皮肤（4～5 h）。

# 第三节　局部麻醉药常用剂量

近年来超声引导区域阻滞在儿童群体应用越来越多。尽管如此，很少有文献涉及局麻药在小儿区域阻滞的药效学。小儿区域阻滞的大样本数据库显示，在不同的医学中心，实施相同的区域阻滞时局麻药的剂量差异可高达 10 倍[1]。这与儿童群体缺乏各种类型区域阻滞局麻药药效学的研究有关。然而，即便使用较大的剂量，局麻药中毒发生率仍然很低（0.005%），且无长期后遗症。肋间神经阻滞时局麻药血药浓度最高，全身毒性风险最大，但较大剂量利多卡因（2.5 mg/kg）用于肋间神经阻滞时，其血药浓度仍然低于理论中毒阈值[6]。

常用酰胺类局麻药的药效等级次序为罗哌卡因＜左布比卡因＜布比卡因。由于罗哌卡因阻滞效能低，因此必须使用较高剂量才能满足临床需求，理论上罗哌卡因低心脏毒性的优势可能被抵消。对于手术麻醉而言，0.5%～0.75% 的罗哌卡因与左布比卡因的阻滞效能无显著差异，但罗哌卡因用于连续硬膜外和外周区域阻滞术后镇痛时效能明显降低，0.2% 罗哌卡因似乎与 0.125%～0.15% 左布比卡因和布比卡因效能相近。

表 10-1 总结了小儿区域阻滞局麻药的推荐剂量。对于单次区域阻滞，循证医学证实 0.5～1.5 mg/kg 布比卡因、左布比卡因和罗哌卡因用于小儿超声引导上肢神经阻滞（如肌间沟、锁骨上、锁骨下和腋路臂丛阻滞）安全有效；0.5～1.5 mg/kg 布比卡因或罗哌卡因可以同样安全有效地用于小儿超声引导下肢神经阻滞（如股神经、坐骨神经和收肌管阻滞）；0.25～0.75 mg/kg 布比卡因或罗哌卡因可以用于小儿超声引导筋膜平面阻滞（如腹直肌鞘、腹横肌平面阻滞和髂筋膜阻滞），无严重并发症发生[7]。

表 10-1　小儿区域阻滞局麻药推荐剂量

| 注药部位 | 推荐药物 | 最大单次剂量（mg/kg） | 最大连续输注剂量[mg/（kg·h）] |
|---|---|---|---|
| 蛛网膜下腔 | 布比卡因 | 1 | — |
| 骶管/腰段/胸段硬膜外腔* | 布比卡因/左布比卡因/罗哌卡因 | 1.7（骶管2） | 0.1%~0.125% 布比卡因或罗哌卡因：<br><3 个月：0.2<br>3 个月~1 岁：0.3<br>>1 岁：0.4<br>1.5% 2-氯普鲁卡因（新生儿首选）：15 |
| | 2-氯普鲁卡因 | 20 | |
| 外周区域阻滞* | 利多卡因 | 5 | 0.1%~0.2% 布比卡因或罗哌卡因：0.3 |
| | 利多卡因（含肾上腺素） | 7 | |
| | 布比卡因 | 2.5 | |
| | 罗哌卡因/左布比卡因 | 3 | |
| | 2-氯普鲁卡因 | 20 | |
| | 丁卡因 | 1.5 | |

*6 个月以下者最大单次剂量减半

　　儿童群体连续区域阻滞的安全性研究非常有限。现有证据显示，小儿连续区域阻滞的并发症发生率与成人相近，且未观察到局麻药中毒和持久性神经损伤等严重并发症[8]。1 岁以上儿童神经周围或筋膜间隙连续输注 0.1%~0.2% 罗哌卡因或布比卡因 0.1~0.3 mg/（kg·h）安全有效。

　　6 个月以下婴儿血中游离局麻药占比高，药物清除下降，局麻药应减量 50%。虽然婴儿局麻药分布容积较大，单次给药时对血药浓度峰值具有一定缓冲作用，但重复给药和连续输注时应谨慎，当体内药物达饱和状态时，由于药物清除下降，可以迅速达到局麻药中毒阈值。1~2 岁后，肝酶系统逐渐成熟，药物清除率与成人接近。30 kg 以上儿童无论年龄，局麻药剂量应参考成人。用瘦体重计算局麻药剂量更为准确（瘦体重约为实际体重的 80%），但为了便于临床使用，目前仍根据实际体重计算药量。对于肥胖儿童，应根据其身高计算理想体重确定局麻药用量。合并影响药物清除的疾病（如肝或心脏疾病）时，局麻药应适当减量。

# 第四节　常用佐剂

　　小儿区域阻滞使用局麻药佐剂的目的包括：①延长运动阻滞和（或）感觉阻滞时间，增强运动阻滞和（或）镇痛效果；②减少对全身麻醉的需求，减少全身麻醉药用量；

③降低局麻药用量，减少局麻药吸收，减轻局麻药中毒的风险；④减少苏醒期躁动，避免术后恢复期意外伤害；⑤减少苏醒期寒战；⑥为日间手术儿童提供舒适的术后康复，允许早期无痛出院。目前小儿区域阻滞使用局麻药佐剂的高质量证据很少，主要局限于可乐定的使用。

## 一、肾上腺素

肾上腺素是最常用的局麻药佐剂。对于中效局麻药如利多卡因和甲哌卡因，肾上腺素可以明显延长区域阻滞的运动阻滞和镇痛时间。肾上腺素收缩血管，减慢局麻药吸收，降低局麻药血药浓度峰值，延长阻滞作用时间。肾上腺素的常用剂量为 1.7 ~ 5 μg/ml（1 : 200 000 ~ 600 000）。肾上腺素浓度低于 5 μg/ml 时，阻滞效果和作用时间与肾上腺素剂量呈正相关；当浓度高于 5 μg/ml 时，阻滞效果和作用时间不会随着肾上腺素剂量的增加而增加。由于罗哌卡因自身具有血管收缩作用，加入肾上腺素后并不会延长其阻滞作用时间。

## 二、可乐定

可乐定是 $\alpha_2$ 肾上腺素受体激动剂。在儿童群体，无论何种区域阻滞、使用何种局麻药，可乐定均可通过中枢阻滞和外周阻滞机制延长和增强镇痛效果。可乐定有类似局麻药的神经传导阻滞作用，通过阻断 A 和 C 神经纤维的传导延长局麻药的作用时间；可乐定阻断超极化激活的内向阳离子电流，影响神经由超极化恢复至正常电位。可乐定还可通过收缩神经周围血管延缓局麻药吸收，延长局麻药作用时间。成人区域阻滞使用可乐定佐剂时，中效和长效局麻药的作用时间平均增加 2 h[9]。对费城儿童医院区域麻醉数据库的研究报告显示，可乐定用于小儿区域阻滞时，感觉阻滞时间延长 16.2%，运动阻滞时间延长 1 倍[10]，但这种作用仅见于使用低浓度长效局麻药（0.125% 布比卡因和 0.2% 罗哌卡因）的情况。

可乐定用于小儿区域阻滞的常用剂量为 1 ~ 2 μg/kg。在新生儿和婴儿，可乐定 1 μg/kg 可使蛛网膜下腔麻醉作用时间延长 1 倍且不会产生不良的血流动力学影响。在儿童群体，可乐定剂量低于 5 μg/kg 通常认为是安全的，没有明显的副作用；当剂量超过 5 μg/kg 时可以出现中等程度的血流动力学反应，如低血压、心动过缓，这是由于血管舒缩中枢受到抑制所致。这一剂量的药物也具有显著的镇静作用，但并不会导致恶心呕吐和呼吸抑制。

## 三、右美托咪定

右美托咪定与可乐定类似，是高选择性 $\alpha_2$ 肾上腺素受体激动剂，对 $\alpha_2$ 受体的亲和力是可乐定的 8 倍。右美托咪定抑制交感神经系统，减少儿茶酚胺释放，具有镇静、催眠和镇痛作用。成人数据显示，右美托咪定作为局麻药佐剂用于臂丛阻滞时，可以加快起效、延长感觉和运动阻滞时间并改善镇痛效果，但心动过缓发生率较高。右美托咪定作为局麻药佐剂的成人推荐剂量为 50 ~ 60 μg，可使臂丛阻滞的感觉阻滞时间最大程度延长，而血流动力学影响最小[11]。

局麻药复合右美托咪定可维持儿童术后较长时间的安静状态，减少术后焦虑行为。多项小儿区域阻滞研究中右美托咪定 1 μg/kg 显著延长了术后镇痛时间[12-13]。腹横肌平面阻滞时，局麻药复合右美托咪定 2 μg/kg 未增加患儿心动过缓和低血压的发生[14]。现有证据显示，1 μg/kg 的右美托咪定作为小儿区域阻滞的局麻药佐剂安全有效。但右美托咪定在小儿区域阻滞应用的毒理学数据非常有限，因此推荐使用最低有效剂量以尽可能减轻其潜在不良影响。

### 四、地塞米松

成人区域阻滞时，糖皮质激素地塞米松佐剂可明显延长中效和长效局麻药的感觉和运动阻滞时间，但作用机制尚不明确。地塞米松可能通过糖皮质激素受体抑制 C 神经纤维的钾离子通道，从而影响痛觉信号的传导，延长阻滞时间。小儿胸椎旁阻滞时，局麻药中加入 0.1 mg/kg 地塞米松可使术后首次补救镇痛时间延长 1 倍[15]；然而在小儿股神经阻滞时局麻药复合 0.1 mg/kg 地塞米松却并未改善术后镇痛效果[16]。目前还没有任何高质量研究显示地塞米松用于小儿区域阻滞的优势和安全性。欧洲区域麻醉和疼痛治疗学会以及美国区域麻醉和疼痛医学会不推荐糖皮质激素用于小儿区域阻滞[7]。

### 五、碳酸氢钠

碳酸氢钠是较少使用的局麻药佐剂。市售的局麻药制剂通常为酸性溶液以保证制剂稳定，大部分局麻药分子以离子形式存在。理论上，局麻药非离子形式占比越高，药物跨过神经细胞膜发挥阻滞作用的速度越快。碳酸氢钠可以提高药液 pH 值，使其接近生理 pH 值。成人区域阻滞时，在中效局麻药中添加碳酸氢钠可以缩短局麻药起效时间，但这一方法在小儿区域阻滞中较少应用。

### 六、阿片类药

阿片类药可以延长区域阻滞作用时间，改善阻滞效果，但药物潜在的呼吸抑制、恶心、呕吐、瘙痒、尿潴留、胃肠道麻痹等并发症限制了小儿区域阻滞中阿片类药的应用，尤其对于婴儿，呼吸抑制可能见于用药 24 h 后。除呼吸抑制外，阿片类药的副作用虽然不会危及生命，但可能导致儿童和家长焦虑不适，增加医护干预，如使用止吐药、抗组胺药或留置导尿管。目前小儿区域阻滞较少使用阿片类药作为局麻药佐剂。

## 第五节　局部麻醉药选择

选择何种局麻药通常根据预期所需感觉、运动阻滞时间（如手术时间）、预期阻滞程度和术后疼痛时长。建立动静脉瘘手术时间相对短，术后疼痛轻，选择短效药（如利多卡因或甲哌卡因）即可实现较好的术中麻醉，中毒危险较低，没有不必要的术后长时间肢体麻木。肩袖修补术可导致术后持续性严重疼痛，镇痛最好选择长效局麻药如布比卡因或罗哌卡因。布比卡因是现有局麻药中可提供最长阻滞时间的局麻药。预期疼痛时长超过 24 h 时应考虑置管行连续区域阻滞镇痛或予以普通布比卡因和脂质体布比卡因混合液。

许多因素可能影响局麻药的起效和作用时间，如目标神经或神经丛、神经周围血管丰富与否和是否含肾上腺素。0.5% 罗哌卡因用于臂丛阻滞可以提供 10 ~ 12 h 的镇痛，同样的剂量、容量和浓度对于坐骨神经阻滞可能提供更长时间的镇痛（较臂丛阻滞延长 30% ~ 50% 或更长）。

### 一、局麻药合剂

区域阻滞时经常使用利多卡因和布比卡因合剂，目的是缩短起效时间，延长阻滞时间。但当使用合剂时，区域阻滞的起效时间、作用时间和阻滞程度更难以准确预测。既往研究显示，与单纯使用一种药物相比，1.5% 甲哌卡因和 0.5% 布比卡因合剂并没有提供显著临床优势，合剂起效时间略短于布比卡因，而阻滞时间也短于布比卡因，阻滞时间缩短较起效时间缩短更为显著。因此，如果需要实现长时间阻滞，单独使用长效局麻药会是最好的选择。此外，混合局麻药也有用药错误的危险。

### 二、局麻药缓释制剂

目前的局麻药研究主要集中于研发缓释制剂，延长作用时间，以降低局麻药血药浓度和全身中毒危险。基于脂质体、蔗糖和胶原的局麻药输送系统目前研究最多，其目标均为缓慢释放局麻药。新制剂可能取代连续区域阻滞，避免导管相关问题，如导管移位、脱落、需医护干预和感染风险。脂质体布比卡因是目前唯一可以用于临床的局麻药缓释制剂，安全性较好。多数临床试验将脂质体布比卡因用于手术部位浸润，药物可以提供 72 h 以上的镇痛。脂质体布比卡因用于肌间沟臂丛阻滞时可以提供持续几天的镇痛，尤其当合用普通布比卡因时。脂质体布比卡因并不能提供手术麻醉，因为释放的游离布比卡因剂量不足以实现目标神经的深度阻滞。

---

**小结**

目前小儿区域阻滞最常用的局麻药为罗哌卡因和布比卡因。区域阻滞局麻药剂量应低于推荐最大剂量，双侧阻滞或多种区域阻滞联合时应注意局麻药总量。

---

**参考文献**

[1] Suresh S, De Oliveira GS Jr. Local anaesthetic dosage of peripheral nerve blocks in

children: analysis of 40121 blocks from the Pediatric Regional Anesthesia Network database. Br J Anaesth, 2018, 120: 317-322.

[2]　Pande R, Pande M, Bhadani U, et al. Supraclavicular brachial plexus block as a sole anaesthetic technique in children: an analysis of 200 cases. Anaesthesia, 2000, 55: 798-802.

[3]　Tirotta CF, de Armendi AJ, Horn ND, et al. A multicenter study to evaluate the pharmacokinetics and safety of liposomal bupivacaine for postsurgical analgesia in pediatric patients aged 6 to less than 17 years (PLAY). J Clin Anesth, 2021, 75: 110503.

[4]　Jeziorczak PM, Frenette RS, Aprahamian CJ. Liposomal bupivacaine injection in Nuss procedure allows narcotic avoidance and improved outcomes. J Laparoendosc Adv Surg Tech A, 2021, 31: 1384-1388.

[5]　Cloyd C, Moffett BS, Bernhardt MB, et al. Efficacy of liposomal bupivacaine in pediatric patients undergoing spine surgery. Paediatr Anaesth, 2018, 28: 982-986.

[6]　Scott B. Plasma levels of lignocaine (Xylocaine) and prilocaine (Citanest) following epidural and intercostal nerve block. Acta Anaesthesiol Scand Suppl, 1965, 16: 111-114.

[7]　Suresh S, Ecoffey C, Bosenberg A, et al. The European Society of Regional Anaesthesia and Pain Therapy/American Society of Regional Anesthesia and Pain Medicine Recommendations on local anesthetics and adjuvants dosage in pediatric regional anesthesia. Reg Anesth Pain Med, 2018, 43: 211–216.

[8]　Walker BJ, Long JB, De Oliveira GS, et al. Peripheral nerve catheters in children: an analysis of safety and practice patterns from the pediatric regional anesthesia network (PRAN). Br J Anaesth, 2015, 115: 457-462.

[9]　Pöpping DM, Elia N, Marret E, et al. Clonidine as an adjuvant to local anesthetics for peripheral nerve and plexus blocks: a meta-analysis of randomized trials. Anesthesiology, 2009, 111: 406-415.

[10]　Cucchiaro G, Ganesh A. The effects of clonidine on postoperative analgesia after peripheral nerve blockade in children. Anesth Analg, 2007, 104: 532-537.

[11]　Rao S, Rajan N. Dexmedetomidine as an adjunct for regional anesthetic nerve blocks. Curr Pain Headache Rep, 2021, 25: 8.

[12]　Garg K, Bhardwaj N, Yaddanapudi S, et al. Efficacy of dexmedetomidine as an adjunct to ropivacaine in transversus abdominis plane block for paediatric laparoscopic surgeries: a double-blinded randomised trial. Indian J Anaesth, 2021, 65: S27–S33.

[13]　Karan D, Swaro S, Mahapatra PR, et al. Effect of dexmedetomidine as an adjuvant to ropivacaine in ilioinguinal-iliohypogastric nerve blocks for inguinal hernia repair in pediatric patients: a randomized, double-blind, control trial. Anesth Essays Res, 2018, 12: 924-929.

[14]　Raof RA, El Metainy SA, Alia DA, et al. Dexmedetomidine decreases the required amount of bupivacaine for ultrasound-guided transversus abdominis plane block in pediatrics patients: a randomized study. J Clin Anesth, 2017, 37: 55-60.

[15]　Saleh AH, Hassan PF, Elayashy M, et al. Role of dexamethasone in the para-vertebral block for pediatric patients undergoing aortic coarctation repair. randomized, double-blinded

controlled study. BMC Anesthesiol, 2018, 18: 178.

[16]　Veneziano G, Martin DP, Beltran R, et al. Dexamethasone as an adjuvant to femoral nerve block in children and adolescents undergoing knee arthroscopy: a prospective, randomized, double-blind, placebo-controlled trial. Reg Anesth Pain Med, 2018, 43: 438-444.

# 第11章 局部麻醉药毒性

宋琳琳

局部麻醉药（局麻药）通过阻断细胞电压门控钠通道、抑制神经兴奋传导发挥阻滞作用。大量证据显示，除了电压门控钠通道，局麻药也会结合其他受体通道，如电压门控钾和钙通道、ATP-钾通道、酶、NMDA受体、β肾上腺素受体、G蛋白偶联钾通道和钙通道、烟碱型乙酰胆碱受体。局麻药结合任何一种或所有这些受体通道可能使局麻药实现镇痛效果，但同时也可能产生毒性反应。局麻药的毒性反应主要表现在心血管系统和中枢神经系统。与成人一样，局麻药用于儿童也可以产生相同的毒性反应。但与成人局麻药毒性反应的不同点在于：小儿区域阻滞通常在镇静/全身麻醉（全麻）下进行，中枢神经系统毒性的早期主观症状在处于镇静或麻醉状态下的儿童无法观察到；全麻本身提高了中枢神经系统毒性阈值；肌松药的使用掩盖了局麻药中毒引起的强直阵挛发作。因此儿童局麻药意外血管内注射或快速吸收的首发中毒表现可能是循环衰竭。近期关于儿童局麻药全身毒性反应的系统性综述显示，婴儿是局麻药中毒的高危人群，阴茎背神经阻滞和骶管阻滞与局麻药中毒显著相关，注药前回吸和含肾上腺素的试验剂量都无法完全避免局麻药中毒[1]。

## 一、中枢神经系统毒性

局麻药容易透过血脑屏障影响中枢兴奋性与抑制性通路之间的相互作用。中枢毒性反应表现与脑脊液中局麻药浓度有关。随着局麻药浓度超过安全水平，大脑皮质脑电出现癫痫样活动，表现为中枢兴奋症状，其原因可能是局麻药阻断了中枢杏仁核抑制通路，使兴奋性神经元（对局麻药毒性不敏感）功能失去抑制；当局麻药浓度进一步升高，抑制性和兴奋性通路均被抑制，导致意识水平下降，最终昏迷。随着脑脊液中局麻药浓度逐渐升高，成人的中枢毒性反应会顺序表现为以下经典的症状和体征，包括眩晕、耳鸣、不详感、口周麻木、多语、震颤、肌阵挛、抽搐、昏迷，清醒镇静儿童的中枢毒性反应通常直接表现为肌阵挛、抽搐和昏迷。阻滞效力更强的局麻药导致中枢毒性的浓度低于阻滞效力较弱的局麻药。布比卡因诱发抽搐的血药浓度为 $4.5 \sim 5.5\ \mu g/ml$，有时即使依照推荐的剂量用药，也可能达到该血药浓度。利多卡因、丙胺卡因和甲哌卡因的血药浓度达 5～10 μg/ml 时会产生中枢毒性反应。代谢性和呼吸性酸中毒降低局麻药的抽搐阈值。

小儿区域阻滞时局麻药中枢毒性反应发生率较低。2 项大样本小儿区域阻滞研究（每项均包括 20 000 例以上小儿区域阻滞）表明，抽搐发生率为 0.01%～0.05%。几项病例报告报道了小儿区域阻滞后发作抽搐，其中多数涉及布比卡因蛛网膜下腔－硬膜外联合麻醉和骶管硬膜外麻醉。既往报道的局麻药中毒死亡病例多数由于骶管阻滞使用了超推荐剂量的布比卡因。但也有涉及婴儿的病例报告显示，虽然布比卡因剂量在推荐范围内，患儿仍然发生了局麻药中毒和循环衰竭。

局麻药中枢神经系统毒性反应的预防和治疗见"第14章　局部麻醉药全身毒性反应"。

## 二、心脏毒性

几项大样本小儿区域阻滞安全性研究没有发现心血管中毒病例。1 项纳入超过 24 000 例小儿区域阻滞的前瞻性研究共报道了 4 例患儿阻滞后发生心律失常，均未进展为心搏骤停或循环衰竭。虽然小儿区域阻滞时局麻药心脏毒性反应整体发生率非常低，但心脏毒性反应可能是局麻药中毒的首发表现，临床上仍需警惕。全麻儿童发生局麻药中毒时 90% 会出现心脏毒性表现[1]。

局麻药达较低毒性浓度时，首先出现中枢兴奋的心血管表现，如心率、血压和心输出量增加；浓度进一步升高后，心血管抑制随之出现。局麻药到达心脏后，药物首先与心肌电压门控钠通道结合，当达到饱和时，局麻药也可结合并抑制心肌电压门控钙通道和钾通道，还可结合心肌细胞 β 肾上腺素受体，抑制细胞内环磷酸腺苷（cAMP）生成。局麻药导致心脏毒性的主要机制是阻断心肌电压门控钠通道（Na1.5 异构体），引发剂量依赖性传导时间延长，表现为 PR 间期延长和 QRS 波增宽，最终自发性节律活动受到抑制，导致严重心动过缓和心搏骤停；持续性钠通道阻断易诱发折返性心律失常，可能进展为恶性室性心律失常，甚至尖端扭转型室性心动过速和心室颤动。新生儿和婴儿心率较快，其电压门控钠通道更容易为局麻药所阻滞。除抑制心脏传导外，局麻药还产生剂量依赖性心肌抑制，可能由于干扰了心肌细胞钙通道。

局麻药抑制心脏传导的作用正比于局麻药的药效强度，常用局麻药的心脏毒性强弱顺序为布比卡因＞左布比卡因＞罗哌卡因＞利多卡因。布比卡因与心肌细胞钠通道结合更紧密、更持久，其中 R（＋）右旋异构体比 S（－）左旋异构体结合更为紧密，因此 S（－）左旋异构体的心脏毒性弱于 R（＋）右旋异构体或二者的外消旋混合物。左布比卡因和罗哌卡因即为左旋异构体。利多卡因阻滞快钠通道是"快进快出"，低浓度布比卡因是"慢进慢出"，高浓度布比卡因"快进慢出"，罗哌卡因是"快进中等出"。多数局麻药直至血药浓度 3 倍于致抽搐浓度时才会产生心脏毒性，但使用布比卡因时，中枢毒性和心血管毒性可能同时发生。与罗哌卡因和利多卡因相比，狗因布比卡因中毒发生抽搐时更易同时出现心律失常。利多卡因和布比卡因的心肌抑制强度比为 1 ∶ 4，致心律失常倾向比为 1 ∶ 16。

局麻药达毒性浓度时所有药物均以扩张血管为主，仅可卡因例外（收缩血管）。局麻药的血管扩张作用也参与了局麻药中毒时低血压和循环衰竭的发生。

局麻药心脏毒性反应的预防和治疗见"第 14 章　局部麻醉药全身毒性反应"。

### 三、神经毒性

局麻药浓度足够高、局部作用时间足够长时，可对神经细胞产生直接毒性，导致神经不可逆阻滞。离体实验显示，注射至神经周围的局麻药会造成神经纤维损伤和水肿。但通常局麻药所致神经损伤更可能是由于直接针刺损伤或椎管内阻滞使用空气阻力消失法导致空气栓塞、引起局部缺血所致。

直接神经毒性的作用机制包括增加细胞内钙离子含量、抑制线粒体功能、干扰细胞磷脂膜和诱导细胞凋亡。

从理论上讲，婴幼儿应更易发生局麻药神经毒性，因为神经髓鞘发育高峰在 2~4 岁。但 Hamurtekin 等 [2] 的新生大鼠研究显示，鞘内注射 0.5% 左布比卡因并未增加脊髓神经细胞凋亡或产生毒性，这为新生儿使用布比卡因行椎管内麻醉提供了安全性证据。神经系统的可塑性在年幼儿童也很大，有可能在发现损伤之前已经完全修复。

既往病例报告显示，利多卡因蛛网膜下腔麻醉后可能出现短暂神经症状和马尾神经功能持续丧失。5% 利多卡因可以永久阻断神经传导，无论应用于孤立神经或神经元。这可能是由于利多卡因诱导细胞内钙增加，似乎与电压门控钠通道阻断无关。目前利多卡因已经罕见用于蛛网膜下腔麻醉，对于儿童短小手术行蛛网膜下腔麻醉，2- 氯普鲁卡因和甲哌卡因成为替代选择。Takenami 等 [3] 的大鼠研究比较了罗哌卡因、左布比卡因和普鲁卡因的神经毒性，予以高浓度、大容量局麻药时会发生脊髓损伤，程度为普鲁卡因＞左布比卡因＞罗哌卡因。这一团队之前的研究显示利多卡因、甲哌卡因、布比卡因、丁卡因、丙胺卡因具有更高的神经毒性。

### 四、肌毒性

肌毒性是罕见的局麻药亚临床不良反应，总体发生率为 0.11%（1/800），球后阻滞发生率为 0.53%（1/180）。肌毒性最先报道于球后阻滞，随后也见于肌间沟臂丛阻滞、痛点注射和收肌管阻滞 [4]。肌毒性临床表现为延迟出现的肌力下降，病理上分为 3 期：炎症期、变性期和再生期。早期肌肉炎症发生于接触局麻药后的几小时到几天，1 周时发生肌肉变性，再生期需要 4 周至 1 年不等。局麻药肌毒性的机制是局麻药破坏了骨骼肌细胞钙稳态，尤其抑制肌质网钙 ATP 酶。常用局麻药的肌毒性强弱顺序为布比卡因＞罗哌卡因＞左布比卡因＞利多卡因 [5]，脂质体布比卡因也可能产生肌毒性，但程度较轻 [6]。局麻药浓度和接触时间与肌毒性相关，因此区域阻滞时应尽量避免使用浓度 0.375% 以上的布比卡因和 0.5% 以上的罗哌卡因。

## 五、过敏反应

见"第 13 章 局部麻醉药过敏反应"。

---

**小结**

局麻药毒性主要包括中枢神经系统毒性、心脏毒性、神经毒性、肌毒性和过敏反应。

---

**参考文献**

[1] Singaravelu Ramesh A, Boretsky K. Local anesthetic systemic toxicity in children: a review of recent case reports and current literature. Reg Anesth Pain Med, 2021, 46 : 909-914.

[2] Hamurtekin E, Fitzsimmons BL, Shubayev VI, et al. Evaluation of spinal toxicity and long-term spinal reflex function after intrathecal levobupivaciane in the neonatal rat. Anesthesiology, 2013, 119: 142-155.

[3] Takenami T, Wang G, Nara Y, et al. Intrathecally administered ropivacaine is less neurotoxic than procaine, bupivacaine, and levobupivacaine in a rat spinal model. Can J Anaesth, 2012, 59: 456-465.

[4] Neal JM, Salinas FV, Choi DS. Local anesthetic-induced myotoxicity after continuous adductor canal block. Reg Anesth Pain Med, 2016, 41: 723-727.

[5] Öz Gergin Ö, Yıldız K, Bayram A, et al. Comparison of the myotoxic effects of levobupivacaine, bupivacaine, and ropivacaine: An electron microscopic study. Ultrastruct Pathol, 2015, 39: 169-176.

[6] Bavli Y, Rabie M, Fellig Y, et al. Liposomal bupivacaine (bupigel) demonstrates minimal local nerve toxicity in a rabbit functional model. Pharmaceutics, 2021, 13.

# 第四篇 并发症

## 第12章 并发症概论

宋琳琳

　　既往多项大样本数据库提供了小儿区域阻滞的并发症数据，总体显示小儿区域阻滞的严重并发症罕见，这为临床进一步推广小儿区域阻滞提供了可靠的安全性证据（参见"第2章　小儿区域麻醉的现状和研究进展"和"第7章　超声引导连续区域阻滞"）。小儿区域阻滞的并发症主要取决于阻滞实施的3个要素：阻滞用药、穿刺针/导管和阻滞范围（表12-1）。

表12-1　小儿区域阻滞并发症

| 阻滞要素 | | 并发症 |
|---|---|---|
| 阻滞用药 | 局麻药 | 过敏反应，全身毒性反应，神经毒性，肌毒性 |
| | 佐剂 | 恶心，呕吐，尿潴留，瘙痒，镇静，呼吸抑制 |
| 阻滞设备 | 穿刺针 | 机械性外周神经和脊髓损伤，压迫性外周神经和脊髓损伤（血肿或药液），刺破血管致血肿，刺破胸膜致气胸，刺破腹膜和内脏器官，刺破硬脊膜致头痛和非预期全脊麻，感染（硬膜外脓肿，脑膜炎，皮肤软组织或深部感染） |
| | 导管 | 移位，脱出，打结，滞留 |
| 阻滞范围 | 过小 | 镇痛不全 |
| | 过大 | 阻滞非目标神经：膈神经阻滞致膈肌麻痹，硬膜外/硬膜下/蛛网膜下腔扩散致双侧阻滞或全脊麻 |
| | 正常 | 掩盖骨筋膜室综合征，跌倒（下肢肌力下降），掩盖外科致神经损伤 |

预防小儿区域阻滞并发症需要操作者根据区域阻滞适应证和禁忌证合理选择阻滞技术，正确选择局部麻醉药（局麻药）和佐剂的种类和剂量，谨慎实施阻滞操作（推荐可视化）。小儿区域阻滞禁忌证参见"第 2 章　小儿区域麻醉的现状和研究进展：表 2-3"。

外科医师与麻醉医师在区域阻滞是否延迟急性骨筋膜室综合征的诊断方面仍有争论。外周区域阻滞时 0.1%～0.25% 布比卡因、左布比卡因和罗哌卡因单次剂量掩盖肌无力和缺血性疼痛的概率很小。对急性骨筋膜室综合征高危患者应尽量使用低浓度局麻药并限制容量；不使用佐剂，以免延长阻滞时间，加深阻滞效果；连续输注时局麻药最大浓度 0.1%；定期评估急性骨筋膜室综合征的症状体征[1]。

小儿区域阻滞相关严重出血并发症非常罕见。对于预防性抗凝儿童，在权衡镇痛获益与出血风险后可以考虑实施浅层区域阻滞[2]。予以抗凝后行深部区域阻滞操作和阻滞导管拔除应至少间隔抗凝药效达峰时间 +2 个半衰期，以降低出血风险（通常在低分子肝素注射后 24 h），深部区域阻滞操作和拔管后予以抗凝应至少间隔 4 h。注意肾功能障碍对药物作用时间的影响。

**参考文献**

[1] Catalani B, Jones J Jr. Peripheral nerve block complications in children. Orthop Clin North Am, 2022, 53:179-186.

[2] Ecoffey C, Bosenberg A, Lonnqvist PA, et al. Practice advisory on the prevention and management of complications of pediatric regional anesthesia. J Clin Anesth, 2022, 79:110725.

# 第13章 局部麻醉药过敏反应

宋琳琳

局部麻醉药（局麻药）过敏反应是可能威胁生命的区域阻滞并发症。与局麻药相关的不良反应中有不到 1% 的情况是由局麻药过敏所致。过敏反应的程度不一，可以从轻微皮肤表现到严重过敏性休克。大多数局麻药过敏反应由酯类局麻药引起。局麻药溶液中的防腐剂和稳定剂（羟苯甲酯和焦亚硫酸钠）也可能导致过敏。但总体上围手术期真正由局麻药导致的过敏反应发生率非常低。

## 第一节 机 制

真正的局麻药过敏反应是 I 型或IV型变态反应。

I 型变态反应为全身型速发反应，涉及体液免疫。患者第 1 次接触局麻药（过敏原）引起 B 淋巴细胞产生 IgE 抗体，没有过敏症状出现（致敏剂量），IgE 抗体随后与嗜碱性粒细胞和肥大细胞结合；当第 2 次接触过敏原时，过敏原与 IgE 复合物结合，立即导致嗜碱性粒细胞和肥大细胞脱颗粒，释放血管活性物质引发过敏表现。

IV型变态反应为局部型迟发反应，是局麻药介导的过敏反应中最常见的类型，涉及细胞免疫。T 淋巴细胞第 1 次接触局麻药被致敏，不产生抗体；第 2 次与局麻药接触导致 T 淋巴细胞释放细胞因子诱导炎性反应，同时激活巨噬细胞释放炎性介质。这一过程通常导致接触性皮炎。

局麻药根据化学结构分为酯类局麻药和酰胺类局麻药。酯类局麻药在血浆降解过程中形成代谢产物 P- 对氨基苯甲酸（PABA），有强致敏性，因此酯类局麻药（如 2- 氯普鲁卡因和丁卡因）比酰胺类局麻药更可能引发过敏反应。但作为防腐剂的化学复合物羟苯甲酯在酰胺类和酯类局麻药中均有使用，化学结构与 PABA 近似，也能引发过敏反应。局麻药中可加入肾上腺素，存在于肾上腺素制剂中的焦亚硫酸钠稳定剂也能引发过敏反应。确诊过敏原时，需测试可疑过敏局麻药与其他类型局麻药（酯类或酰胺类）是否存在交叉反应，酯类和酰胺类局麻药不存在交叉反应，因此如果存在交叉反应，则提示过敏反应与药液中的防腐剂或稳定剂相关。

# 第二节 诊 断

## 一、临床表现

局麻药过敏的临床表现因过敏反应类型（Ⅰ型或Ⅳ型）而有所不同，视症状严重程度可分为Ⅰ～Ⅳ级，根据严重程度指导下一步过敏反应的治疗（表 13-1）。

表 13-1 局麻药过敏反应严重程度分级

| Ⅰ级 | 皮肤黏膜症状：红斑，瘙痒，荨麻疹，血管性水肿 |
|---|---|
| Ⅱ级 | 非威胁生命的症状：<br>皮肤黏膜症状 + 低血压 / 心动过速 / 轻度支气管痉挛任一 |
| Ⅲ级 | 威胁生命的症状：<br>皮肤黏膜症状 + 喉水肿 / 循环衰竭 / 严重支气管痉挛任一 |
| Ⅳ级 | 心搏、呼吸骤停 |

Ⅰ型变态反应发生迅速，可以出现于使用局麻药后几秒到 1 h，临床表现通常为全身症状，包括瘙痒、荨麻疹、支气管痉挛、喘鸣、血管性水肿、鼻炎、低血压、休克，可威胁患者生命。Ⅳ型变态反应发生较迟，通常为局部症状，表现为接触性皮炎，用药 24 ~ 72 h 后局麻药注射部位可出现湿疹伴瘙痒、起疱、肿胀和脱皮。

## 二、鉴别诊断

局麻药过敏反应也应与操作中使用的其他过敏原所致过敏反应相鉴别，局麻药过敏反应的临床表现也往往与某些临床事件的表现相混淆，不易区分。

（一）其他过敏原

区域阻滞操作期间和术中可能接触到的过敏原包括乳胶、抗生素、非甾体抗炎药、肌松药、聚维酮碘、氯己定。

（二）局麻药全身毒性反应

通常表现为中枢神经系统症状（口舌麻木、耳鸣或意识改变）和心血管系统症状（低血压和缓慢性 / 快速性心律失常），严重者表现为抽搐、意识消失、呼吸暂停、低血压和休克。

（三）肾上腺素佐剂

加入肾上腺素的局麻药意外血管内注射或经血管大量吸收后，通常表现为与过敏反应类似的症状，如心动过速。

（四）心理反应

术前焦虑是常见的心理应激，可导致儿茶酚胺释放和过度通气，表现为呼吸过速、肢端或口周麻木、头晕、心悸和恶心。

（五）血管迷走性晕厥

疼痛、不愉快的经历或焦虑可能诱发血管迷走性晕厥，表现为心动过缓、低血压、恶心、出汗或意识消失。

### 三、既往局麻药过敏儿童的过敏原诊断

（一）回忆过敏史

准确回忆既往过敏史，以便正确诊断是否为过敏反应、是否下一步应进行诊断试验。可根据过敏症状严重程度决定是否需要进一步行诊断试验和过敏原测试。过敏的严重症状包括注射部位以外发生荨麻疹、严重皮疹、血管性水肿、心血管和呼吸系统症状（休克和喘鸣）。可疑严重局麻药过敏的儿童术前应行局麻药皮肤试验（皮内试验和皮下挑战试验）。局麻药皮肤试验的阴性预测值较好，97% 阴性患者不会发生过敏反应。

（二）可疑 I 型变态反应

如儿童既往发生过严重过敏反应，首先进行局麻药皮内试验。皮内试验阳性提示可能过敏，但也可能出现假阳性，因此一些麻醉医师更倾向于直接进行皮下挑战试验。皮内试验阴性也需要提高局麻药浓度进一步行皮下挑战试验。注药 20 min 内局部出现水疱、潮红、急性皮疹，或发生喘鸣、血压下降判定为皮下挑战试验阳性。如皮下挑战试验阳性，随后的区域阻滞应选择其他局麻药或放弃区域阻滞。如果局麻药含有防腐剂而试验结果阳性，应使用无防腐剂的局麻药再次行皮肤试验，以便判断过敏反应由局麻药本身还是防腐剂所致。

（三）可疑 IV 型变态反应

皮肤斑贴试验可以用于诊断与局麻药相关的接触性皮炎或 IV 型变态反应。将可疑物质贴敷到皮肤表面，48 h 后观察局部皮肤改变，以确定哪种物质引发了过敏反应。

# 第三节 处 理

根据过敏反应的临床表现进行相应处理。轻微的瘙痒、皮疹等局部反应（ I 级表现）首选抗组胺药。有恶心、呕吐等全身症状（ II 级表现）时，应考虑联合糖皮质激素和抗组胺药（完全阻断 $H_1$ 和 $H_2$ 受体）[1]。

如果儿童出现严重过敏性休克（如低血压）和支气管痉挛表现（ III ～ IV 级表现），由于此时过敏反应、局麻药全身毒性反应、血管迷走性晕厥均可导致上述临床表现，很难立刻确定具体病因，因此首要的处理是支持性措施。处理流程依照儿科高级生命支持指南，包括保持呼吸道通畅，给氧，肾上腺素（10 μg/kg）静脉、皮下或肌内注射、随后经静脉连续输注，补液。支气管痉挛 / 肺水肿儿童应使用抗组胺药（雷尼替丁和异丙嗪）、糖皮质激素、$β_2$ 肾上腺素受体激动剂（沙丁胺醇）和镁剂。

过敏反应的确诊需要在发生疑似过敏反应 1～2 h 内测定血浆肥大细胞类胰蛋白酶水平，1～2 天后复测作为基线对比。确诊发生过敏反应者 4～6 周后可转诊至皮肤科行皮肤试验明确过敏原。

# 第四节　预　　防

预防过敏反应几乎难以实现[1]。麻醉医师应向儿童家长详细了解儿童的既往过敏史和局麻药接触史，例如在牙医诊所或急诊室可能接触过的局麻药。一旦儿童曾经有过敏史，则应细致询问经过，必要时查阅当时就诊的病历资料。如果儿童有局麻药过敏的家族史，麻醉医师应了解过敏反应发生的完整经过，包括使用的药物和治疗方案。既往过敏史并非区域阻滞禁忌证，麻醉医师在处理此类儿童时应密切监护，备好急救药物，警惕可能发生过敏反应。

小儿区域阻滞通常在深度镇静或全身麻醉下实施，应注意观察局麻药注射部位和全身肤色变化。区域阻滞过程中连续监测心血管和呼吸功能，尤其气道压变化，严重过敏时支气管痉挛通常比血流动力学改变更早出现。

## 小结

围手术期真正由局麻药导致的过敏反应发生率非常低，大多数局麻药过敏反应由酯类局麻药引起，局麻药溶液中防腐剂和稳定剂（羟苯甲酯和焦亚硫酸钠）也可能导致过敏。

## 参考文献

[1] Tsui BCH, Suresh S. 儿童超声和神经刺激器引导区域麻醉图谱. 梅伟，张鸿飞，译. 天津：天津科技翻译出版有限公司，2019: 77-78.

# 第14章 局部麻醉药全身毒性反应

宋琳琳

局部麻醉药（局麻药）全身毒性反应（local anesthetic systemic toxicity，LAST）是可能威胁患者生命的区域麻醉并发症。据估计，约 1.8/1 000 的区域阻滞成年患者可能发生严重 LAST。既往研究显示，666 例超声引导区域阻滞患者中 12 例（1.8%）发生了不伴有严重心脏毒性的 LAST。对一项 20 000 例以上小儿区域阻滞数据库的回顾性分析发现，小儿区域阻滞 LAST 发生率低于 0.05%。LAST 最常见的原因是使用过量局麻药、意外血管内注药以及局麻药从注射部位快速吸收。婴儿是局麻药中毒的高危人群，阴茎背神经阻滞和骶管阻滞时局麻药中毒发生率最高[1]。本章内容可参考"第11章 局部麻醉药毒性"。

## 第一节 机 制

局麻药的血药浓度与药物从注药部位吸收入血的速率成正比，后者具有剂量依赖性和组织相关性。无论注射部位如何，局麻药剂量越高，其血药浓度也相应更高。不同组织局麻药吸收速率有所不同，吸收速率往往取决于局麻药接触的组织表面积大小和注射部位的血管丰富程度，血供丰富的区域注药后血药浓度较高。肋间神经阻滞时局麻药的血药浓度最高，随后依次为骶管阻滞、硬膜外阻滞、臂丛阻滞、坐骨神经阻滞、股神经阻滞。

局麻药的主要作用靶点为电压门控钠通道，阻断该通道中断了感觉和运动信号在轴突的传递。此外局麻药也抑制电压门控钙通道和钾通道、$Na^+$-$K^+ATP$ 酶以及其他通道和酶。局麻药在细胞内侧对通道实施阻断，因此需要局麻药分子首先以非离子形式穿过细胞膜磷脂双分子层。在较低浓度，局麻药对胞质蛋白酶信号的阻断由肿瘤坏死因子-α介导；而在较高浓度，局麻药能直接抑制其他位于线粒体内的通道、酶和受体，包括肉碱-酰基肉碱移位酶。

局麻药的心血管毒性由心脏传导抑制、心肌收缩功能障碍和全身血管阻力下降共同导致。布比卡因脂溶性强，与电压门控钠通道结合紧密，因此心脏毒性极强。布比卡因中毒可以发生在较低的血药浓度，药物在心肌线粒体蓄积，心肌线粒体中布比卡因浓度约为血药浓度的 6 倍以上。蓄积于线粒体的布比卡因抑制肉碱-酰基肉碱移位酶，继而影响心肌供能。

# 第二节 特殊群体的风险

## 一、婴儿

未与血浆蛋白结合的游离局麻药分子可以自由弥散通过细胞膜，参与局麻药毒性作用。因此血浆蛋白水平较低的儿童（如营养不良者或婴儿）由于体内 α1- 酸性糖蛋白水平较低，血中游离局麻药分子占比增加，有更高的 LAST 危险。婴儿不成熟的肝酶难以完全代谢局麻药，经尿排出的原型药物比例更高。例如在早产儿，43% 的甲哌卡因以原型药物经尿排出，而成人仅为 3.5%；20% 的利多卡因以原型药物经尿排出，而成人仅为 4%。总体上新生儿药物清除率低，至 6 ~ 9 个月时才接近成人水平。因此推荐 6 个月以下婴儿使用局麻药时剂量应减半，尤其新生儿。

## 二、肾病

局麻药仅小部分以原型药物经肾排泄，因此肾功能下降对于局麻药清除率的影响远低于肝功能不全。罗哌卡因的代谢产物为 3- 羟罗哌卡因和 2，6- 哌啶甲酰胺，后者具有心脏毒性。尿毒症儿童 2，6- 哌啶甲酰胺清除减慢，区域阻滞时宜减少罗哌卡因用量。

## 三、肝病

肝功能障碍减慢了酰胺类局麻药的清除。肝衰竭成年患者罗哌卡因的清除率仅为健康对照的 40%，但由于分布容积增加，单次区域阻滞时罗哌卡因的血药浓度峰值与健康对照并无显著差异。因此单次区域阻滞时无须减少罗哌卡因剂量。但由于罗哌卡因消除半衰期明显延长（可达健康对照的 4 倍），肝衰竭时连续输注罗哌卡因的稳态血药浓度为等速输注健康对照的 2 倍以上。利多卡因与罗哌卡因相似。尽管肝衰竭时利多卡因分布容积增加，但药物清除也有所下降，消除半衰期延长。肝功能不全儿童经区域阻滞导管连续输注酰胺类局麻药时，应谨慎使用间断快速注药并控制连续输注时间，推荐局麻药减量 10% ~ 50%，以避免血中药物蓄积。

## 四、心功能不全

心功能不全影响肝血流和局麻药代谢清除。心输出量下降也降低了药物的分布容积，使局麻药血药浓度升高。因此心功能不全儿童行区域阻滞时应减少局麻药用量。

# 第三节 临床表现和诊断

儿童在接受区域阻滞前会给予镇静或全身麻醉（全麻），因此可能掩盖局麻药中毒早期主观异常感觉和精神、行为异常表现，如躁动和头晕。一旦出现全身毒性反应，儿童可能首先表现为心律失常、低血压甚至心搏骤停等严重情况。局麻药中通常加入肾上腺素以帮助发现血管内注药，但由于婴儿基础心率较快，肾上腺素即使入血也不会显著提高心率，诊断敏感性有限。

LAST 的及时诊断和治疗有赖于在使用局麻药期间对局麻药中毒保持高度警惕。LAST 可能于单次注射时立即出现（血管内注药）或发生于其后 1 h 内（缓慢组织吸收）。所有儿童在注射局麻药期间以及注药后 30~45 min 均应监测血压、心电图和脉搏血氧饱和度，婴儿应监测 1 h。此外，当儿童出现任何 LAST 表现时，根据使用的局麻药种类，推荐连续监测 2~6 h，因为局麻药的心血管抑制作用可能持续存在或在治疗停止后复发。

一、中枢神经系统

中枢神经系统比心血管系统对局麻药更为敏感，因此中枢神经系统症状往往在心血管症状之前出现。局麻药影响中枢神经系统抑制性和兴奋性通路的平衡。在较低中毒浓度时，局麻药首先快速阻断抑制性神经通路的电压门控钠通道，表现兴奋性症状。因此，早期诊断 LAST 的重要手段是与清醒合作的儿童保持交流，早期发现头晕、口舌麻木、耳鸣或意识状态改变等前驱症状。随着局麻药血药浓度升高，可以出现严重的神经系统兴奋性症状，包括抽搐（68% 中毒患者的首发表现）、躁动（11%）和惊厥。当血药浓度继续升高，兴奋性通路也被抑制，儿童可表现为嗜睡、意识消失和呼吸停止（7%）。上述任一症状可能彼此结合，进展速度非常快。几乎 40% 的 LAST 病例表现为无前驱症状的突然抽搐发作，几分钟甚至几秒钟内进展到心搏骤停。如果局麻药剂量过大或直接血管内注药，儿童可能不出现任何中枢神经系统症状，直接表现为心搏骤停（11%）。

二、心血管系统

LAST 时心血管毒性的特征性表现是心脏传导抑制、心肌收缩功能障碍和全身血管阻力下降。早期心电图改变包括 ST 段抬高、T 波高尖、PR 间期和 QTc 间期延长，有时可观察到 QRS 波增宽（束支阻滞）；随着局麻药血药浓度进一步升高，可进展至顽固性心动过缓和（或）快速性心律失常。对自发起搏活动的抑制可能很快导致高度房室传导阻滞，进而心脏停搏。伴随心脏传导系统抑制，心肌收缩功能也受到抑制，血管运动控制机制紊乱（局麻药阻断外周血管离子通道），可能发生心源性休克和顽固性低血压。局麻药中毒初期，血管毒性尚不明显，因中枢神经系统兴奋表现为全身血管阻力增加和高血压，但伴随血药浓度进一步升高，血管毒性逐渐显现，全身血管阻力显著下降占据主导地位。

# 第四节 预 防

预防 LAST 最重要的一点在于无论哪一种区域阻滞操作均应对 LAST 保持高度警惕，

阻滞期间全面实施安全核查。超声引导区域阻滞期间核查内容包括针尖位置、回吸和药量，简称为"针、吸、药"。对于 LAST 高危人群应调整药量，如 6 个月以下婴儿（尤其新生儿）和肝功能不全儿童。

区域阻滞时 LAST 的预防措施总结于表 14-1。超声引导可以在阻滞时实时监测针尖注药位置、药液扩散，可以减少局麻药用量，血管可视化可避免意外血管穿刺，因此明显降低 LAST 危险。虽然肾上腺素提示局麻药血管内注射的敏感性有限，但有助于降低局麻药血药浓度峰值。成人静脉注射 10～15 μg 肾上腺素会导致明显心率和血压改变，心率增加超过 10 次/分提示血管内注药，应停止注药。儿童含肾上腺素的局麻药试验剂量为 0.1 ml/kg（浓度 1：200 000）。肾上腺素对于筋膜平面阻滞尤其适用，因为此类阻滞通常需要较大剂量和容量的局麻药。必须谨记的一点是，操作者在每次调整穿刺针位置、准备注药前，都应再次回吸，确认无血。

表 14-1　区域阻滞 LAST 预防措施

| 步骤 | 措施 |
| --- | --- |
| "针"——针尖位置 | 推荐超声引导，观察针尖位置正确，是否远离血管 |
| "吸"——回吸 | 确认回吸无血 |
| "药"——药量 | 核对局麻药剂量，避免高浓度<br>考虑加入肾上腺素<br>高危 LAST 者减量<br>多部位和多次阻滞时注意剂量相加效应<br>分次注药，注药压力 < 15 psi |
| 观察 | 超声下观察药液扩散<br>观察儿童反应 |

# 第五节　处　　理

## 一、支持性治疗

LAST 的处理取决于其严重性。症状轻微时可以等待局麻药血药浓度下降，毒性反应自行消退。LAST 处理时最重要的是保持呼吸道通畅和维持氧合（图 14-1），其次为纠正酸中毒和高钾血症。立即吸氧，因缺氧会加重局麻药中毒。为确保氧合以及防止二氧化碳潴留导致呼吸性酸中毒，气道管理也是首要的处理措施。立即控制抽搐，使用一线药如苯二氮䓬类药（咪达唑仑 0.1 mg/kg），如有条件避免低血压，也可静脉注射小量丙泊酚（0.5～1.5 mg/kg）。予以肌松药便于气管插管，也能终止肌阵挛和抽搐；肌阵挛和抽搐导致代谢性酸中毒和低氧血症，加重局麻药中毒。肌松药首选琥珀酰胆碱（0.5～1 mg/kg）。

确保呼吸道通畅、维持氧合后应立即支持心血管功能。LAST 抑制心血管功能，可能发生低血压，肾上腺素从小剂量开始，静脉首次剂量为 1 μg/kg，必要时连续输注。心律失常恶化、心动过缓或新发心脏阻滞可能预示即将出现心源性休克、心搏骤停。心搏骤停时应立即开始心肺复苏、胸外按压。因为脑和心脏局麻药毒性浓度的下降取决于脑和冠状动脉血流，有效胸外按压、维持心输出量对于脂肪乳剂治疗时药物到达脑和心脏至关重要。推荐 6 min 没有恢复自主循环时，应寻求心肺转流或体外膜肺氧合支持[1]。

推荐早期静脉输注 20% 脂肪乳剂治疗 LAST，可以降低局麻药血药浓度，降低进展到心源性休克的危险。脂肪乳剂治疗的启动时机包括新发心律失常、持续抽搐或中枢神经系统 / 心血管系统表现有恶化趋势。脂肪乳剂治疗的剂量和用药方案见图 14-1 LAST 处理流程。

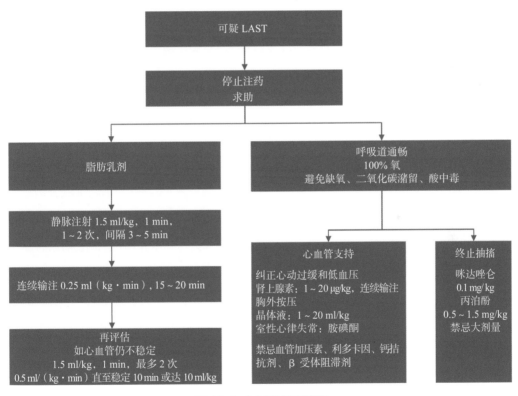

图 14-1　LAST 处理流程

## 二、LAST 心肺复苏

LAST 时心肺复苏与传统心肺复苏略有不同，因为心肌毒性的病理生理机制不同于其他原因的心源性休克。从优先级方面，第一，立即确保呼吸道通畅，避免缺氧和二氧化碳潴留，因呼吸性 / 代谢性酸中毒会加重局麻药毒性；第二，考虑使用脂肪乳剂去除毒性物质，即通过脂肪乳剂与血中游离局麻药结合，减少到达心脏的局麻药，避免或逆转心血管功能恶化；第三，确保有效的胸外按压，保证脂肪乳剂输送至冠状动脉和心肌，以降低局麻药组织浓度。

肾上腺素用于维持血流动力学稳定，但往往首次剂量（1 μg/kg）低于其他心肺复苏，从小剂量逐渐加量，而不是立即静脉注射 10 ~ 20 μg/kg 肾上腺素。

心室颤动 / 无脉室性心动过速治疗的一线药物是胺碘酮（5 mg/kg 静脉注射 20 ~ 60 min，可重复一次），避免使用利多卡因治疗室性心律失常，也不推荐用普鲁卡因胺治疗稳定的宽 QRS 波心动过速。血管加压素不推荐使用，动物模型中血管加压素与不良结局和肺出血相关。钙拮抗剂和 β 受体阻滞剂也应避免使用。

由于 LAST 所致心搏骤停为可逆性，因此可能需要长期胸外按压直至药物毒性浓度下降，正确处理时通常儿童转归良好。顽固性心搏骤停时，也可以使用静脉 - 动脉体外膜氧合，通过维持循环实现局麻药的再分布、代谢和清除，使局麻药血药浓度降低。

### 三、脂肪乳剂治疗的机制

静脉输注脂肪乳剂可以通过局麻药清除和非清除机制发挥作用。清除局麻药机制发生于最初快速静脉输注脂肪乳剂期间，脂肪乳剂在血液中创造了脂溶性空间"捕捉"局麻药。这一脂溶性空间提供了缓冲作用，便于局麻药从毒性敏感器官（如脑和心脏）再分布至其他储存和代谢器官（即肺、肌肉、脂肪组织、肝）。非清除机制指输注的脂肪乳剂直接作用于心脏和血管产生血流动力学影响。有证据支持脂肪乳剂能逆转局麻药对心肌脂肪酸氧化供能的抑制，从而增加心肌三磷酸腺苷储备，恢复心肌细胞的正常电生理和机械生理功能。脂肪乳剂以及游离脂肪酸增加也促进血管收缩，提升血压。此外，脂肪乳剂还具有重要的容量效应，通过增加前负荷稀释局麻药，进而改善心血管功能。

应注意的是，脂肪乳剂过量会导致脂肪过负荷综合征，临床表现类似创伤后脂肪栓塞表现，如肺通气 / 血流比值失调致低氧血症。

### 四、临床案例

脂肪乳剂可用于各种酰胺类局麻药中毒导致的心搏骤停，尤其布比卡因。

Ludot[2] 报道将脂肪乳剂用于 1 例 13 岁患儿，全麻下使用利多卡因和罗哌卡因行后路腰丛阻滞，注药后 15 min 出现宽 QRS 波室性心动过速，予以 20% 脂肪乳剂 3 ml/kg，输注后 2 min 心率降至 100 次 / 分以下，30 min 后心电图恢复正常。

Admani 等 [3] 报道将脂肪乳剂用于 1 例 3 个月、体重 5.9 kg 双侧腹股沟疝患儿。术毕于患儿双侧切口部位注射布比卡因和利多卡因合剂，5 min 后患儿开始全身抽搐，心电图由心动过缓进展至室早三联律、室性心动过速、心室颤动。立即静脉注射 9 ml（1.5 ml/kg）脂肪乳剂，随后以 0.25 ml/（kg·min）连续输注。虽然输注脂肪乳剂期间仍发作 3 次抽搐，但心电图逐渐转为窦性心动过速，脂肪乳剂连续输注 4 h 后停药，毒性表现无复发。

Musielak 等 [4] 报道将脂肪乳剂用于 1 例行取皮术的 6 岁烧伤患儿。皮下注射布比卡因和肾上腺素合剂后患儿心率减慢，随后停搏，立即开始心肺复苏，30 min 后注射脂肪乳剂

1.5 mg/kg，随后以 0.25 ml/（kg·min）连续输注，10 min 内心搏恢复，继续予以大剂量血管活性药维持血压，脂肪乳剂输注 6 h 后患儿恢复正常。

### 小结

- 局麻药全身毒性反应是可能威胁儿童生命的区域麻醉并发症，使用局麻药时应保持高度警惕，最有效的预防措施是针尖位置正确、确认回吸无血和药量正确。
- 局麻药中毒的一线治疗药是脂肪乳剂，静脉注射初始剂量为 1.5 ml/kg，随后以 0.25 ml/（kg·min）连续输注。

### 参考文献

[1] Singaravelu Ramesh A, Boretsky K. Local anesthetic systemic toxicity in children: a review of recent case reports and current literature. Reg Anesth Pain Med, 2021, 46 : 909-914.

[2] Ludot H, Tharin JY, Belouadah M, et al. Successful resuscitation after ropivacaine and lidocaine-induced ventricular arrhythmia following posterior lumbar plexus block in a child. Anesth Analg, 2008, 106: 1572-1574.

[3] Admani B, Essajee F. Successful resuscitation of a three month old child with intralipid infusion, presumed to have bupivacaine induced seizures and cardiovascular complications: case report. East Afr Med J, 2010, 87: 354-356.

[4] Musielak M, McCall J. Lipid rescue in a pediatric burn patient. J Burn Care Res, 2016, 37: e380-e382.

# 第**15**章 神经损伤

许增华 张建敏

围手术期神经损伤是一种少见但可能导致严重后果的围手术期并发症。区域阻滞在小儿麻醉管理和术后镇痛方面应用日益广泛，但临床证据表明区域阻滞也可能导致神经损伤[1]。了解区域阻滞导致神经损伤的原因，有助于提高小儿区域阻滞的安全性，降低神经损伤发生率。

## 第一节 神经解剖学

神经元是神经系统结构和功能的基本单位，每个神经元通常发出若干树突和一条轴突，最长的轴突可达 1 米以上。神经元较长的轴突和包在其外的神经胶质细胞（施万细胞）突起共同构成神经纤维。周围神经系统中，神经胶质细胞的突起呈单层包绕一个或多个神经元轴突成为神经膜。在一些神经元的轴突和神经膜之间，施万细胞突起进一步卷成多层，呈同心板层结构包绕轴突，称为髓鞘。由髓鞘和神经膜共同包裹的神经纤维称为有髓纤维，而仅为神经膜包裹的神经纤维称为无髓纤维。有髓纤维的髓鞘呈节段状包绕在轴突表面，直至神经末梢之前。相邻两髓鞘节段间的区域称为郎飞结，该处轴突裸露。神经冲动在有髓纤维中以跳跃方式传导，因此冲动传导速度快于无髓纤维。

周围神经由若干神经纤维聚集形成（图 15-1 和图 15-2）。每个神经纤维周围包绕着神经内膜。神经内膜是一层纤薄多孔的结缔组织网。若干神经纤维集合成神经束，束外由神经束膜包绕。神经束膜是一层较致密的结缔组织，由高度分化的鳞状细胞和胶原纤维构成，鳞状细胞间紧密连接，神经束膜可以起到神经 – 血管屏障作用，不易被针穿透。粗细不等的神经束集中构成了神经结构，由神经外膜包绕。神经外膜中邻近神经束的内层较疏松，内含营养神经的血管，而外层则相对致密且纤维化，形成神经坚韧的"外壳"。因此在区域阻滞进针过程中，穿刺针易将神经推开，而不是穿透神经外膜。但相对神经束膜，神经外膜可以被针穿透。

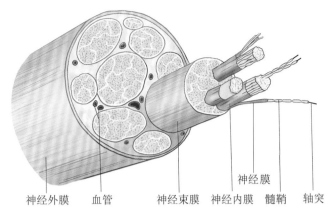

神经膜

神经外膜　　血管　　　　神经束膜　神经内膜　髓鞘　轴突

图 15-1　外周神经解剖

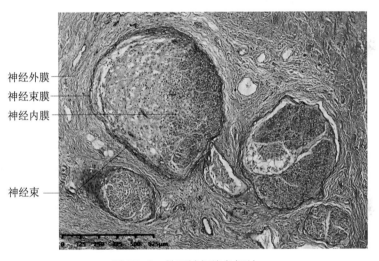

神经外膜——

神经束膜——

神经内膜——

神经束——

图 15-2　外周神经染色切片

# 第二节　区域阻滞与神经损伤

## 一、外周神经损伤的机制

围手术期诸多因素均可导致神经损伤，例如神经牵拉、压迫、低灌注、机械性损伤和暴露于神经毒性物质等，或者上述因素中某几种共同发挥作用。在很多神经损伤的报道中，并未发现明确的导致神经损伤的因素。神经损伤的病理生理学机制多为物理因素损害神经营养血管，导致神经内出血或神经内水肿，进而引起神经低灌注和缺血[2]。这会导致神经细胞在微观水平发生一系列功能异常，包括轴浆运输受损、轴突退行性变、施万细胞受损、髓鞘磷脂破坏、节段性脱髓鞘改变以及完全性瓦勒变性[3]。根据神经损伤程度和危险因素持续时间不同，这些病生理改变可以造成神经冲动暂时性或永久性传导障碍。

儿童术前即确诊或怀疑存在外周神经、脊神经根、脊髓或肌肉病变、低体温、贫血、低血压、低氧血症、电解质紊乱、营养不良、体重指数过高或过低、吸烟史和存在解剖变异等因素均会增加围手术期外周神经损伤的风险[3]。手术部位和类型、手术时间、儿童体位等手术相关因素也与外周神经损伤有关。

### 二、神经损伤与区域阻滞

动物模型研究显示，神经束膜内穿刺注药对神经的损伤程度远高于神经外膜内穿刺注药，而这两者对神经的损伤程度又高于神经外膜外注药，因此需避免神经内穿刺注药。受限于现有超声仪的分辨率，即使经验丰富的操作者也无法完全准确界定神经外膜，因此存在穿刺针意外刺入神经的风险。区域阻滞操作中一些可能会影响神经损伤发生的因素包括神经定位技术、全身麻醉（全麻）/镇静/清醒下操作、穿刺进针技术和穿刺针设计、注药压力、局部麻醉药（局麻药）和佐剂以及儿童术前身体状况。

（一）神经定位技术

异感法定位神经在临床上应用历史较久。超声研究证实，当穿刺针接触到神经后，患者产生异感的概率仅为 38%[4]，提示用异感作为定位神经的方法准确性较低。穿刺和注药过程中患者有异感或疼痛时，操作者应停止进针或注药，回撤穿刺针调整位置。

神经电刺激是临床常用的神经定位方法。超声研究证实，当穿刺针接触神经时，75%的患者会对 0.5 mA 及以下的刺激电流出现运动反应（肌肉收缩）[4]。当刺激电流小于0.2 mA 时仍能引出运动反应提示穿刺针位于神经内。临床上通常将刺激电流 0.3～0.5 mA时出现运动反应作为穿刺针邻近神经、可行局麻药注射的安全指标。因此神经电刺激既可定位神经，还可用来避免穿刺针进入神经内。

超声引导技术可对神经和穿刺针实时成像，因此理论上是一种可以防止神经内注药的可视化方法。由于围手术期神经损伤发生率总体很低，所以目前难以找到确凿证据显示超声引导技术定位神经的安全性优于其他方法，但超声引导仍是最具发展前景的操作方法。使用高分辨率超声仪有利于减少穿刺针接触神经，降低阻滞相关神经损伤风险。对于发现神经内注射，超声比注射压力监测更敏感[5]。采用超声引导、神经刺激、注射压力监测相结合的方法可以减少区域阻滞时针－神经接触、神经穿刺和穿刺针意外神经内注药的发生，从而预防神经损伤[6]。

（二）全麻、镇静或清醒下操作

儿童多数难以在清醒状态下配合完成区域阻滞操作，因此通常需要镇静或全麻。明确区域阻滞操作时儿童的意识状态（清醒、镇静或全麻）是否影响神经损伤并发症的发生对麻醉医师和儿童都具有重要意义。

Taenzer 等[7]回顾性分析了 53 564 例 18 岁以下区域阻滞患儿，观察术后神经系统并发症发生率，其中 40 229 例操作在非肌松全麻下完成，10 361 例在肌松全麻下完成，2 060 例在镇静下完成，869 例在清醒状态下完成。术后神经系统并发症总体发生率为 1.3/1 000（70/53 564），仅有 1 例患儿术后神经系统并发症持续时间超过 6 个月，所有患儿无阻滞相关运动功能障碍；全麻下阻滞的患儿术后神经系统并发症发生率为 0.93/1 000，低于清醒 / 镇静患儿（6.82/1 000），约为清醒 / 镇静患儿发生率的 1/7。对麻醉方法进行亚组分析显示，非肌松全麻下实施阻滞的患儿术后神经系统并发症发生率为 0.62/1 000，肌松全麻患儿为 2.4/1 000，镇静患儿为 8.3/1 000，清醒患儿为 3.4/1 000。年龄亚组分析中，年长患儿术后神经系统并发症发生率高于年幼者。作者认为，由于局麻药用量通常基于儿童的体重，当儿童体重达 30 ~ 40 kg 时，所使用的局麻药剂量已经接近成人，因此采用依据体重的药量计算公式在年长儿童可能导致药量偏大。此外，年长儿童更能清楚地表达轻度神经受损的症状，如持续麻木或异感，这可能是导致年长患儿术后神经系统并发症发生率高于年幼者的原因。总体上，该研究认为儿童在全麻下接受区域阻滞更为安全。Marhofer 等 [8] 也认为在全麻或深镇静下实施区域阻滞是安全的，并且有助于缓解儿童在穿刺过程中的紧张焦虑情绪。

（三）穿刺进针技术和穿刺针设计

实施超声引导区域阻滞时，探头扫描平面可选择神经长轴或短轴平面，进针技术可采用平面内或平面外技术。目前暂无临床数据显示采用神经短轴或长轴切面在神经损伤方面的差异。多数超声引导区域阻滞研究均采用神经短轴切面和平面内进针技术。平面内进针技术可使操作者看到穿刺针全长，尤其可看到针尖位置，还可以实时观察注药后局麻药在神经或神经束周围的扩散情况。

区域阻滞操作中，穿刺针针尖可直接对神经造成机械性损伤。动物实验中，斜面为 45° 的针尖所引起的神经丛损伤轻于斜面为 14° 的针尖 [9]，提示针尖越锐利，越容易刺伤神经，针尖越平钝，越易于将神经推开而减少神经损伤。目前市售的多数区域阻滞套件均采用尖端较钝的穿刺针。此外，具有超声显影涂层和采用表面蚀刻技术的穿刺针可以增强超声下穿刺针的显影效果，有利于清晰显示穿刺针路径，避免神经损伤。

（四）注射压力

注射压力监测是近年来被提倡的区域阻滞相关概念和技术。对于发现神经损伤，它并不是一项特异性很高的指标，但对于发现是否存在神经内注药，它较为敏感 [10]。目前的动物和尸体解剖研究表明，神经内注药所需的压力高于神经外注药。排除穿刺针尖触及筋膜结构或栓子堵塞穿刺针的前提下，注射压力 > 15 psi 提示可能存在神经内注药，有可能造成神经组织结构损伤和功能破坏；注射压力 < 15 psi 时，提示针尖位于神经外，可以安全注药。

临床上操作者主观上通常无法准确判断注射压力，尤其使用量程较小的注射器时容易产生较高压强。目前已有市售的区域阻滞专用压力监测装置，通过显示注射压力范围或当压力过高时自动阻塞注射通路等手段，起到限制注射压力的作用（图 15-3）。尚需大样

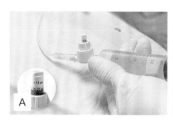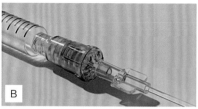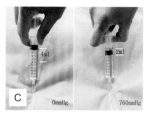

图 15-3　注射压力监测装置

A. 贝朗压力指示器，随注射压力升高活塞抬起；B. Pajunk 限压阀，压力超过 15 psi 限压阀关闭；
C. 压缩空气法，760 mmHg≈15 psi

本临床研究验证注射压力监测装置对于预防神经内注药、降低神经损伤发生率的效果。

（五）局麻药和佐剂

临床实践证实，目前市售的多种局麻药均可安全用于小儿区域阻滞。但所有的局麻药都有潜在的神经毒性，作用机制包括增加细胞内钙离子含量、抑制线粒体功能、干扰细胞磷脂膜和诱导细胞凋亡。离体实验证实，注射至神经周围的局麻药会造成神经纤维损伤和水肿。局麻药浓度越高、局部作用时间越长以及穿刺针对神经外膜机械性损伤越重，局麻药的神经毒性越强。

神经束膜和神经外膜是局麻药进入神经纤维的天然屏障。神经内注药扰乱了神经微循环，可能导致神经轴突发生缺血性损伤。局麻药注射进神经外膜时，会引起神经外膜通透性改变和神经束水肿，导致神经纤维受压，神经内血流减少，此效应呈剂量依赖性。将局麻药注射至神经束膜内会显著减少神经血流。局麻药中加入肾上腺素会进一步减少神经供血。

离体细胞模型证实，右美托咪定、可乐定和地塞米松作为局麻药佐剂均未增强局麻药的神经毒性。咪达唑仑佐剂增强罗哌卡因对外周神经的毒性作用，即使使用较低浓度的咪达唑仑也是如此。

（六）血肿和后遗症

区域阻滞时意外刺破血管相对常见。外周部位血肿引起的严重并发症较为罕见，仅一项研究报道了严重不良后果，1 例患儿阴茎背神经阻滞时发生血肿导致阴茎勃起功能障碍。近期的回顾性研究显示，阴茎背神经阻滞时出现的血肿并不会导致严重后遗症。此外，1 例 6 岁患儿髂腹下神经阻滞后发生肠壁血肿，但随后自行消失，没有明显后遗症。

# 第三节　临床诊断和处理

儿童围手术期外周神经损伤往往不能及时发现和诊断。儿童和家长通常在术后若干天甚至数周后才意识到外周神经损伤，这是由于术后几天内出现的神经损伤症状多被认为与麻醉药残留、术后疼痛和使用镇痛药有关，并且儿童和家长主要关注术后功能康复等其他方面。直到术后数天或数周，儿童和家长意识到肢体仍存在异感（感觉异常、疼痛或麻木）或肌力低下等症状时，才考虑可能存在神经损伤。

可疑术后神经损伤儿童的评估流程见表 15-1。接诊医师对于此类儿童应详细了解病史、麻醉和手术史，细致记录儿童肢体出现异感或肌力异常、大小便失控的时间，了解累及范围和严重程度，并对脊神经和脑神经支配的感觉和运动区域进行系统查体，判断是否需要门诊随诊或住院治疗。基础化验检查包括血常规、肝肾功能、电解质、血糖、维生素 $B_{12}$ 水平和甲状腺功能。必要时可请神经内科医师会诊，做进一步专业检查，包括特定血液学指标、神经传导功能检查、肌电图、磁共振成像和神经活检。从神经损伤到神经完全退行性变需要近 2 周时间，因此术后 2 周内的神经传导相关检查和肌电图结果可能出现假阴性，通常建议此类检查延迟至术后 2 周以后[11]。

若检查结果提示神经损伤发生于围手术期，下一步要判断神经损伤的具体原因，是否与麻醉操作有关（表 15-1）。围手术期严重神经损伤通常由手术机械性损伤或术中牵拉神经所致，而非麻醉技术或儿童体位。在鉴别儿童神经损伤症状是否与区域阻滞直接相关时，需考虑儿童术前是否存在可导致神经病变的危险因素，如糖尿病相关外周神经病变、脊神经根、脊髓和肌肉病变，并与之鉴别。普通人群外周神经病变发生率达 2%～8%，2 型糖尿病儿童外周神经病变发生率高达 26%，1 型糖尿病儿童更高，可达 58%，因此，儿童术前即存在外周神经病变的情况不容忽视。

表 15-1　术后可疑神经损伤儿童的评估流程

常规术后随访，识别神经功能障碍
发现新发感觉运动障碍或原有感觉运动障碍加重
　　病史评估和体格检查，明确感觉或运动异常累及的范围和严重程度
　　基础化验检查和神经专科检查，如肌电图和磁共振成像
　　发现损伤部位，推测可能原因：基础神经病变，外科原因，麻醉原因

考虑外科原因
　　手术对神经结构的损伤，如拉钩、手术刀或手术部位张力
　　手术部位注射长效局麻药
　　骨筋膜室综合征：伤口周围敷料或石膏，手术区域水肿和（或）出血
　　术中血管损伤引起神经损伤（如胸主动脉瘤修复术后出现脊髓损伤）
　　体位安置不当致神经受压（如腓骨小头受压致腓总神经损伤）或牵拉（如在开胸手术中肩关节过伸导致臂丛牵拉）

考虑麻醉原因
　　回顾本次麻醉过程和既往麻醉史
　　局麻药种类和剂量（高浓度可能增加神经损伤风险）
　　清醒儿童进针和注药时是否发生感觉异常（如有，提示可能神经损伤）
　　区域阻滞作用时间（长时间阻滞可能导致神经损伤）

围手术期神经损伤的治疗主要有以下 3 个目标。第一，治疗可能导致神经损伤的疾病；第二，缓解神经损伤所致临床表现和主观不适；第三，安抚并告知儿童和家长神经损伤的病情和治疗方案。多数情况下，儿童围手术期神经损伤只需对症和支持治疗，无须外科干预。如果考虑神经损伤由神经营养血管出血、血肿压迫所致，需要紧急手术解除压迫。脊髓压迫症状体征必须紧急处理（6 ~ 12 h 内），否则可能永久性截瘫或四肢瘫。计算机断层扫描和磁共振成像等影像学检查有助于发现可能压迫神经的血肿、水肿或纤维组织等异常情况。对症和支持治疗包括按摩、夹板固定、支具、理疗和药物治疗。如上述治疗无效，可转诊骨科、神经外科或整形科行外周神经减压手术。严重脊髓损伤（3 ~ 6 个月复查肌电图提示神经功能无恢复）应考虑外科治疗。

# 第四节　预　　防

预防区域阻滞相关神经损伤的关键在于根据区域阻滞适应证和禁忌证合理选择阻滞技术。小儿外科常见手术可采用的区域阻滞技术见"第 2 章　小儿区域麻醉的现状和研究进展：表 2-2"。小儿区域阻滞禁忌证见"第 2 章　小儿区域麻醉的现状和研究进展：表 2-3"。

推荐区域阻滞操作在全麻下实施，使用短斜面穿刺针，超声引导实现针尖可视化，注射压力＜ 15 psi。

---

### 小结

- 超声引导区域阻滞导致神经损伤的发生率极低，儿童术后出现神经损伤应积极寻找区域阻滞以外的其他原因或危险因素。
- 区域阻滞操作前应详细了解儿童有无发生术后神经损伤的高危因素，并向儿童和（或）家长告知区域阻滞相关的获益和风险。
- 小儿区域阻滞相关围手术期神经损伤的预防因素包括合理选择阻滞技术、全麻、短斜面穿刺针、超声引导实现针尖可视化和注射压力＜ 15 psi。

---

### 参考文献

[1] Kent CD, Stephens LS, Posner KL, et al. What adverse events and injuries are cited in anesthesia malpractice claims for nonspine orthopaedic surgery? Clin Orthop Relat Res, 2017, 475: 2941-2951.

[2] Sawyer RJ, Richmond MN, Hickey JD, et al. Peripheral nerve injuries associated with anaesthesia. Anaesthesia, 2000, 55: 980-991.

[3] Hewson DW, Bedforth NM, Hardman JG. Peripheral nerve injury arising in anaesthesia practice. Anaesthesia, 2018, 73: 51-60.

[4] Perlas A, Niazi A, Mccartney C, et al. The sensitivity of motor response to nerve stimulation and paresthesia for nerve localization as evaluated by ultrasound. Reg Anesth Pain Med, 2006, 31: 445-450.

[5] Goffin P, Mejia J, Prats-Galino A, et al. Ultrasound is better than injection pressure monitoring detecting the low-volume intraneural injection. Reg Anesth Pain Med, 2022: 103759.

[6] Coudray A, Choquet O, Swisser F, et al. Combination of real-time needle-tip pressure sensing and minimal intensity stimulation limits unintentional intraneural injection during an ultrasound-guided peripheral nerve block procedure: a randomized, parallel group, controlled trial. J Clin Anesth, 2021, 74: 110420.

[7] Taenzer AH, Walker BJ, Bosenberg AT, et al. Asleep versus awake: does it matter? Pediatric regional block complications by patient state: a report from the Pediatric Regional Anesthesia Network. Reg Anesth Pain Med, 2014, 39: 279-283.

[8] Marhofer P. Regional blocks carried out during general anesthesia or deep sedation: myths and facts. Curr Opin Anaesthesiol, 2017, 30: 621-626.

[9] Selander D, Dhuner KG, Lundborg G. Peripheral nerve injury due to injection needles used for regional anesthesia. An experimental study of the acute effects of needle point trauma. Acta Anaesthesiol Scand, 1977, 21: 182-188.

[10] Rambhia M, Gadsden J. Pressure monitoring: The evidence so far. Best Pract Res Clin Anaesthesiol, 2019, 33: 47-56.

[11] Winfree CJ, Kline DG. Intraoperative positioning nerve injuries. Surg Neurol, 2005, 63: 5-18.

# 第五篇　上肢阻滞

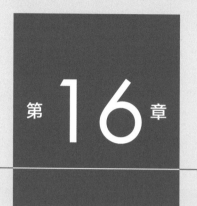

第一**16**章　超声引导肌间沟臂丛阻滞

孙盈盈

肌间沟臂丛阻滞是将局部麻醉药（局麻药）注射至颈部前斜角肌和中斜角肌之间的肌间沟内，在肌间沟内有臂丛走行，药液在肌间沟内扩散，阻滞同侧臂丛神经根和近端神经干。肌间沟臂丛阻滞可实现肩部和上臂感觉运动阻滞，因此临床上主要适用于肩部和上臂手术的麻醉与围手术期镇痛。肌间沟臂丛阻滞可能对低位臂丛神经根效果欠佳，但能同时阻滞腋神经与肌皮神经，而腋路臂丛阻滞需单独阻滞肌皮神经。

## 第一节　临床解剖

臂丛主要由 C5～T1 脊神经前支组成，部分人群的臂丛也有 C4 和 T2 脊神经前支发出的小分支参与。脊神经前支自椎间孔发出后，走行于颈椎横突前结节和后结节之间的骨质表面，向外下进入前、中斜角肌之间。在颈部前斜角肌和中斜角肌之间的肌间沟内，神经根合并为上、中、下 3 干，向外下延伸至第 1 肋，通常 C5 和 C6 组成上干，C7 为中干，C8 和 T1 组成下干（图 16-1）。各神经干继续向外下走行为束、股和终末分支（见第18 章　超声引导锁骨上臂丛阻滞）。臂丛支配大部分肩部和上肢的运动和感觉，肩部部分区域也受颈丛支配，而上臂内侧由第 2 肋间神经的分支——肋间臂神经支配。

在颈部区域，臂丛周围毗邻多个血管且解剖变异多见。椎动脉起自锁骨下动脉上壁，在颈长肌和前斜角肌之间向后上行，在颈总动脉和椎静脉后方与甲状腺下动脉交叉，继而向上穿经 C6 以上的横突孔入颅。甲状颈干在椎动脉外侧起自锁骨下动脉，分为甲状腺下动脉、肩胛上动脉和颈横浅动脉。甲状腺下动脉发出后呈弓形横过颈总动脉后方，分支进

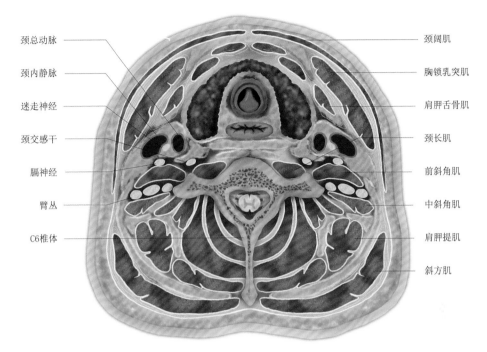

颈总动脉

颈内静脉

迷走神经

颈交感干

膈神经

臂丛

C6椎体

颈阔肌

胸锁乳突肌

肩胛舌骨肌

颈长肌

前斜角肌

中斜角肌

肩胛提肌

斜方肌

图 16-1　颈部解剖

入甲状腺两叶下端背面；肩胛上动脉通过胸锁乳突肌与前斜角肌之间向外行至锁骨后面；颈横浅动脉发出后从 C5 脊神经前支或上干前上方跨越。颈横深动脉也起自锁骨下动脉，从臂丛（多数在中、下干之间）之间穿越，向外侧走行。肩胛背动脉发自颈横深动脉或锁骨下动脉，向外侧穿过臂丛，经中斜角肌前方至肩胛提肌深面。

　　膈神经由 C3～C5 脊神经前支发出，先行于前斜角肌上端外侧，继而沿该肌表面下降至内侧，随后进入胸腔。胸长神经发自臂丛根部，由 C5～C7 纤维组成，走行于中斜角肌内或表面，随后沿胸侧壁下行支配前锯肌；肩胛背神经由 C5 和部分 C6 纤维组成，穿经中斜角肌（常紧邻胸长神经），斜向后下方支配肩胛提肌和菱形肌，肌间沟臂丛阻滞时有损伤二者风险。迷走神经在颈部肌间沟水平位于颈总动脉与颈内静脉之间的后方。其分支喉返神经于右锁骨下动脉第一段（前斜角肌内侧部分）（右侧）或主动脉弓（左侧）前方发出，绕至血管后面，上行于气管、食管间沟。颈交感干位于颈动脉鞘后方偏外侧、颈椎横突前方。颈中神经节平 C6，颈下神经节位于 C7 横突根部与第 1 肋骨颈之间、椎动脉后方。此节常与 T1 神经节合并为星状神经节。颈中神经节和星状神经节发出支配头面、颈部、上肢和心脏的节后交感纤维。

　　臂丛阻滞可分为 4 种入路：肌间沟、锁骨上、锁骨下和腋窝入路。由近及远分别于臂丛的不同水平实施阻滞。肌间沟入路阻滞臂丛各脊神经根 / 神经干，锁骨上入路阻滞臂丛各神经干 / 股，锁骨下入路阻滞臂丛各束，腋路阻滞臂丛各终末分支。

# 第二节 实 施

## 一、体位

仰卧，头偏向对侧。

## 二、探头及穿刺针选择

由于儿童头部较大，颈短，实施肌间沟臂丛阻滞时操作空间较小，使用小儿曲棍球棒线阵探头（25 mm，6~13 MHz）为宜，年长者可使用成人线阵探头。50 mm、22~25 G 穿刺针。

## 三、超声图像

一种超声扫描方法是探头在锁骨上窝行冠状面扫描，可见锁骨下动脉和臂丛。向上追踪臂丛至环状软骨水平，横向扫描可发现臂丛 C5~C7 神经根（C5 或 C6 神经根可为双支，或 C5、C6 已汇合成上干），神经根呈串珠状圆形低回声，被前、中斜角肌包夹。与成人不同，儿童臂丛神经根在肌间沟内的排列不规则。臂丛旁可见颈总动脉和颈内静脉，胸锁乳突肌覆盖其上方。另一种扫描方法是在胸骨上方、颈部中段横向扫描，环状软骨可作为识别 C6 椎体水平的标志。缓慢向一侧移动探头，依次可见颈总动脉，颈内静脉，前、中斜角肌，臂丛位于前、中斜角肌之间。

超声图像上，臂丛呈多个独立的圆形或椭圆形低回声结构，呈串珠状排列（图 16-2）；胸锁乳突肌呈三角形，覆盖在颈内静脉和颈总动脉表面。颈总动脉和颈内静脉均为无回声结构，颈总动脉呈圆形，可见搏动；颈内静脉位于动脉外上方，呈椭圆形，受压易塌陷。血管外侧、胸锁乳突肌后方为前斜角肌，向后外侧依次为中、后斜角肌。探头略向足侧倾斜，可显示 C7 横突，C7 横突长，前结节退化，仅有后结节，因此容易鉴别。椎动脉距离 C7 脊神经根较近，应避免损伤（图 16-3）。

## 四、操作步骤

超声扫描辨识臂丛，采用平面内进针技术。从探头外侧进针，避开颈外静脉，穿过中斜角肌，针尖朝向臂丛方向，使穿刺针与声束对齐。通常由外侧向内侧进针，但如果儿童颈部细小，放置探头受限，也可由内侧向外侧进针。穿刺针应始终对准神经根（干）之间，而不是直接对准神经根（干），避免意外损伤神经（图 16-4）。可采用单点注射法或 2 点注射法。2 点注射法为：针尖到达中、下神经根（干）之间，回吸无血和气体后注入 50% 局麻药，注药时必须无阻力，药液呈液性暗区包围中、下神经根（干）；随后稍退针，调整进针角度使针尖位于上、中神经根（干）之间，回吸无血后注入剩余局麻药。年幼儿童可行单点注射，针尖位于上、中神经根（干）之间或中、下神经根（干）之间。

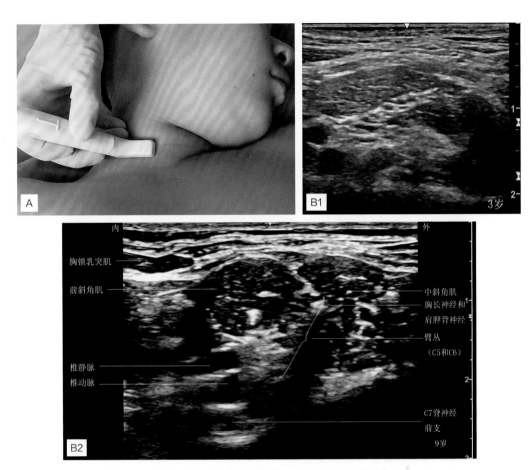

图 16-2　肌间沟臂丛阻滞扫描方法和超声图像
A. 扫描方法；B. 横断面超声图像：B1，3 岁；B2，9 岁

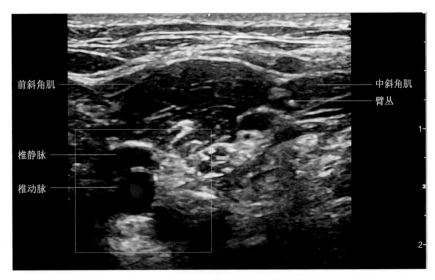

图 16-3　肌间沟臂丛与椎动脉的关系

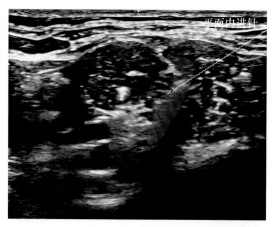

图 16-4　肌间沟臂丛阻滞注药位点和局麻药扩散

# 第三节　临床应用和循证医学

## 一、阻滞机制

肌间沟是一个非常狭窄的区域，为腹侧的前斜角肌和背侧的中斜角肌所包围，内侧与硬膜外腔相延续。肌间沟由疏松的脂肪和结缔组织填充，容纳 C5～T1 脊神经前支。肌间沟臂丛阻滞时，局麻药在肌间沟内扩散，进而阻滞 C5～T1 脊神经前支（C5 和 C6 为主）。

椎前筋膜覆盖局部神经结构和椎前肌（颈部长肌和斜角肌），前、中斜角肌、肌间沟处臂丛和膈神经均位于椎前筋膜深方。因此，注入肌间沟的局麻药在充满疏松结缔组织的间隙内扩散，可能导致与臂丛邻近的膈神经、喉返神经、颈交感干或心交感神经阻滞。肌间沟臂丛阻滞由外侧向内侧进针时也可能损伤走行于中斜角肌内的胸长神经和肩胛背神经。

## 二、临床应用和循证医学

多项临床试验和病例报告已将肌间沟臂丛阻滞成功应用于小儿肩部和上臂手术麻醉和围手术期镇痛，可以减少术后阿片类药用量，降低疼痛评分，提高儿童和家长满意度。

（一）肌间沟臂丛阻滞不同注射方法

臂丛的分支可被横穿前、中斜角肌间隙的血管分隔在不同的隔室内，可能需要多点注射才能获得完善的臂丛阻滞。超声引导肌间沟臂丛阻滞在肩部手术中有较高的成功率，但目前尚不清楚多点注射是否优于单点注射，尚无在儿童群体比较肌间沟臂丛阻滞不同注射方法的研究。Wang 等[1]的前瞻性研究比较了肌间沟臂丛阻滞单点注射（臂丛中段）和 3 点注射（臂丛上、中、下部）在成人肩关节镜手术的有效性和安全性，与单点注射相比，3 点注射时 10 min 后感觉和运动阻滞更完善，且肌间沟内局麻药扩散区域更靠背侧，可能使低位神经根 / 干阻滞更完全，尺神经阻滞成功率更高；3 点注射的运动和感觉阻滞时间也更长，术后镇痛效果更好。因此多点注射可能比单点注射更适用于肌间沟臂丛阻滞。年幼儿童臂丛各神经根之间的分隔不完整，单点注射即可。

（二）连续肌间沟臂丛阻滞

Burgoyne 等 [2] 报道了 1 例 8 岁右肱骨毛细血管扩张性肉瘤致骨折患儿行超声引导肌间沟臂丛阻滞置管和术后镇痛，输注 0.2% 罗哌卡因 6 ml/h 连续镇痛 36 天，患儿疼痛控制良好，无感染等并发症。Visoiu 等 [3] 观察了连续肌间沟臂丛阻滞在 50 例上肢手术患儿出院后的镇痛效果，与口服镇痛药合用时，连续肌间沟臂丛阻滞可以提供安全有效的术后院外镇痛。

（三）佐剂

已有多种局麻药佐剂用于成人肌间沟臂丛阻滞，其目的在于改善镇痛效果，延长阻滞时间，促进术后恢复 [4-6]。Hussein 等 [7] 对成年患者臂丛阻滞的荟萃分析发现，在臂丛阻滞局麻药中加入右美托咪定可以使镇痛时间平均延长 289 min。目前尚无在儿童群体观察右美托咪定对肌间沟臂丛阻滞效果影响的研究。欧洲区域麻醉和疼痛治疗学会以及美国区域麻醉和疼痛医学会认为，小儿肌间沟臂丛阻滞佐剂采用 α2 肾上腺素受体激动剂（如右美托咪定）可以延长臂丛阻滞的作用时间 [8]。

（四）病例报告

Ergönenç 等 [9] 报道了 1 例 18 个月、12 kg 患儿行右肱骨髁上骨折手术，静脉注射氯胺酮和咪达唑仑后实施超声引导肌间沟臂丛阻滞，局麻药为 2% 利多卡因 4 mg/kg 和 0.5% 布比卡因 1.5 mg/kg 合剂，容量 6 ml。注药 14 min 后阻滞起效，手术期间没有使用其他镇静镇痛药，术后超声检查未发现血肿或气胸，患儿术后镇痛接近 10 h，未出现缺氧或呼吸窘迫症状。Lee 等 [10] 报道 1 例 17 个月、14 kg 急性药物性肝炎患儿在超声引导肌间沟臂丛阻滞下行肱骨外髁骨折复位术，静脉注射芬太尼和硫喷妥钠后于肌间沟注入 0.5% 罗哌卡因 1.5 ml，术中顺利，患儿术后没有使用其他镇静镇痛药，未发生阻滞相关并发症。Bjorklund 等 [11] 成功将椎管内麻醉联合肌间沟臂丛阻滞用于游离皮瓣移植儿童，为小儿显微手术的麻醉提供一种可行选择。

### 三、药物用量

超声技术的应用使臂丛阻滞在减少进针次数的同时，局麻药用量显著减少，药物浓度降低，麻醉和镇痛效果更为完善 [12]。既往研究显示，成年患者行超声引导肌间沟臂丛阻滞时，0.75% 罗哌卡因 5 ml、臂丛 3 干各 1.7 ml 可提供满意的麻醉效果，这一剂量可以作为超声引导臂丛阻滞的最低有效剂量 [13]。Vandepitte 等 [14] 的研究表明，为满足手术肌松和阻滞适时起效，肌间沟臂丛阻滞时需注入 0.75% 罗哌卡因至少 7 ml。小儿肌间沟臂丛阻滞目前尚无统一的用药方案。根据预期阻滞程度（肌松或镇痛），可使用 0.25%～0.5% 布比卡因或 0.2%～0.5% 罗哌卡因。欧洲区域麻醉和疼痛治疗学会以及美国区域麻醉和疼痛医学会建议，小儿肌间沟臂丛阻滞时局麻药单次注射剂量为布比卡因、左布比卡因或罗哌卡因 0.5 ~ 1.5 mg/kg（浓度 0.2% 时 0.25 ~ 0.75 ml/kg），置管连续镇痛时输注剂量为 0.2% 布比卡因或罗哌卡因 0.1 ~ 0.3 mg/（kg·h）[8]。当联合多种区域阻滞时，布比卡因累积剂量不宜超过 2.5 mg/kg，罗哌卡因不宜超过 3 mg/kg。

### 四、并发症

肌间沟臂丛阻滞的常见并发症为霍纳综合征（颈部交感神经阻滞致同侧上睑下垂、瞳孔缩小和同侧多汗）和膈神经阻滞（可致呼吸窘迫），罕见但可危及生命的严重并发症为颈髓损伤。

半膈麻痹是近端臂丛阻滞最常见但短暂的不良反应，导致呼吸功能短暂下降约 20%，其机制为局麻药在椎前筋膜深方内向扩散至膈神经或近端扩散至 C3 ~ C5 脊神经前支（图 16-5）。合并严重基础呼吸功能障碍、不能耐受 20% 呼吸功能下降的儿童应选择其他更靠近肢体侧的臂丛阻滞入路。成年患者臂丛阻滞时膈神经阻滞发生率很高，锁骨上入路和肌间沟入路臂丛阻滞时短暂膈麻痹的发生率约为 50% ~ 100%。既往还报道过 1 例肌间沟臂丛阻滞患者发生持续膈麻痹。但在儿童群体，肌间沟臂丛阻滞后膈麻痹少有报道，儿童群体更多选择腋路或锁骨下入路阻滞可能是导致缺乏相关膈麻痹并发症报道的原因。一项超过 2 000 例患儿的区域阻滞研究中，仅有少数患儿采用肌间沟入路和锁骨上入路臂丛阻滞。最近的一项研究表明，成人肌间沟臂丛阻滞使用低容量（5 ml）局麻药可以避免膈神经阻滞[15]。

美国区域麻醉和疼痛医学会发布的全身麻醉（全麻）患者区域麻醉指南建议，患者处于全麻状态时不宜行肌间沟臂丛阻滞。美国小儿区域麻醉网络数据库中关于肌间沟臂丛阻滞的数据显示，518 例肌间沟臂丛阻滞患儿术后均未出现神经损伤症状或阻滞相关并发症，其中 390 例阻滞在全麻下进行，123 例在镇静或清醒下进行[16]。因此，儿童行全麻下肌间沟臂丛阻滞与成人清醒状态下阻滞同样安全。

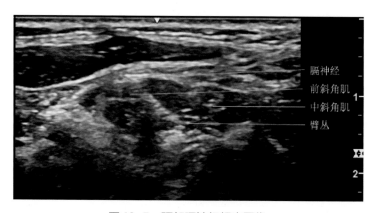

膈神经
前斜角肌
中斜角肌
臂丛

图 16-5　颈部膈神经超声图像

**小结**

- 颈部富含血管且解剖变异多见，穿刺前应使用彩色多普勒扫描穿刺针路径上可能存在的血管，尤其注意避开椎动脉和甲状颈干分支。

- 臂丛的分支可被横穿前、中斜角肌间隙的血管分隔在不同的隔室内，可能需要多点注射才能获得完善的臂丛阻滞。年幼儿童单点注射即可。

- 穿刺针针尖应始终朝向神经根（干）之间，而非直接对准神经根（干），以降低意外神经损伤的风险。

- 肩胛背神经和胸长神经通常穿经中斜角肌或走行于中斜角肌表面，有损伤危险。

**参考文献**

[1] Wang CJ, Ge YL, Gao J, et al. Comparison of single- and triple-injection methods for ultrasound-guided interscalene brachial plexus blockade. Exp Ther Med, 2018, 15: 3006-3011.

[2] Burgoyne LL, Pereiras LA, Bertani LA, et al. Long-term use of nerve block catheters in paediatric patients with cancer related pathologic fractures. Anaesth Intensive Care, 2012, 40: 710-713.

[3] Visoiu M, Joy LN, Grudziak JS, et al. The effectiveness of ambulatory continuous peripheral nerve blocks for postoperative pain management in children and adolescents. Paediatr Anaesth, 2014, 24: 1141-1148.

[4] Kahn RL, Cheng J, Gadulov Y, et al. Perineural low-dose dexamethasone prolongs interscalene block analgesia with bupivacaine compared with systemic dexamethasone: a randomized trial. Reg Anesth Pain Med, 2018, 43: 572-579.

[5] Elbahrawy K, El-Deeb A. Dexamethasone versus ketamine in the interscalene block in patients undergoing arthroscopic shoulder surgery: a randomized double-blinded study. Asian J Anesthesiol, 2018, 56: 136-142.

[6] Albrecht E, Reynvoet M, Fournier N, et al. Dose–response relationship of perineural dexamethasone for interscalene brachial plexus block: a randomized, controlled, triple-blind trial. Anaesthesia, 2019, 74: 1001-1008.

[7] Hussein N, Grzywacz VP, Ferreri CA, et al. Investigating the efficacy of dexmedetomidine as an adjuvant to local anesthesia in brachial plexus block: a systematic review and meta-analysis of 18 trials. Reg Anesth Pain Med, 2017, 17: 184-196.

[8] Suresh S, Ecoffey C, Bosenberg A, et al. The European Society of Regional Anaesthesia and Pain Therapy/American Society of Regional Anesthesia and Pain Medicine recommendations on local anesthetics and adjuvants dosage in pediatric regional anesthesia. Reg Anesth Pain Med, 2018, 43: 211-216.

[9] Ergönenç T, Can H, Gökhan Beyaz S. Ultrasound-guided interscalene brachial plexus block in a child with acute upper respiratory infection: A case report. Anaesthesist, 2017, 66: 782-785.

[10] Lee JH, Kim YR, Yu HK, et al. Ultrasound-guided interscalene brachial plexus block in a

pediatric patient with acute hepatitis -A case report. Korean J Anesthesiol, 2012, 62: 568-570.

[11] Bjorklund KA, Venkatramani H, Venkateshwaran G, et al. Regional anesthesia alone for pediatric free flaps. J Plast Reconstr Aesthet Surg, 2015, 68: 705-708.

[12] Takeda A, Ferraro LH, Rezende AH, et al. Minimum effective concentration of bupivacaine for axillary brachial plexus block guided by ultrasound. Rev Bras Anesthesiol, 2015, 65: 163-169.

[13] Gautier P, Vandepitte C, Ramquet C, et al. The minimum effective anesthetic volume of 0.75% ropivacaine in ultrasound-guided interscalene brachial plexus block. Anesth Analg, 2011, 113: 951-955.

[14] Vandepitte C, Gautier P, Xu D, et al. Effective volume of ropivacaine 0.75% through a catheter required for interscalene brachial plexus blockade. Anesthesiology, 2013, 118: 863-867.

[15] Cros Campoy J, Domingo Bosch O, Pomés J, et al. Upper trunk block for shoulder analgesia with potential phrenic nerve sparing: a preliminary anatomical report. Reg Anesth Pain Med, 2019, 44: 872-874.

[16] Taenzer A, Walker BJ, Bosenberg AT, et al. Interscalene brachial plexus blocks under general anesthesia in children: Is this safe practice? A report from the Pediatric Regional Anesthesia Network (PRAN). Reg Anesth Pain Med, 2014, 39: 502-505.

# 第17章 超声引导肩部神经阻滞

宋琳琳

肩部神经阻滞通过阻滞支配肩关节的臂丛远端分支实现肩关节镇痛，适用于肌间沟阻滞禁忌患者的肩部镇痛。肩部神经阻滞保留上肢运动功能，避免膈神经阻滞，不影响呼吸功能，因此尤其适用于合并呼吸功能不全、难以耐受 20% 以上肺活量下降的儿童[1]。

## 第一节　临床解剖

肩关节前上、后上和前下部以及肩峰下滑囊的伤害性受体分布密度最高[2]。肩关节神经支配复杂，涉及多个臂丛分支（图 17-1）。

肩胛上神经（C5~C6）为混合性神经，源自臂丛上干，向后外侧行至颈后三角（锁骨、胸锁乳突肌后缘和斜方肌前缘之间），位于肩胛舌骨肌深方，随后行向外下，位于斜方肌深方。神经自肩胛上横韧带下方通过肩胛上切迹行向背部，伴行的动、静脉经过韧带上方。在冈上窝，肩胛上神经向后走行于骨表面和冈上肌之间，发出到达肩锁关节和肩关节囊前上、后上部的关节支。神经随后绕经冈盂切迹外侧、肩胛下横韧带下方进入冈下窝。肩胛上神经的关节支支配约 70% 的肩关节感觉，包括肩关节囊前上部、后上部，肩峰下滑囊、喙肩韧带、肩锁关节和肱骨头。

腋神经（C5~C6）源自臂丛后束，神经于腋窝、肱骨外科颈内侧从后束发出后，伴旋肱后动脉向后走行。腋神经随后穿四边孔（上—小圆肌，下—大圆肌，内侧—肱三头肌长头，外侧—肱骨外科颈），绕肱骨外科颈转向前至三角肌深面，支配肩关节囊前下、后下部。腋神经穿四边孔前发出关节支支配肩关节囊前下部，穿四边孔后发出关节支支配肩关节囊后下部和外侧。此外，腋神经也发分支支配三角肌、小圆肌和肩部皮肤。

肩胛下神经（C5~C7）源自臂丛后束，其下支沿肩胛下肌腹侧面下行，发出的关节支沿肩胛下肌上边界走行，位于喙突深方，支配肩关节囊前上内侧部。

胸外侧神经（C5~C7）源自臂丛外侧束，其肩关节支在喙突与肩锁关节之间发出，支配肩关节囊前上部、肩峰下滑囊、喙肩韧带、喙锁韧带和肩锁关节。

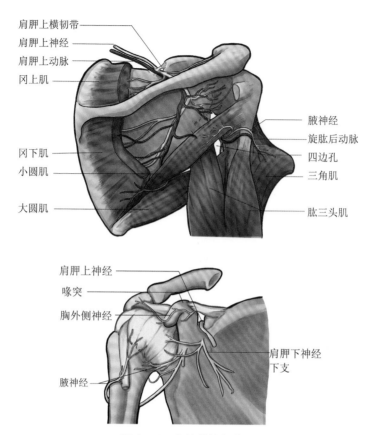

图 17-1　肩关节神经支配

肩峰下滑囊由肩胛上神经和胸外侧神经支配，肩胛上神经支配内侧和外侧滑囊，胸外侧神经支配前部滑囊。此外，腋神经可能也参与支配外侧滑囊[3]。

膈神经从 C4 脊神经前支发出后离开臂丛，沿前斜角肌表面下降。臂丛阻滞时是否累及膈神经取决于阻滞部位和局麻药容量。肩部神经阻滞注药部位距离膈神经较远，可保留膈神经功能。

# 第二节　实　　施

肩部神经阻滞的目标是将局部麻醉药（局麻药）注射至肩胛上神经和腋神经周围，2 个神经需要分别阻滞。肩胛上神经阻滞也可联合臂丛外侧束和后束阻滞实现肩部神经阻滞。

## 一、体位

如需同一体位阻滞 2 个神经，可行后路肩胛上神经阻滞和腋神经阻滞。侧卧，患肩在上，上臂内收，肩部放松，手置于对侧肩部可增加肩胛上神经阻滞空间。也可视阻滞入路不同变换体位：前路肩胛上神经阻滞时平卧，头转向对侧；腋神经阻滞时转为侧卧。

## 二、探头及穿刺针选择

小儿曲棍球棒线阵探头或成人线阵探头。22～25 G 穿刺针，前路肩胛上神经阻滞选择 50 mm 长度，后路肩胛上神经阻滞和腋神经阻滞选择 50～80 mm 长度。

## 三、超声图像

### （一）肩胛上神经

1. 前路　探头斜冠状位置于锁骨上窝，与锁骨平行，显示锁骨下动脉和臂丛（图 17-2）。探头沿臂丛走行方向向头侧倾斜滑动，可见肩胛上神经呈小眼状低回声结构从上干向外侧发出。肩胛上神经位于臂丛外侧、肩胛舌骨肌深方，因此也可于肩胛舌骨肌深方寻找肩胛上神经。肩胛舌骨肌位于锁骨下动脉外侧，呈斜行条状低回声，肩胛上神经呈椭圆形小眼状，其内低回声，外被中回声结缔组织。

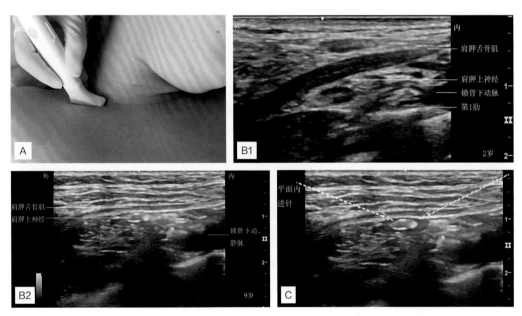

图 17-2　前路肩胛上神经阻滞扫描方法、超声图像、注药位点和局麻药扩散
A. 扫描方法；B. 斜冠状面超声图像：B1，2 岁；B2，9 岁；C. 注药位点和局麻药扩散

2. 后路　一些儿童的锁骨位置过于偏向头侧，可能阻碍探头放置，难以在锁骨上窝实施前路肩胛上神经阻滞，此时可以选择后路阻滞。探头斜冠状位置于冈上窝，平行于肩胛冈外侧 1/3。在冈上窝底（冈上肌深方）可以观察到肩胛上神经从内侧的肩胛上切迹进入，从外侧的冈盂切迹走出。探头施压利于显露斜方肌和冈上肌深方的冈上窝底，深约 2～4 cm。从肩胛上切迹（前方）到冈盂切迹（后方），肩胛上神经、肩胛上动脉和静脉走行于骨表面的凹陷中（图 17-3）。彩色多普勒识别肩胛上动、静脉有助于定位与之伴行的肩胛上神经。

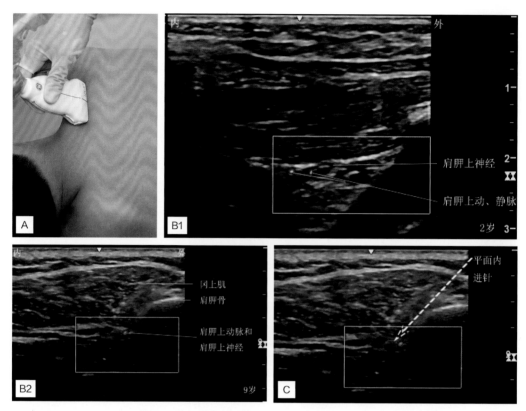

图 17-3 后路肩胛上神经阻滞扫描方法、超声图像、注药位点和局麻药扩散
A.扫描方法；B.斜冠状面超声图像：B1，2 岁；B2，9 岁；C.注药位点和局麻药扩散

（二）腋神经

探头矢状位置于上臂后部、肩峰和腋窝之间。内外侧滑动探头显露肱骨外科颈长轴，随后略向内侧倾斜探头直至在小圆肌、三角肌和肱三头肌之间显示旋肱后动脉短轴。腋神经与旋肱后动脉伴行穿过四边孔（图 17-4）。

（三）臂丛外侧束和后束

见"第 19 章 超声引导锁骨下臂丛阻滞"。

四、操作步骤

（一）肩胛上神经阻滞

1. 前路 探头斜冠状位置于锁骨上窝，向头侧倾斜滑动发现肩胛舌骨肌和其深面的肩胛上神经。采用平面内进针技术。从探头外侧进针，针尖目标位置为位于肩胛舌骨肌深面的肩胛上神经（图 17-2）。如神经不可见，可将局麻药注入肩胛舌骨肌深面，药液沿肩胛舌骨肌深面扩散。

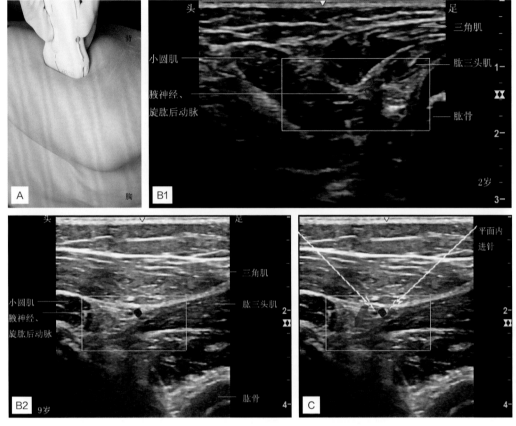

图 17-4　腋神经阻滞扫描方法、超声图像、注药位点和局麻药扩散

A.扫描方法；B.矢状面超声图像：B1，2岁；B2，9岁；C.注药位点和局麻药扩散

2. 后路　探头斜冠状位置于冈上窝，发现肩胛上神经。采用平面内进针技术。从探头内侧进针，针尖目标位置为冈上窝底、骨表面凹陷处的肩胛上神经。如神经不可见，可将局麻药注射至肩胛上动脉周围；如动脉也不可见，可进针至骨凹陷处，于骨面注药。注药后药液在冈上肌深筋膜深面扩散（图 17-3）。

（二）腋神经阻滞

探头置于上臂后部，调整探头显示旋肱后动脉短轴，腋神经与旋肱后动脉毗邻，有时超声下不可见。采用平面内或平面外进针技术。针尖目标位置为旋肱后动脉周围，药液在动脉周围扩散（图 17-4）。

（三）锁骨下臂丛阻滞或选择性臂丛外侧束和后束阻滞

见"第 19 章　超声引导锁骨下臂丛阻滞"。

# 第三节 临床应用和循证医学

## 一、阻滞机制

肩部神经阻滞包括选择性肩胛上神经阻滞联合腋神经阻滞。阻滞肩胛上神经导致冈上肌和冈下肌无力以及肩关节上部、后部感觉消失。阻滞腋神经导致三角肌（肩外展）和小圆肌无力以及肩关节前部和三角肌表面皮肤感觉消失。

## 二、临床应用和循证医学

选择性阻滞肩关节神经的出现是为了替代肌间沟或锁骨上臂丛阻滞实现肩部镇痛，目的是避免半膈麻痹。根据肩关节神经的走行路径，可以有不同的远离膈神经轨迹的注药位置以及不同的联合阻滞方法。

肩胛上神经和腋神经支配大部分肩关节，选择性阻滞这2个神经可以提供肩部镇痛。需要注意的是，这2个神经的阻滞并不能提供类似肌间沟臂丛阻滞的手术麻醉，而仅能用于肩关节手术后镇痛[4]。肩胛上神经阻滞可以联合锁骨下臂丛阻滞或选择性臂丛外侧束和后束阻滞，这一组合几乎阻滞了肩关节的全部神经分支，因此镇痛更为完善。

Rossmann 等[5]报道1例7岁朗格汉斯细胞组织细胞增生症患儿行肩胛骨病变切除术，予以 0.5% 罗哌卡因 4 ml（约 1 mg/kg）（含可乐定 36 μg）阻滞肩胛上神经，术后 24 h 不需要任何阿片类药。

## 三、药物用量

通常使用 0.2% ~ 0.5% 布比卡因和罗哌卡因，每个神经 0.1 ~ 0.2 ml/kg。前路肩胛上神经阻滞时应避免局麻药容量超过 5 ml，否则药液可能扩散至臂丛上干和膈神经。如难以发现肩胛上神经，可将局麻药注入肩胛舌骨肌深面，适当增加局麻药容量。

## 四、并发症

后路肩胛上神经阻滞和腋神经阻滞时因在动脉周围注药，有血管损伤风险。

---

**小结**

- 肩部神经阻滞的目标是将局麻药注射至肩胛上神经和腋神经周围，需要穿刺2次。
- 肩部神经阻滞保留了上肢运动功能，避免膈神经阻滞，不影响呼吸功能，因此尤其适用于呼吸功能不全儿童的肩部手术后镇痛。

## 参考文献

[1]　Lopez AM, Balocco AL, Vandepitte C, Hadzic A. Hadzic's Peripheral Nerve Blocks and Anatomy for Ultrasound-Guided Regional Anesthesia. 3rd ed. New York: McGraw Hill, 2022: 185-194.

[2]　Laumonerie P, Dalmas Y, Tibbo ME, et al. Sensory innervation of the human shoulder joint: the three bridges to break. J Shoulder Elbow Surg, 2020, 29:e499-e507.

[3]　Tran J, Switzer-McIntyre S, Agur AMR. Overview of innervation of shoulder and acromioclavicular joints. Phys Med Rehabil Clin N Am, 2021, 32:667-674.

[4]　Sun C, Zhang X, Ji X, et al. Suprascapular nerve block and axillary nerve block versus interscalene nerve block for arthroscopic shoulder surgery: a meta-analysis of randomized controlled trials. Medicine (Baltimore), 2021, 100: e27661.

[5]　Rossmann BE, Wyatt K. Utilization of the suprascapular nerve blockade in a rare presentation of Langerhans cell histiocytosis. J Clin Anesth, 2019, 57: 87-88.

第 **18** 章

超声引导锁骨上臂丛阻滞

刘俊霞　孙盈盈

臂丛走行于锁骨上窝时位于锁骨下方和第 1 肋上方一个相对较小的区域内。此区域内的臂丛神经干或分支分布相对紧密，通常位于锁骨下动脉的后、外、上方。由于支配大部分上肢区域的神经源于臂丛，因此对于上肢手术，锁骨上臂丛阻滞具有相对完美的麻醉效果，常常被喻为"上肢的腰麻"（腰麻，蛛网膜下腔麻醉的俗称），主要适用于手、前臂、肘部手术的麻醉和围手术期镇痛。

## 第一节　临床解剖

臂丛的上、中、下 3 干穿出肌间沟后立即各分为前股和后股，随后上干和中干的前股构成外侧束，下干的前股构成内侧束，3 个神经干的后股共同构成后束，其命名主要源自各束在喙突水平与腋动脉的关系（图 18-1）。3 束在锁骨下动脉外侧越过锁骨下方、第 1 肋表面。在锁骨上窝区域，臂丛位于锁骨下动脉后、外、上方，锁骨下静脉和前斜角肌均位于锁骨下动脉内侧，胸膜顶通常在臂丛后方 1~2 cm 处（图 18-2）。臂丛由近及远可以在其走行区域不同位点阻滞，锁骨上入路的感觉运动阻滞范围与其他入路略有不同（图 18-3）。

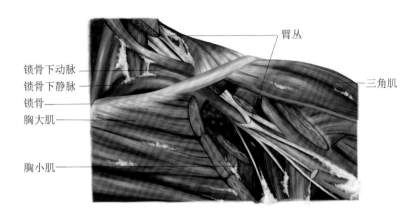

图 18-1　锁骨上、下区解剖

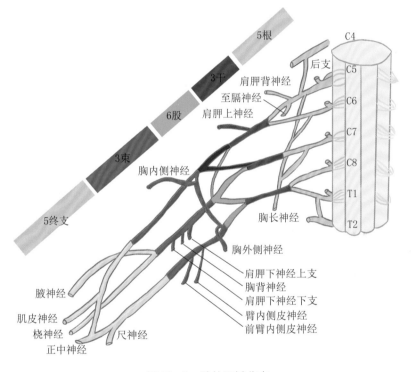

图 18-2　臂丛及其分支

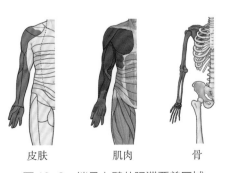

图 18-3　锁骨上臂丛阻滞覆盖区域

# 第二节 实 施

## 一、体位

仰卧，头偏向对侧。

## 二、探头及穿刺针选择

小儿曲棍球棒线阵探头，体型较大者可使用成人线阵探头。50 mm、22～25 G 穿刺针。

## 三、超声图像

探头斜冠状位置于锁骨上缘外侧终点，向内侧滑动直至发现锁骨下动脉，锁骨下动脉可通过动脉搏动和彩色多普勒确认，必要时向背侧或腹侧倾斜探头可使动脉显像更为清晰。

超声图像上，锁骨下动脉显示为无回声、搏动性圆形管腔，其内侧有无回声、椭圆形的锁骨下静脉伴行；第 1 肋呈高回声亮线，下伴声影；臂丛横断面位于第 1 肋上方、锁骨下动脉内上和外上方，显示为蜂窝状团簇，内部神经呈低回声，外被高回声结缔组织，或者以若干小簇围绕于锁骨下动脉周围，其外侧为中斜角肌肌腱，内侧可见前斜角肌肌腱；胸膜在超声上与肋骨相似，但位置较肋骨深，通常与臂丛间距 3～10 mm，胸膜深面为无回声的肺（图 18-4）。

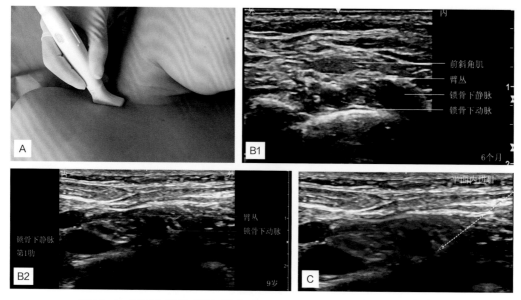

图 18-4 锁骨上臂丛阻滞扫描方法、超声图像、注药位点和局麻药扩散
A.扫描方法；B.斜冠状面超声图像：B1，6 个月；B2，9 岁；C.注药位点和局麻药扩散

## 四、操作步骤

超声引导锁骨上臂丛阻滞时，进针过程实时观察针尖的位置非常关键，针尖意外穿破胸膜可导致气胸。采用平面内进针技术，根据进针路径又分为由外向内和由内向外 2 种入路。由内向外时穿刺针距胸膜较远，由外向内时穿刺针距膈神经较远。2 种入路的阻滞效果和安全性相近，进针入路的选择取决于操作者的习惯。锁骨上臂丛阻滞可单次给药，也可置管连续阻滞。

操作时自主呼吸者避免深大呼吸，机械通气者避免肺过度通气，可适当降低潮气量，穿刺针邻近臂丛时暂停正压通气有利于降低气胸风险。

探头斜冠状位置于锁骨上窝，使锁骨下动脉和臂丛横断面清晰显示。从探头外侧或内侧平面内进针，针尖朝向臂丛方向，针尖深度不超过第 1 肋水平。年长儿童行阻滞时针尖进入臂丛血管神经鞘可有落空感。如针尖显示不清，可轻微晃动穿刺针，观察超声图像上组织移动确定针尖的位置，或注射少量药液帮助判断。将针尖置于锁骨下动脉外上方、臂丛与锁骨下动脉之间，或置于臂丛深方、第 1 肋与锁骨下动脉拐角处。也可采用 2 点注射，于臂丛外上方和拐角处各注射 50% 局部麻醉药（局麻药）。回吸无血、无气后注药，药液在神经周围扩散表明针尖位置理想，可见臂丛从肋骨表面分离（图 18-4）。尺神经支配区域可能阻滞不全，将大部分或全部局麻药注射于锁骨下动脉与第 1 肋拐角处可提高阻滞成功率。

如需置管连续阻滞，按上述步骤穿刺，局麻药注射完毕时将导管置于第 1 肋和臂丛之间。

# 第三节　临床应用和循证医学

## 一、阻滞机制

于锁骨上窝将局麻药注射至臂丛周围，使臂丛所支配的上肢区域产生感觉和运动阻滞。臂丛分支被结缔组织分隔包裹成独立的隔室，故超声引导锁骨上臂丛阻滞单点注药可能发生起效慢和阻滞不全，尤其尺神经支配区域。年幼儿童筋膜结缔组织较薄弱，单点注射即可。

## 二、临床应用和循证医学

多项临床试验和病例报告已将锁骨上臂丛阻滞成功应用于小儿上肢手术麻醉和围手术期镇痛，可以减少围手术期阿片类药用量，降低疼痛评分，提高儿童和家长满意度。

（一）锁骨上臂丛阻滞不同注药方法

臂丛分为多束，各神经分支周围存在厚薄不一的结缔组织，形成多个独立隔室，这些结构妨碍了局麻药的扩散，因此单点注射时阻滞不全的概率仍然较高。目前尚无在儿童群体比较锁骨上臂丛阻滞不同注药方法的研究。锁骨下动脉外侧、臂丛深方和第 1 肋上方之间的围合区域称为"拐角口袋"。Roy 等 [1] 在成年患者比较了拐角口袋内单点注射与拐角口袋和臂丛外上方的 2 点注射，前者操作时间较短，二者的阻滞成功率和感觉运动阻滞起效时间没有显著差异。Choudhary 等 [2] 的研究结果与上述不同，锁骨上臂丛阻滞予以 0.5% 布比卡因 20 ml，与单点注射相比，2 点注射时感觉和运动阻滞起效更快，作用时间更长，阻滞成功率更高，作者认为 Roy 等的研究中使用了较大容量局麻药（30 ~ 35 ml）可能导致单点注射与 2 点注射之间的阻滞效果差异并不显著。因此锁骨上臂丛阻滞时最佳的注药方法仍有待进一步研究。Techasuk 等 [3] 在超声下发现神经簇并不是一个单一实体，而是由一个位于中心的主簇和周围环绕的众多小卫星簇组成，所以作者比较了 2 点注射和簇注射（将局麻药分别注射到主簇和卫星簇周围），2 种方法可提供相似的阻滞成功率，但簇注射缩短了感觉和运动阻滞起效时间。

（二）锁骨上臂丛阻滞与全身用药

Glover 等 [4] 回顾了 230 例上肢骨折患儿，其中 36 例患儿接受超声引导锁骨上臂丛阻滞复合全身麻醉（全麻），其余仅接受全麻，与全麻患儿相比，复合阻滞的患儿术中阿片类药用量显著减少，术后恢复室疼痛评分以及重度疼痛患儿比例明显下降；复合阻滞的患儿均未发生重度疼痛，而单纯全麻患儿 10% 发生重度疼痛。

（三）锁骨上与肌间沟臂丛阻滞

邓铭锋等 [5] 报道的一项研究共纳入 80 例 5 ~ 10 岁桡骨闭合性骨折切开复位内固定患儿，比较超声引导锁骨上和肌间沟臂丛阻滞的镇痛效果：锁骨上入路时 0.25% 左布比卡因的最低有效剂量明显低于肌间沟入路，锁骨上入路为 7.38 ml，肌间沟入路为 10.52 ml；锁骨上入路患儿阻滞起效时间更短，阻滞时间更长；肌间沟入路患儿由于阻滞不全而追加氯胺酮的比例也高于锁骨上入路患儿。

（四）锁骨上与锁骨下臂丛阻滞

Altinay 等 [6] 的回顾性研究发现，小儿超声引导锁骨上臂丛阻滞与锁骨下臂丛阻滞的感觉和运动阻滞时间相近，但锁骨上入路操作时间短于锁骨下入路。

（五）佐剂

使用佐剂可以部分解决传统区域阻滞术后镇痛时间较短以及镇痛不全的问题。目前没有证据显示臂丛阻滞局麻药加入阿片类药有任何镇痛获益。地塞米松减少炎性介质释放，减少异位神经元放电，抑制钾通道介导的 C 纤维伤害性信号传导。Ribeiro 等 [7] 的研究评价了地塞米松作为布比卡因佐剂用于小儿锁骨上臂丛阻滞的术后镇痛效果，地塞米松显著延长了术后镇痛时间。大量临床试验均证明局麻药中加入右美托咪定可以明显延长区域阻滞作用时间。Altinay 等 [6] 对 15 例 1 ~ 15 岁锁骨上臂丛阻滞患儿的回顾性研究显示，右美托咪定、地塞米松和芬太尼作为局麻药佐剂可使运动和感觉阻滞时间延长，其中感觉阻滞时间延长更为明显，地塞米松延长感觉阻滞的效果最为明显，最长可达 13 h。

（六）病例报告

Amiri 等 [8] 对 17 例 6 个月～6 岁患儿实施超声引导锁骨上臂丛阻滞，阻滞可提供完善镇痛，平均镇痛时间 9.76 h，无阻滞相关并发症。Franklin 等 [9] 报告星状神经节阻滞联合连续锁骨上臂丛阻滞可以为复杂性区域疼痛综合征患儿提供满意镇痛。

### 三、药物用量

小儿锁骨上臂丛阻滞目前尚无统一的用药方案。欧洲区域麻醉和疼痛治疗学会以及美国区域麻醉和疼痛医学会建议，小儿锁骨上臂丛阻滞的局麻药用量为布比卡因或罗哌卡因 0.5～1.5 mg/kg（浓度 0.2% 时 0.25～0.75 ml/kg），可使用 0.25%～0.5% 布比卡因或 0.2%～0.5% 罗哌卡因。置管连续阻滞镇痛时输注剂量为 0.2% 左布比卡因或罗哌卡因 0.1～0.3 mg/（kg·h）[10]。当多种区域阻滞联合时，罗哌卡因的累积剂量不宜超过 3 mg/kg，布比卡因不宜超过 2.5 mg/kg。

锁骨上臂丛阻滞时，在神经束周围注射高浓度、小容量或低浓度、大容量局麻药并不可取，易发生神经毒性、阻滞失败、膈神经阻滞和霍纳综合征等并发症。许多研究在剂量和浓度上不断优化阻滞用量。有研究显示成年患者锁骨上臂丛阻滞时，与注射 0.375% 罗哌卡因 30 ml 相比，注射 20 ml 药液的患者膈神经阻滞和膈肌麻痹发生率较低，肺功能下降程度较轻，2 种罗哌卡因容量的阻滞成功率无显著差异 [11]。Chadha 等 [12] 比较了 0.5% 罗哌卡因 20 ml 和 35 ml 用于超声引导锁骨上臂丛阻滞，结果二者在上肢手术感觉和运动阻滞起效时间方面相近，予以 20 ml 罗哌卡因时镇痛时间缩短 21%。Datta 等 [13] 比较了 0.2% 布比卡因和 0.4% 利多卡因合剂的 3 种容量（20 ml、30 ml 和 40 ml）用于超声引导锁骨上臂丛阻滞的效果，最低有效镇痛剂量为 20～30 ml。加大药物容量与头向扩散更广和副作用增加相关，因此推荐在不影响阻滞效果的前提下适当降低局麻药容量。

### 四、并发症

随着超声可视化的推广，锁骨上臂丛阻滞相关局麻药中毒、血管穿刺、气胸和神经损伤发生率明显降低。膈神经阻滞引起的膈肌麻痹较难避免，发生率约为 28%～67%[14]，原因可能在于局麻药沿臂丛和前斜角肌向上扩散或针尖意外穿破颈部椎前筋膜致药液渗漏。膈肌是主要的吸气肌，当患者出现一侧膈肌麻痹时，可通过对侧膈肌的代偿而无明显症状。但对于合并呼吸系统疾病或肥胖的患者，膈肌麻痹可能导致呼吸困难和缺氧。Zadrazil 等 [15] 回顾了 565 例臂丛阻滞患儿，其中锁骨上入路 412 例，所有患儿均未观察到严重并发症。有研究表明，右侧超声引导锁骨上臂丛阻滞时，将大部分局麻药注射于锁骨下动脉与第 1 肋交界处（拐角口袋），可有效降低膈神经阻滞发生率 [16]。Naaz 等 [17] 报告 1 例患儿锁骨上臂丛阻滞后出现短暂声音嘶哑，推测由局麻药内向扩散至迷走神经内侧纤维（发出喉返神经）导致喉返神经阻滞引起。单侧喉返神经阻滞除了导致患者不适外，其临床意义并不显著。但对于合并对侧喉返神经麻痹者，单侧锁骨上臂丛阻滞可能导致气道梗阻，因此禁忌锁骨上臂丛阻滞。

---

**小结**

- 锁骨上臂丛阻滞时，尺神经支配区域可能阻滞不全，将局麻药注射于锁骨下动脉外侧、与第 1 肋交界处可提高阻滞成功率。
- 操作时自主呼吸者避免深大呼吸，机械通气者避免肺过度通气，穿刺针邻近臂丛时暂停正压通气有利于降低气胸风险。

---

**参考文献**

[1] Roy M, Nadeau MJ, Côté D, et a1.Comparison of a single- or double-injection technique for ultrasound-guided supraclavicular block：prospective, randomized, blinded controlled study. Reg Anesth Pain Med, 2012, 37: 55-59.

[2] Choudhary N, Kumar A, Kohli A, et al. Single-point versus double-point injection technique of ultrasound-guided supraclavicular block: A randomized controlled study. J Anaesthesiol Clin Pharmacol, 2019, 35: 373-378.

[3] Techasuk W, Gonzalez AP, Bernucci F, et al. A randomized comparison between double-injection and targeted intracluster-injection ultrasound-guided supraclavicular brachial plexus block. Anesth Analg, 2014, 118: 1363-1369.

[4] Glover CD, Paek JS, Patel N, et al. Postoperative pain and the use of ultrasound-guided regional analgesia in pediatric supracondylar humerus fractures. J Pediatr Orthop, 2015, 24: 178-183.

[5] 邓铭锋，车志新，何松蓬，等．0.25% 左布比卡因用于超声引导小儿肌间沟入路和锁骨上入路臂丛阻滞的效果比较. 广东医科大学学报，2019, 37: 413-416.

[6] Altinay M, Turk HS, Ediz N, et al. Our ultrasound guided brachial plexus block experiences for upper extremity surgeries in pediatric patients. Sisli Etfal Hastan Tip Bul, 2020, 54: 231-235.

[7] Ribeiro KS, Ollapally A, Misquith J. Dexamethasone as an adjuvant to bupivacaine in supraclavicular brachial plexus block in paediatrics for post-operative analgesia. J Clin Diagn Res, 2016, 10: UC01-UC04.

[8] Amiri HR, Espandar R. Upper extremity surgery in young children under ultrasound-guided supraclavicular brachial plexus block: a case series. J Child Orthop, 2010, 4: 315-319.

[9] Franklin A, Austin T. The use of a continuous brachial plexus catheter to facilitate inpatient rehabilitation in a pediatric patient with refractory upper extremity complex regional pain syndrome. Pain Pract, 2013, 13: 109-113.

[10] Suresh S, Ecoffey C, Bosenberg A, et al. The European Society of Regional Anaesthesia and Pain Therapy/American Society of Regional Anesthesia and Pain Medicine recommendations on local anesthetics and adjuvants dosage in pediatric regional anesthesia. Reg Anesth Pain Med, 2018, 43: 211-216.

[11] Bao X, Huang J, Feng H, et al. Effect of local anesthetic volume (20 mL vs 30 mL ropivacaine) on electromyography of the diaphragm and pulmonary function after

ultrasound-guided supraclavicular brachial plexus block: a randomized controlled trial. Reg Anesth Pain Med, 2019, 44: 69-75.

[12] Chadha M, Si S, Bhatt D, et al. The comparison of two different volumes of 0.5% ropivacaine in ultrasound-guided supraclavicular brachial plexus block onset and duration of analgesia for upper limb surgery: a randomized controlled study. Anesth Essays Res, 2020, 14: 87-91.

[13] Datta R, Agrawal J, Narula G, et al. A fluoroscopic assessment of brachial plexus block by the supraclavicular approach: have we been overmedicating? Med J Armed Forces India, 2020, 76: 410-417.

[14] Sivashanmugam T, Maurya I, Kumar N, et al. Ipsilateral hemidiaphragmatic paresis after a supraclavicular and costoclavicular brachial plexus block: a randomised observer blinded study. Eur J Anaesthesiol, 2019, 36: 787-795.

[15] Zadrazil M, Opfermann P, Marhofer P, et al. Brachial plexus block with ultrasound guidance for upper-limb trauma surgery in children: a retrospective cohort study of 565 cases. Br J Anaesth, 2020, 125: 104-109.

[16] Kang RA, Chung YH, Ko JS, et al. Reduced hemidiaphragmatic paresis with a "Corner Pocket" technique for supraclavicular brachial plexus block: single-center, observer-blinded, randomized controlled trial. Reg Anesth Pain Med, 2018, 43: 720-724.

[17] Naaz S, Asghar A, Jha NK, et al. A unique case of hoarseness of voice following left supraclavicular brachial plexus block. Saudi J Anaesth, 2020, 14: 109-111.

# 第 19 章

# 超声引导锁骨下臂丛阻滞

孙　岚　张建敏

锁骨下臂丛阻滞是在锁骨下区域阻滞臂丛分支的阻滞技术。锁骨下臂丛阻滞与锁骨上臂丛阻滞效果相近，2 种入路的选择主要取决于超声下相应部位臂丛解剖的辨识度和操作者对 2 种技术的熟练程度。锁骨下入路臂丛阻滞适用于大部分肩部以下的上肢手术，如手、腕、肘和前臂手术。但上臂手术涉及内侧区域时，需联合肋间臂神经阻滞。锁骨下臂丛神经阻滞也可以用于治疗上肢复杂性区域疼痛综合征、截肢后疼痛、血管疾病和损伤以及肿瘤相关疼痛。

## 第一节　临床解剖

臂丛在锁骨中点下方行向外下进入腋窝。在胸壁近端、锁骨下区，臂丛位于皮肤、胸大肌和胸锁筋膜深层，与腋动脉和腋静脉伴行，分内、外、后 3 束围绕在腋动脉第 2 段（胸小肌覆盖段）周围。在锁骨下区，臂丛位于喙突下方偏内侧，前方为胸大肌和胸小肌，内侧为锁骨内侧端、胸骨切迹和胸锁关节，外侧为锁骨外侧端和喙突，于肱骨头内侧可触及。臂丛各束在锁骨下区开始分支，其分支有胸内侧神经、胸外侧神经、肩胛下神经、肌皮神经、胸背神经、臂内侧皮神经、前臂内侧皮神经、腋神经、尺神经、桡神经和正中神经，主要支配胸壁肌、上肢肌、背部浅层肌以及上臂、前臂、手的肌肉、关节和皮肤（图 19-1 和图 19-2）。锁骨下入路臂丛阻滞的感觉运动阻滞范围与锁骨上入路略有不同（图 19-3）。

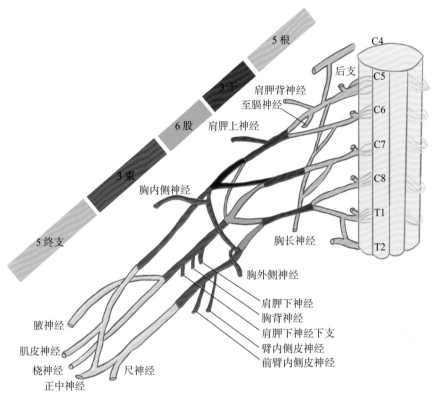

图 19-1　臂丛及其分支

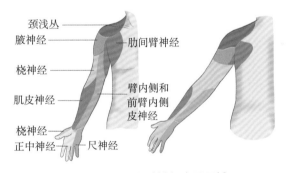

图 19-2　上肢神经支配区域

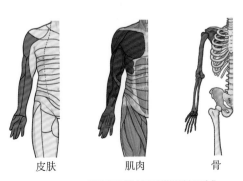

图 19-3　锁骨下臂丛阻滞覆盖区域

# 第二节 实 施

## 一、体位

平卧，肩部略垫高，上肢内收，头偏向对侧。上臂外展 90° 伴外旋、肘部屈曲可使臂丛更靠近体表，在超声图像上显像更加清晰，极大地降低了穿破胸膜的风险[1]。

## 二、探头及穿刺针选择

小儿曲棍球棒线阵探头或成人线阵探头。50 mm、22～25 G 穿刺针，需置管时可选择 20 G 穿刺针和 22～24 G 导管，或 18 G 穿刺针和 20 G 导管。

## 三、超声图像

### （一）经典喙突入路

1. 扫描方法 此入路探头位置靠近喙突内侧。探头矢状位置于锁骨中、外 1/3 处，喙突内侧，与锁骨长轴垂直，获得血管和神经的横断面图像（图 19-4）。由内向外横向滑动探头，较易显示臂丛各束和腋部血管的清晰图像，腋动脉是最易识别的解剖标志。当血管和神经显示不清时，可将探头稍向内侧倾斜。需注意的是，采用喙突入路穿刺时，应重点识别胸膜，以避免误穿胸膜导致气胸。

2. 超声图像 喙突最靠近头侧，呈低回声。胸大肌和胸小肌位于神经血管束表面。

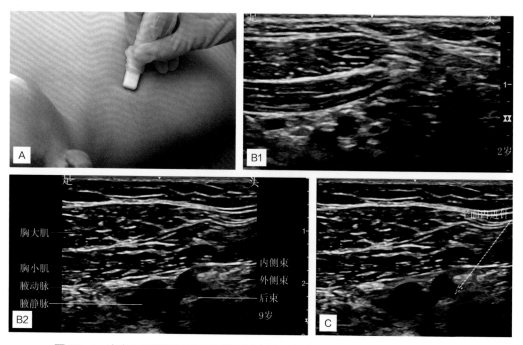

图 19-4 喙突入路锁骨下臂丛阻滞扫描方法、超声图像、注药位点和局麻药扩散
A. 扫描方法；B. 矢状面超声图像：B1，2 岁；B2，9 岁；C. 注药位点和局麻药扩散

神经血管束中较粗大的腋静脉位于腋动脉内下方。臂丛各束包绕腋动脉，外侧束和后束在超声下较易显示，呈近椭圆形蜂窝状团簇，外侧束位于动脉外上方，后束位于动脉后方。肌皮神经是外侧束最先发出的神经分支，变异极大，通常于胸小肌下缘发自外侧束，常作为臂丛的一个主要分支进入喙肱肌。内侧束有时位于腋动、静脉之间，有时位于腋动脉后方，超声下不易识别。胸腔靠近神经血管结构，位于高回声第 1 肋下后方，呈低回声，有时由于空气的影响也可呈高回声。图像足侧深方也可显示第 2 肋或第 3 肋。胸肩峰动脉和头静脉可穿经此平面，彩色多普勒有助于辨识血管。

（二）肋锁入路

此入路由 Karmakar 等[2] 在 2015 年首次提出，随后不断有学者对此入路进行改良和临床验证，使肋锁入路日趋成熟。严格意义上讲，其阻滞位置介于锁骨上入路和经典锁骨下喙突入路之间。

1. 扫描方法　探头横置于锁骨中点附近，与锁骨长轴平行。注意探头的位置应置于胸小肌内侧，位置较喙突入路更靠内侧。探头应贴近锁骨，向头侧略倾斜，如果探头位置偏向足侧，臂丛内侧束将移行至腋动脉的后内侧，而后束将移行至腋动脉的后侧。也可将探头由经典喙突入路位置向锁骨中点滑动，直至观察到臂丛位于腋动脉与锁骨之间，随后以臂丛为中心旋转探头 90° 并略向头侧倾斜，可显示臂丛团簇样位于动脉外侧。

2. 超声图像　调整探头辨识胸大肌、锁骨下肌、腋动脉和腋静脉等结构，臂丛外侧束、后束和内侧束集中位于腋动脉外侧（分别位于外上、外侧和外下）（图 19-5）。如果超

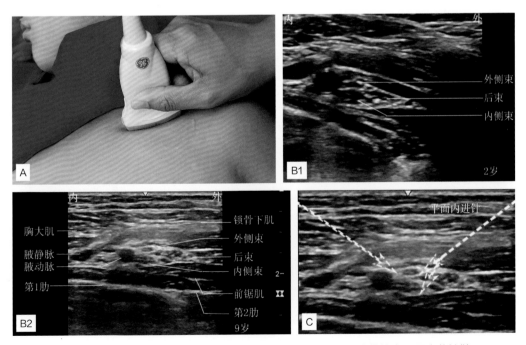

图 19-5　肋锁入路锁骨下臂丛阻滞扫描方法、超声图像、注药位点和局麻药扩散

A. 扫描方法；B. 横断面超声图像：B1，2 岁；B2，9 岁；C. 注药位点和局麻药扩散

声图像上显示头静脉，可将探头向头侧倾斜，使穿刺路径避开血管。部分人群此入路的臂丛超声图像并不清晰。

（三）锁骨后入路

此入路由 Charbonneau 等[3] 在 2015 年首次提出。

1. 扫描方法　同经典喙突入路。

2. 超声图像　同经典喙突入路。

### 四、操作步骤

由于臂丛和血管紧邻胸膜表面，因此操作过程中应保持胸膜和穿刺针全程可见，避免刺破胸膜。

（一）经典喙突入路

调整探头获得清晰的腋动、静脉横断面图像。可加压探头或使用彩色多普勒辨别胸肩峰动脉和头静脉，以免进针时损伤血管。臂丛内侧束、外侧束和后束分别位于腋动、静脉之间、动脉外上方和后方，有时并不能清晰显示。采用平面内进针技术。平面外进针时针尖不易显示，且目标区域血管丰富，神经靠近胸膜，易引起血管损伤和气胸等严重并发症，因此较少使用。穿刺针从探头头侧短边进针，针尖到达臂丛附近，回吸无血、无气后注药（图 19-4）。超声下可见药液呈低回声包绕臂丛。单点注射时针尖位于后束或动脉下方阻滞效果较好。若药液扩散不佳，可调整进针方向，针尖分别朝向 3 个神经束，在神经束周围注药，使药液充分包绕神经。当臂丛无法显示或仅部分显示时，可调整进针方向和深度，将局麻药注射至腋动脉周围，也可达到较完善的阻滞效果。此入路易损伤腋静脉，针尖有时也难以到达腋动脉下方，药液容量较小时后束阻滞效果可能欠佳。

（二）肋锁入路

1. 平面内进针　多采用平面内进针技术。从探头内侧进针时穿刺针更靠近胸膜，因此首选从探头外侧进针。下压探头使腋静脉塌陷，穿刺针由探头外侧短边进针，调整进针角度到达臂丛 3 束之间（外侧束和后束之间），回吸无血、无气后注药（图 19-5）。注药后 3 束分散开，必要时可调整针尖位置分别于各束周围注药。若神经显示不清，可将药物注射至腋动脉外侧，使药液充分包绕腋动脉，也可达到较理想的阻滞效果。此外，也可由内向外进针，穿刺针由探头内侧短边进针，穿过胸大肌和锁骨下肌至腋动脉外侧臂丛。此入路进针路径也靠近腋静脉和头静脉，穿刺时应注意避免损伤血管。

2. 平面外进针　年幼儿童的锁骨和探头之间往往缺乏足够空间，很难从探头外侧应用平面内进针技术。此时可采用平面外进针技术。将臂丛移至超声图像中央。穿刺针由探头足侧长边中点旁 0.5 cm 处进针，逐渐增加进针角度，使针尖位于锁骨下肌深方的臂丛浅面，可采用注射少量药液或倾斜探头等方法寻找针尖位置。针尖到达神经周围，回吸无血、无气后注药。注意追踪针尖位置，避免刺破胸膜。

3. 单点注射与 2 点注射　Layera 等[4] 的研究在 90 例接受肋锁入路锁骨下臂丛阻滞的上肢手术患者比较单点注射与 2 点注射的阻滞效果。单点注射为在臂丛 3 束之间注药，2 点注射为在 3 束之间注入半量局部麻醉药（局麻药），在内侧束和腋动脉之间注入剩余半量局麻药，与单点注射相比，2 点注射缩短了肋锁入路臂丛阻滞的起效时间。

（三）锁骨后入路

采用平面内进针技术。穿刺针与探头平行，从锁骨上缘紧贴锁骨下方水平进针，朝向足侧。穿刺针经锁骨下到达臂丛周围，回吸无血、无气后注药（图 19-6）。超声下可见药液呈低回声扩散并包绕神经束。如神经显示不清或部分显示时，可将药液注射至腋动脉周围，使药液包绕腋动脉。注药区域血管丰富，可见头静脉、腋动脉、腋静脉、胸肩峰动脉等血管结构，注药前应注意回吸，避免误入血管。

图 19-6　锁骨后入路锁骨下臂丛阻滞扫描方法、超声图像、注药位点和局麻药扩散
A. 扫描方法；B. 矢状面超声图像：9 岁；C. 注药位点和局麻药扩散

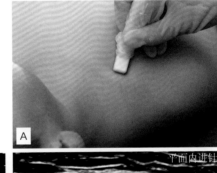

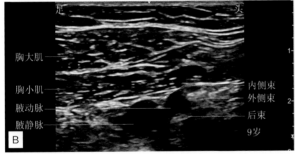
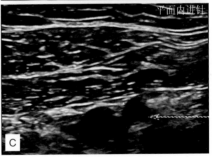

与经典喙突入路相比，采用锁骨后入路时穿刺针针干和针尖在超声图像上能见度更好。经锁骨后入路进针时穿刺针与探头几乎平行，从而提高了穿刺针的能见度。2019 年，Sinha 等[5] 的研究在 120 例臂丛阻滞患者比较了锁骨后入路和经典喙突入路。锁骨后入路由于进针角度与探头平行，因此穿刺针显影更为清晰，而且进针路径更短。与经典喙突入路相比，锁骨后入路缩短了阻滞起效时间，降低了阻滞不全和穿刺致血肿等风险。所有病例均未出现气胸等严重并发症。

（四）置管

锁骨下区是常见的连续臂丛阻滞置管位置，其中肋锁入路置管移位风险较低。操作步骤同单次锁骨下臂丛阻滞。平面内进针，针尖朝向臂丛。注射部分局麻药打开置管空间。

测量针尖至皮肤深度，经穿刺针置入导管，导管置入时可见组织移位，导管越过穿刺针尖端 2～3 cm 后撤针。可注入少量生理盐水观察药液扩散范围，确认导管尖端位置是否正确，注药时通过彩色多普勒观察有助于判断导管尖端位置。经导管注入剩余局麻药。如需长期留置导管，宜建立皮下隧道固定导管。

# 第三节　临床应用和循证医学

## 一、阻滞机制

将局麻药注射至锁骨下臂丛周围阻滞臂丛各束，从而实现其支配区域的感觉和运动阻滞。臂丛共发出 17 个神经分支，其中 14 个均走行于锁骨下区域（除肩胛背、肩胛上和胸长神经外）。因此，除了冈上肌和冈下肌外，通过阻滞此处臂丛各束，几乎所有的上肢感觉神经和运动神经均可被阻滞，阻滞成功率可达 98.8%[6]。

## 二、临床应用和循证医学

超声引导锁骨下臂丛阻滞在小儿上肢手术中已长期应用，可提供上臂至手部手术的麻醉和镇痛。与腋路臂丛阻滞相比，锁骨下臂丛阻滞的优势在于可以提供更为可靠的肌皮神经阻滞，术中发生止血带疼痛的可能性更小，与多点腋路臂丛阻滞相比，阻滞操作时间明显缩短[7]。

### （一）超声引导与神经刺激器

Marhofer 等[8] 在 40 例上肢手术患儿比较锁骨下臂丛阻滞时使用超声引导和神经刺激器，所有在超声直视下实施阻滞的病例均阻滞成功；与使用神经刺激器相比，超声引导操作过程中疼痛评分较低，阻滞起效时间更短，注药后 10 min 感觉和运动阻滞更完善，感觉阻滞作用时间更长。超声引导的优点在于解剖结构和针尖可视化，减少了神经损伤、气胸和血管穿刺的发生；此外，还可直接观察局麻药的扩散，通过调整针尖位置可以控制药液的扩散范围。

### （二）臂丛阻滞各入路

Carioca 等[9] 回顾了 200 例小儿肋锁入路臂丛阻滞（4 例置管），平均年龄 9 岁，此入路安全简便，失败率低。Abhinaya 等[10] 的成年患者研究发现，与锁骨上入路相比，超声引导和神经刺激器辅助下的锁骨下入路臂丛阻滞操作时间更短，感觉阻滞起效更快，气胸、霍纳综合征、膈神经阻滞等并发症较少。Yayik 等[11] 在 60 例 5～15 岁手或前臂手术患儿对比超声引导喙突入路和肋锁入路锁骨下臂丛阻滞，2 种入路感觉、运动阻滞时间和术后疼痛评分并无差异，但肋锁入路阻滞操作时间更短。

（三）锁骨下臂丛阻滞与全身用药

锁骨下臂丛阻滞可用于小儿前臂骨折闭合复位，镇痛效果优于静脉镇静镇痛[12]。

（四）佐剂

Aliste 等[13] 比较了地塞米松和右美托咪定佐剂用于成人超声引导锁骨下臂丛阻滞的效果，与右美托咪定（100 μg）相比，地塞米松（5 mg）显著延长了感觉、运动阻滞时间，改善了患者的意识水平；右美托咪定导致阻滞后心率和血压降低，术后镇静程度更重。

（五）病例报告

锁骨下臂丛阻滞具有解交感作用，可用于缓解上肢缺血。Leo 等[14] 报道了锁骨下臂丛阻滞用于 1 例 5 个月婴儿缓解因静脉导管误入动脉引起的上肢缺血。

### 三、药物用量

由于超声引导锁骨下臂丛阻滞入路较多，既往研究中所应用的局麻药种类、浓度和剂量也各有不同。小儿臂丛阻滞推荐使用 0.2% ~ 0.5% 罗哌卡因或 0.25% ~ 0.5% 布比卡因 0.5 ~ 1.5 mg/kg，容量 0.25 ~ 0.5 ml/kg（最大 20 ml），可维持感觉阻滞 4 ~ 6 h，运动阻滞 2 ~ 4 h。置管连续输注时通常视年龄选择 0.1% ~ 0.2% 罗哌卡因或布比卡因，输注剂量为 0.1 ~ 0.3 mg/（kg·h）。不宜行双侧阻滞，以免局麻药过量；如行双侧阻滞，应严密监测呼吸状况和局麻药中毒征象。

罗哌卡因的浓度和剂量对锁骨下臂丛阻滞各入路有无影响以及影响程度目前尚不清楚。Ince 等[15] 的研究纳入了 60 例 5 ~ 15 岁行超声引导锁骨下臂丛阻滞的上肢手术患儿，所有患儿予以 0.5% 布比卡因和 2% 利多卡因（含 1 ∶ 200 000 肾上腺素）合剂，剂量分别为 0.25 ml/kg 和 0.5 ml/kg，2 种剂量局麻药的感觉阻滞时间和术后疼痛评分并无显著差异，但予以高剂量局麻药时运动阻滞时间明显延长，因此作者认为，锁骨下臂丛阻滞时予以低剂量局麻药（0.25 ml/kg）可以实现满意的术后镇痛，缩短不必要的运动阻滞。一些研究显示，局麻药的最低有效容量视阻滞区域的不同而相应变化[16]。因此，不根据体重，而根据神经或神经丛来调整局麻药剂量似乎更为合理[17]。

### 四、并发症

超声引导锁骨下臂丛阻滞的并发症少见。与阻滞相关的并发症包括阻滞不全或失败、血肿、气胸、臂丛损伤和霍纳综合征[18]。有研究显示成人连续锁骨下臂丛阻滞失败率术后第 1 日高达 19%，作者认为可能与导管置入技术多样、导管位置不当和导管移位有关[19]。

## 小结

- 锁骨下臂丛阻滞时儿童体位直接影响超声下臂丛的识别，上臂应尽量外展，必要时可肩下垫薄垫，有助于神经血管清晰显像。
- 年幼儿童的锁骨和探头之间往往缺乏足够空间，很难从探头头侧或内侧应用平面内进针技术。此时可采用平面外进针技术。
- 从探头内侧进针时穿刺针更靠近胸膜，因此首选从探头外侧进针。
- 上臂手术涉及内侧区域时，需联合肋间臂神经阻滞。

## 参考文献

[1] Klaastad O. Lilleås FG. Røtnes JS, et al. A magnetic resonance imaging study of modifications to the infraclavicular brachial plexus block. Anesth analg, 2000, 91: 929-933.

[2] Karmakar MK, Sala-Blanch X, Songthamwat B, et al. Benefits of the costoclavicular space for ultrasound-guided infraclavicular brachial plexus block: description of a costoclavicular approach. Reg Anesth Pain Med, 2015, 40: 287-288.

[3] Charbonneau J, Fréchette Y, Sansoucy Y, et al. The ultrasound-guided retroclavicular block: a prospective feasibility study. Reg Anesth Pain Med, 2015, 40: 605-609.

[4] Layera S, Aliste J, Bravo D, et al. Single- versus double-injection costoclavicular block: a randomized comparison. Reg Anesth Pain Med, 2020, 45: 209-213.

[5] Sinha C, Kumar N, Kumar A, et al. Comparative evaluation of two approaches of infraclavicular brachial plexus block for upper-limb surgeries. Saudi J Anaesth, 2019, 13: 35-39.

[6] Franco CD, Vieira ZE. 1, 001 subclavian perivascular brachial plexus blocks: success with a nerve stimulator. Reg Anesth Pain Med, 2000, 25: 41-46.

[7] Chin KJ, Alakkad H, Adhikary SD, et al. Infraclavicular brachial plexus block for regional anaesthesia of the lower arm. Cochrane Database Syst Rev, 2013, 8: CD005487.

[8] Marhofer P, Sitzwohl C, Greher M, et al. Ultrasound guidance for infraclavicular brachial plexus anaesthesia in children. Anaesthesia, 2004, 59: 642-646.

[9] Carioca F, Silva M, Bispo C, et al. Costoclavicular brachial plexus block in paediatric anaesthesia: A retrospective pilot study. J Clin Anesth, 2021, 69:110113.

[10] Abhinaya RJ, Venkatraman R, Matheswaran P, et al. A randomised comparative evaluation of supraclavicular and infraclavicular approaches to brachial plexus block for upper limb surgeries using both ultrasound and nerve stimulator. Indian J Anaesth, 2017, 61: 581-586.

[11] Yayik AM, Cesur S, Ozturk F, et al. Comparison of the lateral sagittal and costoclavicular approaches for ultrasound-guided infraclavicular block in pediatric patients: a prospective randomized study. Braz J Anesthesiol, 2021.

[12] Karagoz S, Tekin E, Aydin ME, et al. Sedoanalgesia versus infraclavicular block for closed reduction of pediatric forearm fracture in emergency department: prospective randomized study. Pediatr Emerg Care, 2021, 37: e324-e328.

[13] Aliste J, Layera S, Bravo D, et al. Randomized comparison between perineural dexamethasone and dexmedetomidine for ultrasound-guided infraclavicular block. Reg Anesth Pain Med, 2019, 44: 911-916.

[14] Leo AM, Mislovic B. Infraclavicular brachial plexus block for the management of inadvertent intraarterial drug administration after arterial insertion of a venous cannula during ultrasound-guided venous cannulation. A A Case Rep, 2014, 3: 78-79.

[15] Ince I, Aksoy M, Dostbil A, et al. Can we use lower volume of local anesthetic for infraclavicular brachial plexus nerve block under ultrasound guidance in children? J Clin Anesth, 2017, 41: 132-136.

[16] Duggan E, El BH, Perlas A, et al. Minimum effective volume of local anesthetic for ultrasound-guided supraclavicular brachial plexus block. Reg Anesth Pain Med, 2009, 34: 215-218.

[17] Latzke D, Marhofer P, Zeitlinger M, et al. Minimal local anaesthetic volumes for sciatic nerve block: evaluation of ED 99 in volunteers. Br J Anaesth, 2010, 104: 239-244.

[18] Gupta A, Talwar V, Kamal G, et al. Delayed onset and prolonged Horner syndrome in two children after single-shot ultrasound guided infraclavicular and subclavian perivascular brachial plexus blocks for upper extremity surgery: case reports. AANA J, 2019, 87: 313-316.

[19] Ahsan ZS, Carvalho B, Yao J. Incidence of failure of continuous peripheral nerve catheters for postoperative analgesia in upper extremity surgery. J Hand Surg Am, 2014, 39: 324-329.

# 第**20**章　超声引导腋路臂丛阻滞

孙　岚　张建敏

腋路臂丛阻滞是最常用的小儿区域阻滞技术，主要适用于肘、前臂和手部手术。近年来，超声引导腋路臂丛阻滞逐渐在小儿上肢手术得以推广。臂丛的主要分支在腋窝与腋动脉毗邻，超声下容易识别，因此超声引导腋路臂丛阻滞的优点在于操作简单、效果可靠、安全性高和并发症少，术中可在一定程度上减少甚至完全无需使用阿片类药，有助于实现儿童术后快速平稳苏醒。臂丛阻滞也可为术后早期提供良好的镇痛，明显提高儿童舒适度和家长满意度。

## 第一节　临床解剖

臂丛由 C5 ~ T1 脊神经前支组成，部分人群 C4 和 T2 脊神经也参与其中。臂丛脊神经经前、中斜角肌间隙走出后，行于锁骨下动脉后、上、外方，经锁骨后方进入腋窝。脊神经在锁骨上方合成上、中、下 3 干，每个干在锁骨后方分为前、后 2 股，上、中干的前股合成外侧束，下干前股自成内侧束，3 干后股汇合成后束。出锁骨后，3 束分别从内、外、后 3 面包绕腋动脉。各束向外下走行至胸小肌下缘分为终末神经，分别为腋神经、肌皮神经、尺神经、正中神经、桡神经、臂内侧皮神经和前臂内侧皮神经（图 20-1）。终末神经在腋窝包裹在腋动脉鞘内。

正中神经位于腋动脉外上方，源自外侧束和内侧束，发出支配手部和腕部屈肌的运动支，并发出支配手掌大鱼际和手指掌面桡侧 3 个半指的感觉支。尺神经和桡神经分别位于腋动脉的内下方和后方。尺神经是内侧束的终支，与前臂内侧皮神经一同走行，最初沿着肱动脉内侧下行，在上臂中段与肱动脉分离，经肱骨内上髁后方降至前臂。尺神经发出支配肘关节的关节支以及支配手部和前臂屈肌的运动支，此外还发出支配手掌小鱼际、手背尺侧半、手指掌面尺侧 1 个半指和指背尺侧半的感觉支。桡神经是后束的终支，经大圆肌下方、肱骨和肱三头肌长头之间离开腋窝。桡神经发出支配肱三头肌、肱桡肌和前臂后群所有伸肌的运动支以及支配臂背面和外侧面、前臂背面、手背桡侧半和指背桡侧半近节的感觉支。肌皮神经自胸小肌下缘从臂丛外侧束发出，在喙突下穿过喙肱肌，于肱二头肌和肱肌间下降，支配喙肱肌、肱二头肌和前臂外侧皮肤感觉。

肱骨胸大肌止点水平腋窝内，正中神经通常位于腋动脉 11～12 点，尺神经位于 2～3 点，桡神经位于 4～6 点，肌皮神经位于 8～9 点，这种正常解剖仅见于 2/3 人群。8% 和 21% 的人群分别存在动脉和（或）静脉解剖变异[1]。

肋间臂神经源于 T2 肋间神经外侧皮支，沿腋窝走行向外，途中发出腋窝支。神经随后走行于上臂后内侧背阔肌表面腋浅筋膜的扁平脂肪通道内。肋间臂神经支配上外侧胸壁和腋窝，同时与臂内侧皮神经和桡神经后皮支共同支配上臂内侧和后部。

腋路臂丛阻滞覆盖区域与锁骨上、下入路略有不同（图 20-2）。

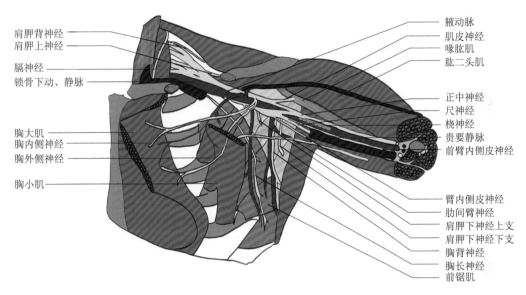

图 20-1　臂丛及其分支

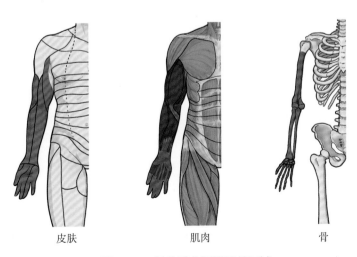

图 20-2　腋路臂丛阻滞覆盖区域

# 第二节　实　　施

## 一、体位

仰卧，头转向对侧，患侧上肢外展 70°～90°，前臂外旋，90° 屈肘。避免肩关节过度外展，可能导致腋动脉搏动不明显，影响超声定位；也可能导致神经过度拉伸，神经外膜脆性增强而易被穿刺针刺破，可能损伤神经。

## 二、探头及穿刺针选择

小儿曲棍球棒线阵探头。50 mm、22～25 G 穿刺针。

## 三、超声图像

探头横置于上臂近腋窝处、肱骨的胸大肌止点水平（肱骨大结节嵴），探头长轴与肱骨长轴垂直，获得血管和神经的横断面图像（图 20-3）。首先将探头向肱骨近端或远端扫描，寻找搏动的腋动脉；其次定位腋静脉、喙肱肌、肱二头肌，通过加压探头和观察有无搏动区分腋动脉和腋静脉；随后轻微调整探头方向，使腋动脉周围的正中神经、桡神经和尺神经清晰显像；最后在腋动脉外侧、喙肱肌与肱二头肌之间寻找肌皮神经，可向肢体远端或近端滑动探头追踪肌皮神经的走行，确定肌皮神经的位置。桡神经通常位于背阔肌和大圆肌联合腱的浅面、腋动脉后方。

神经显示为近椭圆形蜂窝状团簇。因神经外被结缔组织，故而内部呈低回声，外层呈高回声。经典超声图像上，腋动脉外上方为正中神经，内上方为尺神经，下方为桡神经。在腋动脉外下方、喙肱肌肌腹内或肱二头肌与喙肱肌之间可见呈梭形低回声、外被高回声外膜的"鹰眼"结构，即肌皮神经，但其位置个体差异较大且形态不一。

## 四、操作步骤

### （一）平面内进针

1. 单点注射　单点给予局部麻醉药（局麻药）是临床上最简单、也最为常用的给药方法。此法以腋动脉为阻滞标志，无需寻找臂丛各分支。因为儿童腋鞘筋膜较薄弱，注射到腋鞘的局麻药可向外扩散至肌皮神经实现阻滞。上肢极度外展（如 160°）时肌皮神经靠近腋动脉。采用平面内进针技术。穿刺针从探头外侧进针，朝向腋动脉下方，有轻微突破感提示进入腋鞘，回吸无血后注药。超声图像上可见局麻药包绕腋动脉而使腋动脉"漂浮"在药液中（图 20-3）。也可在阻滞臂丛后，寻找位于喙肱肌肌腹内或肱二头肌与喙肱肌之间的肌皮神经，于肌皮神经处单独注药。

2. 多点注射　对臂丛各主要分支分别给予局麻药。此法要求操作者准确掌握臂丛解剖，清晰识别每个神经在超声图像中的位置。首先将针尖置于肌皮神经处，回吸无血后注

图 20-3　腋路臂丛阻滞扫描方法、超声图像和
注药位点
A. 扫描方法；B. 横断面超声图像：B1，6 个月；B2，
3 岁；B3，9 岁；C. 注药位点

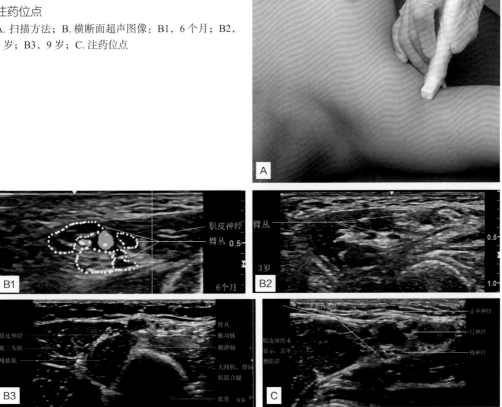

入部分局麻药。退针至皮下，调整进针角度，沿腋动脉外侧向深方进针，针尖朝向腋动脉下方的桡神经，到达桡神经周围时可有轻微突破感，回吸无血后注入部分局麻药；随后朝腋动脉外上方进针，针尖邻近正中神经，回吸无血后注入部分局麻药；最后进针至腋动脉内上方，针尖邻近尺神经，注入剩余局麻药。

（二）平面外进针

平面外进针技术与传统解剖定位穿刺相似。超声图像上仅可见针尖或针干，呈强回声圆点。穿刺针于探头长边中点远端 0.5 cm 进针，初学者由小角度起始，使针尖出现于皮下，随后逐渐增加进针角度，使针尖出现于腋筋膜下，邻近腋动脉。针尖突破腋鞘时有轻微突破感，当针尖位于腋动脉上方，回吸无血后可注药。超声图像上可见局麻药环形包绕腋动脉。

（三）肋间臂神经阻滞

需要使用上肢止血带时尚需阻滞肋间臂神经。探头向背侧、头侧滑动显示背阔肌，肋间臂神经位于背阔肌表面腋浅筋膜的扁平脂肪通道内。于神经周围注射 0.05 ml/kg 局麻药；如神经难以辨识，于背阔肌表面注射 0.1 ml/kg 局麻药。也可于臂内侧面（由胸大肌肱骨止点处向背侧至肱三头肌前缘）行皮下浸润。

# 第三节　临床应用和循证医学

## 一、阻滞机制

腋路臂丛阻滞的机制是局麻药阻滞臂丛各个终末神经，使其支配区域实现运动和感觉阻滞。手术入路的选择决定了臂丛阻滞时需要阻滞哪些部位的感觉和运动神经。肌间沟入路在脊神经根水平阻滞臂丛，对 C8 和 T1 脊神经可能阻滞不全，可用于肩部和肱骨近端手术。锁骨上、下入路阻滞范围相似，在神经干、股、束水平阻滞臂丛，可为整个手臂手术提供完善的麻醉和镇痛，二者可部分阻滞上臂内侧皮肤感觉，也适用于需要止血带的手术。腋路阻滞臂丛终末神经，主要为肘部、前臂和手部手术提供麻醉和镇痛。腋路臂丛阻滞严重并发症风险在所有臂丛阻滞入路中最低，因此一直以来被认为是最安全的臂丛阻滞入路，更适用于儿童群体。腋路臂丛阻滞时，肌皮神经必须被单独阻滞，以便提供前臂桡侧镇痛，因为肌皮神经在前臂延续为前臂外侧皮神经支配该区域。腋路臂丛阻滞用于需要使用止血带的上肢手术时，还需单独阻滞肋间臂神经以补充上臂内侧镇痛。

## 二、临床应用和循证医学

腋路臂丛阻滞在临床上应用非常广泛，可为几乎所有上肢手术提供麻醉，如前臂骨折、建立动静脉瘘、指骨骨折和上肢烧伤清创植皮手术。腋路臂丛阻滞镇痛完善，可单独用于手术操作，避免使用全身麻醉（全麻）或减少全身麻醉药用量，也可满足术后镇痛要求，减轻术后疼痛，减少阿片类药用量。

（一）腋路臂丛阻滞与全身用药

Zadrazil 等 [2] 回顾了 565 例行超声引导臂丛阻滞的 18 岁以下患儿，阻滞的总体失败率为 5.1%，其中腋路臂丛阻滞 107 例，失败率为 3.7%；年龄分层中，3 岁以下患儿阻滞失败率为 1.2%，随着年龄增长，失败率相应增加；所有患儿均未观察到臂丛阻滞相关并发症。由此可见，腋路臂丛阻滞的成功率和安全性很高，尤其年幼儿童。如果腋路臂丛阻滞完全，全麻维持期间仅需提供镇静。由于区域阻滞作用时间较长，臂丛阻滞也可提供术后镇痛，避免了额外使用镇痛药或减少镇痛药用量。

（二）佐剂

1. 右美托咪定　研究发现，与单纯使用罗哌卡因相比，复合右美托咪定使小儿腋路臂丛阻滞起效更快，镇痛时间更长 [3]。Koraki 等 [4] 也发现右美托咪定用于成人超声引导腋路臂丛阻滞时可显著延长感觉阻滞时间和镇痛时间。

2. 可乐定　Trifa 等 [5] 的研究纳入 60 例 1~6 岁前臂或手部手术患儿，评价腋路臂丛阻滞时罗哌卡因复合可乐定的镇痛效果，可乐定剂量为 1 μg/kg（容量 1 ml），加入可乐定并未降低术后疼痛评分，但延长了首次补救镇痛时间。

3. 地塞米松　成人超声引导腋路臂丛阻滞时，与静脉注射地塞米松相比，神经周围注射地塞米松延长了感觉、运动阻滞时间和术后镇痛时间[6]。

### 三、药物用量

与布比卡因相比，罗哌卡因具有心血管和中枢神经系统不良反应轻且可实现运动感觉分离的特点。0.2% 罗哌卡因用于 3～6 岁患儿腋路臂丛阻滞时 95% 有效容量为 0.28 ml/kg[7]。罗哌卡因用于小儿臂丛阻滞的浓度为 0.2%～0.5%，剂量 0.5～1.5 mg/kg，可根据儿童年龄调整。有研究显示，小儿腋路臂丛阻滞应用 0.33% 罗哌卡因 1 ml/kg 有局麻药中毒风险，低浓度罗哌卡因阻滞效果欠佳。同等剂量下降低局麻药浓度、增加容量可能加快腋路臂丛阻滞起效，但阻滞时间略短[8]。

### 四、并发症

（一）神经损伤

Ben-David 等[9] 对 336 例解剖定位穿刺腋路臂丛阻滞患儿的回顾性研究表明，与成人在镇静状态下行腋路臂丛阻滞相比，儿童在全麻下实施阻滞时神经损伤发生率更高（2.6% vs.7.5%），但阻滞相关神经损伤症状通常持续时间较短，多数在术后几周内完全恢复。对比锁骨上和锁骨下入路，腋路臂丛阻滞相关神经损伤发生率居中（锁骨上入路最低）[10]。美国小儿区域麻醉网络数据库（PRAN）超过 10 万例小儿区域阻滞的安全性数据显示，短暂神经损伤症状发生率为 2.4 ：10 000[11]。在严格掌握小儿区域阻滞禁忌证的前提下，小儿区域阻滞可以安全实施，尤其在超声辅助下。

（二）动脉损伤

由于注射部位邻近腋动脉，有误穿动脉致血肿和局麻药中毒的危险，超声下仔细追踪针尖可减少动脉损伤。对比锁骨上和锁骨下入路，腋路臂丛阻滞相关动脉损伤发生率居中（锁骨上入路最低）[10]。

（三）局麻药中毒

腋路臂丛阻滞时由于局麻药误入血管、单次阻滞药量过大或双侧阻滞药物吸收过快、总药量过大可发生局麻药中毒。见"第 14 章　局部麻醉药全身毒性反应"。

（四）上肢血管功能障碍

Bhat[12] 报道 1 例 3 岁患儿在腋路臂丛阻滞后发生了短暂上肢血管功能障碍，表现为肢体苍白无脉，但短时间内自行恢复，作者认为可能由于少量肾上腺素入血导致动脉痉挛。

---

**小结**

- 实施超声引导腋路臂丛阻滞时，操作者应能在超声图像中准确识别臂丛解剖，即各神经分支在超声图像中的位置。

- 避免肩关节过度外展，可能导致腋动脉搏动不明显，影响超声定位；也可能导致神经过度拉伸，神经外膜脆性增强，易被穿刺针刺破。
- 多点注射时注意局麻药总量。

**参考文献**

[1] Ustuner E, Yılmaz A, Özgencil E, et al. Ultrasound anatomy of the brachial plexus nerves in the neurovascular bundle at the axilla in patients undergoing upper-extremity block anesthesia. Skeletal Radiol, 2013, 42:707-713.

[2] Zadrazil M, Opfermann P, Marhofer P, et al. Brachial plexus block with ultrasound guidance for upper-limb trauma surgery in children: a retrospective cohort study of 565 cases. Br J Anaesth, 2020, 125: 104-109.

[3] Yang H, Fan W, Yang Y, et al. Application of dexmedetomidine combined with ropivacaine in axillary brachial plexus block in children and its effect on inflammatory factors. Cell Mol Biol (Noisy-le-grand), 2020, 31, 66: 73-79.

[4] Koraki E, Stachtari C, Kapsokalyvas I, et al. Dexmedetomidine as an adjuvant to 0.5% ropivacaine in ultrasound-guided axillary brachial plexus block. J Clin Pharm Ther, 2018, 43: 348-352.

[5] Trifa M, Ben Khalifa S, Jendoubi A, et al. Clonidine does not improve quality of ropivacaine axillary brachial plexus block in children. Paediatr Anaesth, 2012, 22: 425-429.

[6] Aliste J, Leurcharusmee P, Engsusophon P, et al. A randomized comparison between intravenous and perineural dexamethasone for ultrasound-guided axillary block. Can J Anaesth, 2017, 64: 29-36.

[7] Chen L, Shen Y, Liu S, et al. Minimum effective volume of 0.2% ropivacaine for ultrasound-guided axillary brachial plexus block in preschool-age children. Sci Rep, 2021, 11: 17002.

[8] Ranganath A, Ahmed O, Iohom G. Effects of local anaesthetic dilution on the characteristics of ultrasound guided axillary brachial plexus block: a randomised controlled study. Med Ultrason, 2022, 24: 38-43.

[9] Ben-David B, Barak M, Katz Y, et al. A retrospective study of the incidence of neurological injury after axillary brachial plexus block. Pain Pract, 2006, 6: 119-123.

[10] Casas-Arroyave FD, Ramírez-Mendoza E, Ocampo-Agudelo AF. Complications associated with three brachial plexus blocking techniques: Systematic review and meta-analysis. Rev Esp Anestesiol Reanim (Engl Ed), 2021, 68: 392-407.

[11] Walker BJ. Long JB, Sathyamoorthy M, et al. Complications in pediatric regional anesthesia: an analysis of more than 100, 000 blocks from the Pediatric Regional Anesthesia Network. Anesthesiology, 2018, 129: 721-732.

[12] Bhat R. Transient vascular insufficiency after axillary brachial plexus block in a child. Anesth Analg, 2004, 98: 1284-1285.

# 第21章 超声引导肘部和前臂神经阻滞

姚梦楠　张建敏

肘部和前臂神经阻滞主要用于前臂和手部手术，可作为臂丛阻滞不全的补救方法。肘部和前臂神经阻滞主要包括正中神经阻滞、尺神经阻滞和桡神经阻滞，可在肘部、前臂或腕部阻滞（表21-1，图21-1）。手指手术也可行指间神经阻滞。

表 21-1　手部神经支配

| 神经 | 运动 | 感觉 | |
| --- | --- | --- | --- |
| | | 背面 | 掌面 |
| 正中神经 | 大鱼际肌 | 第2、3、4指远节（除4指尺侧远节外） | 桡侧3个半指<br>手掌桡侧半 |
| 桡神经 | 伸腕肌 | 桡侧2个半指近、中节（包括拇指远节）<br>手背桡侧半 | |
| 尺神经 | 小鱼际肌，骨间肌，拇内收肌 | 尺侧2个半指（除第3指尺侧和第4指桡侧远节外）<br>手背尺侧半 | 尺侧1个半指<br>手掌尺侧半 |

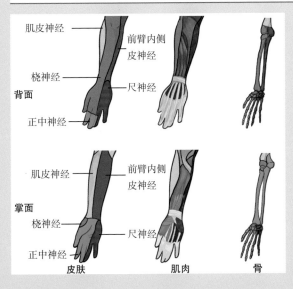

图 21-1　前臂和手部神经支配

153

# 第一节　临床解剖

## 一、尺神经

尺神经是臂丛内侧束的终支，在腋窝位于腋动脉和腋静脉内侧，主要由 C8 和 T1 脊神经组成，具有运动支和感觉支，支配手背和手掌尺侧的感觉。尺神经在上臂内侧沿肱二头肌与肱三头肌间隔下行，伴行于肱动脉内侧，随后于肱骨中段穿出间隔，向内、向后进入肘部肱骨内上髁与尺骨鹰嘴之间的尺神经沟内。尺神经在尺侧腕屈肌 2 头之间进入前臂内侧，于尺侧腕屈肌与指深屈肌之间、尺动脉内侧下行至腕部和手掌（图 21-2）。在前臂上 1/3 段尺神经与尺动脉相距较远，在下 2/3 段尺神经伴行尺动脉。尺神经在腕部位于尺动脉内侧、尺侧腕屈肌腱与尺动脉之间。

尺神经在前臂共发出 3 个分支：肌支、掌皮支和背皮支。尺神经肌支在肘窝附近分出，支配前臂尺侧腕屈肌和指深屈肌尺侧半。尺神经掌皮支和背皮支在腕关节近端发出，掌皮支分布于小鱼际肌表面皮肤，背皮支分布于手背尺侧半、第 5 指以及第 4 指尺侧半背面皮肤。尺神经本干在腕部于屈肌支持带浅面分浅、深 2 支，浅支（感觉支）分布于尺侧 1 个半指掌面皮肤，深支（运动支）支配小鱼际肌，拇内收肌，骨间掌侧肌，骨间背侧肌，第 3、4 蚓状肌和拇短屈肌深头。

## 二、正中神经

正中神经主要由 C5～T1 脊神经组成。臂丛内侧束和外侧束于胸小肌下缘分出主支，2 个主支汇合成正中神经，支配手掌面大部分感觉。正中神经在腋窝位于腋动脉前方；在上臂内侧伴肱动脉下行，先在肱动脉外侧，至臂中部转向内侧，于肱肌表面继续下行；在肘部于肱骨内上髁和肱二头肌腱膜之间穿旋前圆肌进入前臂；在前臂走行于指浅屈肌与指深屈肌之间，沿中线降至腕部；在屈肌支持带处位置最表浅，在桡侧腕屈肌与掌长肌之间、拇长屈肌腱与指浅屈肌腱之间穿过腕管，经掌腱膜深面到达手掌（图 21-2）。正中神经发出多个肌支支配前臂掌面肌群；手掌支发自前臂下部，支配手掌桡侧半皮肤；终支支配桡侧 3 个半指掌面皮肤和桡侧 2 个半指远节背面皮肤。

## 三、桡神经

桡神经源自臂丛后束，主要由 C5～T1 脊神经组成，支配上肢伸肌和旋后肌群。桡神经在腋窝位于腋动脉后方，到臂部行向外下，与肱深动脉伴行于肱骨桡神经沟内；转至外侧肱骨外上髁上方后，穿外侧肌间隔至肱骨前方，行于肱桡肌与肱肌之间。桡神经在肘关节前方分为深、浅 2 支。深支又称前臂骨间后神经，为运动神经，在肱桡肌深面斜向下，于桡骨外侧穿旋后肌至前臂背面，在前臂深、浅伸肌群之间降至腕部，主要支配前臂背侧的所有伸肌群。浅支为皮神经，于桡动脉外侧沿肱桡肌深面下行，在前臂远段转至前臂背

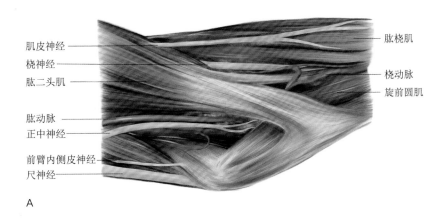

肌皮神经
桡神经
肱二头肌

肱动脉
正中神经

前臂内侧皮神经
尺神经

肱桡肌

桡动脉
旋前圆肌

A

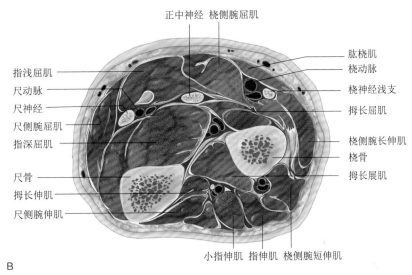

正中神经　桡侧腕屈肌

指浅屈肌
尺动脉
尺神经
尺侧腕屈肌
指深屈肌

尺骨
拇长伸肌
尺侧腕伸肌

肱桡肌
桡动脉
桡神经浅支
拇长屈肌
桡侧腕长伸肌
桡骨
拇长展肌

小指伸肌　指伸肌　桡侧腕短伸肌

B

图 21-2　肘部和前臂中段解剖
A. 肘部；B. 前臂中段

面。桡神经浅支在腕部分为 4 个指背神经，主要支配手背桡侧区皮肤感觉（图 21-2）。

# 第二节　实　　施

虽然肘关节和前臂神经阻滞简单易行，但对于理解能力和配合度差的儿童，推荐在全身麻醉（全麻）下行阻滞操作。

## 一、尺神经阻滞

### （一）体位

平卧，上肢外展、外旋，前臂旋至掌心向上。

（二）探头及穿刺针选择

小儿曲棍球棒线阵探头。35 mm、22～30 G 穿刺针。

（三）超声图像

1. 肘部扫描　将探头横置于肘部内后方尺神经沟处或尺神经沟头侧，可见尺神经位于肱骨浅方，为中高回声梭形结构，其内呈蜂窝状（图 21-3）。

2. 前臂扫描　将探头横置于前臂中段掌面。超声图像上可见尺骨和尺侧腕屈肌肌腹。探头缓慢扫描至前臂远段，可见搏动的尺动脉，与尺神经彼此贴近。通过头足向滑动探头动态扫描确认尺神经，尺神经与尺动脉在前臂近段分离，于前臂远段与动脉会聚。

在前臂近段，超声图像上尺神经短轴切面呈蜂窝状椭圆形，高回声外层包绕多个低回声结构。在前臂远段，尺神经短轴切面呈圆形；伴行的尺动脉位于尺神经外侧，无回声，直径与尺神经相近（图 21-3）。尺侧腕屈肌位于皮下组织深面，呈独特的线状筋膜样回声，指深屈肌位于尺神经和尺动脉内侧深方。在图像外侧部可能看到大小、形状与尺神经相似的正中神经。

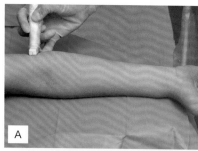

图 21-3　肘部和前臂尺神经阻滞扫描方法、超声图像和注药位点

A. 肘部扫描方法；B. 肘部横断面超声图像：B1，1 岁；B2，9 岁；C. 前臂远段扫描方法；D. 前臂远段横断面超声图像：9 岁

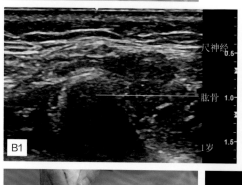

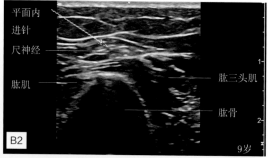

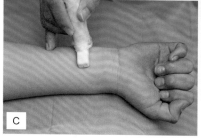

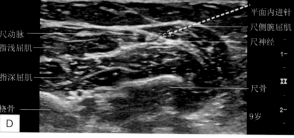

（四）操作步骤

1. 肘部阻滞　探头横置于肘部尺神经沟处或尺神经沟头侧，定位尺神经。采用平面内进针技术。针尖到达尺神经周围，回吸无血后注药。

2. 前臂阻滞　将探头置于前臂中段或远段，定位尺神经。采用平面内进针技术。针尖到达尺神经周围，回吸无血后注药。

## 二、正中神经阻滞

（一）体位

平卧，上肢稍外展。

（二）探头及穿刺针选择

小儿曲棍球棒线阵探头。35 mm、22 ~ 30 G 穿刺针。

（三）超声图像

1. 肘部扫描　将探头横置于肘部前方、肱二头肌腱内侧，获得正中神经和肱动脉的横断面图像（图 21-4）。正中神经位于肱动脉内侧，呈椭圆形高回声；内嵌蜂窝状低回声。肱动脉呈圆形低回声，可见搏动。神经和动脉位置均较表浅，在该位置正中神经可能比肱动脉更粗大。

2. 前臂扫描　将探头置于前臂中段，可见正中神经位于指浅、深屈肌之间的筋膜平面内，呈三角形或椭圆形中高回声，内嵌蜂窝状低回声（图 21-4）。

（四）操作步骤

1. 肘部阻滞　探头横置于肘部，定位正中神经。采用平面内进针技术。从探头内侧进针以免损伤肱动脉，针尖朝向正中神经。穿刺针到达正中神经周围，回吸无血后注药。也可采用平面外进针技术。穿刺针从探头远端长边中点进针，针尖朝向头侧，注意追踪针尖位置。逐渐调整进针方向使针尖位于正中神经周围，回吸无血后注药。

2. 前臂阻滞　将探头横置于前臂中或远段，定位正中神经。采用平面内进针技术。从探头内侧进针，将局麻药注入正中神经周围或指浅、深屈肌之间的筋膜平面。若从探头外侧进针，需加大进针角度，与水平面呈 60° ~ 80°，以避开桡动脉和桡神经浅支。

## 三、桡神经阻滞

（一）体位

平卧，手臂外展，前臂略旋前。

（二）探头及穿刺针选择

小儿曲棍球棒线阵探头。35 mm、22 ~ 30 G 穿刺针。

（三）超声图像

1. 上臂和肘部扫描　在肱骨近端三角肌水平追踪桡神经，桡神经在肱骨后方沿桡神

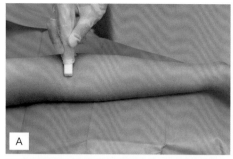

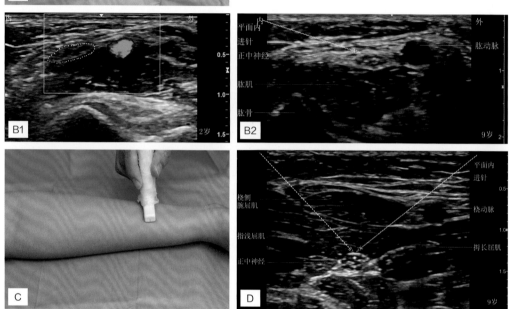

图 21-4　肘部和前臂正中神经阻滞扫描方法、超声图像和注药位点

A. 肘部扫描方法；B. 肘部横断面超声图像：B1，2 岁；B2，9 岁；C. 前臂远段扫描方法；D. 前臂远段横断面超声图像：9 岁

经沟向外下方走行。也可将探头横置于上臂远段外侧（肱骨外上髁偏上方），在肱二头肌外侧、肱桡肌与肱肌之间，可以观察到桡神经，神经向远端分为深、浅 2 支。

超声图像上，在肱骨近段，桡神经位于桡神经沟内，在肱骨、肱三头肌与肱肌之间，呈三角形或椭圆形高回声，毗邻肱深动脉。在肘部外侧，桡神经位于肱骨和肱肌浅方、肱桡肌深面，呈椭圆形蜂窝状高回声（图 21-5）。

2. 前臂扫描　追踪桡神经浅支至前臂，神经于肱桡肌深面下行，逐渐靠近桡动脉，至前臂下 1/3 段位于桡动脉外侧，呈椭圆形蜂窝状高回声（图 21-5）。

（四）操作步骤

1. 肱骨近段阻滞　探头横置于桡神经沟处，与肱骨垂直。采用平面外或平面内进针技术。针尖到达桡神经周围，回吸无血后注药。注意针尖勿过于靠近桡神经沟，以免药液压力过高损伤神经。

2. 肘部阻滞　探头横置于肘窝近端外侧，定位桡神经。采用平面外或平面内进针技术。针尖到达桡神经周围，回吸无血后注药。

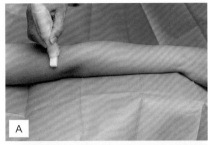

图 21-5　肘部和前臂桡神经阻滞扫描方法、超声图像和注药位点

A.肘部扫描方法；B.肘部横断面超声图像：B1.3 岁；B2，9 岁；
C.前臂远段扫描方法；D. 前臂远段横断面超声图像：9 岁

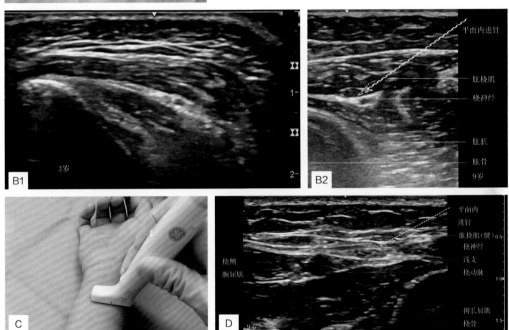

3.前臂阻滞　探头横置于前臂中段或下 1/3 段偏外侧，定位桡神经。采用平面内进针技术。从探头外侧进针，针尖到达桡神经浅支周围，回吸无血后注药。

# 第三节　临床应用和循证医学

## 一、阻滞机制

局部麻醉药（局麻药）注射至相应神经或其分支周围阻滞神经，实现神经支配区域感觉、运动阻滞。肘部阻滞可以提供手部皮肤和内在肌群（肌肉起止点均位于手部）的感觉、运动阻滞，手部的外在肌群（肌肉起于前臂，止于手部）未被阻滞，所以手部运动功能可以部分保留。前臂阻滞时，由于肘部附近的前臂屈、伸肌未被阻滞，所以手部手术前术野消毒时年长儿童可配合抬起前臂，无须使用手吊带。与腕部正中神经阻滞相比，前臂正中神经阻滞可以阻滞手的桡侧掌面皮支，因而适用手术范围更广。

## 二、临床应用和循证医学

前臂阻滞可以为无需止血带的手部小手术提供麻醉，也可以作为臂丛阻滞不全时的补救措施。多项临床试验和病例报告已将肘部和前臂神经阻滞成功应用于手部手术。前臂阻滞也可以缓解指屈肌腱狭窄性腱鞘炎，又称"扳机指"。前臂神经阻滞用于腕管综合征时，需同时阻滞多个神经，包括正中神经、尺神经和腕部桡侧环形皮下浸润（成人桡骨茎突近端 2 cm 注射 2% 利多卡因 4 ml，阻滞桡神经、肌皮神经和前臂内侧皮神经的终支）。

### （一）超声引导与解剖定位

Liu 等[1] 在 1~3 岁手部手术患儿比较了超声引导前臂正中神经阻滞和解剖定位腕部正中神经阻滞，前者全身麻醉药（全麻药）和局麻药用量更少，术后镇痛效果更好，阻滞成功率更高。

### （二）病例报告

Murouchi[2] 对 1 例行第 2 指节指屈肌腱修复的 9 岁患儿实施前臂连续正中神经阻滞镇痛，在保证镇痛的同时保留了屈指肌群肌力，利于患儿术后早期活动。Mori 等[3] 报告 6 例 7~13 岁第 5 指骨骨折患儿接受前臂尺神经阻滞，所有患儿镇痛满意，无并发症。Frenkel 等[4] 在急诊室将超声引导尺神经、正中神经和桡神经阻滞用于 10 例 9~17 岁手部外伤患儿，3 种阻滞操作时间短，均能实现满意的镇痛效果，加快床位周转率，术后 1 年随访无不良反应，患儿和家长满意度高。

## 三、药物用量

小儿肘部和前臂神经阻滞的药物用量目前尚未统一。短小手术可使用 1% 利多卡因，0.1~0.2 ml/kg（最大 5 ml），15 min 内可起效完全，感觉阻滞时间约 2 h。1~3 岁患儿全麻后行前臂正中神经阻滞，予以容量 0.5 ml/kg 以下的 0.2% 罗哌卡因既可达到满意的镇痛效果，又可减少全麻药用量[1]。Gao 等[5] 对 1~3 岁患儿正中神经阻滞的量效关系研究显示 0.2% 罗哌卡因的 99% 最低有效容量为 1.44 ml。

## 四、并发症

肘部和前臂神经阻滞的并发症主要包括局麻药中毒、神经血管损伤和穿刺部位感染。神经损伤通常发生于注药期间，症状表现为肢体疼痛、感觉异常和运动功能障碍，但这些症状多数可以在数月之内消失[4]。

---

**小结**

- 当神经在超声图像上辨识不清时，可沿神经走行方向滑动探头，根据疑似结构图像变化的连续性和走行方向进行辨别。
- 同时阻滞多个神经时应注意药物总量，避免局麻药过量导致中毒。

**参考文献**

[1]　Liu W, Liu J, Tan X, et al. Ultrasound-guided lower forearm median nerve block in open surgery for trigger thumb in 1- to 3-year-old children: A randomized trial. Paediatr Anaesth, 2018, 28: 134-141.

[2]　Murouchi T. Motor-sparing continuous median nerve block for hand surgery: A pediatric case. Asian J Anesthesiol, 2017, 55: 78-79.

[3]　Mori T, Nomura O, Ihara T. Ultrasound-guided peripheral forearm nerve block for digit fractures in a pediatric emergency department. Am J Emerg Med, 2019, 37: 489-493.

[4]　Frenkel O, Liebmann O, Fischer JW. Ultrasound-guided forearm nerve blocks in kids: a novel method for pain control in the treatment of hand-injured pediatric patients in the emergency department. Pediatr Emerg Care, 2015, 31: 255-259.

[5]　Gao W, Chen Y, Wang W, et al. The 90% minimum effective volume and concentration of ropivacaine for ultrasound-guided median nerve block in children aged 1-3 years: A biased-coin design up-and-down sequential allocation trial. J Clin Anesth, 2022, 79:110754.

# 第六篇　下肢阻滞

## 第22章　超声引导腰丛阻滞

刘雅菲　宋琳琳

腰丛阻滞可以一次性完全阻滞腰丛分支，临床上主要适用于单侧腹股沟区、髋/膝关节以及大腿前方和内侧的手术。腰丛阻滞联合坐骨神经阻滞可以实现整个下肢的阻滞，禁忌椎管内麻醉（如脊柱侧弯）的儿童可以选择。腰丛阻滞的优点在于镇痛时间长，可以单侧阻滞，尿潴留发生率低，避免了骶管阻滞和硬膜外阻滞相关并发症。腰丛阻滞位置较深，穿刺区域有腰动脉走行且邻近硬膜外腔和肾，虽然超声可以引导进针和观察局麻药扩散，但实施腰丛阻滞仍需要一定的经验和技巧，因此近年来腰丛阻滞在临床的应用有减少的趋势，根据手术范围在外周不同部位分别实施区域阻滞或采用骶管阻滞更为普遍。

## 第一节　临床解剖

腰丛发自 L1～L3 和大部分 L4 脊神经前支，有时有小部分 T12 和（或）L5 脊神经前支参与（图 22-1）。腰段脊神经前支出椎间孔后进入呈楔形的腰椎旁间隙，随后深入腰大肌。腰丛在腰大肌的后 1/3 内侧下降，与椎间孔位于同一冠状面内。腰丛直接发出 6 个主要的终末神经，包括髂腹下神经（T12～L1 前支）、髂腹股沟神经（L1 前支）、生殖股神经（L1～L2 前支）、股外侧皮神经（L2～L3 前支后股）、股神经（L2～L4 前支后股）、闭孔神经（L2～L4 前支前股）。这些终末神经向足侧和外侧走行，沿骨盆呈扇形分布。

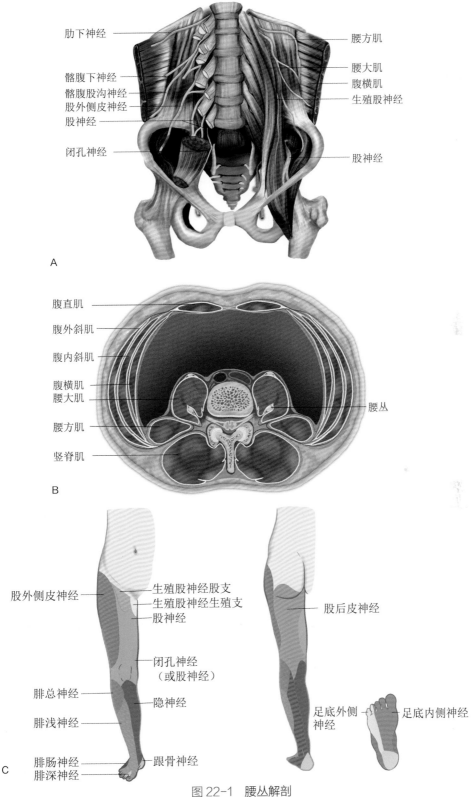

图 22-1　腰丛解剖

A. 腹后壁；B. 横断面（L3～4 椎间隙水平）；C. 腰丛分支支配的皮肤区域

### 一、髂腹下神经

髂腹下神经从腰大肌上部外侧缘穿出，经肾下极与腰方肌之间斜向外方，随后穿入腹横肌腱膜，沿髂嵴于腹横肌与腹内斜肌之间向前延伸并分为外侧皮支和前皮支。外侧皮支于髂嵴前、中 1/3 交界处上部穿出肌层，支配臀部后外侧皮肤；前皮支继续向前行于腹横肌与腹内斜肌之间，平行于腹股沟韧带，在髂前上棘内侧穿出腹内斜肌和腹外斜肌腱膜，成为皮支并支配耻骨联合上方区域皮肤。

### 二、髂腹股沟神经

髂腹股沟神经与髂腹下神经伴行从腰大肌外侧缘穿出，经腰方肌前方行向外侧，走行至腹横肌腱膜深方，与后部髂嵴平行。随后行于腹横肌与腹内斜肌之间，至髂前上棘内侧后穿出腹内斜肌和腹外斜肌腱膜，与精索伴行进入腹股沟管，从腹股沟浅环穿出至浅筋膜，分布于大腿近端内侧和阴囊上部、阴茎根部皮肤（男性）或阴阜和大阴唇皮肤（女性）。

### 三、生殖股神经

生殖股神经在腰大肌前方穿出，沿腰大肌内缘走行，分为生殖支和股支。在男性，生殖支进入腹股沟管内的精索支配提睾肌和阴囊、大腿内侧皮肤；在女性，该神经随腹股沟管内的子宫圆韧带行至大阴唇，支配阴阜、大阴唇和大腿内侧上部皮肤。股支与股动脉伴行穿过腹股沟韧带，发出支配股动脉的血管舒缩纤维，随后从股三角浅出，支配股三角近端的一小块皮肤。

### 四、股外侧皮神经

股外侧皮神经从腰大肌外侧缘穿出，斜向外下，经髂肌前方向髂前上棘延伸，随后于髂前上棘内侧穿过腹股沟韧带深面至股部。神经穿过缝匠肌上部，走行于该肌表面，分为前支和后支，从阔筋膜深面穿出至浅筋膜。前支从距髂前上棘较远处穿出至皮下，支配大腿至膝关节前外侧皮肤，后支于近端穿出至皮下，支配大腿后外侧从大转子到股中部皮肤和部分臀下部皮肤。

### 五、股神经

股神经是腰丛最大的分支，从腰大肌下部外侧缘穿出，于腰大肌和髂肌之间下行，位于髂筋膜深面，随后穿经腹股沟韧带后方进入大腿根部股三角，位于股动脉外侧。股神经通过腹股沟韧带下方后立即分为前股和后股。前股发出的肌支支配耻骨肌和缝匠肌，发出的皮支包括股中间皮神经和股内侧皮神经。股中间皮神经支配股前部和前内侧下 2/3 皮肤感觉，终支加入髌神经丛；股内侧皮神经支配股内侧下 2/3 和膝前内侧皮肤，终支也加入髌神经丛。后股发出 5 个肌支支配股内侧肌、股直肌、股中间肌、股外侧肌和膝关节肌；肌支发出数支细小的膝关节支和髋关节支；发出 1 个皮支——隐神经。隐神经为感觉神经，于股三角内下降，由股动脉外侧转至内侧，进入收肌管，在内侧膝部位于缝匠肌与股薄肌之间，随后与大隐静脉伴行至小腿内侧，支配小腿内侧至内踝皮肤。隐神经出收肌管后发出髌下支加入髌神经丛。

### 六、闭孔神经

闭孔神经从腰大肌后内缘穿出，行于髂总动脉后方，随后沿小骨盆侧壁向前下方延伸，紧邻闭孔内肌内侧，与闭孔血管伴行穿过闭膜管，进入股内侧上部。闭孔神经于闭膜管内分为前支和后支。前支于闭孔外肌前方下降，于耻骨肌深面和长收肌后方、短收肌前方走行并发出相应肌支。靠近闭孔处，前支发出髋关节支，部分人群前支的终末皮支支配股内侧下 2/3 皮肤。后支穿入闭孔外肌，随后经短收肌后方、大收肌前方下行并发出相应肌支。后支发出膝关节支穿大收肌下部或于收肌管内伴股动脉下行、经收肌腱裂孔进入腘窝，伴腘动脉分布于膝关节后囊和交叉韧带。

一项对 3 ~ 12 岁儿童进行的解剖学研究表明，皮肤至腰丛的距离与儿童体重密切相关，而非年龄和身高 [1]。另一项对 350 例 1 个月 ~ 24 岁（平均年龄 10.4 岁）患者的解剖学研究发现，髂后上棘至髂嵴间线的距离近似等于腰丛深度 [2]。这一结果有助于准确判断不同年龄群体的腰丛深度，辅助超声测量。Jang 等 [3] 分析了 361 例儿童磁共振腰丛影像，在 L4 ~ 5 椎间隙腰丛深度为 0.844 × 体重（kg）+25.8 mm，中线至腰丛距离 / 中线至髂后上棘垂直线距离平均为 0.87，新生儿和婴儿最大，可达 0.98。

腰椎旁间隙也有腰动、静脉及其分支走行。腰动脉共 4 对，自腹主动脉后面发出后，与腰静脉伴行沿椎体前面和侧面走行至椎间孔附近。腰动脉在椎间孔前外侧分为前支和后支。前支沿横突下缘向外走行，经腰方肌后方和腹横肌腱膜供应腹后外侧部，后支在椎间孔前外侧向椎管内发出椎间孔前支，向外下发出腰丛营养支，主干继续后行在椎间孔后缘发出椎间孔后支，随后主干向后穿出椎旁肌层供应腰背部。因此腰丛阻滞时应尽量避免针尖过于偏向内侧进入椎旁间隙附近，防止血管损伤。L4 水平肾常见，新生儿和婴儿可达 43.7%，1.7% 的儿童肾下极位于 L4 ~ 5 椎间隙 [3]。腰丛阻滞时应注意避免损伤肾。

## 第二节　实　　施

### 一、禁忌证

#### （一）绝对禁忌证

凝血障碍或抗凝治疗，全身或穿刺部位感染，局部麻醉药（局麻药）过敏，腰丛支配区基础神经病变，腰椎畸形，儿童或家长拒绝。

（二）相对禁忌证

不合作或躁动，穿刺部位解剖异常，阻滞体位安置受限，血流动力学不稳定，术后需监测运动、感觉评估神经和血管功能。

## 二、体位

侧卧，患侧在上，髋、膝关节屈曲。

## 三、探头及穿刺针选择

通常使用成人线阵探头，体型较小者如婴幼儿也可使用小儿曲棍球棒线阵探头，体型较大者可使用凸阵探头。50～100 mm、22～25 G 穿刺针，推荐使用神经刺激器。

## 四、超声图像

传统解剖定位腰丛阻滞通常在 L4 或 L5 水平穿刺，避免在 L2 和 L3 肾水平操作，以防发生肾损伤或腰丛下部阻滞不全。这种低位阻滞往往导致髂腹股沟／髂腹下神经、偶尔股外侧皮神经阻滞不全。超声引导技术的应用使肾和血管结构定位清晰，因此穿刺水平可以位于 L2～L5 之间。注意婴幼儿的肾下极可低至 L4～5 椎间隙水平。幼儿腰丛位置表浅，腰大肌内腰丛周围高回声的结缔组织与低回声的腰大肌之间对比更为明显，因此超声下腰丛通常易于在 L4～5 横突间隙观察到，但在年长儿童，由于腰丛位置深且对比减弱，腰丛可辨识度下降，尤其体型较大者。一项对 8 岁以上儿童的超声研究发现，多数儿童的腰丛可在 L3～4 横突间隙探及，少数在 L4～5 横突间隙[1]。

（一）腰椎旁矢状面扫描

探头置于腰椎棘突外侧旁矢状面，扫描骶尾部，年长儿童骶骨头侧部分显示为强回声线和相应的骨性阴影。探头向上滑动依次识别 L1～L5 横突并标记，将探头置于 L3～4 或 L4～5 横突间隙。由内向外滑动探头，依次可扫描经椎板、关节突、横突矢状面（图 22-2）。横突呈"指状突"样，经横突矢状面为超声引导腰丛阻滞的实施切面。

经 L3～L5 横突矢状面超声图像上，横突呈高回声，下伴声影，L3～L5 横突声影显示为"指状突"样；表浅的竖脊肌位于横突上方，显示为条纹状低回声；腰大肌位于竖脊肌深方、横突之间，呈低回声，内伴高回声条纹样肌筋膜，部分被横突下方声影所遮挡；腰丛位于腰大肌后 1/3，呈束状高回声，较肌腱更厚，略呈斜向走行。年幼者腰丛与肌腱平行走行，有时不易区分，可转至横断面观察腰丛，结合横断面腰丛深度判断矢状面腰丛位置。有时可见肾位于探头头侧的腰大肌深方，显示为均匀的低回声结构，随呼吸移动。

（二）腰椎旁横断面扫描

在上述经横突旁矢状面扫描基础上，以 L4～5 或 L3～4 横突间隙为中心旋转探头90°，观察椎旁横断面图像。也可将探头置于椎旁髂嵴间线上方，内外滑动直至显示横突

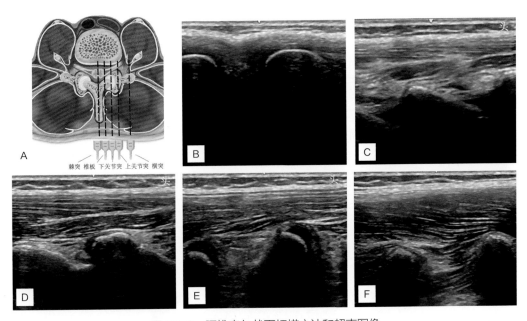

图 22-2　腰椎旁矢状面扫描方法和超声图像

A. 扫描方法；B. 经棘突超声图像；C. 经椎板超声图像；D. 经下关节突超声图像；E. 经上关节突超声图像；
F. 经横突超声图像

或横突间隙。探头略向内侧倾斜（横斜视图）、头足方向微移或倾斜探头避开横突，显示横突间隙。椎旁横断面超声图像上，棘突位于探头一侧，呈强回声；肌层呈低回声，内嵌中高回声条纹样肌筋膜；竖脊肌较为表浅，腰方肌位于其下外方；腰大肌位于椎体外侧、横突前方、腰方肌和竖脊肌深方，显示为伴少量强回声斑片影的大片低回声结构；腰丛位于腰大肌内，呈高回声树枝状或片状结构，可内嵌不规则低回声（图 22-3）。年长儿童腰丛较深，需仔细辨别。有时可见肾位于腰大肌深方，显示为均匀的低回声结构，随呼吸移动。

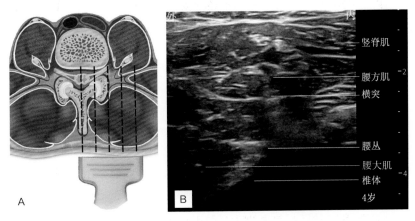

图 22-3　腰椎旁横断面扫描方法和超声图像

A. 扫描方法；B. L3～4 椎间隙水平超声图像

（三）腋中线横断面扫描

探头横置于腋中线髂嵴上缘，通常位于经 L4 ～ 5 椎间隙或 L4 椎体横断面水平。如果发现横突，探头略向头足方向倾斜，显示横突间隙和关节突。此横断面视野较宽，可见主动脉、下腔静脉和肾，腰丛也易于显像。

超声图像上可见椎体、关节突、腹腔、肾、竖脊肌、腰方肌和位于二者深方的腰大肌。腰大肌、腰方肌和竖脊肌以横突或椎体为中心呈"shamrock"征或"三叶草"征，腰大肌位于前内侧，竖脊肌位于后外侧，腰方肌位于腰大肌与竖脊肌之间（图 22-4）。腰椎旁间隙位于关节突与椎体之间，可见腰丛由腰椎旁间隙进入腰大肌。

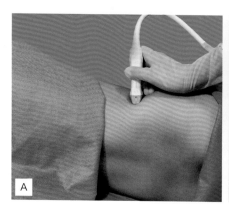
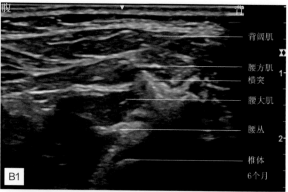

图 22-4　腋中线横断面扫描方法和超声图像
A. 扫描方法；B. 超声图像：B1，6 个月；
B2，9 岁

五、操作步骤

超声引导腰丛阻滞可以联合使用神经刺激器。

（一）神经刺激器引导

1. 超声预扫描　实施操作前使用超声进行腰椎旁横断面和矢状面扫描，明确穿刺区域腰丛以及椎旁重要骨骼和肌肉解剖标志的位置和深度，如横突外侧缘位置和横突深度。预计偏头侧进针时，应明确并标示肾下极所在位置。

2. 解剖定位穿刺＋神经刺激器引导　使用传统解剖定位方法实施穿刺。定位髂嵴间线，即双侧髂嵴最高点的连线，通常对应 L4 ～ 5 椎间隙。平行于棘突、过同侧髂后上棘的垂直线与上述髂嵴间线的交点为进针点，也有学者认为在上述位置的内侧 3/4 处。穿刺针连接神经刺激器，垂直皮肤进针，进入腰丛所在腰大肌室时可有突破感。至引出股四头肌收缩反应或达预扫描腰丛深度时，回吸无血后注药。如预扫描未见腰丛，可记录横突深度，进针达横突深度后继续深入约 0.5 ~ 1 cm 注药。若针尖触及横突，调整进针方向，略向足侧 5° 进针，向头侧进针时可能意外损伤肾。

（二）超声联合神经刺激器（可选）引导

1. 超声预扫描　实施操作前使用超声扫描，明确腰丛以及椎旁重要骨骼和肌肉解剖标志的位置和深度。

2. 超声引导穿刺　实时超声引导技术可控制穿刺针方向，避免损伤邻近重要解剖结构。常规消毒铺巾。将探头置于无菌保护套内，穿刺区域涂无菌耦合剂或碘伏。

（1）腰椎旁矢状面入路：探头与脊柱平行，置于经横突旁矢状面，将 L3 ~ L5 横突置于图像中央，发现腰丛。可采用平面外或平面内进针技术。平面内进针时，从探头足侧或头侧进针，目标针尖位置为腰丛周围或腰大肌后 1/3（腰丛不可见时）（图 22-5）。从足侧进针时避免针尖刺入过深，可能进入腹腔、损伤肾甚至进入胸腔。平面外进针时，从探头内侧中点进针，寻找穿刺针亮点，追踪针尖位置。应注意避免针尖过于偏向内侧，可能邻近椎间孔或脊髓。注意穿刺深度，避免刺入过深，进入腹腔。

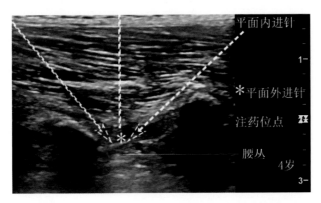

图 22-5　腰椎旁矢状面入路腰丛阻滞注药位点

（2）腰椎旁横断面入路：探头置于 L3 ~ 4 或 L4 ~ 5 横突间隙，辨清位于横突深方的腰大肌和腰丛。可采用平面内或平面外进针技术。平面内进针时，通常从探头外侧进针，针尖朝向腰丛或腰大肌后 1/3 内侧半。注射少量生理盐水，可见药液在腰丛周围或后部腰大肌呈低回声扩散，回吸无血后注药（图 22-6）。Kirchmair 等[1]报道注药时在腰大肌内腰丛周围可见"流水"样回声，低回声药液使腰丛显像更为清晰。凸阵探头用于年长儿童时由于分辨率较低，局麻药扩散需仔细辨别。注意实时观察针尖位置，避免针尖过于偏内侧进入腰椎旁间隙、椎间孔或脊髓。

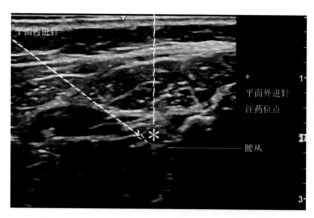

图 22-6　腰椎旁横断面入路腰丛阻滞注药位点

（3）腋中线横断面入路[4]：探头横置于腋中线髂嵴上缘，辨清腰大肌和腰丛。采用平面内进针技术。针尖目标位置为腰丛周围或位于腰大肌后 1/3 内侧半（图 22-7）。进针点可以选择紧邻探头腹侧短边，或与腰椎旁横断面入路进针位点近似，位于髂嵴间线与髂后上棘垂直线的交点。注意实时观察针尖位置，避免针尖偏内侧进入腰椎旁间隙。

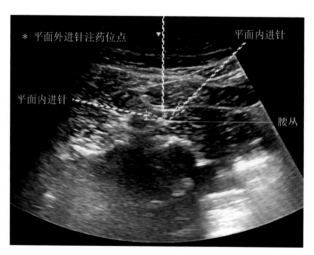

图 22-7　腋中线髂嵴上缘横断面入路腰丛阻滞注药位点

（三）神经刺激器使用方法

将神经刺激器电流强度设置为 1 mA，脉冲时间 0.1 ms，频率 2 Hz。目标为电流降至 0.3 ~ 0.5 mA 时引发股四头肌收缩（触诊或视诊）。电刺激出现异常反应时相应轻微调整穿刺针进针方向（表 22-1）。

表 22-1　联合神经刺激器行腰丛阻滞时的异常反应

| 异常反应 | 累及部位 | 可能原因 | 穿刺针调整 |
|---|---|---|---|
| 电刺激肌颤搐 | 椎旁肌颤搐（刺激局部） | 针尖过浅 | 继续进针 |
| | 大腿后部腘绳肌颤搐（刺激坐骨神经分支） | 进针偏足侧 | 退针，重新于头侧定位穿刺 |
| | 屈髋（刺激腰大肌） | 针尖过深（接近腹腔） | 退针，重新定位穿刺 |
| 针尖触及骨性结构 | 横突 | 接近注射部位，角度偏离 | 退针至皮下，略向足侧 5°进针 |
| 进针较深但刺激无反应 | | 针尖过深，越过横突和腰丛 | 退针，重新定位穿刺 |

**（四）腰丛置管**

各入路也可在腰丛周围置管用于术后连续阻滞镇痛[5]。经腰椎旁进针时，由于穿刺针置入较深且有椎旁肌固定，置管通常单人操作即可，一手经穿刺针置入导管，一手持探头观察腰丛和导管置入[6]。

# 第三节　临床应用和循证医学

## 一、阻滞机制

将局麻药注射至腰椎旁间隙外侧腰大肌室内阻滞腰丛，进而阻滞支配大腿和膝关节前部的感觉和运动神经，主要包括股神经、股外侧皮神经和闭孔神经。

## 二、循证医学

### （一）腰丛阻滞与髂筋膜阻滞和骶管阻滞

Quan 等[7] 在 60 例髋发育不良患儿对比超声引导腰丛阻滞和腹股沟上髂筋膜阻滞的术后镇痛效果，腰丛阻滞效果更优。Omar 等[8] 对比了腰丛阻滞与骶管阻滞用于小儿髋部手术后镇痛，腰丛阻滞优于骶管阻滞。与上述结果相反，Villalobos 等[9] 在 61 例 10～17 岁髋部手术患儿对比了腰丛阻滞和骶管阻滞，骶管阻滞的镇痛效果略优于腰丛阻滞，骶管阻滞患儿术后疼痛评分更低，但术中和术后阿片类药用量没有显著差异。因此腰丛阻滞与骶管阻滞在小儿髋部手术后镇痛方面的优劣仍有待进一步研究。

### （二）联合腰方肌阻滞

Yörükoğlu 等[10] 和 Sato 等[11] 分别报道了 1 例 8 岁髋部手术患儿接受超声引导腰丛联合前路腰方肌阻滞，分别予以 0.25% 布比卡因 20 ml 和 0.3% 罗哌卡因 20 ml，术后镇痛满意。作者认为腰方肌阻滞对于髋区皮肤镇痛非常重要。

### 三、药物用量

超声引导腰丛阻滞可予以 0.25% 布比卡因或 0.2% 罗哌卡因 0.3 ~ 0.5 ml/kg（最大 20 ml），30 min 内可完全起效。Kirchmair 等 [1] 对 3 ~ 12 岁患儿进行的超声引导腰丛阻滞研究中，局麻药使用 0.33% 罗哌卡因 0.3 ml/kg（1 mg/kg），术中和术后镇痛效果满意。Gürkan 等 [12] 将腋中线横断面入路腰丛阻滞用于 75 例 1 ~ 6 岁髋部手术患儿，使用 0.25% 布比卡因 1 ml/kg（2.5 mg/kg，最大 20 ml），镇痛时间至少 8 ~ 12 h，多数可达 24 h。连续腰丛阻滞较少用，可予以 0.1% ~ 0.2% 罗哌卡因 0.1 ~ 0.3 mg/（kg·h）。

### 四、并发症

腰椎旁间隙超声解剖复杂且位置较深，超声扫描有时难以获得清晰的腰丛图像，同时也影响对针尖的追踪，因此腰丛阻滞失败和局麻药硬膜外扩散的风险较高。腰椎旁间隙血管丰富且邻近肾，既往曾有局麻药中毒、腹膜后血肿和误穿肾的病例报道 [13]。

> **小结**
>
> - 儿童髂嵴间线（髂嵴最高点连线）对应 L4 ~ 5 椎间隙水平。
> - 单侧腰丛阻滞可出现类似硬膜外阻滞的双侧阻滞，高注药压力［137.9 kPa（> 20 psi）］时局麻药硬膜外扩散风险较高。
> - 可使用神经刺激器辅助超声引导腰丛阻滞，电刺激引发股四头肌收缩。
> - 腰丛位置较深，周围血管丰富且邻近重要组织结构，因此超声引导腰丛阻滞需由超声引导阻滞经验丰富的操作者施行。
> - 腰丛阻滞前预扫描确定腰丛和横突的位置和深度至关重要。

**参考文献**

[1] Kirchmair L, Enna B, Mitterschiffthaler G, et al. Lumbar plexus in children. A sonographic study and its relevance to pediatric regional anesthesia. Anesthesiology, 2004, 101: 445-450.

[2] Walker B, Flack S, Bosenberg A. Predicting lumbar plexus depth in children and adolescents. Anesth Analg, 2011, 112: 661-665.

[3] Jang Y, Lee J, Yoon H, et al. Predicting the depth of the lumbar plexus in pediatric patients: A retrospective magnetic resonance imaging study. Anesth Analg, 2020, 130: 201-208.

[4] Boretsky K, Hernandez MA, Eastburn E, et al. Ultrasound-guided lumbar plexus block in children and adolescents using a transverse lumbar paravertebral sonogram: initial experience. Pediatr Anesth, 2018, 28: 291-295.

[5] Tognù A, Cauli V, de Simone N, et al. In-plane ultrasound-guided lumbar plexus block using catheter-over-needle technique in a 14-month-old baby. Reg Anesth Pain Med, 2016, 41: 538-541.

[6]　Tognù A, Pacini I. Ultrasound-guided pediatric continuous lumbar plexus block: The hanging needle technique. J Clin Anesth, 2020, 67: 109973.

[7]　Quan J, Yang S, Chen Y, et al. Ultrasound-guided comparison of psoas compartment block and supra-inguinal fascia iliaca compartment block for pain management in pediatric developmental dysplasia of hip surgeries. Front Pediatr, 2022, 9: 801409.

[8]　Omar A, Mansour M, Kamal A. Psoas compartment block for acute postoperative pain management after hip surgery in pediatrics: a comparative study with caudal analgesia. Reg Anesth Pain Med, 2011, 36: 121-124.

[9]　Villalobos M, Veneziano G, Miller R, et al. Evaluation of postoperative analgesia in pediatric patients after hip surgery: lumbar plexus versus caudal epidural analgesia. J Pain Res, 2019, 12: 997-1001.

[10]　Yörükoğlu U, Gürkan Y. Combined quadratus lumborum block and lumbar plexus block for a pediatric patient undergoing Ilizarov procedure. J Clin Anesth, 2018, 49: 40-41.

[11]　Sato M, Hara M, Uchida O. An antero-lateral approach to ultrasound-guided lumbar plexus block in supine position combined with quadratus lumborum block using single-needle insertion for pediatric hip surgery. Paediatr Anaesth, 2017, 27: 1064-1065.

[12]　Gürkan Y, Aksu C, Kuş A, et al. One operator's experience of ultrasound guided lumbar plexus block for paediatric hip surgery. J Clin Monit Comput, 2016, 31: 331-336.

[13]　Touray S, de Leeuw M, Zuurmond W, et al. Psoas compartment block for lower extremity surgery: a meta-analysis. Br J Anaesth, 2008, 101: 750-760.

# 第23章 超声引导髂筋膜阻滞

滑 蕾 张建敏

髂筋膜阻滞是一种相对简单的筋膜平面阻滞，临床上较为常用。超声引导髂筋膜阻滞是在超声引导下，将适量局部麻醉药（局麻药）注入髂筋膜与髂腰肌之间的潜在间隙，药液在髂筋膜下方扩散，阻滞股神经和股外侧皮神经，从而实现大腿前部、膝关节和髋关节手术的麻醉和围手术期镇痛（图23-1）。髂筋膜阻滞也可以作为股神经阻滞或腰丛阻滞不全的补救措施。髂筋膜阻滞位置相对表浅，超声引导下易于实施，是理想的超声引导阻滞教学工具。

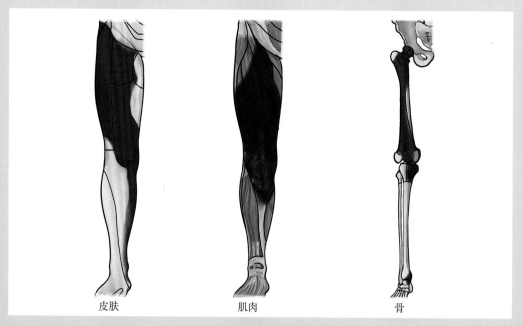

皮肤　　　　　　　　　肌肉　　　　　　　　　骨

图 23-1　髂筋膜阻滞覆盖区域

# 第一节　临床解剖

髂筋膜覆盖于髂腰肌表面,在股部位于阔筋膜深方。髂筋膜起自髂嵴上外侧,覆盖髂肌,向内与腰大肌筋膜融合,经腹股沟韧带深面和髋关节前面止于股骨小转子。髂筋膜在腹股沟韧带外 1/3 处与腹横肌和腹内斜肌腱膜形成共同腱膜;在中 1/3 水平与耻骨筋膜和股直肌周围束状腱膜融合;在内 1/3 水平有股神经经其深面穿过。髂筋膜间隙是髂筋膜和髂腰肌之间的潜在间隙,腰丛发出的股神经、股外侧皮神经和生殖股神经在骨盆水平均位于髂筋膜深面的髂筋膜间隙内,由外向内依次为股外侧皮神经、股神经和生殖股神经(图 23-2)。闭孔神经从腰大肌内后方穿出,在骨盆走行于髂筋膜内侧的腹膜后间隙,位于髂筋膜间隙外。髂血管和股动、静脉也位于髂筋膜间隙外。

股神经源自腰丛中的 L2~L4 脊神经前支,是腰丛的最大分支。股神经在腰大肌外侧与髂肌内侧之间走行,位于髂筋膜深面,随后于腹股沟韧带深面进入股三角,伴行于股动脉外侧。股外侧皮神经源自腰丛中的 L2 和 L3 脊神经前支,出腰大肌后行向外下,于髂筋膜深面行至髂前上棘内侧偏下方,穿腹股沟韧带深面入股,分支分别穿出阔筋膜至大腿外侧。闭孔神经源自腰丛中的 L2~L4 脊神经前支。神经从腰大肌后内缘穿出,行于髂总动脉后外方,于腹膜后间隙内伴闭孔血管进入闭膜管,于闭膜管内分为前、后 2 支入股。

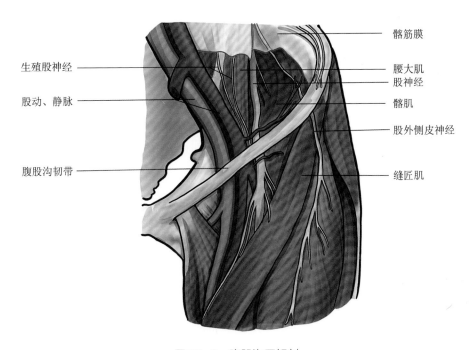

图 23-2　腹股沟区解剖

# 第二节 实 施

## 一、体位

平卧，充分暴露腹股沟区，若显露不佳，可尝试用薄垫将患侧臀下略垫起。大腿稍外展、髋关节略外旋可使超声图像更为清晰且利于操作。

## 二、探头及穿刺针选择

通常选择成人线阵探头，皮下脂肪较少者也可使用小儿曲棍球棒线阵探头。50 mm、22 ~ 25 G 穿刺针。

## 三、超声图像

（一）腹股沟下扫描

1. 扫描方法　将探头横置于腹股沟皱褶或腹股沟韧带下方 0.5 ~ 1 cm 处行横断面扫描。先探及股动脉和股静脉，彩色多普勒可协助定位血管。缓慢向外侧移动探头，依次识别股神经、髂筋膜、髂腰肌、缝匠肌和阔筋膜张肌。股外侧皮神经在年幼儿童十分细小，超声下较难探及。由股血管处向内侧移动探头，可见耻骨肌和内收肌群位于股静脉内侧。内收肌群中，长收肌、短收肌和大收肌由浅至深垂直排列，其间有筋膜分隔。

2. 超声图像　股动脉和股静脉呈粗大的无回声圆形结构，易于定位，股动脉位于股静脉外侧，探头按压血管观察管腔形态变化或借助彩色多普勒观察血流搏动可帮助区分动、静脉；股神经位于股动脉外下方，呈高亮回声的椭圆形或梭形结构，内嵌蜂窝状低回声。股神经和股血管外侧为低回声的髂腰肌，表面被覆阔筋膜和髂筋膜。表浅的阔筋膜呈一层或多层致密结构，深部的髂筋膜呈线性高回声，分隔股血管和股神经（图 23-3）。

（二）腹股沟上扫描

1. 扫描方法　将探头平行置于腹股沟韧带上方，探头外侧端固定于髂前上棘，内侧端略向头侧旋转接近水平。髂前上棘内侧为髂肌。

2. 超声图像　髂前上棘呈突起的高回声，下伴声影，容易识别，髂肌紧邻阴影内侧。髂肌内侧为 3 层腹壁肌，超声下解剖结构由浅至深依次为皮下组织、腹外斜肌或腱膜、腹内斜肌和腹横肌。儿童肌肉较薄弱，注意分辨各层边界。髂筋膜位于腹内斜肌与髂肌之间，呈线性高回声（图 23-4）。

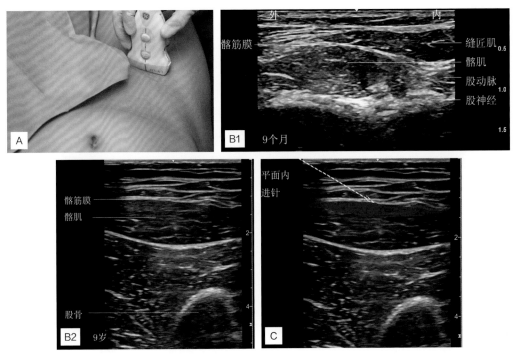

图 23-3　腹股沟下入路髂筋膜阻滞扫描方法、超声图像、注药位点和局麻药扩散
A.扫描方法；B.横断面超声图像：B1，9 个月；B2，9 岁；C.注药位点和局麻药扩散

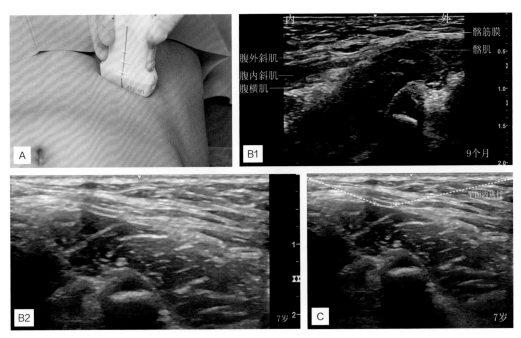

图 23-4　腹股沟上入路髂筋膜阻滞扫描方法、超声图像、注药位点和局麻药扩散
A.扫描方法；B.横断面超声图像：B1，9 个月；B2，7 岁；C.注药位点和局麻药扩散

### 四、操作步骤

#### （一）腹股沟下入路

探头横置于腹股沟韧带下方 0.5~1 cm、髂前上棘至耻骨结节连线外 1/3 处。多采用平面内进针技术。从探头外侧进针，穿过阔筋膜和髂筋膜时可有 2 次落空感，也可能不明显，因此不能将其作为穿刺针到达髂筋膜间隙的判断依据。针尖目标位置为髂筋膜和髂腰肌之间的潜在间隙，注入少量药液有助于显示针尖位置。若药液在髂筋膜上或髂腰肌内扩散，提示针尖未在理想位置，可能过浅或过深。确认针尖位置正确、回吸无血后注药，可见药液向上撑起髂筋膜，下压髂肌，且呈长梭形向两侧扩散，内向扩散至股神经，外向扩散至股外侧皮神经（图 23-1）。若超声下药液扩散欠佳，可尝试将针尖向内侧或外侧适度微调行多点注射，以使局麻药充分扩散。

#### （二）腹股沟上入路

采用平面内进针技术。从探头内侧或外侧进针，针尖目标位置为髂筋膜与髂肌之间的潜在间隙，注入少量药液确认针尖位置，回吸无血后注药（图 23-4）。也可采用平面外进针技术。紧贴探头长边中点的头侧或足侧进针，垂直刺破质韧的髂筋膜，可伴有突破感。当显示针尖位于髂筋膜深面时注入局麻药。探头向内侧股神经方向横向移动，可见局麻药在髂筋膜下方扩散至股神经。与腹股沟下入路相比，该入路股外侧皮神经阻滞成功率高。

# 第三节　临床应用和循证医学

### 一、阻滞机制

髂筋膜阻滞通过局麻药扩散至股神经和股外侧皮神经发挥阻滞作用，视注药位点与 2 个神经的距离远近，2 个神经的阻滞成功率略有差异。股神经支配大腿前部肌群（缝匠肌和股四头肌）运动以及大腿前部和小腿内侧皮肤感觉；股外侧皮神经支配大腿外侧皮肤感觉。

既往观念认为，局麻药能够沿着髂筋膜间隙向上扩散至腰丛发挥作用，但该观点尚未被证实。小儿髂筋膜阻滞时药液的实际扩散范围尚不清楚。有研究报道 25 例 1~15 岁患儿在全身麻醉（全麻）后接受了超声引导髂筋膜阻滞并置管，给予 0.2% 标记非透射性染料的罗哌卡因，单次剂量 1 ml/kg，随后连续输注 0.4 mg/（kg·h），在透视下观察药液扩散以及评估置管连续镇痛的效果[1]，单次和连续髂筋膜阻滞可行且可提供有效镇痛，但在所有病例中没有观察到染料扩散至腰大肌近端或 L4 椎体节段以上，也没有发现经典的腰丛（直至 L1）扩散和任何向内侧闭孔神经方向的扩散。

有观点认为髂筋膜阻滞可同时阻滞股神经、股外侧皮神经和闭孔神经，即"3 合 1"阻滞。Miller[2] 首次报道了超声引导髂筋膜阻滞应用于儿童，对髋关节或股骨手术患儿采用平面内进针技术实施阻滞。作者认为超声引导技术简便易行，而且术后评估发现患儿的股外侧皮神经、股神经和闭孔神经均被阻滞。但是近年来的研究发现髂筋膜阻滞并不能达到阻滞 3 个神经的理想效果，应考虑单独阻滞闭孔神经。Swenson 等 [3] 的研究对成年患者在腹股沟韧带水平行髂筋膜阻滞，随后行磁共振成像并评价患者股神经、闭孔神经和股外侧皮神经支配区域的感觉、运动阻滞情况，磁共振成像显示药液位于髂肌和腰大肌表面并扩散至腹膜后水平，但并没有向内侧闭孔神经方向延伸；所有患者均出现明显的伸膝力弱以及大腿前部、外侧和内侧感觉消失，没有患者显示髋内收力量下降。这项研究表明髂筋膜阻滞可以较可靠地实现股神经和股外侧皮神经阻滞的临床效果，但无法同时实现闭孔神经阻滞。

### 二、循证医学

（一）髂筋膜阻滞镇痛与静脉镇痛

一项在 80 例股骨手术患儿进行的研究比较了髂筋膜阻滞联合喉罩全麻和单纯气管插管全麻。与单纯气管插管全麻相比，髂筋膜阻滞联合喉罩全麻患儿术中血流动力学更稳定，拔管时间更短，术后 2～8 h 疼痛评分更低，术后并发症更少，因此髂筋膜阻滞联合喉罩全麻可以为股骨手术患儿提供满意的围手术期镇痛 [4]。Nan 等 [5] 对 30 例 5～10 岁股骨手术患儿在喉罩全麻下行超声引导髂筋膜阻滞，显示髂筋膜阻滞可以安全用于小儿股骨手术，提供有效镇痛。Neubrand 等 [6] 回顾了 259 例股骨骨折患儿，其中 158 例接受髂筋膜阻滞，其余使用静脉镇痛药，髂筋膜阻滞患儿疼痛评分和补救性静脉镇痛药用量均低于静脉镇痛患儿。一项纳入 716 例髋关节镜手术青少年患者的回顾性研究中，275 例接受腹股沟上髂筋膜阻滞，441 例未接受阻滞，虽然阻滞患儿与未阻滞患儿术后恢复室疼痛评分并无显著差异，但髂筋膜阻滞患儿阿片类药用量明显减少，呕吐发生率更低，术后恢复室停留时间更短。该研究支持腹股沟上髂筋膜阻滞用于青少年髋关节镜手术的围手术期镇痛 [7]。Curtis 等 [8] 在 144 例 2 个月～16 岁股骨骨折患儿评价髂筋膜阻滞的镇痛效果，实施阻滞前后无痛患儿的比例由 25% 提高至 85%。

（二）髂筋膜阻滞与其他区域阻滞

1. 髂筋膜阻滞与股神经阻滞　一项前瞻性随机对照研究在 60 例髋关节置换老年患者对比连续股神经阻滞和连续髂筋膜阻滞，髂筋膜阻滞患者术后疼痛评分更低 [9]。研究还发现髂筋膜阻滞患者术后大腿外侧镇痛较好，而股神经阻滞患者大腿内侧镇痛较好。

2. 髂筋膜阻滞与股外侧皮神经阻滞　Shank 等 [10] 报道 19 例 2～21 岁行植皮手术的烧伤患者分别在局部浸润、单次股外侧皮神经阻滞或单次髂筋膜阻滞联合置管下接受手术，与局部浸润相比，区域阻滞患者术后疼痛评分显著降低；单次股外侧皮神经阻滞患者手术当日更舒适，而连续髂筋膜阻滞镇痛患儿术后第 1 日和第 2 日更为舒适。

### （三）髂筋膜阻滞不同入路

通常认为腹股沟下入路髂筋膜阻滞是经腹股沟韧带下方注射局麻药，局麻药向腹股沟上方扩散，进而阻滞髂窝内的股外侧皮神经。但事实上，在腹股沟韧带下方，股外侧皮神经走行变异较多并发出分支；而在腹股沟韧带上方的骨盆区域，股外侧皮神经在髂筋膜下方走行较固定。Hebbard 等[11]的髂筋膜阻滞尸体解剖研究发现，腹股沟上入路可阻滞83% 的股外侧皮神经。一项对 17 例髋关节镜检查青少年患者的回顾性研究表明，在腹股沟韧带上方行髂筋膜阻滞时股神经和股外侧皮神经的阻滞成功率为 94%，0.2% 罗哌卡因平均用量 0.53 ml/kg，因此腹股沟上入路能够可靠地阻滞股神经和股外侧皮神经[12]。

### （四）佐剂

虽然现有证据支持地塞米松和 α$_2$ 肾上腺素受体激动剂可以不同程度地延长单次区域阻滞的镇痛时间，减少围手术期镇静镇痛药用量，但通常为超说明书使用，并且在儿童群体缺乏评价其神经毒性的安全性证据[13]。Sivakumar 等[14]的髂筋膜阻滞研究显示，在局麻药中加入右美托咪定比静脉给药镇痛时间更长。尽管其研究对象为成人，但在儿童中使用右美托咪定作为局麻药佐剂很可能具有同等效果。

## 三、药物用量

髂筋膜阻滞为筋膜平面阻滞，因此需要较大容量的局麻药以实现充分扩散，阻滞目标神经。小儿髂筋膜阻滞的推荐剂量为 0.2% 罗哌卡因 0.25 ~ 0.75 mg/kg（0.125 ~ 0.375 ml/kg），也可选择 0.25% 布比卡因[13]。

## 四、并发症

髂筋膜相对表浅，易于识别，且穿刺点远离血管和神经，因此髂筋膜阻滞的安全性较高，严重并发症罕见。既往曾报道 2 例成年患者髂筋膜阻滞后发作癫痫，其中 1 例与蛛网膜下腔出血有关，另 1 例无神经系统病史，2 例患者均在接受脂肪乳剂治疗后好转。Bailey 等[15]对髋关节镜手术成年患者术后神经损伤的回顾性研究显示髂筋膜阻滞与术后大腿内侧麻木相关。

---

**小结**

- 髂筋膜阻滞对体位要求不高，臀部稍垫起、大腿稍外展外旋可使超声解剖结构显示最佳。
- 与腹股沟下入路髂筋膜阻滞相比，腹股沟上入路股外侧皮神经阻滞成功率更高。
- 髂筋膜阻滞为筋膜平面阻滞，需较大容量局麻药才能达到理想的阻滞效果，应注意避免局麻药过量。

## 参考文献

[1] Ponde VC, Gursale AA, Chavan DN, et al. Fascia iliaca compartment block: How far does the local anaesthetic spread and is a real time continuous technique feasible in children? Indian J Anaesth, 2019, 63: 932-937.

[2] Miller BR. Ultrasound-guided fascia iliaca compartment block in pediatric patients using a long-axis, in-plane needle technique: a report of three cases. Paediatr Anaesth, 2011, 21: 1261-1264.

[3] Swenson JD, Davis JJ, Stream JO, et al. Local anesthetic injection deep to the fascia iliaca at the level of the inguinal ligament: the pattern of distribution and effects on the obturator nerve. J Clin Anesth, 2015, 27: 652-657.

[4] Zhong HY, Deng XB, Wang Z. Effects of fascia iliaca compartment block combined with general laryngeal mask airway anesthesia in children undergoing femoral fracture surgery: a randomized trial. J Pain Res, 2018, 11: 2821-2826.

[5] Nan Y, Yang QQ, Li XW, et al. Application of ultrasound guidance for fascia iliaca compartment block in pediatric femoral surgery. Zhonghua Yi Xue Za Zhi, 2017, 97: 300-302.

[6] Neubrand TL, Roswell K, Deakyne S, et al. Fascia iliaca compartment nerve block versus systemic pain control for acute femur fractures in the pediatric emergency department. Pediatr Emerg Care, 2014, 30: 469-473.

[7] Alrayashi W, Zurakowski D, Sullivan CA, et al. The effect of suprainguinal fascia iliaca block on the recovery of patients after arthroscopic hip surgery. Paediatr Anaesth, 2019, 29: 829-834.

[8] Curtis W, Pannier S, Gall O, et al. Efficacy of fascia iliaca nerve block in daily routine for children with femoral fractures in a pediatric emergency department. Arch Pediatr, 2021, 28: 544-547.

[9] Yu B, He M, Cai GY, et al. Ultrasound-guided continuous femoral nerve block vs continuous fascia iliaca compartment block for hip replacement in the elderly: a randomized controlled clinical trial (CONSORT). Medicine (Baltimore), 2016, 95: e5056.

[10] Shank ES, Martyn JA, Donelan MB, et al. Ultrasound-guided regional anesthesia for pediatric burn reconstructive surgery: a prospective study. J Burn Care Res, 2016, 37: e213-e217.

[11] Hebbard P, Ivanusic J, Sha S. Ultrasound-guided supra-inguinal fascia iliaca block: a cadaveric evaluation of a novel approach. Anaesthesia, 2011, 66: 300-305.

[12] Eastburn E, Hernandez MA, Boretsky K. Technical success of the ultrasound-guided supra-inguinal fascia iliaca compartment block in older children and adolescents for hip arthroscopy. Paediatr Anaesth, 2017, 27: 1120-1124.

[13] Suresh S, Ecoffey C, Bosenberg A, et al. The European Society of Regional Anaesthesia and Pain Therapy/American Society of Regional Anesthesia and Pain Medicine recommendations on local anesthetics and adjuvants dosage in pediatric regional anesthesia. Reg Anesth Pain Med, 2018, 43: 211-216.

[14] Sivakumar RK, Panneerselvam S, Cherian A, et al. Perineural vs. intravenous dexmedetomidine as an adjunct to bupivacaine in ultrasound guided fascia iliaca compartment block for femur surgeries: A randomised control trial. Indian J Anaesth, 2018, 62: 851-857.

[15] Bailey TL, Stephens AR, Adeyemi TF, et al. Traction time, force and postoperative nerve block significantly influence the development and duration of neuropathy following hip Arthroscopy. Arthroscopy, 2019, 35: 2825-2831.

# 第 24 章

# 超声引导髋关节前囊阻滞

侯星朵　宋琳琳

髋关节前囊阻滞包括髋关节囊周围神经阻滞（pericapsular nerve group block，PENG 阻滞）和髂腰肌平面阻滞，是在髂腰肌深方、髋关节前囊的近端插入点注射局部麻醉药（局麻药），阻滞支配髋关节前囊的感觉支，进而实现髋部镇痛。由于仅阻滞感觉支，髋的运动功能得以保留，满足了髋部手术后早期活动的需要[1]。髋关节前囊阻滞除用于髋部镇痛外，也可联合股外侧皮神经阻滞用于髋部手术麻醉[2]。

## 第一节　临床解剖

参与髋部手术后疼痛的神经主要位于髋关节前囊，支配髋关节前囊的感觉神经包括股神经、闭孔神经和副闭孔神经（图 24-1）。股神经的髋关节支在腹股沟韧带水平发自股神经分叉

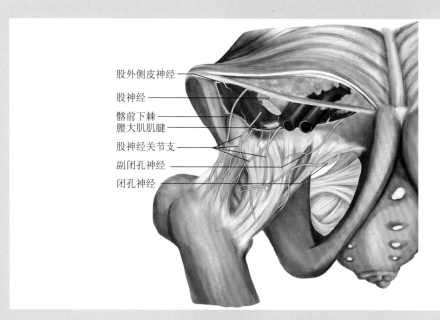

图 24-1　髋关节前囊神经支配

之前或之后，向外行于髂肌内，经髂耻隆起与髂前下棘之间的骨面到达髂腰肌与髂股韧带（构成髋关节前囊）之间（即髂腰肌平面），支配髋关节前囊内上和外侧部。股神经肌支也在髋关节水平发出远端髋关节支，穿髂腰肌支配髋关节前囊（不受 PENG 阻滞影响）。闭孔神经经闭膜管出骨盆，其髋关节支可发自主干、前支或后支。髋关节支越过耻骨上支（主干发出）至闭膜管出口附近或于闭膜管出口处（前支或后支发出）向外走行于耻骨肌深方，到达内下髋关节囊并支配之。内下髋关节囊覆盖髋臼的耻骨、坐骨连接处、即髋臼切迹，内下髋关节囊内侧为闭孔。10%～30% 人群存在副闭孔神经，发自 L3 和 L4 脊神经前支，沿腰大肌内侧缘下降，越过耻骨上支，行于耻骨肌深方，分为数支，支配髋关节囊内侧部。大腿外侧的皮肤感觉由股外侧皮神经支配，神经在髂前上棘内侧下行，穿过腹股沟韧带深面和缝匠肌至浅筋膜，分布于大腿外侧皮肤。臀上皮神经和髂腹下神经外侧皮支也参与髋区皮肤感觉支配。

髋关节后囊由坐骨神经、臀上神经（L1～L3 脊神经后支）、臀下神经（骶丛）和股方肌神经（骶丛）关节支支配。

# 第二节 实 施

## 一、体位
平卧，下肢伸直，略外旋。

## 二、探头及穿刺针选择
成人线阵探头。对于体型较大的青少年，肌筋膜平面位置较深，可能需要使用凸阵探头。50～80 mm、22～25 G 穿刺针。

## 三、超声图像
因探头放置方向不同可有 3 种扫描方法[1]（图 24-2）。

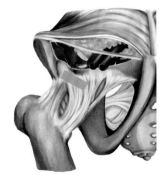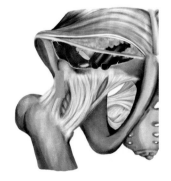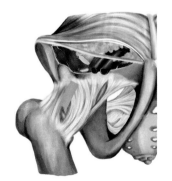

横斜位　　　　　　　　　　矢状位　　　　　　　　　　斜矢状位

图 24-2　髋关节前囊阻滞探头放置方向

（一）横斜面扫描

探头横置于髂前下棘，随后旋转约 45° 使探头和腹股沟韧带平行。也可将探头平行腹股沟韧带放置于腹股沟皱褶上，显示股骨头，随后向头侧移动探头，直至观察到骨盆环。

超声图像上，髂前下棘、髂骨和髂耻隆起连成一个高回声环（骨盆环），位于低回声髂肌和中高回声椭圆形腰大肌肌腱深方（图 24-3）。股神经、闭孔神经（部分人群）和副闭孔神经的髋关节支（超声不可见）在髂腰肌平面（髂腰肌与髂股韧带之间）进入髋关节前囊。股动脉、股静脉和股神经位于内侧，探头向外侧移动可显示缝匠肌和股外侧皮神经。辨清神经和血管位置，避免进针时损伤。

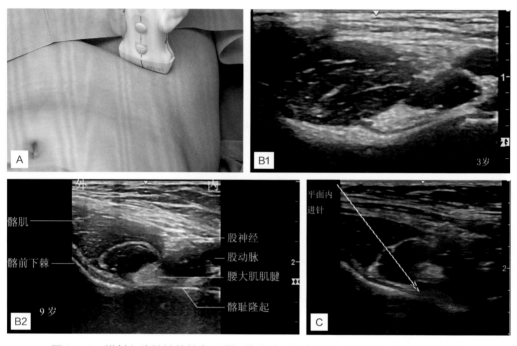

图 24-3  横斜入路髋关节前囊阻滞扫描方法、超声图像、注药位点和局麻药扩散
A.扫描方法；B.横斜面超声图像：B1，3 岁；B2，9 岁；C.注药位点和局麻药扩散

（二）矢状面扫描

目标是在长轴方向观察到股骨头和髋臼缘。探头矢状位置于髂前上棘，随后探头向内侧移动，直至观察到股骨头和髋臼缘，二者被髂肌覆盖（图 24-4）。如果在长轴方向观察到呈中高回声的腰大肌肌腱，则应向外侧轻微移动探头，直至腰大肌肌腱为低回声髂肌替代。

（三）斜矢状面扫描

目标是在长轴方向观察到股骨头和髋臼缘。探头以 45° 斜矢状方向置于腹股沟皱褶上，可见股骨头和股骨颈长轴，随后探头向头侧移动，直至观察到髋臼位于髂肌深方（图 24-5）。超声图像上可见髂腰肌覆盖在股骨头、髋臼、盂唇和髂股韧带表面。

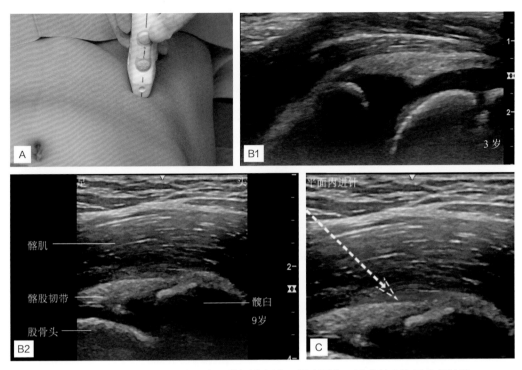

图24-4　矢状入路髋关节前囊阻滞扫描方法、超声图像、注药位点和局麻药扩散

A.扫描方法；B.矢状面超声图像：B1，3岁；B2，9岁；C.注药位点和局麻药扩散

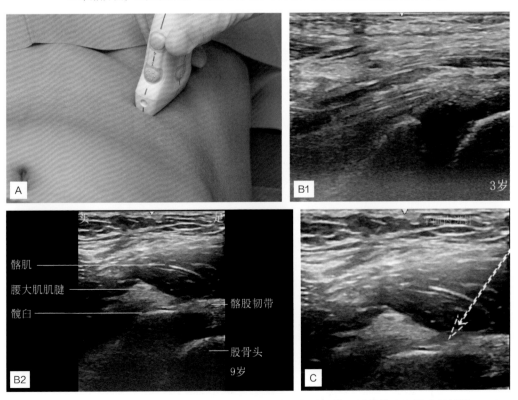

图24-5　斜矢状入路髋关节前囊阻滞扫描方法、超声图像、注药位点和局麻药扩散

A.扫描方法；B.斜矢状面超声图像：B1，3岁；B2，9岁；C.注药位点和局麻药扩散

## 四、操作步骤

注药平面为髂腰肌与髋关节前囊之间，使局麻药在髂腰肌平面扩散，到达髋关节前囊头侧髋臼缘。

### （一）横斜入路（又称为"髋关节囊周围神经阻滞和髋部阻滞"）

探头横斜位置于腹股沟皱褶头侧，显示腰大肌肌腱和其深方的骨盆环。采用平面内进针技术。从探头外侧或内侧进针，穿经髂腰肌，针尖目标位置为腰大肌肌腱与骨盆环之间的平面（图 24-3）。回吸无血后注药，观察药液沿骨盆环表面的扩散。注意如药液在髂腰肌内扩散则提示针尖过浅，有阻滞股神经可能。由探头内侧进针时进针角度应较大，避免损伤股血管和股神经。

### （二）矢状入路（又称为"髂腰肌平面阻滞"）

探头矢状位置于髋臼和股骨头表面。采用平面内进针技术。从探头远端进针，针尖朝向髋臼盂唇，使针尖位于髂肌与髂股韧带之间的髂腰肌平面（图 24-4）。不同于横斜入路针尖位于腰大肌肌腱深方，此入路注射时针尖位于腰大肌肌腱外侧。回吸无血后注药，观察药液在髂肌与髂股韧带之间扩散。

### （三）斜矢状入路（又称为"髋关节前囊阻滞"）

探头斜矢状位置于髋臼和股骨头表面。采用平面内进针技术。从探头远端进针，针尖朝向髋臼盂唇，使针尖位于髂腰肌平面，即髂肌与髂股韧带之间（图 24-5）。

# 第三节　临床应用和循证医学

## 一、阻滞机制

注药平面为髂腰肌平面、髂腰肌与髋关节前囊（髂股韧带）之间，使局麻药在平面间扩散，可到达髋关节前囊头侧髋臼缘，阻滞支配髋关节前囊的感觉支。注射少量局麻药时，药液扩散的位置以及阻滞范围和程度可能存在个体差异。髋部手术时需联合股外侧皮神经阻滞和臀上皮神经阻滞，为髋外侧的手术切口提供镇痛。有时还需阻滞髂腹下神经外侧皮支。

目前发现超过 25% 的 PENG 阻滞患者可能发生股四头肌力弱，而髂腰肌平面阻滞可以保留肌力。PENG 阻滞时注药于腰大肌肌腱深方，针尖过浅、部分注药于腰大肌内或注药压力过大可导致药液扩散至髂腰肌浅面的股神经；而髂腰肌平面阻滞注药于腰大肌肌腱外侧、髂肌深方，距离股神经较远，且注药量仅为 PENG 阻滞的 1/3。

## 二、循证医学

### （一）髋关节前囊阻滞与髂筋膜阻滞和股神经阻滞

髂筋膜阻滞和股神经阻滞最常用于缓解急性髋痛，但二者导致股四头肌力弱，限制这两种阻滞应用于需要术后早期活动的患者，且增加术后跌倒风险。于是近年来学者们提出了多种髋关节囊周浸润技术，基本做法是在髂腰肌和髋关节前囊近端插入点之间、髋臼周围注入局麻药，各种技术因探头方向、穿刺针、穿刺入路和推荐的局麻药容量不同而略有差异。腰大肌肌腱深方理想的注药位置（外侧、深方或内侧）以及相应的影像学药液扩散目前尚未明确。各入路的局麻药扩散、阻滞范围和最佳容量可能有所不同。

（二）小儿髋关节前囊阻滞

目前髋关节前囊阻滞在儿童群体的应用仅限于病例报告。Wyatt 等[3] 对 1 例 9 岁股骨颈骨折患儿进行髋关节前囊阻滞，予以 0.25% 布比卡因 0.3 ml/kg，镇痛满意，术后阿片类药用量明显减少。Aksu 等[4] 对 1 例 8 岁因先天性髋发育不良行开放复位手术的患儿行髋关节前囊阻滞，予以 0.25% 布比卡因 0.67 ml/kg，术后 10 h 内无需使用其他镇痛药。

## 三、药物用量

根据既往成人临床研究和儿童病例报告，髋关节前囊阻滞可予以 0.25% 布比卡因或 0.2% 罗哌卡因，横斜入路 0.2 ml/kg，矢状入路和斜矢状入路 0.1 ml/kg，最大 20 ml。成人横斜入路阻滞所需局麻药容量约为矢状入路和斜矢状入路的 2～3 倍（10～15 ml vs. 5 ml）。

## 四、并发症

使用凸阵探头时，股神经和股动脉不易看到，增加意外损伤风险。股外侧皮神经位于探头外侧的阔筋膜深面，位置表浅，与进针位置邻近，也可能意外损伤。局麻药剂量过大或针尖过浅、位于髂腰肌内时药液可能扩散至股神经，导致股四头肌力弱。进针较深时穿刺针可能误入腹腔和关节内。

---

**小结**

- 注药平面为髂腰肌与髋关节前囊之间的髂腰肌平面，局麻药在髂腰肌平面扩散，到达髋关节前囊头侧髋臼缘。
- 横斜入路阻滞由探头内侧进针时，进针角度应较大，避免穿刺股血管和股神经。

---

**参考文献**

[1] Lopez AM, Balocco AL, Vandepitte C, Hadzic A. Hadzic's Peripheral Nerve Blocks and Anatomy for Ultrasound-Guided Regional Anesthesia. 3rd ed. New York: McGraw Hill, 2022: 239-246.

[2] Morrison C, Brown B, Lin DY, et al. Analgesia and anesthesia using the pericapsular nerve group block in hip surgery and hip fracture: a scoping review. Reg Anesth Pain Med, 2021, 46: 169-175.

[3] Wyatt K, Zidane M, Liu CJ. Utilization of a continuous pericapsular nerve group (PENG) block with an opioid-sparing repair of a femoral neck fracture in a pediatric patient. Case

Rep Orthop, 2020, 14: 2516578.

[4]　Aksu C, Cesur S, Kuş A. Pericapsular nerve group (PENG) block for postoperative analgesia after open reduction of pediatric congenital dysplasia of the hip. J Clin Anesth, 2020, 61: 109675.

# 第25章 超声引导股神经阻滞

黄 达

股神经阻滞是小儿下肢手术和术后镇痛最常用的区域阻滞技术，可以为大腿前侧和内侧、股骨、膝关节、髋关节、小腿以及内踝手术提供麻醉和镇痛。股神经阻滞联合坐骨神经阻滞可以完成膝以下手术的麻醉，包括缓解使用下肢止血带所引起的不适和疼痛。

## 第一节　临床解剖

股神经是腰丛最大的分支，由 L2~L4 脊神经前支后股发出（也见"第22章　超声引导腰丛阻滞"）。股神经在腰大肌后部间隙下降并行向外侧，从腰大肌外侧缘穿出，走行于髂肌和腰大肌之间，经腹股沟深面入股（图25-1）。股神经下降过程中发出支配腰大肌和髂肌的肌支，穿过腹股沟韧带后分为前、后 2 股。前股发出股内侧皮神经和股中间皮神经，支配大腿前部和内侧皮肤感觉，还发出支配缝匠肌和耻骨肌的肌支；后股发出隐神经，支配膝关节、小腿和内踝皮肤感觉，并发出支配股四头肌的肌支。此外，股神经主干或后股还发出髋关节支和膝关节支。股三角中，从内到外依次为股静脉、股动脉和股神经。股血管和股神经间有髂筋膜分隔，股血管包裹在由阔筋膜组成的股鞘中，而股神经在股鞘外，位于髂腰肌表面，被髂筋膜覆盖或处于 2 层髂筋膜之间。

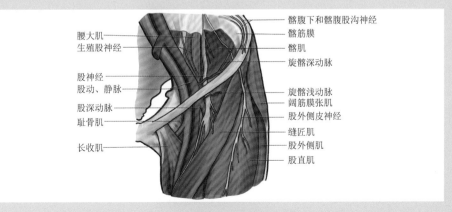

图 25-1　腹股沟韧带水平解剖

# 第二节　实　　施

## 一、体位

仰卧，双下肢稍分开，患肢轻度外旋。皮下脂肪较厚者可于臀下垫一薄枕，必要时可由助手帮助将下腹部脂肪向内上聚拢，以便更好地显露腹股沟区。

## 二、探头及穿刺针选择

成人线阵探头，体型较小者可使用小儿曲棍球棒线阵探头。22～25 G、35～50 mm 穿刺针。4 岁以上儿童股神经阻滞置管可选择 18 G 穿刺针和 20 G 导管，婴幼儿可选择 20 G 穿刺针和 24 G 导管。

## 三、超声图像

首先识别腹股沟韧带和腹股沟皮肤皱褶，前者附着于髂前上棘和耻骨结节，后者为自然倾斜并平行于腹股沟韧带的皮肤皱褶，年长儿童后者位于前者足侧 0.5～1 cm。将探头横置于腹股沟韧带表面，与腹股沟韧带平行。探头内外滑动识别股血管，彩色多普勒可帮助定位。股静脉位于内侧，无搏动，探头下压易变形；股动脉位于外侧，有搏动，探头下压不易变形。头足向滑动探头使探头位于股动脉分叉位置头侧，股神经位于股动脉外侧，深度约为 0.5～1 cm（随儿童年龄和体型变化）。头足侧倾斜探头或下压探头可使神经显像更加清晰。如果股动脉已经分为股浅动脉和股深动脉，股神经多半已开始分支，此处注药易阻滞不全，探头应向头侧滑动直至定位于股动脉分叉位置头侧。髂腰肌位于股动脉外侧深方，被髂筋膜覆盖。腹股沟韧带附近，股动脉发出旋髂浅动脉，水平向外走行，超声下可见，彩色多普勒可辅助识别，宜略向足侧平移探头以避开血管。部分儿童存在旋股外侧动脉，直接发自股动脉，超声图像上显示为股动脉外侧的低回声结构，彩色多普勒有助于辨别血管。

超声图像上可见粗大、圆形、无回声、搏动的股动脉。在股动脉外侧、高回声髂筋膜深面和低回声髂肌之间的高回声结构即为股神经（图 25-2）。股神经可显示为椭圆形、三角形、梭形等多种形状，内嵌蜂窝状低回声。髂筋膜分隔股动脉和股神经。

## 四、操作步骤

（一）单次阻滞

1. 平面内进针　穿刺针从探头外侧进针，确保针尖全程可见。针尖朝向股神经外侧。当针尖穿过阔筋膜和髂筋膜、到达股神经外侧后，回吸无血，注射少量药液确认针尖位置，可于股神经外侧注药或在深方和浅方分别注药。超声图像上可见药液在髂筋膜下方环形包绕股神经（图 25-3）。

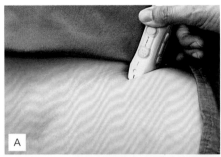

图 25-2　腹股沟韧带水平股神经阻滞扫描方法和超声图像

A. 扫描方法；B. 横断面超声图像：B1，9 岁；B2，9 个月

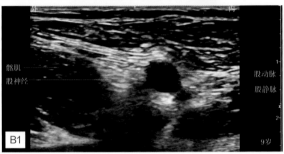

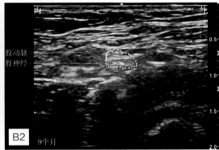

2. 平面外进针　探头平行置于腹股沟韧带表面，显示股神经横断面，将股神经移至图像中央。穿刺针从探头长轴中点足侧旁开 0.5 cm 处进针，初学者先与皮肤成小角度进针，使针尖或针干（高回声亮点）出现于股神经上方皮下组织中，逐渐加大进针角度，使针尖出现位置依次加深，必要时可注射少量生理盐水观察药液扩散定位针尖。当针尖到达股神经浅面时，回吸无血后注药（图 25-4）。

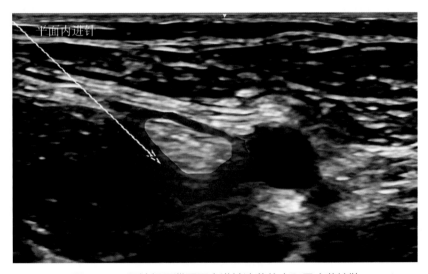

图 25-3　股神经阻滞平面内进针注药位点和局麻药扩散

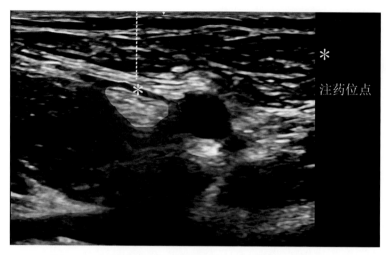

注药位点

图 25-4　股神经阻滞平面外进针注药位点和局麻药扩散

（二）置管

超声引导下置入股神经阻滞导管可用于术后下肢连续镇痛。严格无菌操作，穿刺区域消毒铺巾后，探头套入无菌保护套，穿刺区域涂抹无菌耦合剂或碘伏。股神经阻滞置管的超声扫描方法与单次股神经阻滞相似，在腹股沟韧带处选择股动脉尚未分出股深动脉的短轴切面，采用平面内进针技术。下述流程为使用针内导管套件。

1% 利多卡因局部麻醉后（清醒儿童），穿刺针从探头外侧向内侧进针，确保操作过程中针尖可见，目标针尖位置为股神经外侧。注射 50% 总量局部麻醉药（局麻药）打开股神经与髂筋膜之间的空间后退出穿刺针芯，经外套管或穿刺针置入阻滞导管。如果推进导管时阻力过大，可旋转外套管、调整外套管方向或将外套管回撤 1~2 mm 后重新置管。超声确认导管尖端出现在局麻药形成的液体空间中，随后将导管剩余部分推进，导管出外套管或穿刺针尖端 2~3 cm 即可（图 25-5）。从置入点持续追踪导管或寻找股神经附近高回声的线状影确认导管尖端的位置，但经常难以实现。还可以经导管给予少量局麻药或生理盐水，根据超声图像上瞬时出现的液性暗区或混彩区域（彩色多普勒）判断导管尖端所在。确认位置后经导管注入剩余局麻药。建立皮下隧道（导管需留置 48 h 以上者），透明敷料固定导管，导管连接输注泵。注意向主管医师、儿童及家长交代术后跌倒风险，监测红肿、渗液、流脓等感染迹象。

也可使针尖位于股神经上方，随后置管，理论上导管更可能位于股神经表面。股内侧皮神经和股中间皮神经位于股神经前股，支配股四头肌的肌支位于股神经后股，有学者认为在股神经表面置管可能对股四头肌肌力影响更小，镇痛效果更好，但仍需要更多临床研究证实。

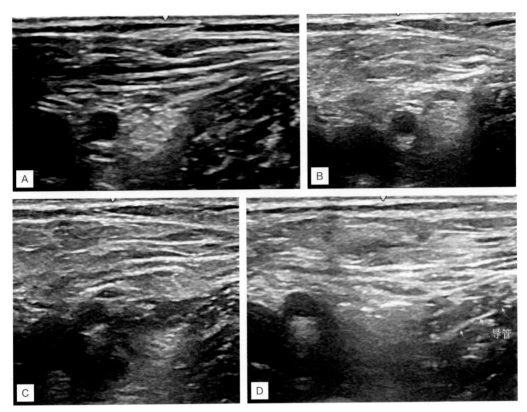

图 25-5　股神经阻滞置管

A. 定位股神经；B. 平面内进针，针尖到达股神经外上方，注射少量药液证实针尖位置；C. 注射总量 50% 局麻药，可见股神经下压，周围液性暗区包绕；D. 置管后扫描，可见导管大致走向股神经区域，导管尖端不可见

# 第三节　临床应用和循证医学

## 一、阻滞机制

将局麻药注射至股神经周围阻滞该神经，实现神经支配区域的运动和感觉阻滞。

## 二、循证医学

### （一）股神经阻滞与口服 / 静脉镇痛

虽然 Elsey 等[1] 对股骨干骨折修复手术患儿的研究没有发现股神经阻滞联合股外侧皮神经阻滞的优势，多数研究仍显示股神经阻滞可以提供更好的镇痛效果，减少阿片类药用量和相关不良反应[2-4]。Visoiu 等[2] 回顾了可行走的连续外周神经阻滞用于 403 例 5～22 岁患者的镇痛效果和安全性，其中 64% 为连续股神经阻滞，0.2% 罗哌卡因平均输注速率 0.25 mg/（kg·h），中位输注时间 72 h，患者和家长对镇痛的满意度很高。Turner 等[4] 回顾了急诊室对 1～18 岁股骨骨折患者改进镇痛措施、开展股神经阻滞镇痛治疗前后静脉 / 口服镇痛药的使用情况，股神经阻滞予以 0.5% 罗哌卡因 0.5～1 ml/kg（最大 40 ml），对比实施这一措施之前，股神经阻滞延长了首次补救静脉／口服镇痛时间，静脉镇痛药用量和护理干预减少。股骨干骨折时，股神经阻滞不会延迟骨筋膜室综合征的诊断[5]，但需警惕可疑症状，如疼痛难以缓解。

（二）股神经阻滞与关节腔注射

股神经阻滞和关节腔注射是膝关节手术最为常用的镇痛方式。股神经阻滞效果确切，能为儿童和青少年膝关节手术提供较好的运动阻滞和术后镇痛。Schloss 等[6] 对 376 例 7～18 岁膝关节镜手术患者进行了回顾性分析，其中 131 例在全身麻醉（全麻）后接受股神经阻滞（0.2% 罗哌卡因或 0.25% 布比卡因 0.2～0.4 ml/kg）；245 例接受单纯全麻，手术结束时在关节腔内注射 0.25% 布比卡因 10 ml，股神经阻滞患儿术后疼痛评分更低，阿片类药用量更少，住院时间更短。Mitchell 等[7] 的研究结果与上述研究不同，作者回顾了 116 例 14～21 岁前交叉韧带重建患者，单次股神经阻滞患者与关节腔注射罗哌卡因复合吗啡患者的术后 24 h 总吗啡当量没有显著差异，术后 4 h 内股神经阻滞患者阿片类药用量较少，而术后 16～24 h 关节腔注射患者阿片类药用量较少。

（三）股神经阻滞与髂筋膜阻滞

Farid 等[8] 在 23 例 8～16 岁膝关节重建手术青少年患者对比股神经阻滞和髂筋膜阻滞，均予以 0.2% 罗哌卡因 0.5 ml/kg（最大 40 ml），二者均可提供有效镇痛，术后疼痛评分和吗啡用量并无显著差异。

（四）联合坐骨神经阻滞

单纯股神经阻滞并不能完全阻断膝关节的疼痛传导，联合坐骨神经阻滞时镇痛效果更加完善。Santana 等[9] 回顾了 150 例 12～17 岁前交叉韧带重建手术患者的术后疼痛情况，比较 3 种术后镇痛方式，其中 50 例接受股神经阻滞，50 例接受股神经阻滞联合坐骨神经阻滞，50 例接受关节腔注射，股神经阻滞联合坐骨神经阻滞时，患者术后阿片类药用量更少，疼痛评分更低。Daoud 等[10] 也在 50 例 8～18 岁前交叉韧带重建患者比较了连续股神经阻滞联合单次坐骨神经阻滞与单纯连续股神经阻滞的镇痛效果，联合单次坐骨神经阻滞者镇痛更为满意，总吗啡当量和最高疼痛评分降低，恢复室停留时间缩短。Tran 等[11] 的研究纳入 36 例 12～19 岁前交叉韧带重建手术患者，分别接受股神经阻滞联合坐骨神经阻滞和关节腔注射，前者于诱导后行单次股神经阻滞和坐骨神经阻滞（均予以 0.125% 布比卡因 0.5 ml/kg 复合可乐定 1 μg/kg），后者手术结束前由手术医师在关节腔注射 0.25% 布比卡因 1 ml/kg、吗啡 5 mg、可乐定 1 μg/kg 合剂。与关节腔注射患者相比，股神经阻滞联合坐骨神经阻滞患者术中芬太尼用量更少，入恢复室即刻和术后 24 h 疼痛评分更低，术后 18 h 内吗啡用量和呕吐更少。

（五）用于肌病

线粒体病儿童经常需要进行肌肉活检，以股四头肌活检多见。此类儿童麻醉风险明显升高，尤其易于发生呼吸肌麻痹和恶性高热。Sethuraman 等[12] 报道了其医院线粒体病患儿在监护室行肌肉活检的常规麻醉方式。首先予以 2 mg/kg 氯胺酮行麻醉诱导，随后实施超声引导股神经阻滞，予以 0.5% 布比卡因 0.2 ml/kg，总量 1 ~ 1.5 mg/kg。手术时间一般 30 min 以内。多数患儿能顺利完成手术，不需要其他麻醉药。患儿通常 2 h 内转回普通病房，第 2 天即可出院，没有患儿发生呼吸系统并发症和恶性高热。

（六）用于骨发育不良儿童

Eiszner 等[13]回顾了 12 例 11 ~ 20 岁骨发育不良患者在股神经阻滞（单独或联合坐骨、闭孔神经阻滞）下行膝关节镜手术，股神经阻滞减少了阿片类药用量，没有发生严重并发症。

（七）佐剂

Veneziano 等[14]的研究纳入 77 例 10 ~ 18 岁膝关节镜手术患者，评价神经周围注射地塞米松对股神经阻滞镇痛的影响，地塞米松佐剂并未进一步改善股神经阻滞的镇痛效果。

（八）病例报告

Frenkel 等[15]报道了 1 例 3 个月婴儿大转子下股骨颈骨折，实施股神经阻滞，予以 0.25% 布比卡因 2 ml（1.25 mg/kg），15 min 后实现镇痛，随后 18 h 仅需一次口服镇痛药。

### 三、药物用量

股神经阻滞使用的局麻药目前以罗哌卡因最为常用。视年龄罗哌卡因浓度通常为 0.2% ~ 0.5%（10 岁以上可选择 0.5%），推荐剂量为 0.5 ~ 1.5 mg/kg（最大 20 ml），容量 0.2 ~ 0.4ml/kg，6 个月以下者剂量减半。一项回顾性研究在 269 例 4 ~ 18 岁膝关节镜手术患者评价了股神经阻滞局麻药浓度变化对阻滞效果的影响，与 0.2% 罗哌卡因和 0.25% 布比卡因相比，0.5% 罗哌卡因术后镇痛效果更好，降低了阿片类药用量，患者转出恢复室和出院更早[16]。股神经阻滞通常注药 8 ~ 10 min 开始起效，20 ~ 30 min 起效完全。如行股神经阻滞置管镇痛，推荐输注剂量为 0.1% ~ 0.2% 罗哌卡因 0.1 ~ 0.3 mg/（kg·h），6 个月以下者剂量减半。

布比卡因由于心脏毒性更强，在小儿区域阻滞中应用有减少趋势，尤其置管连续镇痛时使用更少。股神经阻滞可使用 0.25% ~ 0.5% 布比卡因，推荐剂量为 0.5 ~ 1.5 mg/kg，6 个月以下者剂量减半。如果手术短小，可使用 1% 利多卡因。

联合坐骨神经阻滞等其他阻滞方式时，应注意局麻药总量，罗哌卡因总量不超过 3 mg/kg，布比卡因不超过 2.5 mg/kg。视手术部位而定，2 种阻滞药量比可相应调整。股神经阻滞联合股外侧皮神经阻滞时，如股外侧皮神经不可见，可于阔筋膜张肌与缝匠肌之间的扁平脂肪通道内注药，容量 0.1ml/kg；如股外侧皮神经可见，则神经周围注射 1 ~ 2 ml 局麻药即可。

### 四、并发症

#### （一）股神经损伤

Tamai 等[17] 回顾了 100 例接受区域阻滞的 18 岁以下膝部手术患者，6 例（6%）患者在术后平均 1.6 周随访时发生与股神经阻滞相关的感觉异常或压迫穿刺部位时放射痛（症状发生于手术部位和切口以上的感觉异常定义为与股神经阻滞相关），其中 5 例表现为股中间皮神经支配区域感觉异常，另 1 例合并有股外侧皮神经损伤症状；术后平均 56 周随访时，3 例分别在 6 周和 12 周缓解，另 3 例（股中间皮神经症状）仍未缓解。神经症状持续不缓解与肥胖和女性显著相关，与年龄、手术时间、止血带使用与否以及使用时长无关。实施阻滞时，股四头肌痉挛可能提示神经内注射。

#### （二）局麻药毒性反应

见"第 14 章　局部麻醉药全身毒性反应"。

#### （三）穿刺部位血肿

误穿股动脉或淋巴结可致局部血肿，尤其凝血功能障碍者。但股动脉较为表浅，误穿股动脉时可局部按压 5 ~ 10 min。

#### （四）穿刺部位感染

区域阻滞置管镇痛时导管可能留置时间较长，某些特殊儿童群体可能有更高的感染风险。Anghelescu 等[18] 回顾了 116 例合并血液疾病或肿瘤患者，接受 179 个区域阻滞置管操作，评价导管相关感染的危险，患儿平均年龄 15.1 岁，中位置管时间 7.2 天（1 ~ 81 天），2 例发生感染，均为股神经阻滞导管，感染为轻度，分别于第 10 天和第 13 天拔除导管。因此对于高危感染患者，推荐导管留置时间 10 天以内，尽可能 3 天以内。股神经置管过程中如出现误穿血管，建议放弃置管，血肿的存在会增加导管感染风险。

#### （五）股四头肌无力

股四头肌无力可能存在意外跌倒风险。股神经阻滞，尤其置管连续阻滞，可能对股四头肌肌力产生长期影响。Luo 等[19] 回顾了 124 例 18 岁以下前交叉韧带重建患者，其中 62 例接受了股神经阻滞，62 例使用静脉阿片类药镇痛；与静脉镇痛患者相比，股神经阻滞患者 6 个月后膝关节伸展和屈曲强度缺损发生率更高，达到允许恢复运动标准的患者比例更低。Parikh 等[20] 回顾了 88 例行前交叉韧带重建和自体股四头肌腱－髌骨移植术的 10 ~ 19 岁患者，其中 31 例接受了单次股神经阻滞联合腘窝坐骨神经阻滞，57 例接受了连续股神经阻滞联合单次腘窝坐骨神经阻滞，连续股神经阻滞与单次股神经阻滞患者达到允许恢复运动标准的时间没有显著差异，但连续股神经阻滞患者术后 6 个月单腿下蹲不对称的发生率更高。

## 小结

- 超声引导股神经阻滞和置管是小儿下肢手术和术后镇痛最常用的区域阻滞技术。

- 股动脉是股神经阻滞操作中的定位结构。在腹股沟韧带下方识别股血管，股神经位于股动脉外侧。倾斜或下压探头可使神经显像更加清晰。

- 在股动脉发出股深动脉的位置，股神经多半已开始分支。此处注药易导致阻滞不全，向头侧滑动探头使其位于股动脉分叉近端，此处为股神经的理想阻滞位置。

- 注意股动脉外侧的低回声结构或为旋股外侧动脉，可用彩色多普勒辨识，进针时注意避开血管。如难以保证安全实施阻滞，可选择收肌管阻滞等其他镇痛方式。

## 参考文献

[1] Elsey N, Tobias J, Klingele K, et al. A prospective, double-blinded, randomized comparison of ultrasound-guided femoral nerve block with lateral femoral cutaneous nerve block versus standard anesthetic management for pain control during and after traumatic femur fracture repair in the pediatric population. J Pain Res, 2017, 10: 2177-2182.

[2] Visoiu M, Joy L, Grudziak J, et al. The effectiveness of ambulatory continuous peripheral nerve blocks for postoperative pain management in children and adolescents. Paediatr Anaesth, 2014, 24: 1141-1148.

[3] Micalizzi R, Williams L, Pignataro S, et al. Review of outcomes in pediatric patients undergoing anterior cruciate ligament repairs with regional nerve blocks. J Pediatr Nurs, 2014, 29: 670-678.

[4] Turner A, Stevenson M, Cross K. Impact of ultrasound-guided femoral nerve blocks in the pediatric emergency department. Pediatr Emerg Care, 2014, 30: 227-229.

[5] Karagiannis G, Hardern R. Best evidence topic report. No evidence found that a femoral nerve block in cases of femoral shaft fractures can delay the diagnosis of compartment syndrome of the thigh. Emerg Med J, 2005, 22: 814.

[6] Schloss B, Bhalla T, Klingele K, et al. A retrospective review of femoral nerve block for postoperative analgesia after knee surgery in the pediatric population. J Pediatr Orthop, 2014, 34: 459-461.

[7] Mitchell B, Siow M, Pennock A, et al. Intra-articular morphine and ropivacaine injection provides efficacious analgesia as compared with femoral nerve block in the first 24 hours after ACL reconstruction: results from a bone-patellar tendon-bone graft in an adolescent population. Orthop J Sports Med, 2021, 9: 2325967120985902.

[8] Farid I, Heiner E, Fleissner P. Comparison of femoral nerve block and fascia iliaca block for analgesia following reconstructive knee surgery in adolescents. J Clin Anesth, 2010, 22: 256-259.

[9] Santana L, Lovejoy J, Kiebzak G, et al. Comparison of pain scores and medication usage between three pain control strategies for pediatric anterior cruciate ligament surgery. Cureus, 2019, 11: e5498.

[10] Daoud A, Mandler T, Gagliardi A, et al. Combined femoral-sciatic nerve block is superior to continuous femoral nerve block during anterior cruciate ligament reconstruction in the pediatric population. Iowa Orthop J, 2018, 38: 101-106.

[11] Tran KM, Ganley TJ, Wells L, et al. Intraarticular bupivacaine-clonidine-morphine versus femoral-sciatic nerve block in pediatric patients undergoing anterior cruciate ligament reconstruction. Anes Analg, 2005,101:1304-1310.

[12] Sethuraman M, Neema P, Rathod R. Combined monitored anesthesia care and femoral nerve block for muscle biopsy in children with myopathies. Paediatr Anaesth, 2008, 18: 691.

[13] Eiszner J, Atanda A, Rangavajjula A, et al. A case series of peripheral nerve blocks in pediatrics and young adults with skeletal dysplasia. Paediatr anaesth, 2016, 26: 553-556.

[14] Veneziano G, Martin D, Beltran R, et al. Dexamethasone as an adjuvant to femoral nerve block in children and adolescents undergoing knee arthroscopy: a prospective, randomized, double-blind, placebo-controlled trial. Reg Anesth Pain Med, 2018, 43: 438-444.

[15] Frenkel O, Mansour K, Fischer J. Ultrasound-guided femoral nerve block for pain control in an infant with a femur fracture due to nonaccidental trauma. Pediatr Emerg Care, 2012, 28: 183-184.

[16] Veneziano G, Tripi J, Tumin D, et al. Femoral nerve blockade using various concentrations of local anesthetic for knee arthroscopy in the pediatric population. J Pain Res, 2016, 9: 1073-1079.

[17] Tamai R, Sullivan B, Lee R. Residual neurological symptoms after peripheral nerve blocks for pediatric knee surgery. J Pediatr Orthop, 2018, 38: e157-e161.

[18] Anghelescu D, Harris B, Faughnan L, et al. Risk of catheter-associated infection in young hematology/oncology patients receiving long-term peripheral nerve blocks. Paediatr Anaesth, 2012, 22: 1110-1116.

[19] Luo TD, Ashraf A, Dahm DL, et al. Femoral nerveblock is associated with persistent strength deficits at 6 months after anterior cruciate ligament reconstruction in pediatric and adolescent patients. Am J Sports Med, 2015, 43: 331-336.

[20] Parikh H, Gagliardi A, Howell D, et al. Femoral nerve catheters and limb strength asymmetry at 6 months after primary anterior cruciate ligament reconstruction in pediatric patients. Paediatr Anaesth, 2020, 30: 1109-1115.

第**26**章 超声引导隐神经阻滞

周 阳 敦元莉

　　隐神经是股神经的终支，是纯感觉神经，支配小腿前内侧由膝至内踝的皮肤感觉。隐神经阻滞目前主要用于全膝关节置换术、膝关节镜手术、小腿内侧和内踝手术的麻醉和围手术期镇痛。此外，隐神经阻滞还可用于下肢顺行静脉造影、下肢静脉曲张剥脱以及收肌管隐神经痛和隐神经卡压治疗。

# 第一节　临床解剖

## 一、隐神经

　　隐神经在大腿近端1/3处由股神经发出，是股神经最长的皮支（图26-1）。在大腿位置，隐神经在股三角下部位于股动脉外侧、缝匠肌深面，随后下行进入收肌管。在收肌管内，隐神经先伴行于股动脉前外侧，至接近收肌管下口水平，从股动脉前方跨过，行至股动脉

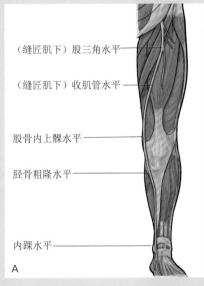

（缝匠肌下）股三角水平
（缝匠肌下）收肌管水平
股骨内上髁水平
胫骨粗隆水平
内踝水平

A

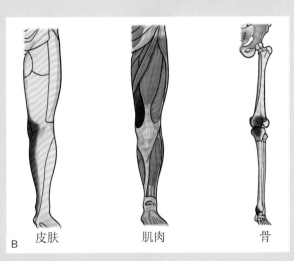

皮肤　　肌肉　　骨

B

图 26-1　隐神经阻滞解剖和覆盖区域
A. 阻滞水平；B. 股三角水平阻滞覆盖区域

前内侧。隐神经离开收肌管的解剖位置存在变异[1]。Saranteas 等[2] 在 11 个膝关节标本探查隐神经离开收肌管的位置，9 个标本的隐神经从收肌管下口（收肌腱裂孔）穿出；2 个标本的隐神经从收肌管近端穿出；1 个标本的隐神经由 2 个分支汇合形成，一分支在收肌管内与股动脉伴行，另一分支在收肌管外与股动脉平行走行，2 个分支于收肌管下口汇合。隐神经离开收肌管后变异较小，与膝降动脉伴行穿收肌腱板，在缝匠肌深面沿膝内侧垂直下行，随后于缝匠肌和股薄肌之间穿深筋膜进入皮下浅筋膜，与大隐静脉伴行下降至内踝。

股动脉离开收肌管前向深部走行，与缝匠肌逐渐远离，在收肌腱裂孔处股动脉向后移行为腘动脉。股动脉在收肌腱裂孔处突然转向深方成为收肌管下口的重要标志。

### 二、隐神经分支

隐神经在膝关节内侧离开收肌管后穿深筋膜，通常分为髌下支和缝匠肌支 2 个主要分支。髌下支分布于膝关节内下部，支配膝内下部皮肤；缝匠肌支又称小腿内侧皮神经，与大隐静脉一起沿小腿内侧下行于浅筋膜内，分布至小腿前内侧和内踝皮肤。

### 三、股三角和收肌管

股三角位于大腿前内侧部上 1/2，为底在上、尖朝下的三角形凹陷，由腹股沟韧带、缝匠肌和长收肌围合而成（缝匠肌内侧缘与长收肌内侧缘、大收肌外侧缘相交处为下口），其内走行有股动、静脉和股神经及其分支（图 26-2）。隐神经于股三角下部发自股神经。

收肌管又称 Hunter 管或缝匠肌下管，位于大腿前内侧部下 1/2，由股内侧肌、缝匠肌、长收肌和大收肌围合而成（图 26-2）。它是一横截面大致呈三角形的肌间腱膜性通

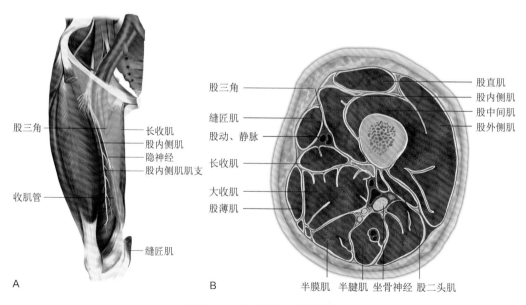

图 26-2　股三角和收肌管解剖

A.股三角和收肌管位置；B.大腿中、上 1/3 交界处横断面解剖示股三角

道，在成人长约 15 ~ 17 cm，前壁为股内侧肌与大收肌间坚韧的收肌腱板，上覆缝匠肌，后外侧壁为股内侧肌，后内侧壁为长收肌和大收肌。上口与股三角下口相通，下口为收肌腱裂孔，通腘窝上角。下口约平大腿中、下 1/3 交界处，股动脉于此处离开缝匠肌转向深方。收肌管内有股动脉、股静脉、隐神经以及淋巴管和疏松结缔组织，部分人群的闭孔神经后支和股内侧肌肌支也位于收肌管内。

# 第二节　实　　施

## 一、体位

平卧，患侧大腿外旋，略屈膝。

## 二、探头及穿刺针选择

膝上阻滞时使用成人线阵探头，膝下阻滞时可使用小儿曲棍球棒线阵探头。50 mm、22 ~ 25 G 穿刺针。

## 三、超声图像

（一）膝上扫描

探头横置于大腿（髌骨上缘与髂前上棘连线）上 1/3 前内侧，于此位置辨别位于缝匠肌深面的股动脉，隐神经伴行股动脉，位于股动脉外侧。随后探头沿大腿前内侧长轴向足侧移动，可以观察到股动脉突然转向深方，远离缝匠肌，而隐神经则继续沿缝匠肌深面下行（图 26-3）。

1. 股三角水平　大腿中、上 1/3 交界处解剖上位于股三角下部水平，是股三角水平隐神经阻滞的部位。横断面超声图像可见股动脉呈搏动的圆形低回声，股静脉位于股动脉下方或外下方；缝匠肌位于股动脉表面，股内侧肌位于后外侧，长收肌、短收肌和大收肌位于后内侧，缝匠肌与长收肌内侧缘尚未相交（图 26-4）；隐神经通常位于股动脉外侧，呈圆形或椭圆形中回声，边界不清，部分人群隐神经细小，难以辨清。

2. 收肌管水平　大腿下半部、大腿中、下 1/3 交界处以上解剖上为收肌管所在，是经收肌管阻滞隐神经的部位，也即收肌管阻滞。探头横置于大腿中线偏足侧，横断面超声图像上可见股血管位于缝匠肌、股内侧肌与长收肌和大收肌围成的收肌管内（图 26-5）。股动脉呈搏动的圆形低回声，股静脉位于股动脉下方。隐神经显示为圆形或椭圆形中回声，边界不清，位于股动脉上方、内侧或外侧，部分人群隐神经回声较低，难以辨识。

3. 股骨内上髁水平　探头横置于股骨内上髁水平大腿前内侧，发现股内侧肌。随后向内侧移动探头，超声图像上可见隐神经位于缝匠肌深面或缝匠肌与股薄肌之间，隐神经为细小的圆形中回声结构。膝降动脉可伴行隐神经，彩色多普勒有助于识别膝降动脉，动脉和神经有时不易探及（图 26-6）。

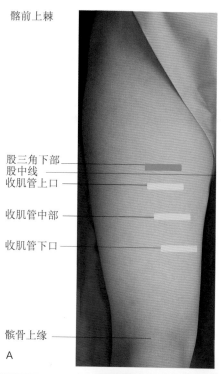

髂前上棘

股三角下部
股中线
收肌管上口

收肌管中部

收肌管下口

髌骨上缘

A

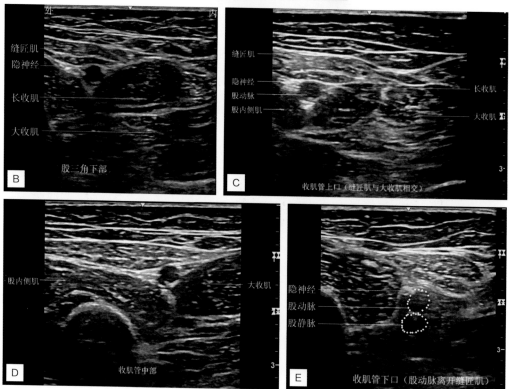

图 26-3 大腿横断面扫描部位和超声图像

A.扫描部位：长方形示探头位置；B.股三角下部：缝匠肌与长收肌外侧缘相交，尚未与长收肌内侧缘相交；
C.收肌管上口；D.收肌管中部；E.收肌管下口

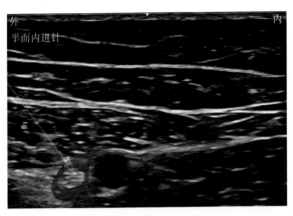

图 26-4　股三角水平隐神经阻滞超声图像、注药位点和局麻药扩散

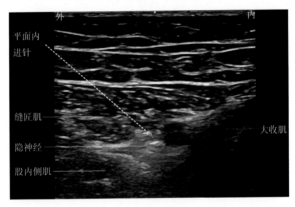

图 26-5　收肌管水平隐神经阻滞超声图像、注药位点和局麻药扩散

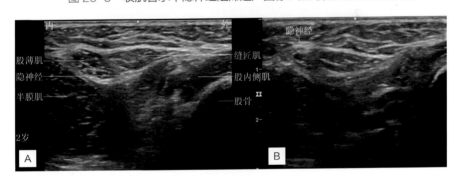

图 26-6　股骨内上髁水平隐神经阻滞超声图像

A. 隐神经位于缝匠肌深面；B. 探头略向足侧移动，可见隐神经穿出缝匠肌至浅面

（二）膝下扫描

小腿至内踝水平　沿胫骨内侧向足侧滑动探头至内踝，超声下隐神经难以辨清，识别隐神经的关键结构是大隐静脉。大隐静脉呈圆形或椭圆形低回声清晰可见，下压探头可使之塌陷（图 26-7）。彩色多普勒有助于识别静脉。隐神经与大隐静脉伴行，通常位于大隐静脉后方或后内侧。膝下阻滞仅阻滞隐神经，不影响股四头肌肌力，血管损伤风险低，但此水平髌下支已离开隐神经。

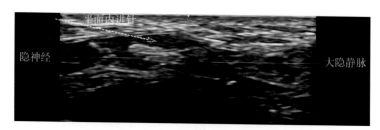

图 26-7　内踝水平隐神经阻滞超声图像、注药位点和局麻药扩散

四、操作步骤

理论上可以在隐神经走行的任一位置阻滞该神经，包括膝关节以上、膝关节以下直至内踝。与传统膝关节以下水平阻滞相比，膝关节以上水平隐神经阻滞可阻滞所有分支，效果更为确切[3]。

（一）股三角水平

于大腿中、上 1/3 交界处偏内侧横置探头，解剖位置大致为股三角下部。超声图像上隐神经位于缝匠肌下方、股动脉外侧或外上方，有时细小，难以辨清。采用平面内进针技术。从探头外侧进针，将针尖置于缝匠肌下方、股动脉外侧。注射少量生理盐水确认针尖位置，回吸无血后注药，药液在股动脉外侧扩散，包绕隐神经（图 26-4）。如药液经股动脉上方跨越至股动脉内侧，往往提示针尖位于收肌管浅面的缝匠肌内，需向缝匠肌深方继续进针。股三角水平也是常用的隐神经阻滞置管位置（图 26-8）。

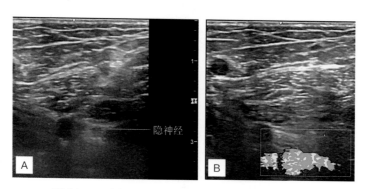

图 26-8　连续隐神经阻滞股三角水平置管（13 岁）
A. 药液包绕隐神经；B. 导管不可见，经导管注药，彩色多普勒示混彩区域位于
隐神经深面，提示导管尖端位置正确

（二）收肌管水平

收肌管水平阻滞隐神经较为常用。于大腿水平中线偏足侧、大腿前内侧横置探头，可见缝匠肌和位于其下方的股动脉，隐神经位于股动脉上方、内侧或外侧，有时细小，难以辨清。采用平面内进针技术。从探头外侧进针，将针尖置于缝匠肌下方、隐神经周围。注射少量生理盐水确认针尖位置，回吸无血后注药，药液包绕隐神经（图 26-5）。如神经不

可见，可将药液注射至股动脉外侧。该入路也可用于隐神经阻滞置管。

（三）股骨内上髁水平

探头横置于股骨内上髁水平大腿前内侧，发现缝匠肌深面的隐神经和膝降动脉，隐神经呈细小中回声圆形结构，边界不清。采用平面内进针技术。从探头外侧进针，针尖目标位置为隐神经周围。注射少量生理盐水确认针尖位置，回吸无血后注药（图 26-6）。

（四）大隐静脉旁水平（胫骨近端和内踝上方）

探头轻柔横置于胫骨粗隆内侧或内踝上方，超声下识别大隐静脉，避免探头过度施压使静脉塌陷。内踝头侧大隐静脉和隐神经分支位于同一筋膜隧道内，隐神经紧邻大隐静脉侧壁，呈椭圆形中低回声，边界不清，通常难以辨识。采用平面内进针技术。从探头内侧或外侧进针，目标位置为大隐静脉周围，注射少量生理盐水确认针尖位置。回吸无血后注药，超声下可见药液于大隐静脉周围扩散（图 26-7）。

# 第三节　临床应用和循证医学

## 一、阻滞机制

将局部麻醉药（局麻药）注射至隐神经周围阻滞神经，视注药部位高低，可实现膝关节内下部、小腿内侧和内踝感觉阻滞。股三角入路和收肌管近端注射大量（20～30 ml）局麻药后可能出现股四头肌力弱，因此对于需要术后保留股四头肌肌力的手术和操作，建议从收肌管远端（股动脉由缝匠肌深面突然转至大腿深方处为收肌管下口）阻滞隐神经。

## 二、循证医学

（一）隐神经阻滞与局部浸润

Andersen 等 [4] 对 40 例全膝关节置换术成年患者的研究显示，与仅局部浸润相比，联合使用局部浸润和隐神经阻滞使术日疼痛减轻，爆发痛出现延迟。

（二）隐神经阻滞不同入路

全膝关节置换术后理想的连续收肌管阻滞应实现最佳的镇痛获益而对股四头肌肌力影响最小。Fei[5] 等对 60 例全膝关节置换术成年患者分别在收肌管近端或远端行超声引导连续隐神经阻滞，近端阻滞患者术后 24 h 舒芬太尼累积量显著低于远端阻滞患者，术后疼痛评分、股四头肌肌力和其他恢复相关参数无显著差异。Fei 等的结果与 Tran 等 [6] 的解剖学研究彼此呼应。Tran 等在 7 个收肌管标本近端注射 10 ml 染料，发现隐神经、股内侧肌肌支、膝上内关节支和闭孔神经膝关节支恒定染色，这些神经是支配膝关节的感觉神经。相反，于收肌管远端注射染料的尸体解剖研究发现股内侧肌肌支的后内侧支和膝上内关节支并未染色 [7-8]。上述研究提示于收肌管近端阻滞隐神经可以实现最佳的镇痛获益和最低程度的运动干扰。

### （三）联合坐骨神经阻滞

隐神经阻滞联合腘窝坐骨神经阻滞可以代替全身麻醉和椎管内麻醉用于小腿和内踝（不使用下肢止血带）手术的麻醉，减少阻滞相关并发症。此方法阻滞时间较长，可提供术后镇痛，有利于术后早期出院，尤其适用于门诊儿童。

### （四）隐神经阻滞与股神经阻滞

股神经阻滞会导致股四头肌力弱[9]，增加儿童跌倒风险。Jaeger 等[10]的研究提示，健康志愿者隐神经阻滞仅使股四头肌肌力下降 8%，而股神经阻滞使股四头肌肌力下降 49%，隐神经阻滞者的行动能力显著强于股神经阻滞者。对于内踝手术，选择较低位置的隐神经阻滞能够达到满意的麻醉效果而不会对股四头肌肌力产生显著影响。Xu 等[11]对比了医院建立专门小组负责外周神经阻滞前后小儿膝关节手术后神经症状的变化情况，阻滞专业小组的建立使膝关节手术最常见的阻滞部位移向远端，由股神经阻滞转变为隐神经阻滞，同时也显著降低了阻滞相关神经损伤发生率（由 6% 降至 0.96%）。

## 三、药物用量

膝上股三角和收肌管入路隐神经阻滞时，罗哌卡因用量近似股神经阻滞，浓度通常为 0.2% ~ 0.5%（10 岁以上可选择 0.5%），推荐剂量为 0.5 ~ 1.5 mg/kg（最大 20 ml），6 个月以下者剂量减半。如行连续隐神经阻滞镇痛，输注剂量推荐为 0.1% ~ 0.2% 罗哌卡因 0.1 ~ 0.3 mg/（kg·h）。股骨内上髁入路或大隐静脉旁入路隐神经阻滞时，剂量通常为 0.2% 罗哌卡因或 0.25% 布比卡因 0.1 ~ 0.15 ml/kg，最大 6 ml[12]。联合坐骨神经阻滞时，应注意罗哌卡因总量不超过 3 mg/kg，布比卡因总量不超过 2.5 mg/kg。

## 四、并发症

有关隐神经阻滞相关并发症的报道较少。Andersen 等[4]的研究中 1 例患儿在拔除隐神经阻滞导管 2 天后发生穿刺部位血肿，隐神经支配区域出现感觉异常，加巴喷丁治疗 4 个月后感觉异常消退。与收肌管阻滞相关的局麻药肌毒性可见于成年患者，表现为延迟出现的肌力下降[13]。Frazer 等[14]的回顾性研究发现，与股神经阻滞相比，接受收肌管阻滞的前交叉韧带重建青少年术后 6 个月腘绳肌肌力缺损更显著，可能与局麻药肌毒性或扩散至后囊阻滞坐骨神经有关。

---

### 小结

- 隐神经阻滞可于下肢内侧多处实施。
- 股三角入路和收肌管近端注射大量局麻药后可能出现股四头肌力弱，因此对于需要术后保留股四头肌肌力的手术和操作，建议从收肌管远端阻滞隐神经。
- 膝下隐神经阻滞选择性更高，不影响股四头肌肌力，血管损伤风险低，但髌下支已离开隐神经，超声图像上往往难以直接发现隐神经，需借助大隐静脉实施阻滞。

## 参考文献

[1] Burckett-St Laurant D, Peng P, Girón Arango L, et al. The nerves of the adductor canal and the innervation of the knee: an anatomic study. Reg Anesth Pain Med, 2016, 41: 321-327.

[2] Saranteas T, Anagnostis G, Paraskeuopoulos T, et al. Anatomy and clinical implications of the ultrasound-guided subsartorial saphenous nerve block. Reg Anesth Pain Med，2011, 36: 399-402.

[3] Mariano ER, Kim TE, Wagner MJ, et al. A randomized comparison of proximal and distal ultrasound-guided adductor canal catheter insertion sites for knee arthroplasty. J Ultrasound Med, 2014, 33: 1653-1662.

[4] Andersen HL, Gyrn J, Moller L, et al. Continuous saphenous nerve block as supplement to single-dose local infiltration analgesia for postoperative pain management after total knee arthroplasty. Reg Anesth Pain Med, 2013, 38: 106 -111.

[5] Fei Y, Cui X, Chen S, et al. Continuous block at the proximal end of the adductor canal provides better analgesia compared to that at the middle of the canal after total knee arthroplasty: a randomized, double-blind, controlled trial. BMC Anesthesiol, 2020, 20: 260.

[6] Tran J, Chan VWS, Peng PWH, et al. Evaluation of the proximal adductor canal block injectate spread: a cadaveric study. Reg Anesth Pain Med, 2020, 45: 124-130.

[7] Runge C, Moriggl B, Børglum J, et al. The spread of ultrasound- guided injectate from the adductor canal to the genicular branch of the posterior obturator nerve and the popliteal plexus: a cadaveric study. Reg Anesth Pain Med, 2017, 42: 725-730.

[8] Johnston DF, Black ND, Cowden R, et al. Spread of dye injectate in the distal femoral triangle versus the distal adductor canal: a cadaveric study. Reg Anesth Pain Med, 2019, 44: 39-45.

[9] Kwofie MK, Shastri UD, Gadsden JC, et al. The effects of ultrasound- guided adductor canal block versus femoral nerve block on quadriceps strength and fall risk: a blinded, randomized trial of volunteers. Reg Anesth Pain Med, 2013，38: 321 -325.

[10] Jaeger P, Nielsen Zbigniew JK, Henningsen MH, et al. Adductor canal block versus femoral nerve block and quadriceps strength: a randomized, double-blind, placebo-controlled, crossover study in healthy volunteers. Anesthesiology, 2013, 118: 409-415.

[11] Xu AL, Jay LR. Decrease in residual neurological symptoms after institutional changes in peripheral nerve block use for pediatric knee surgery. J Pediatr Orthop, 2022, 42: e138-e142.

[12] Miller BR. Ultrasound-guided proximal tibial paravenous saphenous nerve block in pediatric patients. Paediatr Anaesth, 2010, 20: 1059-1060.

[13] Neal JM, Salinas FV, Choi DS. Local anesthetic-induced myotoxicity after continuous adductor canal block. Reg Anesth Pain Med, 2016, 41: 723-727.

[14] Frazer AR, Chaussé ME, Held M, et al. Quadriceps and hamstring strength in adolescents 6 months after ACL reconstruction with femoral nerve block, adductor canal block, or no nerve block. Orthop J Sports Med, 2021, 9: 23259671211017516.

# 第27章 超声引导股外侧皮神经阻滞

黄 达

股外侧皮神经主要支配大腿外侧的皮肤感觉，因此股外侧皮神经阻滞常用于大腿外侧皮瓣切取和肌肉活检、使用下肢止血带 [ 辅助股神经阻滞和（或）坐骨神经阻滞 ] 和股骨髓内钉固定术等大腿外侧手术的麻醉和围手术期镇痛。

## 第一节 临床解剖

股外侧皮神经源自腰丛，由 L2 和 L3 脊神经前支后股组成。神经从腰丛发出后在腰大肌后部下行，经腰大肌外侧缘穿出，斜向外下走行于髂肌表面、髂筋膜深面，在髂前上棘内侧从腹股沟韧带下穿过，随后在缝匠肌表面走行，常分为前、后 2 支（见"第 22章　超声引导腰丛阻滞"）（图 27-1）。值得注意的是，股外侧皮神经从髂筋膜深面穿出至皮下的走行路径变异较多。除走行于髂前上棘内侧外，股外侧皮神经也可能走行于髂前上

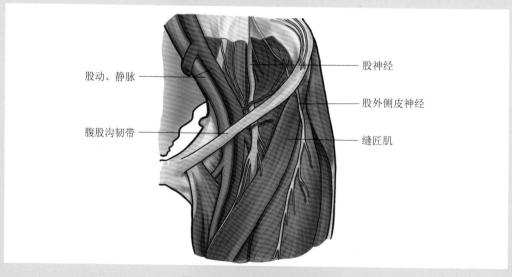

股动、静脉 —

腹股沟韧带 —

— 股神经

— 股外侧皮神经

— 缝匠肌

图 27-1　股外侧皮神经解剖

棘浅面或外侧。即便走行于髂前上棘内侧，股外侧皮神经与髂前上棘的距离也可能存在较大个体差异。在髂前上棘足侧，股外侧皮神经位置相对固定，走行于缝匠肌与阔筋膜张肌之间一个充满脂肪的倒三角形扁平通道内。此处超声容易定位，因此成为超声引导股外侧皮神经阻滞最常用的阻滞位置。

# 第二节　实　　施

## 一、体位
仰卧，下肢自然伸直，充分暴露腹股沟区。也可侧卧。

## 二、探头及穿刺针选择
股外侧皮神经位置表浅且纤细，小儿曲棍球棒线阵探头适用于多数儿童。35 mm、22～27 G 穿刺针。

## 三、超声图像
首先识别髂前上棘，随后将探头横置于髂前上棘下方 0.5～1 cm，识别缝匠肌、阔筋膜张肌和二者之间以脂肪填充的扁平通道，在此通道内寻找股外侧皮神经。神经细小，有时很难识别，可头足侧滑动探头进行追踪。部分儿童可追踪到股外侧皮神经从缝匠肌表面进入扁平通道内，此处也是较为理想的阻滞位置，可以确保在神经分支前阻滞主干。

横断面超声图像上，可见位于内侧的缝匠肌和位于外侧的阔筋膜张肌以及二者之间呈倒三角形的低回声扁平通道（图 27-2）。扁平通道中的高回声椭圆形结构即为股外侧皮神经，被低回声的脂肪组织包绕，有时可见筋膜分隔，年幼儿童神经往往不可见。股外侧皮神经通常更靠近缝匠肌。向近端追溯神经，有时可见神经走行于缝匠肌表面后进入该区域。

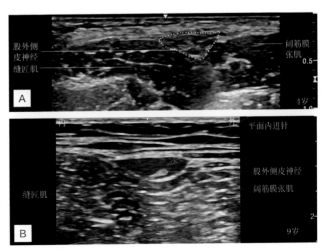

图 27-2　股外侧皮神经阻滞超声图像、注药位点和局麻药扩散
A. 4 岁；B. 9 岁

## 四、操作步骤

通常采用平面内进针技术，从外侧和内侧进针均可，以从外侧进针最为常见。穿刺针穿过皮下组织和阔筋膜至神经周围，突破阔筋膜时可能有突破感。注入少量药液确认针尖位置，回吸无血后注药。如果难以分辨股外侧皮神经，可将药液注射至缝匠肌与阔筋膜张肌形成的倒三角形扁平通道内；如通道内有明显筋膜分隔，需在分隔两侧分别注药。或者向近端追踪神经至其行经缝匠肌表面进入该区域处注药。超声下高回声的缝匠肌腱膜有时易被误认为股外侧皮神经，可头足向滑动探头追踪识别神经。

也可采用平面外进针技术。首先将股外侧皮神经置于图像中央，穿刺针从探头长轴中点旁开 0.5 cm 处斜向进针，识别针尖位置，调整进针角度使针尖朝向股外侧皮神经周围或位于肌间隙的扁平通道，回吸无血后注药。

# 第三节　临床应用和循证医学

## 一、阻滞机制

将局部麻醉药（局麻药）注射至走行于髂前上棘下方的股外侧皮神经周围，实现神经支配区域的感觉阻滞。

## 二、循证医学

儿童群体较少单独实施股外侧皮神经阻滞，通常联合股神经阻滞。Maccani 等[1] 回顾了 179 例 18 岁以下大腿肌肉活检患儿，其中 146 例接受股神经联合股外侧皮神经阻滞，同时复合轻到中度镇静，患儿均能较好地耐受手术。Khan 等[2] 回顾了 52 例 10 ~ 72 岁大腿外侧取皮行皮肤移植患者，共接受了 55 次股外侧皮神经阻滞，阻滞对所有患者均有效，90.91% 效果理想，作者认为股外侧皮神经阻滞简单安全，费用低，适合应用于大腿外侧皮瓣切取手术。Shank 等[3] 的研究纳入了 19 例 6 ~ 19 岁切取大腿外侧皮瓣行重建手术的烧伤患者，比较髂筋膜阻滞置管连续镇痛、单次股外侧皮神经阻滞和局部浸润的镇痛效果，单次股外侧皮神经阻滞和髂筋膜阻滞置管连续镇痛患者的镇痛效果明显优于局部浸润患者，但 3 种镇痛方法阿片类药用量相近；单次股外侧皮神经阻滞时患者在手术当日更舒适，而髂筋膜阻滞置管连续镇痛患者在术后第 1 日和第 2 日更为舒适。Miller 等[4] 介绍了超声引导股神经阻滞联合股外侧皮神经阻滞用于小儿股骨骨折术后镇痛的经验，认为联合阻滞可以成功用于股骨骨折患儿术后镇痛；与腰丛阻滞、硬膜外阻滞和髂筋膜阻滞相比，具有操作简单、风险低等优点。

## 三、药物用量

如能准确识别股外侧皮神经，予以 0.2% ~ 0.5%（≥ 10 岁可选择 0.5%）罗哌卡因 1 ~ 2 ml

即可将其阻滞；难以分辨神经时，可将较大容量的局麻药注射至缝匠肌与阔筋膜张肌形成的倒三角形扁平通道内，通常 0.1 ml/kg（最大 5 ml）可满足阻滞要求。

## 四、并发症

股外侧皮神经阻滞较为安全，阻滞不全是最常见的并发症，理论上存在神经损伤和感染风险。

---

### 小结

- 在髂前上棘足侧，股外侧皮神经位置相对固定，走行于缝匠肌与阔筋膜张肌之间一个充满脂肪的倒三角形扁平通道内。此处超声容易定位，因此成为超声引导股外侧皮神经阻滞最常用的阻滞位置。
- 神经辨识不清时，可将局麻药注入缝匠肌与阔筋膜张肌之间的扁平通道内，如通道内有明显筋膜分隔，需在分隔两侧分别给药，以减少阻滞不全风险。

### 参考文献

[1] Maccani RM, Wedel DJ, Melton A, et al. Femoral and lateral femoral cutaneous nerve block for muscle biopsies in children. Paediatr Anaesth, 1995, 5: 223-227.

[2] Khan ML, Hossain MM, Chowdhury AY, et al. Lateral femoral cutaneous nerve block for split skin grafting. Bangladesh Med Res Counc Bull, 1998, 24: 32-34.

[3] Shank ES, Martyn JA, Donelan MB, et al. Ultrasound-guided regional anesthesia for pediatric burn reconstructive surgery: a prospective study. J Burn Care Res, 2016, 37: e213-e217.

[4] Miller BR. Combined ultrasound-guided femoral and lateral femoral cutaneous nerve blocks in pediatric patients requiring surgical repair of femur fractures. Paediatr Anaesth, 2011, 21: 1163-1164.

# 第**28**章　超声引导闭孔神经阻滞

李正迁　曲音音

　　闭孔神经主要支配股内侧区域，阻滞闭孔神经可以松弛股内收肌群，临床上主要用于预防经尿道膀胱手术电刺激引起的闭孔神经反射，还可以为大腿内侧手术（如膝关节前交叉韧带重建时腘绳肌取材）提供有效镇痛。在儿童群体，闭孔神经阻滞主要用于膝关节手术后镇痛（选择性闭孔神经后支阻滞联合股神经阻滞）、髋关节手术后镇痛（选择性闭孔神经前支阻滞联合股神经、坐骨神经阻滞）以及治疗脑瘫儿童因严重股内收肌痉挛导致的难治性疼痛（选择性闭孔神经前支阻滞）。由于闭孔神经扁平纤细，解剖位置个体差异较大，因此使用超声引导可以提高阻滞成功率，减少血管穿刺和阻滞不全并发症。

## 第一节　临床解剖

　　闭孔神经源自腰丛，由 L2～L4 脊神经前支前股组成。闭孔神经发出后在腰大肌内下降，在骨盆边缘附近从腰大肌后内侧缘穿出，之后在髂总动脉后方、髂内动、静脉外侧走行，沿小骨盆侧壁、与闭孔血管伴行到达闭孔上方，穿经闭膜管进入股内侧上部，位于耻骨肌与闭孔外肌之间。

　　闭孔神经及其分支的走行路径和分布具有多样性。闭孔神经多于闭膜管内分为前支和后支（23% 的人群闭孔神经分支位置位于骨盆内，52% 位于闭膜管，25% 位于大腿内侧）。前、后支分别位于闭孔外肌浅方和闭孔外肌内，随后前支近端位于耻骨肌和短收肌之间的肌筋膜平面，远端走行于长收肌和短收肌之间的肌筋膜平面，支配长收肌、短收肌、股薄肌和耻骨肌；后支走行于短收肌和大收肌之间，其间发出多条分支支配大收肌、短收肌，并偶尔发分支支配闭孔外肌和长收肌（图 28-1）。10%～30% 的人群其腰丛发出副闭孔神经，支配耻骨肌和髋关节（见"第 24 章　超声引导髋关节前囊阻滞"）。

　　闭孔神经主干或闭孔神经前支发出髋关节支；闭孔神经后支发出膝关节支，穿经收肌管或于收肌管外、大收肌附近下行进入腘窝，参与构成腘神经丛，支配膝关节后囊。部分人群（＜50%）闭孔神经前支发出皮支支配大腿内侧或膝上内侧皮肤。

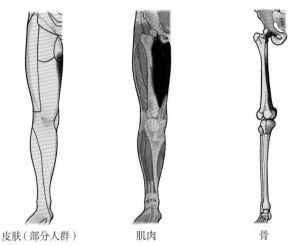

皮肤（部分人群）　　　肌肉　　　　　骨
图 28-1　闭孔神经阻滞覆盖区域

# 第二节　实　　施

## 一、体位
仰卧，髋轻度外展、外旋，膝伸直。

## 二、探头及穿刺针选择
成人线阵探头，体型较大者可使用凸阵探头。50～100 mm、22～25 G 穿刺针。

## 三、超声图像
（一）近端扫描（闭孔神经主干水平）

近端入路是在闭孔神经尚未分支或刚刚分支的位置进行阻滞，可一次性阻滞所有分支。近端入路以耻骨肌与闭孔外肌之间的肌筋膜平面或闭孔神经为注药位置，根据探头放置方向不同分为水平位近端入路和矢状位近端入路。此入路目标注药位置较深，进针角度较大，针体可视性下降。下压探头有助于减浅目标位置深度。此外，闭孔动、静脉经闭膜管从盆腔穿出后横向走行于耻骨肌与闭孔外肌之间，行闭孔神经近端扫描时有时可见，应注意用彩色多普勒辅助辨识，避免损伤闭孔血管。

1. 水平位近端扫描　暴露腹股沟区和大腿近端内侧。探头横置于内侧腹股沟皮肤皱褶上，与皮肤垂直，随后将探头向头侧倾斜 40°～50°，可见股静脉内侧的耻骨肌，闭孔外肌位于耻骨肌深面，耻骨肌与闭孔外肌之间的高回声肌筋膜平面即为目标注药平面（图 28-2）。闭孔神经和闭孔血管走行于其中，注意用彩色多普勒辨识血管。闭孔神经显示为椭圆形中高回声，内嵌蜂窝状低回声。

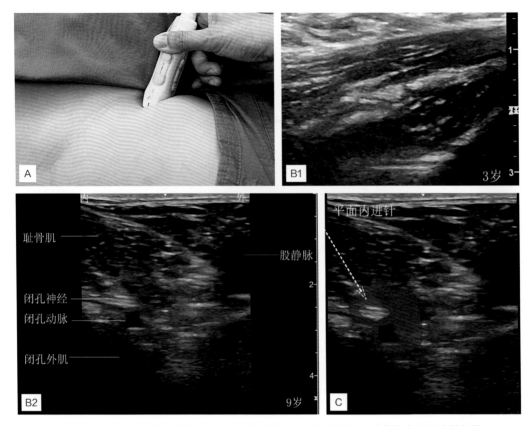

图 28-2　水平位近端入路闭孔神经阻滞扫描方法、超声图像、注药位点和局麻药扩散
A.扫描方法；B.横断面超声图像：B1，3 岁；B2，9 岁；C.注药位点和局麻药扩散

2. 矢状位近端扫描　暴露腹股沟区和大腿近端内侧。探头矢状位置于内侧腹股沟皮肤皱褶上，内外滑动探头使探头位于股静脉与耻骨结节之间。超声图像上可见耻骨上支呈高亮回声，耻骨肌和闭孔外肌呈中低回声，位于耻骨上支深方，闭孔外肌位于耻骨肌深面，二者之间的肌筋膜平面呈高亮回声，闭孔神经和闭孔血管走行于其中（图 28-3）。

（二）远端扫描（闭孔神经分支水平）

远端入路是在闭孔神经分为前、后支后，于 2 分支所在的肌筋膜平面或分支周围分别注药实施阻滞。闭孔神经前支阻滞的目标平面为长收肌与短收肌之间，后支阻滞的目标平面为短收肌与大收肌之间。该入路为小儿闭孔神经阻滞最常用的入路。

暴露腹股沟区和大腿近端内侧。首先将探头横置于内侧腹股沟皮肤皱褶上，从外向内辨清股动脉和股静脉。随后将探头向内侧平移，超声图像上可见耻骨肌和内收肌群位于股静脉内侧。耻骨肌和内收肌群呈低回声，内收肌群由浅至深垂直排列，依次为长收肌、短收肌和大收肌（图 28-4）。肌筋膜呈高回声，将内收肌群各肌彼此分隔。闭孔神经前支走行于长收肌与短收肌之间，后支走行于短收肌与大收肌之间，通常呈扁平高回声。沿股骨长轴滑动探头，可以追踪闭孔神经前、后支的走行。

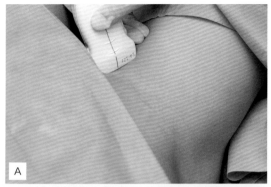

图 28-3　矢状位近端入路闭孔神经阻滞扫描方法、超声图像、注药位点和局麻药扩散
A.扫描方法；B.矢状面超声图像：B1，4 岁；B2，9 岁

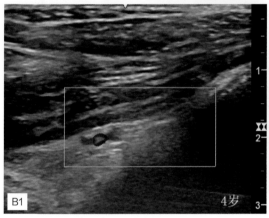

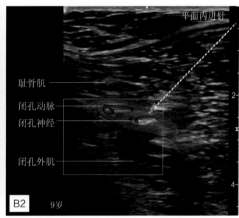

## 四、操作步骤

### （一）近端入路

1. 水平位近端入路　采用平面内或平面外进针技术。目标注药位置为耻骨肌与闭孔外肌之间的高回声平面或闭孔神经周围（图 28-2）。采用平面内技术时，从探头内侧进针，针尖到达目标位置后注射少量生理盐水确认针尖位置，回吸无血后注药。药液在闭孔神经周围或肌筋膜平面内扩散。注意辨识闭孔血管，避免损伤。

2. 矢状位近端入路　采用平面内或平面外进针技术。耻骨肌与闭孔外肌之间的高回声平面或闭孔神经周围为目标注药位置（图 28-3）。采用平面内技术时，从探头足侧进针，针尖到达目标位置后注射少量生理盐水确认针尖位置，回吸无血后注药。注意辨识闭孔血管，避免损伤。

### （二）远端入路

采用平面内进针技术。闭孔神经前支阻滞的目标位置为长收肌与短收肌之间的高回声平面或前支周围，闭孔神经后支阻滞的目标位置为短收肌与大收肌之间的高回声平面或后支周围（图 28-4）。从探头内侧或外侧进针，针尖朝向目标神经或相应肌筋膜平面。针尖到达目标位置后注射少量生理盐水确认针尖位置，回吸无血后注药。使用神经刺激器时可见内收肌群收缩。

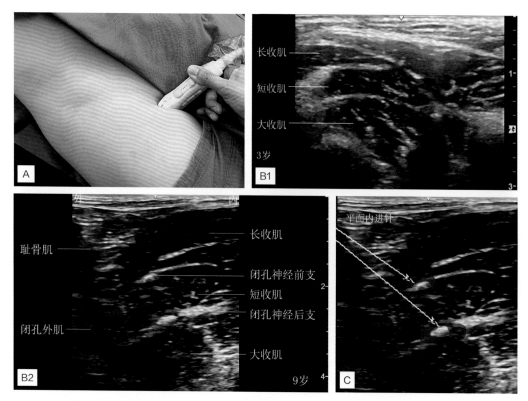

图 28-4　远端入路闭孔神经阻滞扫描方法、超声图像、注药位点和局麻药扩散
A.扫描方法；B.横断面超声图像：B1，3岁；B2，9岁；C.注药位点和局麻药扩散

# 第三节　临床应用和循证医学

## 一、阻滞机制

闭孔神经阻滞是将局部麻醉药注射至闭孔神经主干或分支所在肌筋膜平面或神经周围阻滞该神经。

## 二、循证医学

儿童群体单独应用闭孔神经阻滞的适应证不多，往往与其他下肢区域阻滞如股神经阻滞、股外侧皮神经阻滞和坐骨神经阻滞联合使用，实现下肢目标区域的完善镇痛。

（一）用于髋、膝关节手术

区域阻滞可以作为重要的辅助手段用于小儿骨折的急性疼痛治疗。闭孔神经支配髋关节囊内侧，虽然研究显示单独闭孔神经阻滞缓解髋关节术后疼痛的效果尚不明确，但联合股外侧皮神经阻滞可有效缓解髋关节骨折术后急性疼痛。此外，作为髋关节囊周围神经阻滞机制的一部分，闭孔神经和（或）副闭孔神经阻滞可以被用于小儿髋关节手术的围手术期镇痛[1]。

### （二）治疗内收肌痉挛

在脊髓损伤、颅脑外伤、脑瘫和多发性硬化症儿童，髋部持续内收性痉挛是常见的并发症，可导致髋关节疼痛和畸形，限制双侧髋关节分离运动，由于会阴区域护理受限而易于发生皮肤感染。多项病例报告显示，使用神经溶解剂行闭孔神经阻滞可有效治疗此类儿童的髋部内收肌痉挛。Kwon 等[2] 在 11 例痉挛性脑瘫患儿使用 5% 无水苯酚实施选择性闭孔神经前支阻滞，患儿的髋关节内收活动度在注射后即刻提高，症状得到了改善。Park 等[3] 的回顾性研究发现，对痉挛性脑瘫患儿使用无水苯酚行闭孔神经阻滞可有效预防进展性髋关节脱位。Lam 等[4] 的随机对照研究证实，对髋部内收肌持续痉挛、需要长期护理的成年患者使用苯酚行闭孔神经阻滞，能有效缓解其痉挛症状，并增加髋关节被动外展时双侧膝关节距离，提高长期护理的卫生评分。

### 三、药物用量

闭孔神经阻滞用于手术儿童群体时常常联合股神经阻滞、股外侧皮神经阻滞和坐骨神经阻滞。闭孔神经阻滞可使用 0.2% ~ 0.5%（10 岁及以上可选择 0.5%）罗哌卡因。推荐剂量为 0.5 ~ 1.5 mg/kg；注药于肌筋膜平面时，可予以 0.2 ~ 0.3 ml/kg；注药于神经周围时，可予以 0.1 ~ 0.2 ml/kg。下肢多种区域阻滞联合时，注意罗哌卡因总量不超过 3 mg/kg。

---

**小结**

- 超声引导闭孔神经阻滞可用于小儿膝、髋关节手术后镇痛和内收肌痉挛的治疗，常与其他下肢区域阻滞联合使用。
- 闭孔神经阻滞常用入路为远端入路。闭孔神经前支阻滞平面位于短收肌浅面，后支阻滞平面位于短收肌深面。

---

**参考文献**

[1] Wyatt K, Zidane M, Liu CJ. Utilization of a continuous pericapsular nerve group (PENG) Block with an opioid-sparing repair of a femoral neck fracture in a pediatric patient. Case Rep Orthop, 2020, 2020: 2516578.

[2] Kwon JY, Kim JS. Selective blocking of the anterior branch of the obturator nerve in children with cerebral palsy. Am J Phys Med Rehabil, 2009, 88: 7-13.

[3] Park ES, Rha DW, Lee WC, et al. The effect of obturator nerve block on hip lateralization in low functioning children with spastic cerebral palsy. Yonsei Med J, 2014, 55: 191-196.

[4] Lam K, Wong D, Tam CK, et al. Ultrasound and electrical stimulator-guided obturator nerve block with phenol in the treatment of hip adductor spasticity in long-term care patients: a randomized, triple blind, placebo controlled study. J Am Med Dir Assoc, 2015, 16: 238-246.

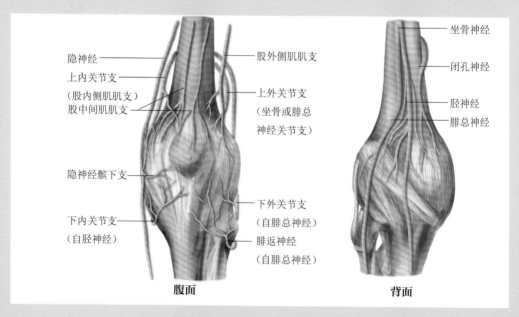

# 第29章 超声引导膝关节后囊间隙阻滞

宋琳琳

膝关节后囊间隙阻滞是将局部麻醉药（局麻药）注入腘动脉与膝关节后囊之间的空隙，因此又称为 IPACK（infiltration between the popliteal artery and capsule of the knee）阻滞。IPACK 阻滞主要适用于膝关节矫形术后镇痛、膝关节十字韧带修复和膝后部手术，由于镇痛同时避免了运动阻滞，近年来在临床上应用逐渐增多[1]。

## 第一节　临床解剖

后膝感觉由胫神经、腓总神经、坐骨神经和闭孔神经后支的膝关节支支配（图 29-1）。胫神经关节支是膝关节后囊的主要支配神经，从股骨内侧髁头侧界的近端或远端由胫神经发出，分 1~3 支，向外横向走行至内、外侧髁之间，支配膝关节后囊内侧。坐骨神经

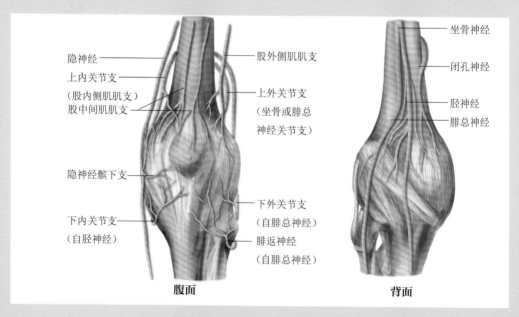

隐神经 —
上内关节支
（股内侧肌肌支）
股中间肌肌支

股外侧肌肌支
上外关节支
（坐骨或腓总
神经关节支）

坐骨神经
闭孔神经
胫神经
腓总神经

隐神经髌下支

下内关节支
（自胫神经）

下外关节支
（自腓总神经）
腓返神经
（自腓总神经）

腹面　　　　　　　　　　背面

图 29-1　膝关节前、后囊神经支配

218

（关节支出现率 28%）和（或）腓总神经的关节支包括膝上外关节支、膝下外关节支和外侧支持带神经。膝上外和下外关节支于腘窝外侧界与膝上外血管伴行，穿腘斜韧带至后囊外侧；外侧支持带神经于腘窝外侧界向外侧走行支配外侧支持带、腓肠肌外侧头和后囊外侧。腓总神经自股二头肌腱下端深方发出 2 ~ 3 支返支，支配膝关节后囊下外侧。闭孔神经后支的膝关节支（出现率 20%）与腘动脉伴行进入腘窝，支配膝关节后囊上内侧。在腘窝股骨内、外侧髁近端，股骨的平坦表面与腘动、静脉之间填充有脂肪和疏松结缔组织，而多数支配膝关节后囊的关节支走行于其中。

# 第二节　实　　施

## 一、体位

于大腿内侧扫描时平卧，患膝屈曲，髋外旋。于腘窝扫描时平卧屈膝，或下肢伸直，用足支撑物抬高下肢；也可俯卧。

## 二、探头及穿刺针选择

成人线阵探头，体型较大者可使用凸阵探头。选择 50 ~ 80 mm、22 ~ 25 G 穿刺针。

## 三、超声图像

### （一）大腿内侧扫描

探头横置于大腿内侧髌骨上方水平，与股骨垂直。超声图像上股骨干位于腹侧，呈高回声，下伴声影，腘动、静脉位于图像中部，胫神经和腓总神经位于腘血管背侧（远离股骨），股内侧肌和缝匠肌覆盖于腘血管表面（图 29-2）。膝关节后囊间隙位于股骨干与腘血管之间。

### （二）腘窝扫描

探头横置于腘窝皮肤皱褶近端。如果观察到股骨内、外侧髁，则向头侧滑动探头直至股骨髁消失、出现股骨干远端平坦的后表面（图 29-3）。超声图像上由浅至深可见胫神经和腓总神经、腘血管、股骨。膝关节后囊间隙位于股骨干与腘血管之间。

## 四、操作步骤

### （一）大腿内侧入路

探头横置于大腿内侧髌骨上方水平，与股骨垂直。采用平面内进针技术。从探头腹侧短边进针，针尖朝向腘动脉和股骨之间的空隙。通常进针角度较大，有时因股骨阻挡难以调整进针方向，应注意避免损伤神经和血管。针尖目标位置为股骨干与腘动脉之间，注射少量生理盐水证实针尖位置，回吸无血后注药（图 29-2）。

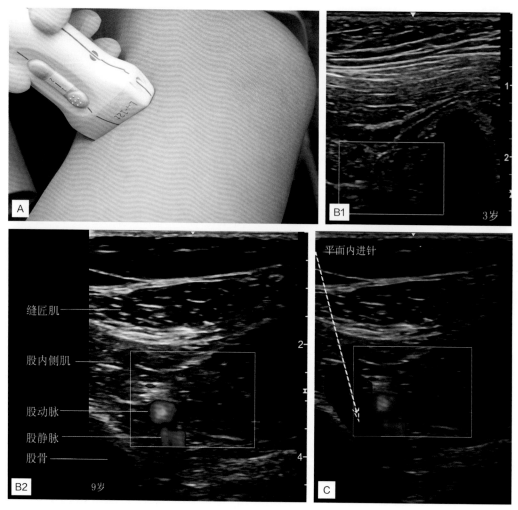

图 29-2　大腿内侧入路膝关节后囊间隙（IPACK）阻滞扫描方法、超声图像、注药位点和局麻药扩散

A. 扫描方法；B. 横断面超声图像：B1，3 岁；B2，9 岁；C. 注药位点和局麻药扩散

（二）腘窝入路

探头横置于腘窝皮肤皱褶处、股骨干远端水平，识别腘动脉与股骨干之间的空隙。采用平面内进针技术。穿刺针从远离探头的大腿内侧或外侧近水平进针，针尖目标位置为股骨干与腘动脉之间。注射少量生理盐水证实针尖位置，回吸无血后注药（图 29-3）。

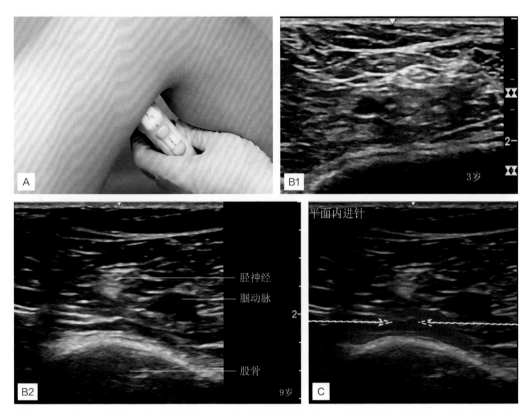

图 29-3　腘窝入路膝关节后囊间隙（IPACK）阻滞扫描方法、超声图像、注药位点和局麻药扩散
A.扫描方法；B.横断面 超声图像：B1，3 岁；B2，9 岁；C.注药位点和局麻药扩散

# 第三节　临床应用和循证医学

## 一、阻滞机制

IPACK 阻滞是将局麻药注入腘动脉与股骨干之间的空隙，阻滞在其中走行、支配膝关节后囊的关节支，从而实现膝关节后囊镇痛。尸体解剖研究发现注射液可以前向扩散，提示这一阻滞技术在一些人群也可能阻滞支配膝关节前囊的关节支。

IPACK 阻滞提供的镇痛仅局限于膝关节后囊，因此应当被视作对股神经阻滞或收肌管阻滞的补充。

## 二、循证医学

### （一）IPACK 阻滞与坐骨神经阻滞

全膝关节置换术后膝关节疼痛由闭孔神经（内侧）、股神经（腹面）和坐骨神经（背面）控制。虽然坐骨神经阻滞可以为后膝提供良好的镇痛，但所致小腿和足部肌群力弱影响了术后早期活动，且可能掩盖术中腓总神经损伤。IPACK 阻滞将局麻药注入腘动脉与股骨干之间的空隙，靶向支配膝关节后囊的关节支，而不影响胫神经和腓总神经的运动分支，避免了足下垂。由于 IPACK 阻滞不影响下肢肌力，因此目前已经成为控制后膝痛的重要镇痛手段，可以与股神经阻滞或收肌管阻滞联合实现膝关节矫形手术完善的术后镇痛[2]。

（二）小儿 IPACK 阻滞

目前 IPACK 阻滞在儿童的应用仅限于病例报告。Nguyen 等 [3] 在 3 例 13 ～ 16 岁前交叉韧带手术患儿将 IPACK 阻滞联合连续股神经阻滞用于术后镇痛，IPACK 阻滞予以 0.2% 罗哌卡因 0.2 ml/kg，最大 11 ml，术后无需阿片类药或仅需少量。

### 三、药物用量

IPACK 阻滞理想的局麻药浓度和容量目前尚未明确。现有成人研究多使用 0.2% ～ 0.5% 布比卡因或罗哌卡因，容量 15 ～ 20 ml。Nguyen 等 [3] 对青少年患者实施 IPACK 阻滞联合连续股神经阻滞，每种阻滞均予以 0.2% 罗哌卡因 0.2 ml/kg，最大 11 ml。

### 四、并发症

由于穿刺注药区域邻近腘动脉、腘静脉和坐骨神经，因此 IPACK 阻滞可能发生血管内注药或意外神经损伤。从大腿内侧进针时，隐神经可能位于穿刺路径上，有损伤危险，推荐 IPACK 阻滞前常规行超声扫描定位隐神经。

---

**小结**

- 使用彩色多普勒辅助识别腘血管。
- 大腿内侧入路 IPACK 阻滞时，进针角度较大，穿刺针应尽量靠近股骨干，以避免误伤神经和血管。

---

**参考文献**

[1] Lopez AM, Balocco AL, Vandepitte C, Hadzic A. Hadzic's Peripheral Nerve Blocks and Anatomy for Ultrasound-Guided Regional Anesthesia. 3rd ed. New York: McGraw Hill, 2022: 305-312.

[2] Chan E, Howle R, Onwochei D, et al. Infiltration between the popliteal artery and the capsule of the knee (IPACK) block in knee surgery: a narrative review. Reg Anesth Pain Med, 2021, 46: 784-805.

[3] Nguyen KT, Marcelino R, Jagannathan N, et al. Infiltration between popliteal artery and capsule of the knee block to augment continuous femoral nerve catheter for adolescent anterior cruciate ligament reconstruction: a case series. A A Pract, 2020, 14: 37-39.

# 第30章 超声引导膝神经阻滞

宋琳琳

膝神经阻滞是近年来出现的新型区域阻滞技术，通过阻滞支配膝关节前囊的关节支实现膝部镇痛，适用于膝关节置换等膝部手术后镇痛以及慢性膝痛的治疗[1]，可以作为禁忌股神经阻滞和收肌管阻滞时的替代区域阻滞技术。

## 第一节　临床解剖

膝关节的神经支配较为复杂，其关节支源自股神经、闭孔神经和坐骨神经（图30-1）。几项尸体解剖研究也显示一些其他神经分支如腓返神经、股内侧肌、股中间肌、股外侧肌肌支和隐神经髌下支也参与支配膝关节感觉。各分支之间彼此吻合并重叠分布于膝关节。膝关节神经支配个体间解剖变异较大，这导致既往对于膝关节神经支配解剖划分的研究结果存在较大差异。

膝关节可分为前囊和后囊，前囊又可分为4个象限。膝关节支分上外、上内、下外和下内关节支，主要支配相应象限的膝关节感觉。

隐神经髌下支支配膝关节前囊内下部和内侧髌下区皮肤，股四头肌肌支主要分布于膝关节前囊内上部和内侧髌上区，闭孔神经后支分布于膝关节后内部，腓总神经关节支支配膝外侧，胫神经关节支支配膝关节后囊和前囊内下部。此外，股神经发出的大腿内侧皮神经和大腿中间皮神经支配膝关节前面内侧下2/3的皮肤。腓总神经关节支支配外侧副韧带和外侧脂肪垫，隐神经髌下支支配髌下脂肪垫和前交叉韧带，胫神经和闭孔神经后支的膝关节支支配腘斜韧带、后交叉韧带和内侧副韧带。

上外关节支围绕股骨干走行，在股外侧肌深面、股骨外上髁头侧经过，位于膝上外动脉头侧。上内关节支也围绕股骨干走行，经股骨内上髁近端，位于股内侧肌深面、膝上内动脉头侧。下外关节支围绕胫骨外侧髁走行，位于外侧副韧带深面、腓骨头上方，伴行膝下外动脉。下内关节支水平走行于内侧副韧带深面，位于胫骨内侧髁和内侧副韧带插入点之间、膝下内动脉头侧。腓返神经位于腘下区，源自腓总神经，在腓骨头下方绕腓骨水平

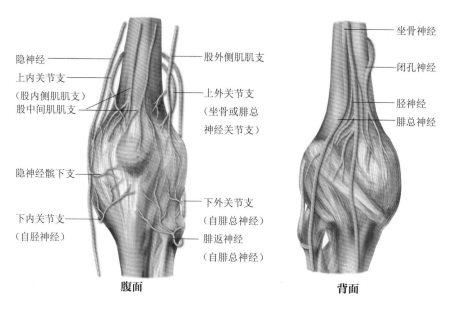

图 30-1　膝关节前、后囊神经支配

走行，随后向上至胫骨外侧髁前外侧，伴行胫前返动脉。

既往尸体解剖研究显示，膝关节水平关节支位置与骨性标志相对固定，这为超声引导膝神经阻滞提供了可靠的解剖学标志。

# 第二节　实　　施

目标是将局部麻醉药（局麻药）注射于膝动脉（如果可见）附近，或股骨和胫骨的骨干、骨骺交界处。

### 一、体位
平卧，下肢伸直，腘窝处垫枕使膝略屈曲。

### 二、探头及穿刺针选择
成人线阵探头或小儿曲棍球棒线阵探头。35～50 mm、22～27 G 穿刺针。

### 三、超声图像
超声图像上的主要解剖标志是股骨和胫骨干骺端（骨骺和骨干交界处）水平的肌骨平面，其他解剖标志包括与神经和侧副韧带伴行的同名动脉（图 30-2）。

上外关节支：探头呈冠状位置于股骨外上髁，随后向股骨近端移动至干骺端，可见膝上外动脉位于股外侧肌深筋膜与股骨之间。

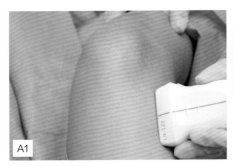

膝下外关节支阻滞扫描方法

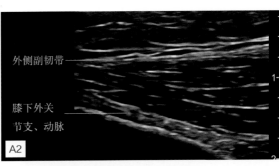

膝下外关节支阻滞冠状面超声图像

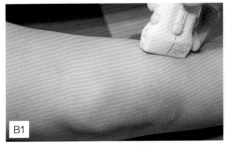

膝下内关节支阻滞扫描方法

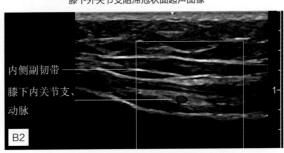

膝下内关节支阻滞冠状面超声图像

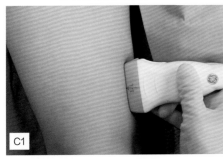

膝上内关节支阻滞扫描方法

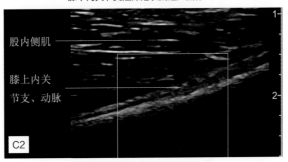

膝上内关节支阻滞冠状面超声图像

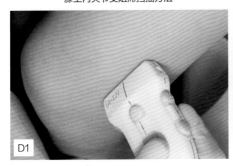

膝上外关节支阻滞扫描方法

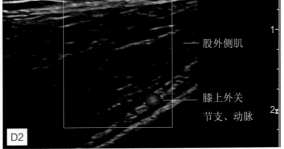

膝上外关节支阻滞冠状面超声图像

图 30-2　膝神经阻滞扫描方法和超声图像

A1. 膝下外关节支阻滞扫描方法；A2. 膝下外关节支阻滞冠状面超声图像；B1. 膝下内关节支阻滞扫描方法；B2. 膝下内关节支阻滞冠状面超声图像；C1. 膝上内关节支阻滞扫描方法；C2. 膝上内关节支阻滞冠状面超声图像；D1. 膝上外关节支阻滞扫描方法；D2. 膝上外关节支阻滞冠状面超声图像

上内关节支：探头呈冠状位置于股骨内上髁，探头向股骨近端移动至干骺端、收肌结节前方，可见膝上内动脉位于股内侧肌深筋膜与股骨之间。

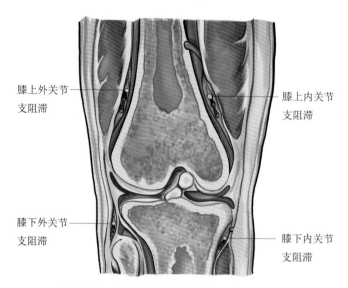

膝上外关节支阻滞

膝上内关节支阻滞

膝下外关节支阻滞

膝下内关节支阻滞

图 30-3　膝神经阻滞注药位点和局麻药扩散

下外关节支：探头呈冠状位置于胫骨外侧髁外侧，探头向远端移至腓骨头，可见膝下外动脉位于外侧副韧带与胫骨外侧髁之间。

下内关节支：探头呈冠状位置于胫骨内侧髁，探头向远端移动至干骺端，可见膝下内动脉位于内侧副韧带深方、胫骨干骺端表现。

腓返神经：探头呈冠状位置于腓骨前方、胫骨前外侧干骺端，可见胫前返动脉位于骨质浅面。

### 四、操作步骤

如需实现膝关节前囊完善镇痛，应阻滞 5 个关节支。采用平面内或平面外进针技术。超声定位注射部位后，针尖朝向血管附近（如果可见）直至遇到骨质。探头也可横向扫描，针尖位于骨质表面。回吸无血后注药（图 30-3）。

# 第三节　临床应用和循证医学

### 一、阻滞机制

膝关节前囊各关节支的感觉支配范围多数位于相应的解剖象限内。膝神经阻滞是在膝关节支进入膝关节前囊之前，将局麻药注射于神经周围，以实现膝关节前囊感觉阻滞。

膝神经阻滞目标仅为支配膝关节前囊的关节支，保留了股四头肌肌力[2]。膝神经阻滞的局限性在于各个膝关节支在数量和走行路径上存在显著个体差异，且神经分支细小，现有超声技术无法实现可视化，仅能依靠骨性标志或伴行动脉提示其位置，因此即使局麻药剂量相同时，膝神经阻滞的阻滞范围和镇痛效果在不同个体也可能存在较大差异。

## 二、药物用量

成人通常使用 0.2%~0.5% 布比卡因或罗哌卡因，每个膝关节支 4~5 ml。目前尚无在儿童群体应用的研究报道，儿童可予以 0.2% 罗哌卡因 0.05~0.1 ml/kg（单支）。

## 三、并发症

膝下外关节支邻近腓总神经，阻滞膝下外关节支时可能导致意外腓总神经阻滞而发生足下垂。因此慢性膝痛去神经治疗时这一关节支通常不予干预。由于注射部位邻近动脉和膝关节，膝关节阻滞时也可能意外损伤血管或刺入关节腔内。

**小结**

- 膝关节前囊各关节支的感觉支配范围多数位于相应的解剖象限内，膝神经阻滞是在膝关节支进入膝关节前囊之前实施阻滞，仅阻滞感觉，保留了股四头肌肌力。
- 通常阻滞 5 个膝关节支。
- 膝下外关节支阻滞时药量过大可能导致足下垂。

**参考文献**

[1] Lopez AM, Balocco AL, Vandepitte C, Hadzic A. Hadzic's Peripheral Nerve Blocks and Anatomy for Ultrasound-Guided Regional Anesthesia. 3rd ed. New York: McGraw Hill, 2022: 299-304.
[2] Layera S, Aliste J, Bravo D, et al. Motor-sparing nerve blocks for total knee replacement: A scoping review. J Clin Anesth, 2021, 68: 110076.

# 第 31 章

# 超声引导坐骨神经阻滞

滑　蕾　张建敏

坐骨神经阻滞历史悠久。随着超声引导区域阻滞技术的发展和普及，临床上可以根据患者的实际情况选用不同入路的坐骨神经阻滞。与大多数区域阻滞技术一样，在超声引导下实施阻滞已成为坐骨神经阻滞的标准操作。坐骨神经阻滞适用于大腿后部、小腿、足部和外踝手术的麻醉和术后镇痛，也适用于急慢性疼痛治疗。坐骨神经阻滞联合隐神经阻滞或股神经阻滞可用于膝关节和小腿手术的麻醉和镇痛，也可联合腰丛阻滞或股神经阻滞为股骨和髋关节手术提供麻醉和术后镇痛。

## 第一节　临床解剖

坐骨神经是人体最长、最粗大的外周神经，其横截面呈椭圆形。坐骨神经发自骶丛，由 L4～S3 脊神经前支组成，走行于盆腔后侧，在梨状肌下方经坐骨大孔进入臀部，于此处相对表浅，表面覆盖臀大肌。坐骨神经主干在股骨大转子和坐骨结节之间依次经上孖肌、闭孔内肌、下孖肌和股方肌后方行至股后部，于后部中线、大收肌浅面与股二头肌长头深面之间下降至腘窝上角，分为内侧的胫神经和外侧的腓总神经 2 个终支，由共同的神经外鞘包裹。此外，坐骨神经在上部发出髋关节支，支配髋关节后囊。坐骨神经在股后部的投影为坐骨结节与股骨大转子连线的中、内 1/3 交点向下直至股骨内、外侧髁中点的连线（图 31-1）。

一项新生儿尸体解剖研究表明，坐骨神经在臀水平约位于股骨大转子和尾骨尖端之间[1]。这些体表标志在新生儿和婴儿均易于触及。此外，新生儿坐骨神经远端分支的位置比成人更靠近足侧，腘窝皮肤皱褶到坐骨神经分叉点的距离明显短于成人。12 岁以下儿童坐骨神经的分叉部位比成人解剖变异更多[2]，因此，超声引导技术在年幼儿童坐骨神经阻滞时十分有益。

骶丛由 L4～L5 脊神经和全部骶尾脊神经前支组成，位于骶髂关节和骶尾关节前方，主要发出坐骨神经、臀上、下神经、股后皮神经、阴部神经和支配梨状肌、闭孔内肌、上下孖肌、股方肌的肌支。上述神经除阴部神经经坐骨小孔到达阴部外，其余均经坐骨大孔

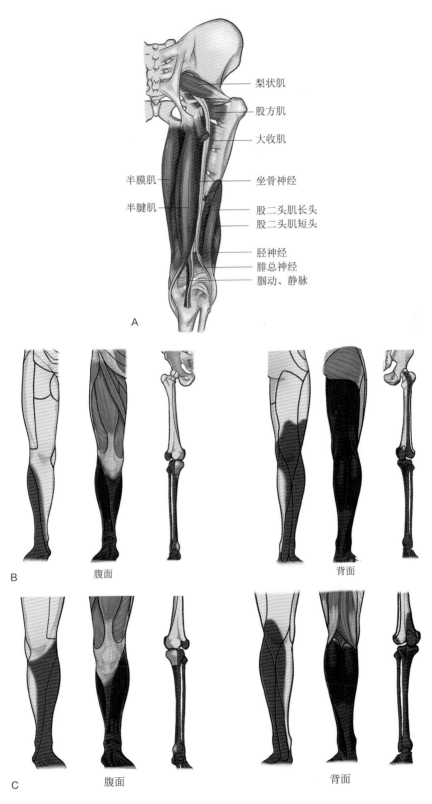

图 31-1 坐骨神经解剖和坐骨神经阻滞覆盖区域

A. 解剖；B. 经臀和臀下入路阻滞覆盖区域；C. 腘窝入路阻滞覆盖区域

进入臀部。于坐骨切迹处，臀上神经（L4～S1）位于坐骨神经上外侧，经梨状肌上孔出坐骨大孔，向上支配臀中肌和臀小肌；也发出髋关节支支配髋关节后囊上外部。臀下神经（L5～S2）位于坐骨神经下内侧，与坐骨神经共同经梨状肌下孔出骨盆，下行支配臀大肌。股后皮神经（S1～S3）经梨状肌下孔出骨盆，于臀大肌下缘浅出，走行于阔筋膜深面，至腘窝上缘浅出至皮下，支配臀下半部、股后部和腘窝皮肤。

# 第二节　实　　施

理论上在坐骨神经途经的任何位点均能实施有效阻滞，其长程走行为多位点阻滞坐骨神经创造了有利条件。从近端到远端，坐骨神经阻滞常选用以下部位：骶旁入路、经臀入路、臀下入路、前路和腘窝入路。任何一种坐骨神经阻滞入路均可为下肢远端和足部手术提供满意的麻醉效果（隐神经支配区域除外）。具体入路的选择应主要考虑以下几点：患者体位，手术部位，下肢止血带位置，术后是否需要保留下肢或足部运动功能。目前临床上最常用的超声引导坐骨神经阻滞入路为经臀入路和腘窝入路，解剖定位容易，超声图像易分辨。

## 一、骶旁入路坐骨神经阻滞

骶旁坐骨神经阻滞可以完善阻滞坐骨神经近端髋关节支，有利于髋部镇痛；邻近坐骨大孔，可阻滞臀上、臀下和股后皮神经；神经位置相对较浅，超声引导易于施行。小儿骶旁入路坐骨神经阻滞的优势在于具有髋关节镇痛作用。Dillow 等[3] 对 19 例 1～16 岁下肢手术患儿实施神经刺激器联合超声引导骶旁坐骨神经阻滞，予以 0.2% 罗哌卡因 0.5 ml/kg（最大 20 ml），阻滞成功率 100%，镇痛效果满意，显示骶旁入路坐骨神经阻滞可以为小儿下肢手术提供良好的术后镇痛。

（一）体位

侧卧，患肢在上，髋略屈曲。也可俯卧，双下肢自然伸直，充分显露臀骶部。

（二）探头及穿刺针选择

通常选择凸阵探头以获得较大范围的扇形扫描图像。体型较小者也可选择成人线阵探头。50～80 mm、22 G 穿刺针。

（三）超声图像

探头横斜位置于骶旁臀上部（探头外侧在上），髂骨显示为连续髂骨线，向下移动探头，直至髂骨线中断、显示坐骨大孔，骶骨位于内侧，髂骨移行为坐骨，坐骨神经位于梨状肌深方，随后继续缓慢向股骨大转子方向移动探头，直至坐骨大孔消失、再次出现平坦的骨面，此处可见坐骨神经横断面，位于坐骨表面，其浅方覆盖臀大肌。于坐骨大孔处将探头旋转 90° 至斜矢状位，向内侧或外侧略微平移，可扫描到坐骨神经矢状切面。也可于髂后上棘与坐骨结节连线上、中 1/3 处寻找坐骨大孔和坐骨神经。

横断面扫描时，浅层为中等回声的臀大肌和臀中肌。梨状肌位于臀中肌深面，呈低回声；其深面可见搏动的臀下动脉，彩色多普勒有助于鉴别血管。在臀下动脉外侧，可见较粗大的坐骨神经，呈三角形、圆形或梭形高回声，其深面为较高回声的坐骨表面。长轴扫描时，坐骨神经位于梨状肌深面，呈条索状高回声（图31-2）。

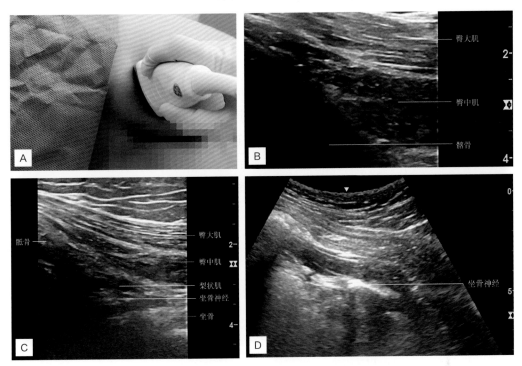

图31-2 骶旁入路坐骨神经阻滞扫描方法、超声图像和注药位点
A.扫描方法；B.探头位于髂骨，显示连续髂骨线；C.下移探头直至髂骨线中断显示坐骨大孔，坐骨神经位于梨状肌深方；D.探头旋转90°显示坐骨神经长轴（为全面显示神经周围解剖结构，换用凸阵探头）

（四）操作步骤

采用平面内进针技术。探头横斜位置于坐骨大孔处，穿刺针由探头外侧进针，针尖朝向坐骨神经方向。穿刺针穿过臀肌和梨状肌至坐骨神经外上方，应避免针尖反复刺探神经。注射少量药液确认针尖位置，回吸无血后注药，超声下可见药液包绕坐骨神经。根据操作者习惯也可由探头内侧进针，但应注意避免损伤臀下动脉。也可于坐骨大孔消失处、坐骨神经位于坐骨表面处实施阻滞，药液可向坐骨大孔扩散。于此处阻滞时血管和盆腔脏器损伤风险降低。

二、经臀入路坐骨神经阻滞

临床最常用的超声引导坐骨神经阻滞入路之一。在该部位阻滞时，药液很少能扩散至骶丛，对臀上、下神经影响较轻。股后皮神经仍可被阻滞。

（一）体位

侧卧，患肢在上，适度屈髋、屈膝并稍前倾，显露股后部。也可俯卧，将髋部稍垫起，大腿自然下垂。

（二）探头及穿刺针选择

年幼儿童使用成人线阵探头，体型较大者可使用凸阵探头，50～80 mm、22 G 穿刺针。

（三）超声图像

首先在体表触及凸出的股骨大转子和坐骨结节，在二者连线水平平行放置探头，显示坐骨神经横断面。在该位置可依次识别坐骨结节、股骨大转子、臀大肌、坐骨神经和股方肌。随后沿大腿长轴稍向头侧或足侧移动，动态扫描坐骨神经横断面，可了解其走行并寻找最清晰的坐骨神经图像。将探头旋转 90° 至矢状位，可获得条索状的坐骨神经长轴切面。

横断面超声图像上，探头两端分别为呈山峰样或陡坡样的低回声凸起，伴有高回声边缘，内侧为坐骨结节，外侧为股骨大转子。在二者之间的浅层可见呈层叠状、中回声的臀大肌。臀大肌深方为臀下间隙，彩色多普勒可探及搏动的臀下动脉。臀下动脉外侧、臀大肌深面即为坐骨神经，呈致密高回声的三角形、圆形或梭形结构，通常更靠近坐骨结节一侧（图 31-3）。坐骨神经深方为股方肌。

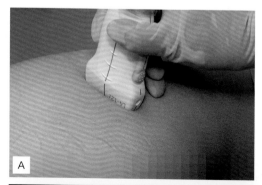

图 31-3 经臀入路坐骨神经阻滞扫描方法、超声图像和注药位点

A. 扫描方法；B. 横斜断面超声图像和注药位点：B1，9 岁；B2，2 岁

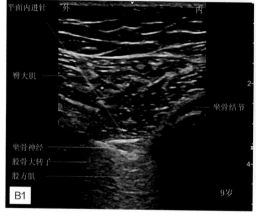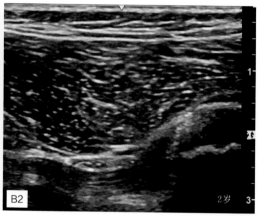

（四）操作步骤

多采用平面内进针技术。从探头外侧进针，针尖穿过臀大肌，缓慢推进至臀下间隙。针尖到达坐骨神经周围，注射少量药液确认针尖位置，回吸无血后注药。穿刺针从探头内侧进针时应注意避免损伤臀下动脉。

也可采用平面外进针技术。将坐骨神经置于图像中央，开启超声仪的中位线标识有利于定位中线。穿刺针从探头长边中点以近乎垂直的角度进针，在超声下注意识别细小的针尖，可轻微晃动针体、观察组织移动帮助判断针尖位置。应避免刺入神经或进针过深。注射少量药液确认针尖位置，回吸无血后注药。

### 三、臀下入路坐骨神经阻滞

臀下入路坐骨神经阻滞对臀肌无影响，且不累及支配大腿后侧皮肤的股后皮神经，该神经在臀下入路穿刺水平已离开坐骨神经。相较于经臀入路，臀下入路可在更表浅的位置探及坐骨神经。与腘窝入路相比，臀下入路可显著影响股后肌群运动，不利于患者术后早期活动，但可减轻下肢止血带所致疼痛反应。

（一）体位

侧卧或俯卧，充分暴露臀部和大腿后部。近端外侧入路时也可平卧。

（二）探头及穿刺针选择

成人线阵探头适用于多数儿童，体型较大者可能需要使用凸阵探头。50 ~ 80 mm、22 G 穿刺针。

（三）超声图像

将探头横置于臀下横纹处，探头长轴与股骨垂直，显示坐骨神经横截面图像。坐骨神经位于股后肌群（股二头肌、半腱肌和半膜肌）深面、大收肌浅面。继续向远端平移探头，可追踪坐骨神经走行，有利于进一步辨识坐骨神经并寻找最佳阻滞位点。将探头旋转90° 可显示条索状的坐骨神经长轴，位于股二头肌深方。

横断面超声图像上股后肌群结构呈中等回声，其间有高回声肌筋膜分隔。在股后肌群深方可探及坐骨神经横断面，呈梭形或椭圆形高回声，内嵌蜂窝状低回声（图 31-4）。

（四）操作步骤

在臀下横纹到股骨中段之间选择坐骨神经图像最为清晰处穿刺，此处坐骨神经表浅。多采用平面内进针技术。从探头外侧或内侧进针，针尖穿过股二头肌即至坐骨神经周围，注射少量药液证实针尖位置，回吸无血后注药，超声下可见药液在神经周围扩散。也可采用平面外进针技术。从探头足侧长边中点以近乎垂直的角度进针，注意针尖位置和进针深度。到达神经周围后注射少量药液证实针尖位置，回吸无血后注药。

近端外侧入路时平卧，探头横置于大腿外侧股骨大转子偏下方，于股外侧肌深方可见坐骨神经横断面，平面内或平面外进针均可。

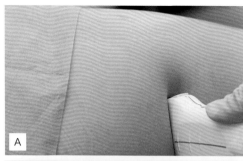

图 31-4　臀下入路坐骨神经阻滞扫描方法、超声图像和注药位点

A. 扫描方法；B. 横断面超声图像和注药位点：B1，9 岁；B2，3 岁

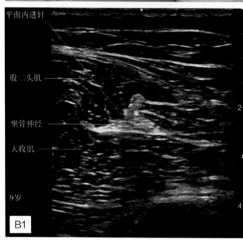

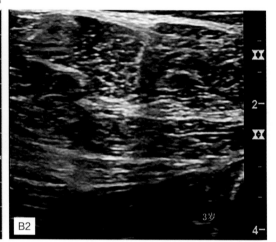

## 四、前路坐骨神经阻滞

该入路对体位要求不高，对于因疼痛或疾病等原因仅可仰卧的儿童，前路是坐骨神经阻滞的首选方案。对于体型较大、麻醉后不易摆放体位的青少年，前路也是坐骨神经阻滞的入路选择之一。前路坐骨神经阻滞在坐骨神经远端阻滞神经，骶丛的近端分支不受影响。

（一）体位

仰卧，双下肢稍分开，患侧膝关节稍屈曲，髋关节轻度外展、外旋。其目的是避免小转子遮挡坐骨神经影响观察和操作。

（二）探头及穿刺针选择

可使用成人线阵探头，体型较大者使用凸阵探头。80~100 mm、22 G 穿刺针。

（三）超声图像

将探头横置于大腿前内侧近 1/3 处，约股骨小转子水平。前路阻滞时坐骨神经常被股骨遮挡，有时需将探头向大腿内侧平行移动、避开股骨方可探及坐骨神经。在超声下依次识别股骨、股动脉、长收肌、短收肌、大收肌、半腱肌和半膜肌。在股骨后内侧、大收肌深面可见坐骨神经横断面。向内、外侧平移或倾斜探头有助于获得清晰的坐骨神经图像。

横断面超声图像上，首先可辨识低回声的股骨，内收肌群呈中回声顺序排列，其间可见高回声的肌筋膜分隔。在股骨后内侧、大收肌深面，可见坐骨神经横断面，呈梭形或类圆形的高回声结构（图 31-5）。股动脉和股神经位于股骨上方浅层，臀下动脉分支可与坐骨神经伴行，彩色多普勒有助于识别股动脉和臀下动脉分支。

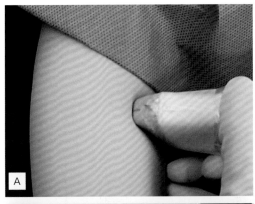

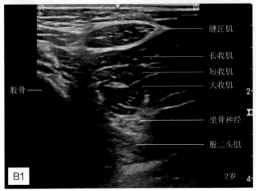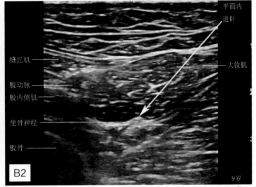

图 31-5　前路坐骨神经阻滞扫描方法、超声图像和注药位点
A.扫描方法；B.横断面超声图像和注药位点：B1，2岁；B2，9岁

（四）操作步骤

可采用平面内进针技术。从探头内侧进针，调整角度朝向坐骨神经，针尖依次穿过长收肌、短收肌和大收肌至坐骨神经周围，回吸无血后注药。采用平面外进针技术时，由于神经位置较深，需将神经置于图像中央，穿刺针沿探头中线以近乎垂直的角度进针。

### 五、腘窝入路坐骨神经阻滞

腘窝入路是在坐骨神经最远端实施阻滞。由于位置表浅，定位容易，操作简单，此入路在膝关节以下区域手术的麻醉和镇痛中应用非常广泛。坐骨神经的远端分叉点存在较大个体差异，因此基于体表标志阻滞很可能出现单支阻滞或阻滞不全。通过超声引导，在腘窝区域可实施坐骨神经主干阻滞和选择性胫神经、腓总神经阻滞。需要注意的是，由于腘窝入路于坐骨神经远端阻滞，因此无法减轻下肢止血带所致疼痛反应。超声引导腘窝入路坐骨神经阻滞通常指腘窝后方超声扫描入路。临床上也可选取腘窝内侧或外侧超声扫描入路。

选择性胫神经阻滞可以有效缓解全膝关节置换术后膝关节疼痛或小腿疼痛。由于腓总神经未被阻滞，保留了足背屈能力。背屈对于儿童术后下床活动至关重要，可以防止足部拖曳前行可能导致的意外摔伤。选择性腓总神经阻滞可在腓骨小头下方外侧或腘窝实施。

（一）体位

可在多种体位下完成阻滞。最常侧卧，患侧在上，患侧膝关节伸展，患侧膝部分接触手术床，呈近俯卧位，健侧下肢略屈曲。也可俯卧，下肢自然伸展。还可平卧，患侧下肢膝关节弯曲，足部立于床上，呈三角形支撑。

（二）探头及穿刺针选择

由于神经位置表浅，多数情况下成人线阵探头即可满足需求。22 G、50～80 mm 穿刺针。

（三）超声图像

将探头横置于腘窝横纹上，稍向外侧平移探头并适度倾斜，显示股二头肌、腘静脉和腘动脉，彩色多普勒以及观察有无搏动有助于定位血管。在股二头肌深方、腘血管浅方可见并行的胫神经和腓总神经横断面。将探头沿神经长轴向头侧移动追踪神经，可以观察到胫神经和腓总神经的走行逐渐接近，最后汇合成粗大的坐骨神经，此处即为坐骨神经远端在腘窝的分叉点。当超声下难以发现胫神经和腓总神经时，可将探头沿股二头肌内侧部分上移，解剖上腓总神经始终位于该肌下方，可于该肌下方寻找腓总神经，或沿股二头肌内侧缘上移时观察到胫神经靠拢，再辨识股二头肌下方腓总神经的位置。

横断面超声图像上，腘动、静脉呈圆形无回声结构。在腘窝横纹近端水平，胫神经和腓总神经位于腘血管外上方，均呈圆形高回声结构，其中内侧为胫神经，外侧为腓总神经。探头向近端追踪胫神经和腓总神经，可见二者最终汇合成粗大的圆形或椭圆形高回声结构，即坐骨神经（图 31-6）。扁圆形中回声的股二头肌覆盖于坐骨神经上方。

（四）操作步骤

首选平面外进针技术。将探头横置于坐骨神经分叉点，胫神经和腓总神经位于共同的神经外鞘内，二者之间有一小沟，使坐骨神经位于图像中央，穿刺针紧贴探头长边中点近乎垂直进针。超声下使针尖位于小沟内，约 12 点位置。注意追踪针尖避免损伤腘动、静脉。注射少量药液确认针尖位置，回吸无血后注药。超声下可见胫神经和腓总神经分离，药液包绕坐骨神经。也可采用平面内进针技术。从探头内侧或外侧进针，使针尖位于坐骨神经正上方的神经外鞘内。此外还可选择从大腿外侧进针。进针点位于与坐骨神经同一水平面的大腿外侧，水平进针，针体与探头长轴平行，穿刺针显影更为清晰。针尖目标位置为坐骨神经外侧。穿刺针宜尽量贴近神经，可最大程度降低局麻药用量，提高阻滞成功率。Miller 等 [4] 报道以股二头肌作为定位坐骨神经的解剖标志并引导穿刺。探头横置于腘窝。近腘窝处，腓总神经恒定位于股二头肌内侧部分下方，由此定位腓总神经，进而上滑探头定位坐骨神经分叉处。于分叉处偏头侧，从探头外侧平面内进针，针穿经股二头肌及其筋膜，即到达坐骨神经外侧，于此处注药后药液将坐骨神经推向内侧。

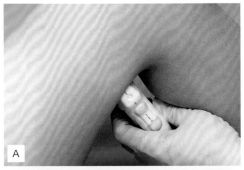

图 31-6　腘窝入路坐骨神经阻滞扫描方法、超声图像和注药位点

A. 扫描方法；B. 横断面超声图像和注药位点：B1，9 岁；B2，3 岁。可分别阻滞胫神经和腓总神经，也可上移探头至二者汇合处阻滞坐骨神经

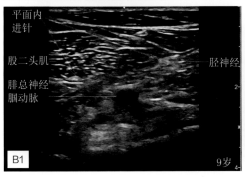

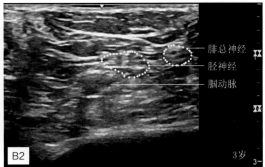

根据预期阻滞范围，除了在坐骨神经分叉点单点注药或 2 分支处 2 点注药完全阻滞坐骨神经外，也可对胫神经和腓总神经行选择性阻滞。

## 六、其他阻滞入路

除上述坐骨神经阻滞入路外，多位学者也提出了许多其他阻滞入路。

Pham Dang[5] 和 Geier[6] 描述了股骨中段外侧入路坐骨神经阻滞。患者平卧，以股骨大转子后缘和股骨远端外上髁连线中点为进针点，穿刺针垂直皮肤朝向股骨进针，直至神经刺激器引出足部跖屈或背屈反应。但在 37% 的人群超声无法在股骨中段发现坐骨神经。

Albokrinov 等[7] 介绍了一种前路替代入路 – 转子上外侧入路，可用于儿童，其优势在于可以在仰卧位通过同一进针点分别阻滞股神经和坐骨神经。患者平卧，下肢中立位。主要解剖标志为股骨大转子、髂嵴、髂前上棘和股动脉。进针点位于股骨大转子与髂前上棘连线（沿腋中线）的中、下 1/3 处。针尖朝向背侧，与冠状面成 15° 进针，直至到达坐骨神经附近、神经刺激器引出足部运动反应，随后注药；回撤穿刺针至皮下，调整进针方向朝向腹侧股神经方向，直至到达股神经附近、引出股四头肌收缩反应后注药。此入路将药液注射于骶丛附近，可阻滞其近端神经分支，因此可以为大腿上部和髋关节手术提供镇痛。临床应用证实了转子上外侧入路坐骨神经阻滞的可行性，成功率 90.5%。

### 七、连续坐骨神经阻滞置管

臀下入路和腘窝入路是常用置管入路。采用平面内进针技术。穿刺步骤同前述单次坐骨神经阻滞。超声引导下穿刺针到达坐骨神经周围，注射单次剂量局部麻醉药（局麻药）打开置管空间，导管经穿刺针送入，越过针尖 3 ~ 5 cm（图 31-7）。经导管注入少量药液观察坐骨神经周围药液扩散或混彩影像（彩色多普勒）提示导管尖端位置。预期长时间留置导管者建立皮下隧道。透明敷料固定导管。

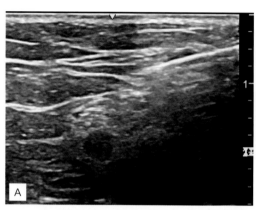

图 31-7　腘窝入路连续坐骨神经阻滞置管
A. 经大腿远端外侧进针；B. 针尖位于胫神经与腓总神经之间的凹陷；C. 经导管注药后可见胫神经和腓总神经周围液性暗区扩大

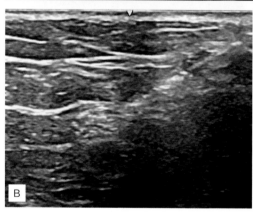

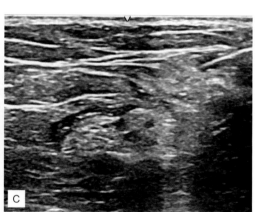

# 第三节　临床应用和循证医学

### 一、阻滞机制

坐骨神经源自骶丛，支配大腿后部和膝以下所有肌群以及膝关节后部和膝以下全部感觉，除小腿内侧的一条窄带（由源自腰丛的隐神经支配）外。坐骨神经在腘窝上方分为胫神经和腓总神经，这 2 个神经几乎支配着整个小腿。胫神经支配小腿后部和足跖面，腓总神经支配小腿前部和足背面。根据预期阻滞范围，坐骨神经阻滞可以选择在不同位点注药阻滞其主干或分支。

## 二、循证医学

### （一）坐骨神经阻滞与局部浸润

一项在足踝手术患儿进行的研究比较了腘窝坐骨神经阻滞和伤口局部浸润的镇痛效果[8]，腘窝坐骨神经阻滞和局部浸润均予以 0.5% 布比卡因 0.25 ml/kg，坐骨神经阻滞和局部浸润均可为 1～6 岁患儿术后提供有效镇痛，无显著差异；而在 7～15 岁患儿，腘窝坐骨神经阻滞镇痛效果更好。

### （二）坐骨神经阻滞联合股神经阻滞

一项回顾性研究在 150 例 12～17 岁前交叉韧带重建患儿比较了股神经阻滞、股神经 – 坐骨神经联合阻滞和关节腔注射的术后镇痛效果[9]，与股神经阻滞和关节腔注射相比，股神经 – 坐骨神经联合阻滞患儿术后恢复室疼痛评分明显降低，累积吗啡当量更小。Daoud 等[10] 在 50 例 8～18 岁前交叉韧带重建患儿也比较了单独股神经阻滞置管用于术后镇痛和股神经阻滞置管 – 单次坐骨神经阻滞联合镇痛，联合镇痛患儿术中阿片类药用量更少，术后疼痛评分更低，在术后恢复室较少需要补救性镇痛，恢复室停留时间更短，Abdallah 等[11] 的荟萃分析表明，虽然现有支持膝关节置换术后股神经 – 坐骨神经联合阻滞用于术后镇痛的证据存在显著异质性，但总体上与单独股神经阻滞相比，股神经 – 坐骨神经联合阻滞可以明显减轻膝关节置换术后疼痛，减少阿片类药用量。

### （三）连续坐骨神经阻滞

Visoiu 等[12] 的回顾性研究报告了院外连续区域阻滞在儿童群体的应用，主要为 12～18 岁青少年，403 例区域阻滞中臀下入路坐骨神经阻滞 39 例，腘窝入路坐骨神经阻滞 15 例，0.2% 罗哌卡因平均输注剂量分别为 0.21 和 0.27 mg/（kg·h），持续时间 72 h，患儿和家长满意度很高。

### （四）佐剂

Kim 等[13] 在足踝手术成年患者评价了静脉地塞米松对坐骨神经阻滞镇痛效果的影响，腘窝坐骨神经阻滞予以 0.75% 罗哌卡因 20 ml，与 2.5 mg 和 5 mg 地塞米松相比，静脉注射地塞米松 10 mg 延长了术后镇痛时间。Petroheilou 等[14] 的研究在 66 例 5～14 岁足部手术患儿评价了可乐定对股神经 – 腘窝入路坐骨神经联合阻滞镇痛效果的影响，可乐定剂量为 2 μg/kg，复合可乐定的患儿术后第 1 天镇痛效果更优，无恶心呕吐和运动阻滞并发症，家长满意度更高。大鼠坐骨神经阻滞实验表明，在罗哌卡因中加入右美托咪定剂量依赖性延长了坐骨神经的感觉、运动阻滞时间。此外，右美托咪定通过抑制坐骨神经细胞 caspase-3 表达，降低细胞凋亡速率，明显减轻了罗哌卡因的神经毒性[15]。

## 三、药物用量

超声引导坐骨神经阻滞时局麻药的推荐用量为 0.2%～0.5% 罗哌卡因或 0.25%～0.5% 布比卡因 0.5～1.5 mg/kg，6 个月以下者剂量减半，预期镇痛时间可达 6～12 h。6 岁以下儿童应使用较低浓度的局麻药。连续坐骨神经阻滞时，可予以 0.1%～0.2% 布比卡因或罗哌卡因，输注剂量为 0.1～0.3 mg/（kg·h）；6 个月以下者剂量减半，输注时间不超过 48 h。

一项研究在中位年龄 15.8 岁前交叉韧带修复术患者测定了单次坐骨神经阻滞联合连续股神经阻滞后布比卡因的血药浓度，股神经阻滞予以 0.25% 布比卡因 0.75 mg/kg，随后连续输注 0.1% 布比卡因 0.06 mg/（kg·h），单次坐骨神经阻滞予以 0.25% 布比卡因 0.5 mg/kg，术后 48 h 内各时点布比卡因血药浓度均显著低于理论中毒阈值（1 500 ng/ml），提示在青少年群体，单次股神经 - 坐骨神经阻滞联合连续股神经阻滞的局麻药剂量位于推荐范围时，局麻药中毒风险非常低[16]。

### 四、并发症

临床上与坐骨神经阻滞相关的并发症相对罕见，可能的并发症包括局部感染、出血、神经损伤和局麻药中毒。超声引导并不能完全避免神经内注药。Frawley 等[17] 回顾了 1 438 例下肢外周神经阻滞患儿，发生神经损伤的 4 例患儿均见于胫骨截骨术，1 例持续感觉缺损超过 6 个月，坐骨神经阻滞可能延迟早期识别和治疗手术相关外周神经损伤。

---

### 小结

- 理论上在坐骨神经走行路径上各点均可实施阻滞。任何一种坐骨神经阻滞入路均可为下肢远端和足部手术提供满意的麻醉效果（隐神经感觉支配区域除外）。具体入路的选择应主要考虑儿童体位、手术部位、下肢止血带位置以及术后是否需保留下肢或足部运动功能。
- 坐骨神经阻滞常与腰丛阻滞、股神经阻滞、隐神经阻滞联合使用，以便为髋和下肢手术提供满意的麻醉和术后镇痛。
- 目前临床上最常用的超声引导坐骨神经阻滞入路为经臀入路和腘窝入路，解剖定位容易，超声图像易分辨。

---

### 参考文献

[1] Acar AA, Bösenberg AT, van Schoor AN. Anatomical description of the sciatic nerve block at the subgluteal region in a neonatal cadaver population. Paediatr Anaesth, 2017, 27: 643-647.

[2] Elena SG, Jesús DS, Francisco RB. The influence of age on the anatomical variability of sciatic nerve divisions in the thigh: an ultrasound study. Surg Radiol Anat, 2021, 43: 2031-2037.

[3] Dillow JM, Rosett RL, Petersen TR, et al. Ultrasound-guided parasacral approach to the sciatic nerve block in children. Paediatr Anaesth, 2013, 23: 1042-1047.

[4] Miller BR. The biceps femoris muscle as a landmark for performing the popliteal sciatic nerve block using ultrasound guidance in pediatric patients. Paediatr Anaesth, 2010, 20: 960-961.

[5] Pham Dang C, Gouraud D, Gourand D. Ultrasound imaging of the sciatic nerve in the lateral midfemoral approach. Reg Anesth Pain Med, 2009, 34: 281-282.

[6] Geier KO. The lateral midfemoral approach to sciatic nerve block as an anesthetic option to trauma: case report. Rev Bras Anestesiol, 2006, 56: 46-51.

[7] Albokrinov AA, Fesenko UA, Huz TB, et al. Lateral supratrochanteric approach to sciatic and femoral nerve blocks in children: a feasibility study. Anesthesiol Res Pract, 2017, 2017: 9454807.

[8] Wejjakul W, Tangwiwat S, Pangthipampai P, et al. Does ultrasound-guided popliteal-sciatic nerve block have superior pain control in pediatric foot and ankle surgery? A randomized control trial. J Orthop Sci, 2021.

[9] Santana, L, Lovejoy JF, Kiebzak G, et al. Comparison of pain scores and medication usage between three pain control strategies for pediatric anterior cruciate ligament surgery. Cureus, 2019, 11: e5498.

[10] Daoud AK, Mandler T, Gagliardi AG, et al. Combined femoral-sciatic nerve block is superior to continuous femoral nerve block during anterior cruciate ligament reconstruction in the pediatric population. Iowa Orthop J, 2018, 38: 101-106.

[11] Abdallah FW, Madjdpour C, Brull R. Is sciatic nerve block advantageous when combined with femoral nerve block for postoperative analgesia following total knee arthroplasty? a meta-analysis. Can J Anaesth, 2016, 63: 552-568.

[12] Visoiu M, Joy LN, Grudziak JS, et al. The effectiveness of ambulatory continuous peripheral nerve blocks for postoperative pain management in children and adolescents. Paediatr Anaesth, 2014, 24: 1141-1148.

[13] Kim BG, Lee W, Song JH, et al. Effect of intravenous dexamethasone on the duration of postoperative analgesia for popliteal sciatic nerve block: a randomized, double-blind, placebo-controlled study. Korean J Anesthesiol, 2021, 74: 317-324.

[14] Petroheilou K, Livanios S, Zavras N, et al. Sciatic lateral popliteal block with clonidine alone or clonidine plus 0.2% ropivacaine: effect on the intra-and postoperative analgesia for lower extremity surgery in children: a randomized prospective controlled study. BMC Anesthesiol, 2012, 12: 2.

[15] Xue X, Fan J, Ma X, et al. Effects of local dexmedetomidine administration on the neurotoxicity of ropivacaine for sciatic nerve block in rats. Mol Med Rep, 2020, 22: 4360-4366.

[16] Suresh S, De Oliveira GJ. Blood bupivacaine concentrations after a combined single-shot sciatic block and a continuous femoral nerve block in pediatric patients: a prospective observational study. Anesth Analg, 2017, 124: 1591-1593.

[17] Frawley G, Marchesini V, Loh B, et al. Pediatric lower limb peripheral nerve blocks: Indications, effectiveness, and the incidence of adverse events. PaediatrAnaesth, 2022, 32: 946-953.

# 第32章

# 超声引导踝部阻滞

刘凯茜　宋琳琳

支配整个足部的神经均经踝入足，因此踝部阻滞可实现整个足部的感觉和运动阻滞。踝部阻滞适用于马蹄足矫正、足趾重建手术（如多趾畸形）和异物取出术等小儿足部手术，临床上也用于鉴别脑瘫患儿是否需要进行足部畸形矫正术。踝部阻滞的主要优点在于保留了小腿和踝关节的运动功能，术后可以正常行走，无需辅助工具，其缺点在于需要多次穿刺，因此往往作为术后镇痛的补充手段[1]。超声引导可以准确发现每个目标神经，确保使用最低剂量的局部麻醉药（局麻药）即可以阻滞这些神经。

## 第一节　临床解剖

足部由 5 个神经共同支配，包括隐神经、腓浅神经、腓深神经、腓肠神经和胫神经（图 32-1）。足部除内踝由股神经的分支 – 隐神经支配以外，其余神经均由坐骨神经的 2 大分支 – 胫神经和腓总神经发出[2]（图 32-2）。

### 一、胫神经

胫神经是坐骨神经 2 条分支中较大的一支，也是踝水平 5 条神经中最大的一支，由 L4 ~ S3 脊神经前支前股组成。胫神经自坐骨神经分出后沿腘窝中线下降至腘肌下缘，位于腘动脉内侧或浅方。主干进入小腿后部走行于胫骨后肌（小腿后肌深层）与比目鱼肌（小腿后肌浅层）之间，与腘动脉分支 – 胫后动脉伴行。至小腿下 1/3 处，胫神经伴行胫后血管和足部屈肌腱浅出至小腿深筋膜下（有时被𧿹长屈肌覆盖），在内踝与跟骨内侧面间穿经屈肌支持带，分为足底内、外侧神经和跟骨神经。在内踝，胫神经与胫后血管、屈肌腱之间的位置关系由前至后依次为胫骨后肌、趾长屈肌、胫后动、静脉、胫神经和𧿹长屈肌。胫神经沿途发出肌支、关节支和腓肠神经内侧皮神经。肌支支配小腿肌后群（腘肌、胫骨后肌、腓肠肌、跖肌、比目鱼肌、趾长屈肌、𧿹长屈肌）和足底诸肌，关节支支配膝关节后囊，皮支分布于小腿后面下部、足跟、足底和第 5 足趾外侧（部分人群）皮肤。

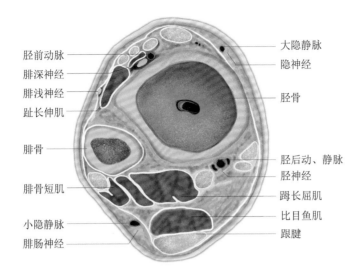

胫前动脉
腓深神经
腓浅神经
趾长伸肌

腓骨
腓骨短肌

小隐静脉
腓肠神经

大隐静脉
隐神经

胫骨

胫后动、静脉
胫神经
跗长屈肌
比目鱼肌
跟腱

图 32-1　踝部横断面解剖

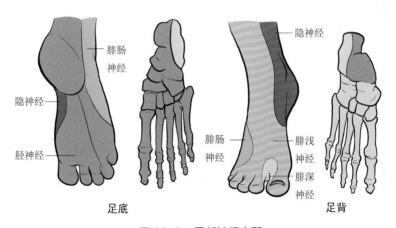

腓肠神经

隐神经

胫神经

足底

隐神经

腓肠神经

腓浅神经

腓深神经

足背

图 32-2　足部神经支配

（一）足底内侧神经

足底内侧神经是胫神经分支中较大的一支，于屈肌支持带深面由胫神经发出，与足底内侧动脉伴行。神经先后行经跗展肌和趾短屈肌深面，发出跗趾内侧神经和 3 条跖底总神经，支配途经足底内侧肌群、跗跖和跖趾关节以及足底内侧半皮肤和内侧 3 个半足趾相对缘趾底皮肤。其分布与手部正中神经分布相似。

（二）足底外侧神经

足底外侧神经也于屈肌支持带深面由胫神经发出，向外斜行至足底，与足底外侧动脉伴行。该神经行至第 5 跖骨底，分为深、浅 2 支，途中发出肌支支配足底中间肌和外侧肌群。其分布与手部尺神经分布相似。

1. 浅支　浅支继续延伸为 1 条跖底总神经，支配途经足底内在肌以及足底外侧半和外侧 1 个半足趾相对缘趾底皮肤。

2. 深支　深支与足底外侧动脉伴行，内旋经第 4、3、2 跖骨近侧，支配途经足底内在肌。

## 二、腓总神经

腓总神经起自 L4 ~ S2 脊神经前支后股。腓总神经发出后向下经腘窝外侧向腓骨头斜行，位于股二头肌腱与腓肠肌外侧头之间。神经随后绕经腓骨颈外侧进入腓骨长肌，分为腓浅神经和腓深神经。腓总神经在腓骨颈处还发出腓肠神经外侧皮神经和 3 个关节支。上、下关节支分别伴随膝上外、下外动脉支配膝关节囊外侧，关节返支（腓返神经）于腓总神经分叉处发出，穿胫骨前肌，伴胫前返动脉支配膝关节前囊外侧和胫腓关节。腓总神经肌支支配小腿肌外侧群、前群和足背诸肌，皮支支配小腿外侧、足背和趾背皮肤。

### （一）腓浅神经

腓浅神经发出后穿经腓骨长、短肌，在小腿外侧腓骨肌群与小腿前部趾长伸肌之间的肌间隔（外侧 – 前部肌间隔）下行，于小腿远端 1/3 穿深筋膜至皮下，分为内侧支和外侧支，即足背内侧皮神经和足背中间皮神经。腓浅神经主干发肌支支配腓骨长、短肌。

1. 内侧支　支配足背内侧部、踇指内侧和第 2、3 足趾相对缘趾背皮肤。

2. 外侧支　支配足背中部和第 3 ~ 5 足趾相对缘趾背皮肤。

### （二）腓深神经

腓深神经在腓骨长、短肌之间发出，随后穿过小腿外侧 – 前部肌间隔和趾长伸肌，在小腿前间室走行，位于骨间膜前面、胫骨前肌与踇长伸肌之间。神经于小腿远端 1/3 以下伴行于胫前动脉外侧和踇长伸肌腱深面，共同在踝前方入足，分为内侧支和外侧支。腓深神经发肌支支配途经肌群以及关节支支配踝关节。

1. 内侧支　内侧支的皮支在足背第 1、2 跖骨间走行于足背动脉外侧，支配第 1、2 足趾相对缘趾背皮肤，肌支配足背内侧的内在肌和跗跖、跖趾关节。

2. 外侧支　外侧支支配足背外侧的内在肌和跗跖、跖趾关节。

## 三、腓肠神经

腓肠神经由腘窝内腓总神经发出的腓肠神经外侧皮神经和胫神经发出的腓肠神经内侧皮神经在小腿近端深筋膜处汇合而成。神经随后浅出至皮下，沿小腿后正中线下行。在踝部，腓肠神经伴小隐静脉走行于跟腱与外踝之间，随后经外踝下侧、足外侧继续向前，终支为足背外侧皮神经。腓肠神经支配小腿后外侧、外踝、足外侧和第 5 足趾外侧皮肤。

## 四、隐神经

隐神经与大隐静脉伴行，沿小腿内侧下行至内踝前方，支配小腿内侧和内踝皮肤。

# 第二节　实　　施

踝部阻滞时需多次穿刺注药，通常儿童需全身麻醉并注意避免穿刺时麻醉过浅。儿童对踝关节止血带通常耐受性较好，但对于更近端的止血带，往往需要联合其他下肢区域阻滞或辅以镇静镇痛药。

## 一、体位

仰卧，下肢伸直，小腿后方放置支撑使足抬高，便于扫描踝部。足略内或外旋以便探头观察胫神经和腓肠神经。

## 二、探头及穿刺针选择

小儿曲棍球棒线阵探头。20～30 mm、25～30 G 穿刺针。

## 三、超声图像

支配足部的 5 个神经在踝部走行时位置表浅，可在超声下或通过解剖标志识别。踝部扫描时，应注意使探头和皮肤表面耦合良好。以静脉为标志时，探头应轻柔放置，避免施压过度导致静脉塌陷，必要时可于足部近端放置止血带。沿神经长轴头足方向滑动探头追踪神经寻找最佳穿刺点，调整探头倾斜角度有助于改善细小神经的显像。

（一）胫神经

探头横置于内踝与跟腱之间寻找胫神经，也可在内踝上方、小腿远 1/3 段识别胫神经。神经位于内踝与跟腱内侧缘之间、胫后动脉后方或外侧，彩色多普勒有助定位，此处胫神经尚未分支。超声图像上可见搏动的低回声胫后动脉，胫后静脉紧邻动脉后方，胫神经呈椭圆形高回声，位于胫后动脉后方或外侧（图 32-3）。胫神经和胫后血管浅面为屈肌支持带，深面为姆长屈肌腱。注意区分胫神经与肌腱，可以向小腿近端滑动探头观察目标结构变化，肌腱向头侧逐渐过渡为肌肉。

（二）隐神经

探头横置于内踝前方，可见隐神经与大隐静脉伴行。超声图像上大隐静脉呈圆形低回声，隐神经的分支细小，紧邻大隐静脉，有时难以辨清（图 32-4）。

（三）腓深神经

探头横置于踝部前表面识别腓深神经，也可在踝关节以上、小腿远 1/3 段寻找。腓深神经位于胫前动脉外侧、姆长伸肌腱与趾长伸肌腱之间。超声图像上，胫前动脉和腓深

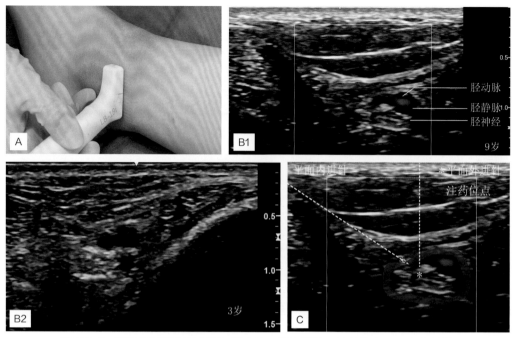

图 32-3　胫神经阻滞内踝水平扫描方法、超声图像、注药位点和局麻药扩散
A. 扫描方法；B. 横断面超声图像：B1，9 岁；B2，3 岁；C. 注药位点和局麻药扩散

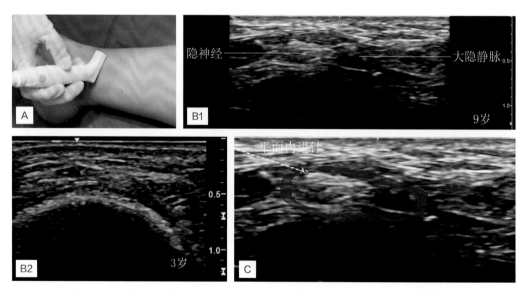

图 32-4　隐神经阻滞内踝水平扫描方法、超声图像、注药位点和局麻药扩散
A. 扫描方法；B. 横断面超声图：B1，9 岁；B2，3 岁；C. 注药位点和局麻药扩散

神经紧贴于胫骨远端表面，彩色多普勒有助定位胫前动脉，腓深神经位于动脉外侧或浅面，通常细小，难以辨清（图 32-5）。有时腓深神经呈紧贴于动脉外侧的一小簇强回声束状结构，其内有 2 个圆形低回声。

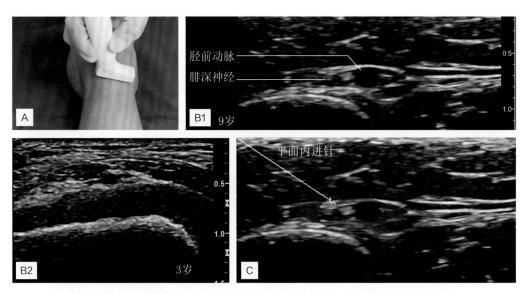

图 32-5　腓深神经阻滞踝水平扫描方法、超声图像、注药位点和局麻药扩散

A.扫描方法；B.横断面超声图像：B1，9 岁；B2，3 岁；C.注药位点和局麻药扩散

（四）腓肠神经

腓肠神经位于外踝与跟腱之间的深筋膜浅方，与小隐静脉伴行。将探头横置于外踝与跟腱之间，超声图像上可见呈圆形无回声的小隐静脉；腓肠神经细小，紧邻小隐静脉，可呈中回声椭圆形结构，内嵌低回声（图 32-6）。

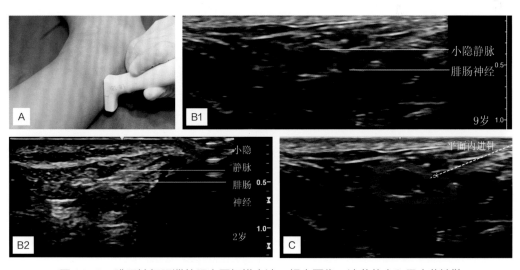

图 32-6　腓肠神经阻滞外踝水平扫描方法、超声图像、注药位点和局麻药扩散

A.扫描方法；B.超声图像：B1，9 岁；B2，2 岁；C.注药位点和局麻药扩散

（五）腓浅神经

在外踝上方、小腿远 1/3 段，腓浅神经位于腓骨肌群与趾长伸肌之间的肌间隔内或趾长伸肌浅面。探头横置于外踝上方、小腿远 1/3 段，超声图像上趾长伸肌位于浅层，腓骨短肌位于外侧，腓浅神经位于肌间隔内或趾长伸肌浅面，呈中回声扁平结构，内嵌低回声（图32-7）。应在腓浅神经分为内、外侧支前实施阻滞，部分人群由于腓浅神经在穿肌间隔前已经分支，因此应头足方向滑动探头追踪神经走行，观察其分支位置，以免阻滞不全。

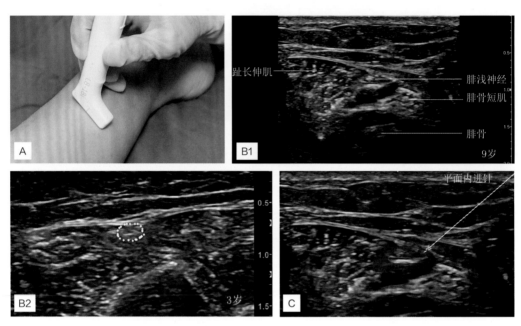

图 32-7　腓浅神经阻滞小腿外侧远 1/3 段扫描方法、超声图像、注药位点和局麻药扩散
A.扫描方法；B.横断面超声图像：B1，9 岁；B2，3 岁；C.注药位点和局麻药扩散

## 四、操作步骤

探头放置于踝部头侧实施阻滞时，平面内技术和平面外技术均适用；于踝部阻滞时空间较小，平坦区域有限，因此平面外技术比平面内技术更易于操作。阻滞胫神经时，理想情况下应将局麻药注射至神经血管鞘内，使局麻药在神经周围环形扩散；对于其他细小的神经，局麻药无需在神经周围环形扩散，只要局麻药注射至神经附近，药液很快进入神经实现阻滞。

（一）胫神经

探头横置于内踝后方或内踝头侧、小腿远端，识别位于胫后动脉后方的胫神经。采用平面外或平面内进针技术。针尖到达目标位置后注射少量药液确认针尖位置，回吸无血后注药。

（二）隐神经

探头横置于内踝前方，识别大隐静脉和隐神经。注意探头勿过度施压，确保静脉充盈。注药前确认回吸无血。

（三）腓深神经

探头横置于踝关节前表面，识别胫前动脉和腓深神经。推荐采用平面外进针技术，因为姆长伸肌腱和趾长伸肌腱位于腓深神经两侧。注意避免误穿胫前动脉，注药前确认回吸无血。

（四）腓肠神经

探头横置于外踝与跟腱之间，识别小隐静脉和腓肠神经。注意探头勿过度施压，确保静脉充盈。注药前确认回吸无血。

（五）腓浅神经

探头横置于外踝头侧、小腿远 1/3 段，发现腓浅神经。注意沿神经走行方向滑动探头辨清神经分支处，在腓浅神经分支前实施阻滞。

# 第三节　临床应用和循证医学

## 一、阻滞机制

将局麻药注射至踝周围，阻滞支配足部的各个神经，产生整个足部的感觉和运动阻滞。

## 二、药物用量

由于需要同时阻滞多个神经，应注意局麻药总量。单个神经可予以 0.25% 布比卡因或 0.2% 罗哌卡因 0.05 ~ 0.1 ml/kg，通常 1 ~ 2 ml 即可阻滞单个神经且不会过度压迫神经。局麻药禁忌加入肾上腺素。使用长效局麻药时踝部阻滞作用时间近似于坐骨神经阻滞。

## 三、并发症

罕见。

---

**小结**

- 踝部阻滞需同时阻滞多个神经，应注意局麻药总量。
- 踝部阻滞时通常以动脉或静脉为标志定位神经，因此注药时应注意避开邻近血管，确认回吸无血后注药。

---

参考文献

[1] Lopez AM, Balocco AL, Vandepitte C, Hadzic A. Hadzic's Peripheral Nerve Blocks and Anatomy for Ultrasound-Guided Regional Anesthesia. 3rd ed. New York: McGraw Hill, 2022: 313-324.

[2] Tsui BCH, Suresh S. 儿童超声和神经刺激器引导区域麻醉图谱. 梅伟，张鸿飞，译. 天津：天津科技翻译出版有限公司，2019: 3-8.

# 第七篇　躯干阻滞

**第 33 章　超声引导胸椎旁阻滞**

李雪

胸椎旁阻滞是将局部麻醉药（局麻药）注射至胸椎旁间隙，药液于胸椎旁间隙内横向和纵向扩散，阻滞相应节段的胸段脊神经和交感神经，从而实现胸腹部躯干和内脏镇痛。胸椎旁阻滞应用于儿童群体起步较晚，尽管成熟的胸椎旁阻滞技术最早可追溯至 1979 年，但直至 1992 年，Lönnqvist 等才首次报道了连续胸椎旁阻滞应用于小儿胸部手术围手术期镇痛 [1-2]。传统的胸椎旁阻滞通过体表解剖标志结合穿刺针突破肋横突上韧带的突破感定位胸椎旁间隙，存在一定风险，如阻滞失败、损伤血管和气胸。近年来超声的应用使胸椎旁阻滞的成功率和安全性极大提高。

## 第一节　临床解剖

人体的 12 节胸椎纵向通过椎间盘和关节突完成上下联结，前后纵韧带、横突间韧带、黄韧带、棘间韧带、棘上韧带加强纵向联结；胸椎横向通过横突肋凹、椎体上下肋凹与肋骨相连，肋横突韧带、肋横突上韧带、肋头辐状韧带、肋横突外侧韧带加强横向联结（图 33-1）。相邻椎体的上、下关节突与椎体内侧壁构成椎间孔，胸段脊神经根由椎间孔穿出走行于胸椎旁间隙内。

胸椎旁间隙是脊柱两旁的楔形间隙，其前壁为壁胸膜，后壁为肋横突上韧带，内侧壁为椎体、椎间盘和椎间孔，外侧楔尖与肋间隙相通（图 33-2）。胸椎旁间隙被胸内筋膜分为腹、背 2 个潜在腔隙，即腹侧的胸膜外间隙和背侧的胸内筋膜下间隙，胸膜外间隙主要有交感神经干走行其中，而胸内筋膜下间隙有胸段脊神经根的前支、后支以及脊

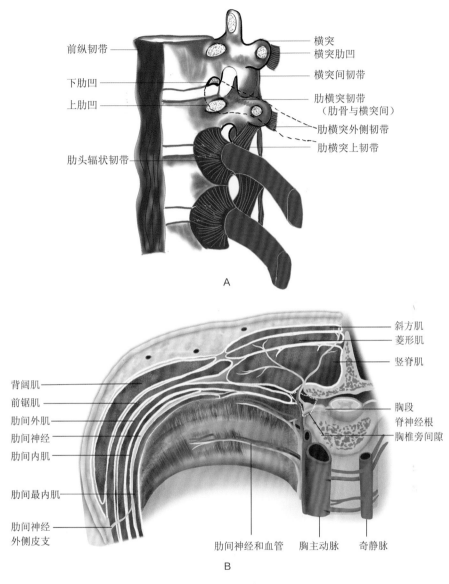

图 33-1 胸椎旁间隙解剖
A. 胸椎和肋骨的联结；B. 胸椎旁间隙横断面解剖

膜支走行（图 33-2）。

　　胸椎旁间隙向外与肋间隙相通，这是经外侧肋间隙入路行胸椎旁阻滞的解剖学基础。胸椎旁间隙向内经椎间孔与硬膜外腔相通，因此胸椎旁阻滞时药液可扩散进入硬膜外腔，如穿刺节段较高且药量过大，可能导致低血压。此外，各节段胸椎旁间隙纵向上也彼此相通，这是单点胸椎旁阻滞可以获得较广泛阻滞平面的解剖学基础。胸内筋膜在解剖上与腹部的腹横筋膜相延续。尽管 T12 椎体旁腰大肌的起点似乎把胸椎和腰椎的椎旁间隙分隔开来，但解剖学研究证实，药液可经胸椎旁间隙扩散至腰椎旁间隙[3-4]。

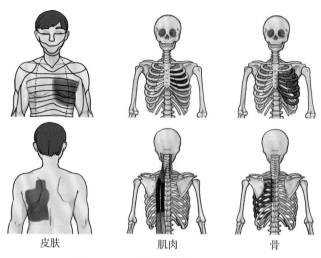

皮肤　　　　　　　　　肌肉　　　　　　　　　骨

图 33-2　胸椎旁阻滞覆盖区域

# 第二节　实　　施

## 一、体位

侧卧，患侧在上。上胸段椎旁阻滞时，建议患侧臂内收，背部前倾，可将肩胛骨拉向外方使肩胛间区充分打开，利于探头放置。也可坐位或俯卧。

## 二、探头及穿刺针选择

一般使用成人线阵探头，体型较大者使用凸阵探头。50～80 mm、22 G 穿刺针。

## 三、超声图像

（一）扫描方法

临床常用扫描方法有 2 种，分别为横断面扫描和矢状面扫描。准确定位目标胸椎旁间隙是阻滞成功的前提。

1. 确定目标胸椎旁间隙　传统依靠体表标志定位胸椎水平（如 C7 棘突、肩胛骨下角）并不完全可靠，超声下可以准确计数肋骨和肋间隙，可采取腹侧计数法和背侧计数法（图 33-3）[5]。腹侧计数肋骨的具体操作方法为，患者侧卧，将探头矢状位置于锁骨中外 1/3，探头一侧位于锁骨表面，此时可在超声图像上发现锁骨和第 2 肋，腋动、静脉横断面位于锁骨与第 2 肋之间，逐步将探头向外下方移动直至腋后线，依次计数肋骨。背侧计数肋骨的具体操作方法为，患者侧卧，将探头置于腋中线肋下缘处，此时超声图像上可见第 10 肋的骨性声影及其足侧的腹部肌群。水平向背侧移动探头，出现第 11 肋游离缘。确定第 10 和第 11 肋后，依次向上计数肋骨直至目标肋间隙。背侧计数肋骨时亦可将探头置于颈椎

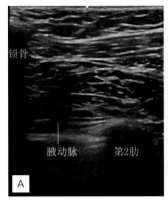
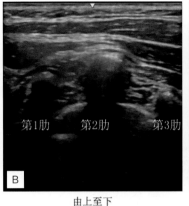
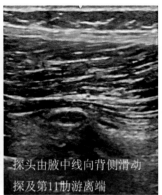

由上至下　　　　　　由下至上

图 33-3　计数肋骨方法

A.腹侧计数法；B.背侧计数法

棘突侧方斜方肌表面，首先明确第 1 肋，之后自上而下扫描确定目标肋间隙和胸椎旁间隙。注意勿把 C7 横突误认为第 1 肋，肋骨足侧为高亮胸膜线。少数儿童肋骨为 11 或 13 对，可腹侧和背侧计数结合确定目标胸椎旁间隙。

2. 矢状面扫描　探头矢状位扫描胸椎旁间隙。定位目标肋间隙后，将探头向脊柱中线缓慢滑动，保持探头和声束平面垂直于皮肤，此时由外向内依次可见经肋骨、经肋横突连接部、经横突矢状面超声图像（图 33-4）。探头置于肋横突连接部矢状面，探头足侧略下压、声束平面上倾，可使胸膜和肋横突上韧带显像更加清晰。值得注意的是，尽管成人矢状面扫描行胸椎旁阻滞难度不大，但对于儿童，因棘突到横突的距离较窄（尤其对于体型较小的儿童），胸膜从中线附近深部快速浅出至外侧的横突和肋骨，胸膜平面与探头成角过大，显像不清；肋横突连接部矢状面横突上韧带与胸膜间距较窄，故小儿胸椎旁阻滞建议横断面扫描。

3. 横断面扫描　更适合儿童，尤其年幼儿童。矢状面扫描定位目标胸椎间隙后，将探头旋转 90°，使探头平行于肋骨或肋间隙。若图像中仅显示横突和肋骨的声影，则将探头略微向足或头侧倾斜，即可显露胸膜和肋间内膜（图 33-5）。

（二）超声图像

经肋横突连接部矢状面超声图像上，可见肋横突连接部呈高回声，下伴声影，横突之间为中回声的肋横突上韧带，韧带下方为高亮胸膜，韧带和横突上方为竖脊肌。胸膜和肋横突上韧带之间的低回声区域即为胸椎旁间隙（图 33-4）。经肋间隙横断面超声图像上，可见棘突、椎板、横突、胸膜和肋间内膜，棘突至横突的浅方为竖脊肌。横突、胸膜以及肋间内膜和肋间肌围合而成的楔形区域即为胸椎旁间隙的外侧（图 33-5）。胸椎旁间隙位于肋横突连接部下方，为横突声影所遮挡。

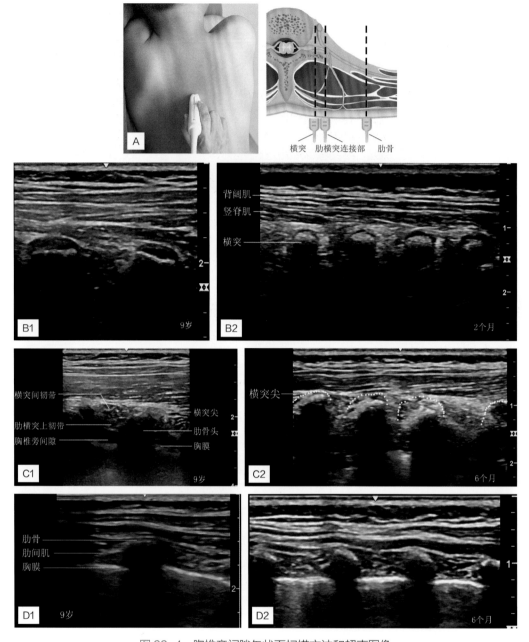

图 33-4　胸椎旁间隙矢状面扫描方法和超声图像

A. 扫描方法；B. 经横突超声图像：B1，9 岁；B2，2 个月；C. 经肋横突连接部超声图像：C1，9 岁；C2，6 个月；
D. 经肋骨超声图像：D1，9 岁；D2，6 个月

## 四、操作步骤

### （一）矢状面入路

根据手术部位选择目标胸椎旁间隙。探头矢状位置于经肋横突连接部或略偏外侧。采用平面外进针技术。将目标胸椎间隙置于图像中央，于探头外侧中点进针，首先以小角度

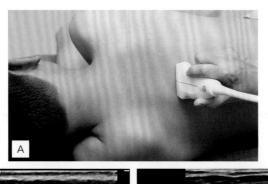

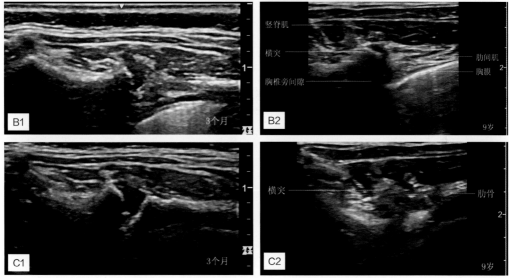

图 33-5 胸椎旁间隙横断面扫描方法和超声图像
A.扫描方法，探头头足向倾斜；B.经肋间隙超声图像：B1，3 个月；B2，9 岁；
C.经肋骨超声图像：C1，3 个月；C2，9 岁

进针，在竖脊肌浅层寻找针尖亮点。随后逐渐加大穿刺针角度；进针过程中如针尖不可见，注射少量生理盐水观察药液扩散有助于定位针尖位置。目标位置为肋横突上韧带与胸膜之间的胸椎旁间隙（图 33-6）。注射少量生理盐水出现"胸膜下压征"可证实针尖位于胸椎旁间隙，回吸无血和脑脊液后缓慢分次注药。

（二）横断面入路

推荐儿童采用此入路。采用平面内进针技术，进针角度平缓，可全程追踪针尖，降低刺破胸膜危险。置管时也首选此入路。根据手术部位选择目标胸椎旁间隙。探头横置于目标胸椎旁间隙和肋间隙，显示横突、胸膜以及肋间内膜和肋间肌围合而成的区域。从探头外侧进针，针尖穿破肋间内膜后有轻微落空感。针尖目标位置为横突、胸膜、肋间内膜围合而成的胸椎旁间隙外侧楔尖，也即肋间隙。注射少量生理盐水出现"胸膜下压征"可证实针尖位于胸椎旁间隙，回吸无血和脑脊液后缓慢分次注药（图 33-7）。

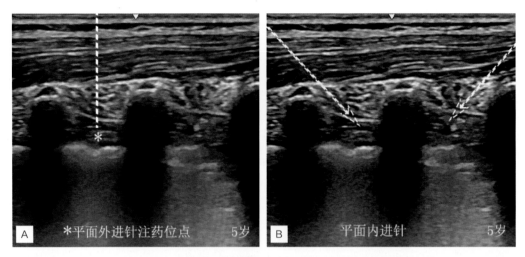

图 33-6 矢状面入路胸椎旁阻滞注药位点和局麻药扩散
A. 平面外进针；B. 平面内进针

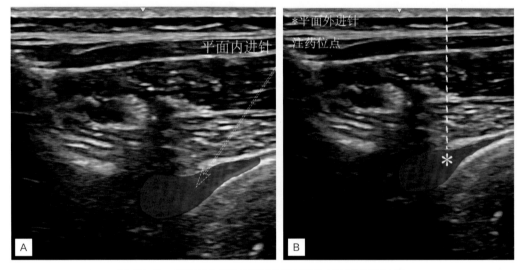

图 33-7 横断面入路胸椎旁阻滞注药位点和局麻药扩散
A. 平面内进针；B. 平面外进针

# 第三节 临床应用和循证医学

## 一、阻滞机制

胸椎旁阻滞的目标神经是胸段脊神经根和交感神经干。经典理论认为，胸段脊神经根传导胸、腹、背部皮肤感觉以及支配相应胸、腹、背部肌群，交感神经传导大部分内脏痛觉，因此理想的胸椎旁阻滞可以提供相应胸椎节段的躯体和内脏镇痛。但尚需注意 2 点。首先，由于胸内筋膜的存在，部分患者局麻药扩散进入胸膜外间隙可能并不充分，即交感神经阻滞不一定完善；其次，有研究显示副交感神经亦参与内脏痛觉的传导[6]，因此期望胸椎旁阻滞提供完善的内脏镇痛并不现实。

## 二、循证医学

### （一）胸科手术

Loftus 等[7] 和 Hall Burton 等[8] 的回顾性研究发现，连续胸椎旁阻滞与硬膜外阻滞用于接受 NUSS 或 Ravitch 矫正术的漏斗胸患儿时镇痛效果相近。Bairdain 等[9] 的一项回顾性研究显示，胸椎旁阻滞能够减少开胸食管闭锁手术患儿的阿片类和苯二氮䓬类药用量，缩短拔管时间和监护室停留时间。近期 Qi 等[10] 的一项随机对照研究发现，对于行 NUSS 矫正术的漏斗胸患儿，胸椎旁阻滞显著降低了患儿的术后恢复室疼痛评分，减少了术后 24 h 内阿片类药用量。

### （二）腹部手术

Page 等[11] 的荟萃分析评价了胸椎旁阻滞用于小儿腹部手术（胆囊、阑尾、疝气手术）的镇痛效果，胸椎旁阻滞用于小儿腹部手术镇痛良好，降低了患儿术后早期（术后 4~6 h）疼痛评分，家长和外科医师满意度高。Sato 等[12] 也发现，对于 1 岁以内上腹部手术患儿，连续胸椎旁阻滞和骶管阻滞镇痛效果相近。胸椎旁阻滞也可为肾手术提供满意镇痛[13-17]。Narasimhan 等[14] 在 50 例 2~10 岁肾盂成形术患儿对比了胸椎旁阻滞与骶管阻滞的术后镇痛效果，胸椎旁阻滞患儿术后镇痛效果更好，镇痛时间更长，家长满意度更高。

### （三）心脏手术

Türköz 等[17] 报道了胸椎旁阻滞用于 15 例主动脉缩窄矫正术患儿的麻醉和术后镇痛。Sahajanandan 等[18] 的研究显示，在 8 岁以下正中开胸或侧开胸心脏手术患儿，胸椎旁阻滞能显著减少围手术期芬太尼用量，缩短拔管时间，降低术后疼痛评分。此外，El-Morsy 等[19] 对 1~2 岁单侧开胸心脏手术患儿的研究发现，胸椎旁阻滞镇痛和硬膜外阻滞镇痛在控制术后应激水平、术后疼痛和肺保护方面效果相近，但硬膜外阻滞镇痛的不良事件发生率更高。

### （四）胸椎旁阻滞与横突间阻滞

横突间阻滞是将局麻药注射至 2 个横突之间，注药位置为肋横突上韧带浅面或横突后缘与胸膜之间的中点，属于"类椎旁阻滞"之一。肋横突上韧带后方的组织结构包括横突间韧带、脂肪组织、横突间肌和提肋肌，称之为肋横突上韧带后间隙。解剖研究显示，将染料注射于肋横突上韧带浅面时，其扩散模式类似于胸椎旁阻滞，肋横突上韧带后间隙可通过肋横突上韧带内侧端的裂隙结构（肋横突孔）和肋横突间隙（横突与肋骨之间充满脂肪的间隙，顶与肋横突上韧带后间隙相连，底与胸椎旁间隙相连）与胸椎旁间隙相通。该阻滞可降低穿破胸膜风险，其临床镇痛效果有待评价。

## 三、药物用量

推荐行单点胸椎旁阻滞。研究表明，局麻药剂量相同时，单点法和多点法所获得的阻滞平面并无显著差异[20]。对于成人，10~25 ml 的局麻药容量单点阻滞时，累及的胸椎节段可达 4~6 个。Yanovski 等[21] 观察了 1 例 10 岁患儿 T10 水平胸椎旁阻滞的染料扩散情况，予以 10 ml 染料时，染料沿 T4～5 椎间隙至 T10～11 椎间隙纵行扩散，并外向扩散至 T5～T10 肋间隙。Albokrinov 等[22] 于 12 例婴儿标本 T12～L1 胸腰椎旁间隙注射染料，染料纵向扩散范围与染料容量显著相关，0.2～0.3 ml/kg 的染料可累及 4 个胸腰椎节段（T10～L1）。

小儿单侧胸椎旁阻滞时通常使用 0.2%～0.25% 布比卡因或罗哌卡因，推荐剂量为单侧 0.2～0.4 ml/kg，6 个月以下者剂量减半。如行双侧胸椎旁阻滞，建议总剂量不超过 2 mg/kg。置管连续阻滞镇痛时，建议使用 0.1%～0.2% 的罗哌卡因，输注剂量为 0.1～0.3 mg/（kg·h），6 个月以下者剂量减半。

### 四、并发症

一项调研小儿胸椎旁阻滞并发症的大型横断面研究共纳入 871 例患儿、2 390 次胸椎旁阻滞；其中单次阻滞 1 765 次（403 例患儿），所有单次阻滞患儿均未发生严重并发症；置管连续阻滞 625 例（468 例患儿），仅有 1 例患儿发生严重并发症（1/2 390，发生率 0.04%），表现为惊厥，低于既往研究报道的硬膜外阻滞严重并发症发生率（13.2%）[23]。总体上，小儿胸椎旁阻滞是安全的，其严重并发症风险与外周区域阻滞相近。

---

**小结**

- 单次胸椎旁阻滞并发症风险低于硬膜外阻滞，镇痛效果与硬膜外阻滞相近，因此推荐用于小儿胸腹部手术围手术期镇痛。
- 推荐在超声引导下实施胸椎旁阻滞，尤其对于婴幼儿。探头横断面扫描目标胸椎旁间隙和肋间隙，注药位点为横突、胸膜和肋间内膜围合而成的楔形区域。

---

**参考文献**

[1] Lönnqvist PA. Continuous paravertebral block in children. Initial experience. Anaesthesia, 1992, 47: 607-609.

[2] Eason MJ, Wyatt R. Paravertebral thoracic block-a reappraisal. Anaesthesia, 1979, 34: 638-642.

[3] Bouman EAC, Sieben JM, Balthasar AJR, et al. Boundaries of the thoracic paravertebral space: potential risks and benefits of the thoracic paravertebral block from an anatomical perspective. Surg Radiol Anat, 2017, 39: 1117-1125.

[4] Saito T, Den S, Tanuma K, et al. Anatomical bases for paravertebral anesthetic block: fluid communication between the thoracic and lumbar paravertebral regions. Surg Radiol Anat, 1999, 21: 359-363.

[5] Hurdle MFB, Ferreira-Dos-Santos G, Rosario-Concepcion R, et al. Counting ribs and thoracic levels under ultrasound: a systematized technical protocol for both posterior and anterior approaches. Reg Anesth Pain Med, 2021, 46: 452-454.

[6] 陈京红，滕国玺. 内脏痛的中枢感觉及传导机制. 解剖科学进展，1998: 24-31.

[7] Loftus PD, Elder CT, Russell KW, et al. Paravertebral regional blocks decrease length of stay following surgery for pectus excavatum in children. J Pediatr Surg, 2016, 51: 149-153.

[8]  Hall Burton DM, Boretsky KR. A comparison of paravertebral nerve block catheters and thoracic epidural catheters for postoperative analgesia following the Nuss procedure for pectus excavatum repair. Paediatr Anaesth, 2014, 24: 516-520.

[9]  Bairdain S, Dodson B, Zurakowski D, et al. Paravertebral nerve block catheters using chloroprocaine in infants with prolonged mechanical ventilation for treatment of long-gap esophageal atresia. Paediatr Anaesth, 2015, 25: 1151-1157.

[10]  Qi J, Du B, Gurnaney H, et al. A prospective randomized observer-blinded study to assess postoperative analgesia provided by an ultrasound-guided bilateral thoracic paravertebral block for children undergoing the Nuss procedure. Reg Anesth Pain Med, 2014, 39: 208-213.

[11]  Page EA, Taylor KL. Paravertebral block in paediatric abdominal surgery-a systematic review and meta-analysis of randomized trials. Br J Anaesth, 2017, 118: 159-166.

[12]  Sato M, Iida T, Kikuchi C, et al. Comparison of caudal ropivacaine-morphine and paravertebral catheter for major upper abdominal surgery in infants. Paediatr Anaesth, 2017, 27: 524-530.

[13]  Lönnqvist PA, Olsson GL. Paravertebral vs epidural block in children. Effects on postoperative morphine requirement after renal surgery. Acta Anaesthesiol Scand, 1994, 38: 346-349.

[14]  Narasimhan P, Kashyap L, Mohan VK, et al. Comparison of caudal epidural block with paravertebral block for renal surgeries in pediatric patients: a prospective randomised, blinded clinical trial. J Clin Anesth, 2019, 52: 105-110.

[15]  Elkoundi A, Bentalha A, Asmai Y, et al. Opioid-free anesthesia under single injection paravertebral block combined with sevoflurane for pediatric renal surgery: a prospective observational pilot study. J Anesth, 2020, 34: 794-797.

[16]  Akıncı G, Hatipoğlu Z, Güleç E, et al. Effects of ultrasound-guided thoracic paravertebral block on postoperative pain in children undergoing percutaneous nephrolithotomy. Turk J Anaesthesiol Reanim, 2019, 47: 295-300.

[17]  Türköz A, Balcı ST, Can Güner M, et al. Anesthesia management with single injection paravertebral block for aorta coarctation in infant. Paediatr Anaesth, 2013, 23: 1078-1083.

[18]  Sahajanandan R, Varsha AV, Kumar DS, et al. Efficacy of paravertebral block in "Fast-tracking" pediatric cardiac surgery - experiences from a tertiary care center. Ann Card Anaesth, 2021, 24: 24-29.

[19]  El-Morsy GZ, El-Deeb A, El-Desouky T, et al. Can thoracic paravertebral block replace thoracic epidural block in pediatric cardiac surgery? A randomized blinded study. Ann Card Anaesth, 2012, 15: 259-263.

[20]  Uppal V, Sondekoppam RV, Sodhi P, et al. Single-injection versus multiple-injection technique of ultrasound-guided paravertebral blocks: a randomized controlled study comparing dermatomal spread. Reg Anesth Pain Med, 2017, 42: 575-581.

[21]  Yanovski B, Gat M, Gaitini L, et al. Pediatric thoracic paravertebral blook: roentgenologic evidence for extensive dermatomal coverage. J Clin Anesth, 2013, 25: 214-216.

[22]  Albokrinov AA, Fesenko UA. Spread of dye after single thoracolumbar paraverteral injection in infants. Eur J Anaesthesiol, 2014, 31: 305-309.

[23]  Vecchione T, Zurakowski D, Boretsky K. Thoracic paravertebral nerve blocks in pediatric patients: safety and clinical experience. Anesth Analg, 2016, 123: 1588-1590.

# 第 **34** 章　超声引导肋间神经阻滞

方　欣　张建敏

　　肋间神经阻滞是临床应用较久的经典区域阻滞技术。肋间神经阻滞实现胸腹部相应皮节条带样节段性阻滞，可配合全身麻醉（全麻）应用于胸部和上腹部手术以及辅助术后镇痛，也可在疼痛门诊用于治疗各种急、慢性疼痛，如肋骨、肋软骨、胸骨骨折疼痛和癌痛的治疗。

　　传统解剖定位肋间神经阻滞存在骨性标志不显著、穿刺点定位困难、进针角度和深度不确定、进针过深易损伤胸膜和肺等问题，操作难度和并发症风险较高。超声可以直视神经及其周围结构，实时动态显示针尖位置，有效解决了上述难题，提高了阻滞成功率和安全性，为该区域阻滞技术的长期发展提供了良好的技术支持。

## 第一节　临床解剖

　　胸段脊神经根从相应椎间孔穿出后分为前支和后支，后支支配胸椎旁区域的皮肤和背肌，前支则继续向外侧走行成为肋间神经。肋间神经在椎间孔外侧穿出胸内筋膜后进入肋间隙，与肋间血管伴行。起初，肋间神经在胸背部走行于肋间外肌与肋间内肌（膜）之间，至肋角附近时肋间神经进入肋间内肌与肋间最内肌的间隙，转至肋沟（肋骨内面近下缘）内，并在该间隙内继续行向腹侧，终支为前皮支。自肋角向前，肋间神经与肋间动、静脉位置固定，在肋沟内由上至下依次为静脉、动脉和神经。肋间神经在腋前线以前，逐渐离开肋下缘，行于肋间隙中部。应注意的是，肋间内肌后部肌束仅到肋角，肋角以内由结缔组织形成的肋间内膜替代；肋间最内肌位于肋间内肌深面，肌层薄弱，仅见于肋间隙外侧 1/3 部分。肋间神经自腋后线向前，往往发出交通支，主干位于肋沟内，交通支位于下位肋骨上缘，因此于肋角至腋后线行肋间神经阻滞时，针尖可位于肋骨下缘，而于腋后线向前行阻滞时，针尖应位于肋间隙中央。肋间神经在肋角附近还分出外侧皮支，后者穿过肋间内肌和肋间外肌，支配躯干侧面的皮肤和肌群（图 34-1）。

　　肋间神经主干支配躯干腹侧的胸腹壁皮肤和肌群，包括胸骨和腹直肌在内。T1 和 T2 肋间神经分布于上肢；T3 ~ T6 肋间神经分布于胸壁；T7 ~ T11 肋间神经分布于腹部；T12 肋间神经走行于肋下，又称肋下神经，分布于下腹部和臀区前部。

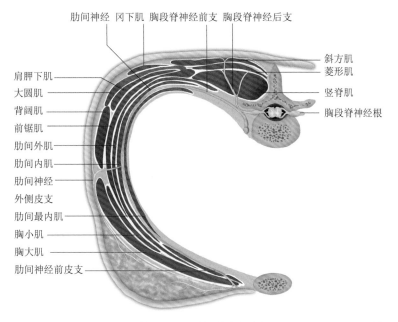

图 34-1 肋间神经解剖

# 第二节 实 施

## 一、体位

### （一）俯卧

俯卧，腹部垫枕，双臂下垂。该体位可使肩胛骨旋转至侧面，更好地暴露肋骨，利于行 T7 以上水平阻滞（图 34-2）。

### （二）坐位、侧卧、平卧

清醒儿童更适合采用坐位，多用于门诊和日间手术。双臂前伸，更好地暴露肋骨（图 34-2）。全麻时可侧卧，患侧臂前伸；或平卧，患侧臂外展。

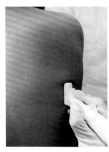
坐位

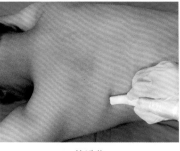
俯卧位

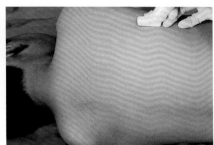
侧卧位

图 34-2 肋间神经阻滞体位

## 二、探头及穿刺针选择

小儿曲棍球棒线阵探头或成人线阵探头。35～50 mm、22～25 G 穿刺针,推荐使用短斜面穿刺针,降低穿破胸膜风险。

## 三、超声图像

注意探头放置时的体表标志,如肋角、后正中线旁、腋后线、腋中线和腋前线,小儿前胸部和上腹部手术行肋间神经阻滞时多选择腋中线位置,侧开胸手术时选择腋后线。将探头矢状位置于目标肋间隙,与肋骨垂直,识别相邻的 2 个肋骨,略微倾斜探头使肋间隙各层肌肉、血管和神经清晰显像。

横断面超声图像上,肋骨和胸膜呈高亮结构,易于辨认。肋间隙自内向外的主要结构依次为:肺、胸膜、肋间最内肌、肋间内肌、肋间外肌(图 34-3)。各肌层之间分隔个体差异较大,需细致分辨。从肋角至腋前线,肋间神经沿肋骨下缘走行于肋间最内肌与肋间内肌之间,血管和神经的排列顺序自上而下依次为肋间静脉、肋间动脉、肋间神经。彩色多普勒有助于确认肋间血管位置。故可在肋角至腋前线间用探头扫描,于图像清晰处进行阻滞。

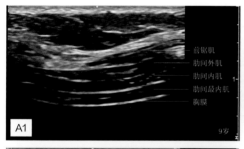

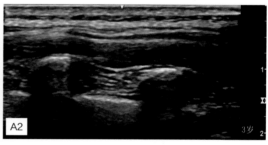

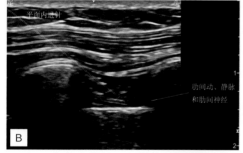

图 34-3　腋中线水平肋间神经阻滞超声图像、注药位点和局麻药扩散
A. 矢状面超声图像:A1,9 岁;A2,3 岁;B. 注药位点和局麻药扩散

## 四、操作步骤

探头垂直肋骨放置于目标肋间隙,辨清肋间内肌、肋间最内肌以及血管、神经的位置关系。清醒者需皮下注入 1% 利多卡因 1～2 ml 行局部浸润。采用平面内进针技术。从探头足侧短边中点进针,目标注药位置为头侧肋骨下缘至肋间隙中部之间、肋间最内肌与肋

间内肌之间（图 34-3）。针尖位置不清时可注射少量药液观察药液扩散，确认针尖位置，回吸无血和空气后缓慢注药。也可采用平面外进针技术。于探头长边一侧、紧邻头侧肋骨下缘进针，注药位置为头侧半肋间隙、肋间内肌与肋间最内肌之间。重复上述操作完成多个节段的肋间神经阻滞。

# 第三节　临床应用和循证医学

## 一、阻滞机制

将局部麻醉药（局麻药）注射至相应节段的肋间神经周围，产生神经支配区域的条带样感觉和运动阻滞。于肋角阻滞时可以阻滞外侧皮支和前皮支；于腋中线阻滞时由于外侧皮支已发出，因而外侧皮支可能阻滞不全。

## 二、循证医学

肋间神经阻滞可以为小儿胸部手术（漏斗胸手术、肺和纵隔手术）以及胸骨正中或肋间切口的心脏手术提供围手术期镇痛。

（一）全麻复合肋间神经阻滞与单纯全麻

Chaudhary 等[1] 的随机对照研究在 27 例 1～10 岁正中开胸心脏手术患儿评价肋间神经阻滞的镇痛效果，肋间神经阻滞患儿关胸前于 T2～T6 肋间隙注入 0.5% 罗哌卡因，每侧每个间隙 0.5～2 ml，与单纯全麻相比，复合肋间神经阻滞时术后拔管时间显著缩短，疼痛评分更低，术后 24 h 芬太尼累积用量更少。Altun 等[2] 对 33 例 2 个月～8 岁微创开胸修复房间隔缺损封堵患儿的回顾性研究显示，肋间神经阻滞可以缩短术后机械通气时间和监护室停留时间，减少术后吗啡用量。Lukosiene 等[3] 的随机对照试验评价了解剖定位肋间神经阻滞用于 NUSS 漏斗胸矫正术，研究纳入 60 例 7～18 岁患儿，肋间神经阻滞为双侧 T4～T8 肋间隙分别注射 0.25% 左布比卡因 4～5 ml，肋间神经阻滞患儿较单纯全麻患儿疼痛评分更低，术后阿片类药用量更少。Luo 等[4] 的超声引导肋间神经阻滞研究纳入 62 例 4～16 岁漏斗胸手术患儿，全麻复合阻滞的患儿疼痛评分和术后阿片类药用量均下降。Woo 等[5] 的随机研究在 66 例行耳廓再造、肋软骨采取术的 18 岁以下患儿评价肋间神经阻滞的镇痛效果，肋间神经阻滞患儿术中于直视下在 3 个肋间隙注入 0.5% 布比卡因（每个肋间隙 0.08 ml/kg），肋软骨采取结束后置管 48 h，复合阻滞患儿的术后镇痛效果优于单纯全麻患儿。

（二）新型肋间神经阻滞

超声引导菱形肌 - 肋间肌平面阻滞是将局麻药注入肩胛骨内侧、T5 或 T6 水平的菱形肌和肋间肌之间，常联合低位前锯肌平面阻滞，可阻滞 T2～T9 节段的肋间神经，为前、后胸部手术提供镇痛（图 34-4）。Kumar 等[6] 的随机研究纳入 40 例 7～12 岁胸腔镜手术

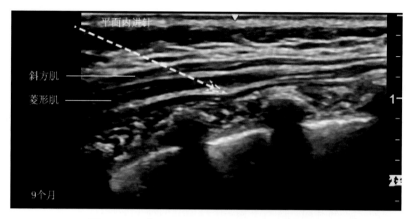

图 34-4　菱形肌 – 肋间肌平面阻滞超声图像

患儿，菱形肌 – 肋间肌平面阻滞患儿术前于 T6 和 T7 水平注入 0.2% 罗哌卡因 10 ml，与单纯全麻相比，阻滞患儿术后疼痛评分下降，阿片类药用量减少。Ince 等[7]也报道了 1 例 7 岁开胸患儿术毕行菱形肌 – 肋间肌平面阻滞，单次注射 0.25% 布比卡因 10 ml 并置管，术后实现满意镇痛。

（三）并发症

肋间神经阻滞的并发症包括血管损伤、气胸和感染。Viswanath 等[8]报道了 1 例成年患者发生与多节段高水平肋间神经阻滞相关的"丑角"征（面部交感神经纤维受损），于 T3 ～ T11 水平行肋间神经阻滞，患者患侧面部和上肢无汗（交感介导的血管舒张丧失），出现健侧面部和上肢潮红、出汗（健侧脸犹如戴上马戏团丑角面具，代偿过度所致），生命体征平稳，神经功能正常，上述症状在 12 h 内完全缓解，考虑与药物内向扩散至脊髓 T2 ～ T3 中间外侧柱的泌汗和血管运动纤维有关。局麻药单次剂量过大或多节段肋间神经阻滞时应警惕局麻药中毒危险。

### 三、药物用量

小儿肋间神经阻滞时，可予以 0.2% ～ 0.5% 罗哌卡因，每个肋间隙容量 0.05 ～ 0.1 ml/kg（与年龄成反比）。肋间神经阻滞时罗哌卡因总量不宜超过 1.5 mg/kg。

---

**小结**

胸壁薄弱儿童宜采用平面内进针技术，缓慢进针，避免穿刺过深导致气胸。

参考文献

[1] Chaudhary V, Chauhan S, Choudhury M, et al. Parasternal intercostal block with ropivacaine for postoperative analgesia in pediatric patients undergoing cardiac surgery: a double-blind, randomized, controlled study. J Cardiothorac Vasc Anesth, 2012, 26: 439-442.

[2] Altun D, Doğan A, Arnaz A, et al. Atrial septal defect closure via mini-thoracotomy in pediatric patients: Postoperative analgesic effect of intercostal nerve block. Turk Gogus Kalp Damar Cerrahisi Derg, 2019, 28: 257-263.

[3] Lukosiene L, Macas A, Trepenaitis D, et al. Single shot intercostal block for pain management in pediatric patients undergoing the Nuss procedure: a double-blind, randomized, controlled study. J Pediatr Surg, 2014, 49: 1753-1757.

[4] Luo M, Liu X, Ning L, et al. Comparison of ultrasonography-guided bilateral intercostal nerve blocks and conventional patient-controlled intravenous analgesia for pain control after the Nuss procedure in children: a prospective randomized study. Clin J Pain, 2017, 33: 604-610.

[5] Woo KJ, Kang BY, Min JJ, et al. Postoperative pain control by preventive intercostal nerve block under direct vision followed by catheter-based infusion of local analgesics in rib cartilage harvest for auricular reconstruction in children with microtia: a randomized controlled trial. J Plast Reconstr Aesthet Surg, 2016, 69: 1203-1210.

[6] Kumar A, Sinha C, Kumari P, et al. Ultrasound guided rhomboid intercostal block: a pilot study to assess its analgesic efficacy in paediatric patients undergoing video-assisted thoracoscopy surgery. Indian J Anaesth, 2020, 64: 949-953.

[7] Ince I, Naldan ME, Ozmen O, et al. Ultrasound guided rhomboid intercostal plane block for a 7-year-old boy for postoperative thoracotomy pain. J Clin Anesth, 2020, 60: 85-86.

[8] Viswanath O, Wilson J, Hasty F. Harlequin syndrome associated with multilevel intercostal merve block. Anesthesiology, 2016, 125: 1045.

# 第**35**章 超声引导竖脊肌平面阻滞

许增华　张建敏

Forero 等[1]在 2016 年首次发表了关于竖脊肌平面阻滞的研究报道，证实该技术可以有效缓解胸部慢性病理性疼痛和术后急性疼痛。与胸段硬膜外阻滞和胸椎旁阻滞相比，竖脊肌平面阻滞具有操作简单、安全性高等优点。竖脊肌平面阻滞视手术部位可于竖脊肌全长灵活选择注药位置，药液头足扩散广泛，可覆盖多个皮节区域，目前适用于胸部、腹部、脊柱和髋部手术的围手术期镇痛。竖脊肌平面阻滞也可以置管行连续阻滞，凝血障碍和抗凝治疗儿童也可使用。

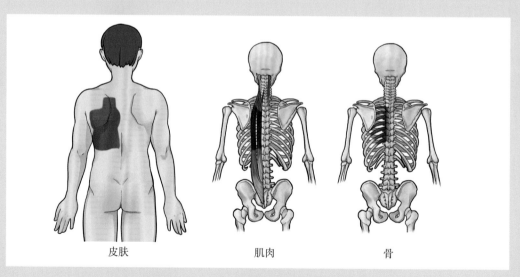

皮肤　　　　　　　　肌肉　　　　　　　　骨

图 35-1　胸段竖脊肌平面阻滞覆盖区域

## 第一节　临床解剖

人体有 12 对胸段脊神经，主要支配胸部、腹部和胸背部。胸段脊神经从椎间孔发出后，立即分为前支和后支。脊神经前支沿肋间隙走行于肋间内膜深面成为肋间神经，与肋间动、静脉伴行。在背部肋间隙，即肋角内侧，肋间神经位于肋间隙中部。自肋角向腹侧，肋间神经走行于肋骨下缘的肋沟中，位于肋间内肌和肋间最内肌之间。肋间神经到达肋角附近发出外侧皮支与主干伴行，在腋中线附近外侧皮支分为前支和后支，支配侧胸壁。肋间神经主干最终走行为前皮支，支配前胸壁和上腹部。除这些神经主干外，每条肋间神经会发出多条支配肋间肌的肌支以及肋间神经交通支。脊神经后支经肋横突孔（由横突、下位肋骨头、肋横突上韧带和上、下关节突围成的裂隙）向后方走行并分出内侧支和外侧支。内侧支经下位椎体横突根部和上关节突外侧穿深筋膜、菱形肌、斜方肌至皮下，支配背部中线两侧皮肤，沿途发出分支支配棘肌、多裂肌、横突间肌等脊柱各肌和椎体小关节；外侧支越过下位椎体横突向外下走行，支配髂肋肌和最长肌以及中线两侧以外的背部皮肤。

竖脊肌位于脊柱棘突两侧，从骨盆直至颅骨，是背肌中最大、最长的肌肉。竖脊肌由棘肌、最长肌和髂肋肌 3 条背部肌肉组成（图 35-2）。覆盖在胸段竖脊肌表面的背肌主要为斜方肌、背阔肌和菱形肌。斜方肌覆盖于 C7 ~ T12 棘突两侧，背阔肌覆盖于 T7 ~ L5 棘突两侧，菱形肌覆盖于 C7 ~ T5 棘突两侧。对肌肉层次的识别有助于准确判断穿刺节段。

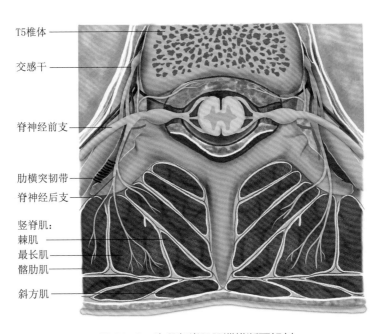

图 35-2　胸段竖脊肌阻滞横断面解剖

# 第二节　实　施

下述为胸段竖脊肌平面阻滞实施方法，腰段竖脊肌平面阻滞可参考胸段竖脊肌平面阻滞。

## 一、体位

侧卧，背部稍后弓以便降低横突浅面软组织厚度，有利于减浅穿刺深度。清醒者也可坐位。

## 二、探头及穿刺针选择

针尖目标位置为竖脊肌深面的筋膜间隙，穿刺深度通常较浅，成人线阵探头即可。如背部较厚、穿刺深度较深时，可使用凸阵探头。50～80 mm、22 G 穿刺针。

## 三、超声图像

穿刺水平视手术切口而定，胸科手术通常选择 T5 横突水平，上腹部手术如胆囊切除术可选择 T7 横突水平。目标横突计数方法见"第 33 章　超声引导胸椎旁阻滞"。扫描方法分为矢状面扫描和横断面扫描。

矢状面扫描时，探头与脊柱平行，从近中线处向外缓慢移动，首先可看到倾斜的叠瓦状高亮骨性信号，伴后方声影，高亮信号间隙较窄，此骨性结构为椎板。继续向外移动探头后可见城墙样高亮信号伴后方声影，高亮信号间隙较前增宽，偶可见胸膜影，此骨性结构即为横突，其浅层的肌肉为竖脊肌。此经横突旁矢状面即为阻滞平面。当探头继续向外扫描，可见城墙样的横突影移行为边缘光滑的椭圆形骨性结构，此即为肋骨。经肋间隙可见较明显的胸膜影。于经横突旁矢状面上，横突上方由浅至深在 T5 水平可见 3 层肌肉，分别为斜方肌、菱形肌、竖脊肌；而在 T7 水平，菱形肌消失（图 35-3）。

横断面扫描时，探头与脊柱垂直，位于脊柱侧方。横断面超声图像上，棘突和横突为高亮信号伴后方声影，较易定位横突（图 35-4）。年幼儿童横突骨化不完全，可见肋横突关节和横突下方的肋骨头。

## 四、操作步骤

### （一）矢状面入路

采用平面内进针技术。经横突旁矢状面定位目标横突尖端，头 – 足或足 – 头方向进针，针尖朝向横突表面。目标注药位置为横突表面。注射少量药液，确认药液在横突表面的竖脊肌与横突之间水平扩散。回吸无血后注药，超声下可见药液在横突与竖脊肌之间呈条带状液性暗区（图 35-3）。否则提示穿刺针可能未到达目标平面，需调整针尖位置，必要时可先将穿刺针刺入横突间隙，再适当回撤针尖，反复注射少量药液观察药液扩散范

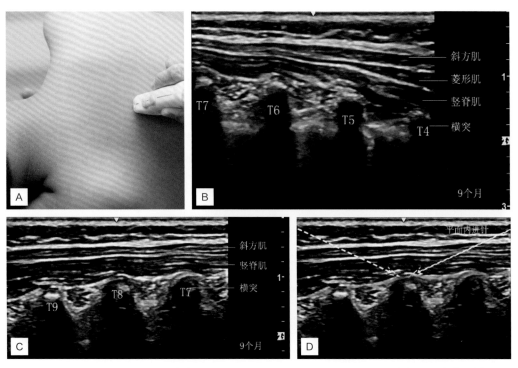

图 35-3　矢状面入路胸段竖脊肌平面阻滞扫描方法、超声图像、注药位点和局麻药扩散
A. 扫描方法；B. 矢状面超声图像：T5 水平；C. 矢状面超声图像：T7 水平（菱形肌消失）；
D. 注药位点和局麻药扩散

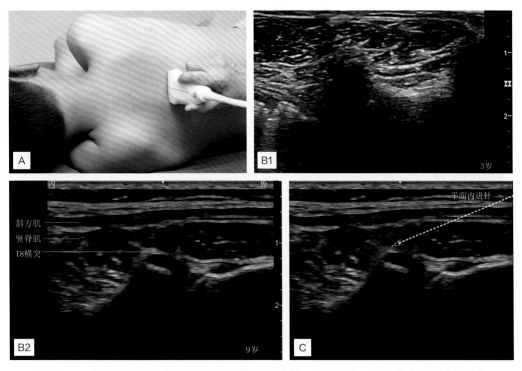

图 35-4　横断面入路胸段竖脊肌平面阻滞扫描方法、超声图像、注药位点和局麻药扩散
A. 扫描方法；B. 横断面超声图像：B1，3 岁；B2，9 岁；C. 注药位点和局麻药扩散

围，确保药液在横突与竖脊肌之间呈条带状扩散。年幼儿童骨皮质较薄或仍为软骨、尚未完全骨化，注意针尖勿刺入椎板内损伤骨化核。近年来许多学者也选择将横突间韧带与肋横突上韧带之间作为注药位点（见"第 33 章 超声引导胸椎旁阻滞"），其阻滞效果仍需进一步研究证实。除单次注射外，也可置管行连续竖脊肌平面阻滞。

（二）横断面入路

类似胸椎旁阻滞横断面入路，采用平面内进针技术。探头横置于目标横突水平，可见棘突、椎板和整个横突轮廓（图 35-4）。从探头外侧进针，针尖朝向横突尖端与竖脊肌之间。针尖触及骨质后注射少量药液证实药液在横突与竖脊肌之间扩散，回吸无血后注药 [2]。该入路有助于避免气胸，但无法置管行连续阻滞。

# 第三节 临床应用和循证医学

## 一、阻滞机制

竖脊肌平面阻滞又被称为"类椎旁阻滞（paravertebral by proxy）"，即该方法无需直接穿刺胸椎旁间隙，也可以发挥阻滞脊神经的作用。胸段竖脊肌平面阻滞时，药液可以在背部肌肉和胸腰筋膜扩散，阻滞脊神经后支支配的椎旁背部区域；药液扩散至胸椎旁间隙甚至硬膜外腔的比例有限，可能外向扩散至肋间隙，或经过胸腰筋膜表面外向扩散至肋间神经外侧皮支，产生半胸阻滞。目前认为药液进入胸椎旁间隙产生一定程度脊神经前支和交感神经阻滞的机制可能包括：胸腰筋膜和椎旁肌筋膜为含有间隙的胶原纤维，容易为药液渗透；肋横突上韧带在内侧端和外侧端各有一狭长裂隙，内侧端裂隙即肋横突孔，药液可经此进入；脊神经后支向后穿出胸椎旁间隙，沿途存在微通路，药液可渗入；位于胸腰筋膜表面的药液经肋间神经和血管的数个肌支穿出肋间肌的微通路扩散至胸椎旁间隙 [3]。

Forero 等 [1] 最早在新鲜尸体标本注射对比剂染料研究竖脊肌平面阻滞的作用机制。计算机横断扫描发现，于 T5 横突水平行竖脊肌平面染料注射，对比剂在横突与竖脊肌之间的筋膜平面扩散，纵向扩散范围为右侧 C7 ~ T8、左侧 T1 ~ T8，横向扩散达肋横突关节。尸体解剖结果显示，药液经肋横突孔到达椎间孔附近阻滞胸段脊神经前支和后支，因此作者提出了肋横突孔假说。

Adhikary 等 [4] 的尸体解剖研究发现，于 T5 水平竖脊肌平面注射 20 ml 染料时，染料可纵向扩散 5 ~ 9 个肋间隙，可到达 2 ~ 5 个椎体节段的椎间孔和硬膜外腔。作者推测药液可能沿胸段脊神经后支和伴行血管经横突间结缔组织间隙（横突间韧带和肋横突上韧带）扩散至椎间孔、硬膜外腔和胸椎旁间隙，阻滞胸段脊神经前支。

Yang 等 [5] 的尸体解剖研究显示，药液主要经肋横突上韧带扩散至胸椎旁间隙。肋横突上韧带由肋骨颈上缘发出，分为前、后 2 层。前层肋横突上韧带向外上方走行，连接至上一肋骨对应横突的前表面；后层向内上方走行，连接至上一肋骨对应横突的下表面。前层和后层之间形成腔隙，血管和神经走行于其中。肋横突上韧带后方还有副韧带，称为肋横突后韧带，起自肋结节，连接至上一肋骨对应横突后方。肋横突后韧带在 T7～T10 水平发育完善，但在 T1～T6 水平则缺如或退化。因此，在 T7～T10 水平注药时药液难以透过肋横突上韧带到达胸椎旁间隙，而在 T6 及以上水平注药则药液较易透过肋横突上韧带。

Ivanusic 等 [6] 在新鲜尸体标本的竖脊肌深方注射染料，发现染料沿竖脊肌纵向和横向扩散很广；胸段脊神经后支在肋横突孔浅方被染色概率高，但肋横突孔深方的脊神经被染色的概率较低。因此作者认为竖脊肌平面阻滞的主要机制是局部麻醉药（局麻药）外向扩散至肋角，阻滞肋间神经外侧皮支。但该结论无法解释某些研究人群中竖脊肌平面阻滞产生类似椎管内阻滞的效果以及正中开胸时镇痛效果良好的临床现象。

## 二、循证医学

竖脊肌平面阻滞的魅力在于该筋膜平面阻滞可能会实现与胸椎旁阻滞相近的阻滞效果，但技术操作上更加简单，风险更低。多项临床试验和病例报告已将竖脊肌平面阻滞成功应用于小儿胸腹部手术后镇痛，如 Nuss 手术、肋骨骨折手术、肺肿瘤切除术、纵隔肿瘤切除手术、先天性心脏病开胸手术、上腹部手术和脊柱手术。围手术期应用竖脊肌平面阻滞减轻了儿童的术后疼痛，减少了阿片类药用量，提高了儿童和家长满意度。

（一）全身麻醉（全麻）复合竖脊肌平面阻滞与单纯全麻

近期的一项荟萃分析纳入 7 项随机对照研究，包括 379 例患儿，对比全麻复合竖脊肌平面阻滞与单纯全麻的术后镇痛效果，竖脊肌平面阻滞轻度降低了术毕、术后 6 h 疼痛评分和补救镇痛需求 [7]。Abduallah 等 [8] 的研究显示腰段竖脊肌平面阻滞可以为小儿髋部手术提供围手术期镇痛，于 L3 横突水平予以 0.25% 布比卡因 0.4 ml/kg。

（二）竖脊肌平面阻滞与椎管内阻滞

Walter 等 [9] 的回顾性研究比较了漏斗胸矫正患儿术后连续硬膜外阻滞多模式镇痛和竖脊肌平面阻滞多模式镇痛，与硬膜外阻滞相比，连续竖脊肌平面阻滞患儿住院时间更短，术后阿片类药用量更少，但术后疼痛评分更高，导管漏液 / 故障发生率更高。

（三）竖脊肌平面阻滞与其他神经阻滞

Abdelrazik 等 [10] 在 63 例 2～6 岁单侧下腹部手术患儿比较竖脊肌阻滞（T10 横突水平，0.25% 布比卡因 0.4 mg/kg）和骶管阻滞，竖脊肌阻滞患儿术后镇痛时间更长，双氯芬酸钠栓剂需求量更少。Aksu 等 [11] 比较了竖脊肌平面阻滞和腰方肌阻滞用于 1～7 岁小儿下腹部手术的术后镇痛效果，2 种阻滞患儿术后疼痛评分相近，提示二者均可为小儿下腹部手术提供有效镇痛。

（四）婴儿行竖脊肌平面阻滞

目前婴儿使用竖脊肌平面阻滞的相关研究较少，均为病例报告。已报道的竖脊肌平面阻滞患儿最小年龄为 32 周，生后 2 天行气管食管瘘修补术 [12]，患儿体重仅 1.7 kg。于手术侧 T4 和 T6 横突水平行 2 点阻滞，总量为 0.25% 布比卡因 1 ml，患儿术中血流动力学平稳，镇痛效果满意。这一病例显示竖脊肌平面阻滞在新生儿，甚至早产儿应用可能有较高的安全性。Govender 等[13] 的早产儿（0.7 ~ 2.95 kg）尸体解剖研究发现，染料 0.1 ml/kg 可以头足扩散平均 5 个椎体水平，染料可扩散至胸椎旁间隙、肋间隙和硬膜外腔。

（五）骶部竖脊肌平面阻滞

Aksu 等[14] 报道骶部竖脊肌平面阻滞用于 1 例 6 个月尿道下裂修复患儿，体重 8 kg，使用线阵探头行正中矢状面扫描，显示正中骶嵴和竖脊肌，使用 50 mm、22 G 穿刺针，由探头头侧平面内进针，针尖到达第 4 正中骶嵴，注入 0.25% 布比卡因 8 ml（2.5 mg/kg），术后 24 h 内患儿无需镇痛药，未观察到下肢力弱和尿潴留，作者认为骶部竖脊肌平面阻滞时局麻药可向硬膜外腔扩散。

（六）病例报告

Hernandez 等[15] 报告 1 例 3 岁患儿切除 T4 ~ T7 巨大胸椎旁脂肪瘤，于 T1 横突水平实施单次竖脊肌平面阻滞，予以 0.25% 布比卡因和 1% 利多卡因合剂 0.2 ml/kg，超声图像上局麻药头足扩散范围为 T1 ~ T9，术中未使用阿片类药，术后 4 h 内镇痛满意。

### 三、药物用量

竖脊肌平面阻滞临床应用广泛，注射位点各有不同，因此报道的局麻药用量差异较大。成人竖脊肌平面阻滞每个皮节水平通常需 3.4 ml[16]，因此成人阻滞时局麻药常用容量为单侧 20 ~ 30 ml，可阻滞 5 ~ 7 个节段。小儿竖脊肌平面阻滞时可予以 0.25% ~ 0.5% 布比卡因或 0.2% ~ 0.5% 罗哌卡因，单侧容量 0.3 ~ 0.6 ml/kg，0.5 ml/kg 最为常用，6 个月以下者剂量减半；布比卡因总量不超过 2.5 mg/kg，罗哌卡因总量不超过 3 mg/kg。连续竖脊肌平面阻滞镇痛时可予以 0.1% ~ 0.2% 罗哌卡因 0.1 ~ 0.3 mg/（kg·h）。

Pan 等[17] 将连续竖脊肌平面阻滞镇痛用于脊柱侧弯矫形手术和心脏手术患儿，评价竖脊肌破坏对于局麻药血药浓度的影响，均予以单侧 0.25% 利多卡因 0.75 mg/kg（最大 20 ml），每小时 1 次，两侧轮替注射，与竖脊肌完整患儿相比，竖脊肌破坏患儿 0 ~ 12 h 利多卡因血药浓度更低（可能由于血液稀释），而 49 ~ 72 h 其血药浓度更高（可能由于快速全身吸收）。

### 四、并发症

尽管竖脊肌平面阻滞时穿刺针目标位置为横突后方，远离胸膜，较胸椎旁阻滞表浅，但仍有发生气胸的病例报道[18]，提示操作者进行阻滞操作时仍需谨慎。尽管如此，与胸椎旁阻滞等更深层、更靠近胸膜的操作相比，竖脊肌平面阻滞的安全性大大提高。

> **小结**
>
> - 行竖脊肌平面阻滞时应使脊柱轻度后弓，以降低横突浅面软组织厚度。
> - 注药时如竖脊肌与横突之间未出现条带状液性暗区，需调整针尖位置，必要时可先将穿刺针刺入横突间隙，再适当回撤针尖，反复注射少量药液观察药液扩散。
> - 年幼儿童骨质较脆，注意针尖勿刺入椎板内损伤骨化核。

**参考文献**

[1] Forero M, Adhikary SD, Lopez H, et al. The erector spinae plane block: a novel analgesic technique in thoracic neuropathic pain. Reg Anesth Pain Med, 2016, 41: 621-627.

[2] Kwon W, Jung K, Bang S. Novel lateral approach for erector spinae plane block: a convenient and safe method. Reg Anesth Pain Med, 2019, 44: 532-533.

[3] Chin KJ, El-Boghdadly K. Mechanisms of action of the erector spinae plane (ESP) block: a narrative review. Can J Anaesth, 2021, 68: 387-408.

[4] Adhikary SD, Bernard S, Lopez H, et al. Erector spinae plane block versus retrolaminar block: a magnetic resonance imaging and anatomical study. Reg Anesth Pain Med, 2018, 43: 756-762.

[5] Yang HM, Choi YJ, Kwon HJ, et al. Comparison of injectate spread and nerve involvement between retrolaminar and erector spinae plane blocks in the thoracic region: a cadaveric study. Anaesthesia, 2018, 73: 1244-1250.

[6] Ivanusic J, Konishi Y, Barrington MJ. A cadaveric study investigating the mechanism of action of erector spinae blockade. Reg Anesth Pain Med, 2018, 43: 567-571.

[7] Luo R, Tong X, Yan W, et al. Effects of erector spinae plane block on postoperative pain in children undergoing surgery: a systematic review and meta-analysis of randomized controlled trials. Paediatr Anaesth, 2021, 31: 1046-1055.

[8] Abduallah MA, Al-Ahwal LA, Ahmed SA. Effect of erector spinae plane block on postoperative analgesia after pediatric hip surgery: Randomized controlled study. Pain Pract, 2022, 22: 440-446.

[9] Walter CM, Lee CS, Moore DL, et al. Retrospective study comparing outcomes of multimodal epidural and erector spinae catheter pain protocols after pectus surgery. J Pediatr Surg, 2022.

[10] Abdelrazik AN, Ibrahim IT, Farghaly AE, et al. Ultrasound-guided erector spinae muscle block versus ultrasound-guided caudal block in pediatric patients undergoing lower abdominal surgeries. Pain Physician, 2022, 25: E571-E580.

[11] Aksu C, Sen MC, Akay MA, et al. Erector spinae plane block vs quadratus lumborum block for pediatric lower abdominal surgery: a double blinded, prospective, and randomized trial. J Clin Anesth, 2019, 57: 24-28.

[12] Altiparmak B, Korkmaz TM, Uysal AI, et al. Erector spinae plane block for pain management of esophageal atresia in a preterm neonate. J Clin Anesth, 2019, 56: 115-116.

[13] Govender S, Mohr D, Bosenberg A, et al. The anatomical features of an ultrasound-guided erector spinae fascial plane block in a cadaveric neonatal sample. Paediatr Anaesth, 2020, 30: 1216-1223.

[14] Aksu C, Gürkan Y. Sacral erector spinae plane block with longitudinal midline approach: could it be the new era for pediatric postoperative analgesia? J Clin Anesth, 2020, 59: 38-39.

[15] Hernandez MA, Palazzi L, Lapalma J, et al. Erector spinae plane block for surgery of the posterior thoracic wall in a pediatric patient. Reg Anesth Pain Med, 2018, 43: 217-219.

[16] De Cassai A, Tonetti T. Local anesthetic spread during erector spinae plane block. J Clin Anesth, 2018; 48: 60-61.

[17] Pan S, Lee CK, Caruso TJ, et al. Systemic lidocaine absorption from continuous erector spinae plane catheters after paediatric posterior spine fusion surgery. Reg Anesth Pain Med, 2022, 47: 251-252.

[18] Ueshima H. Pneumothorax after the erector spinae plane block. J Clin Anesth, 2018, 48: 12.

# 第36章 超声引导胸壁筋膜阻滞

李雪

随着超声引导区域阻滞的推广，各种胸壁筋膜阻滞技术不断创新和发展。现有胸壁筋膜阻滞主要包括胸神经阻滞、前锯肌平面阻滞和胸大肌 - 肋间肌筋膜阻滞。胸神经（pectoral nerves，PECS）阻滞和前锯肌平面阻滞最早由 Blanco 分别在 2011 年和 2013 年提出 [1]。PECS 阻滞根据注药平面分为 PECS Ⅰ阻滞和 PECS Ⅱ阻滞，前锯肌平面阻滞将局部麻醉药（局麻药）注射至前锯肌浅面或深面。视药量大小，PECS 阻滞和前锯肌平面阻滞可阻滞于肌肉表面走行的胸长神经、胸内侧神经、胸外侧神经、胸背神经和 T2 ~ T9 肋间神经外侧皮支，实现上述神经支配区域的感觉和运动阻滞。临床上 PECS 阻滞和前锯肌平面阻滞主要适用于腋窝、胸肌和侧胸壁手术的围手术期镇痛以及肋骨骨折的急性疼痛治疗。胸大肌 - 肋间肌筋膜阻滞于 2015 年首次报道，在前胸壁胸大肌与肋间肌之间注药，适用于前胸壁手术。

## 第一节 临床解剖

胸大肌位于前上胸壁浅层，起自锁骨内侧半、胸骨和第 2 ~ 7 肋软骨和腹直肌鞘前壁，止于肱骨大结节嵴。胸小肌位于胸大肌深面，起自第 3 ~ 5 肋，止于肩胛骨喙突。前锯肌位于侧胸壁，外形宽大扁平，以数个肌齿起自第 1 ~ 9 肋外侧面，贴于肋骨表面，上部位于胸小肌深方，经肩胛骨前面，止于同侧肩胛骨内侧缘和下角，参与构成腋窝内侧壁。在前上胸壁，前锯肌部分被胸大肌和胸小肌覆盖；在后外侧胸壁，前锯肌部分被背阔肌覆盖；前锯肌深面为肋间肌。前锯肌表面走行的神经包括胸长神经、胸外侧神经、胸背神经以及 T2 ~ T9 肋间神经外侧皮支（图 36-1）。

胸长神经（C5 ~ C7）起自臂丛脊神经根。神经行于臂丛后方，穿锁骨内侧部深方，向外下走行于前锯肌表面并支配该肌。胸外侧神经（C8 ~ T1）起自臂丛下干或内侧束，越过腋动脉前方，向外下走行于胸小肌深面、前锯肌浅面，常与胸外侧动脉伴行，支配胸小肌；也发分支穿胸小肌至胸大肌，支配外侧胸大肌。胸内侧神经（C5 ~ C7）起自臂丛

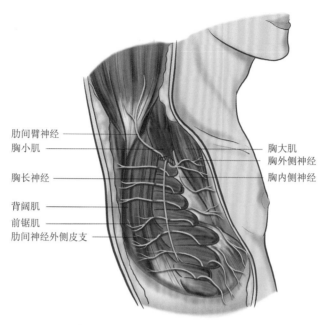

图 36-1 前锯肌表面走行的神经

外侧束，穿胸锁筋膜走行于胸大肌深面、胸小肌内侧缘，位于胸肩峰动脉胸肌支外侧，支配胸大肌内侧 1/3。胸背神经起自臂丛后束，伴肩胛下动脉和胸背动脉沿腋窝后壁下行，走行于背阔肌深面、前锯肌浅面，支配背阔肌。肋间臂神经主要为 T2 肋间神经外侧皮支，也有 T1 和 T3 肋间神经外侧皮支参与，于胸长神经前方穿出肋间肌和前锯肌，向外侧横过腋窝，进入上臂内侧，主要支配腋窝和上臂内侧皮肤；T3 ~ T9 肋间神经外侧皮支在肋角处由肋间神经发出，与肋间神经伴行至腋中线，随后穿过肋间肌和前锯肌，至后者表面发出前、后支，前支支配胸大肌和腹外斜肌表面皮肤，后支支配肩胛区和背阔肌表面皮肤（图 36-2）。

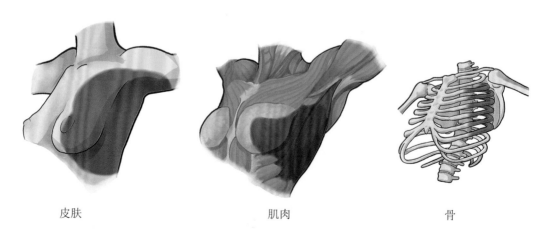

皮肤　　　　　　　　　　　肌肉　　　　　　　　　　　骨

图 36-2 前锯肌平面阻滞覆盖区域

# 第二节 超声引导 PECS 阻滞和前锯肌平面阻滞

PECS Ⅰ阻滞是将局麻药注射于胸小肌浅面、胸大肌与胸小肌之间，阻滞胸内侧神经和胸外侧神经的胸大肌支，适用于胸大肌手术；PECS Ⅱ阻滞是将局麻药注射于胸小肌深面、胸小肌与前锯肌之间，阻滞胸长神经、胸外侧神经、肋间臂神经和 T3～T6 肋间神经外侧皮支，适用于腋窝、胸肌以及侧胸壁上部手术。临床上常将二者联合。前锯肌平面阻滞是将局麻药注射于前锯肌浅面或深面，阻滞走行于前锯肌表面的胸长神经、胸外侧神经、胸背神经以及 T2～T9 肋间神经外侧皮支，适用于侧胸壁手术。

## 一、体位

PECS Ⅰ和Ⅱ阻滞：平卧。

前锯肌平面阻滞：于前胸壁和侧胸壁阻滞时侧卧或平卧，抬起患侧上肢以充分暴露侧胸壁（图 36-3）。于背部阻滞时可坐位、侧卧或俯卧。

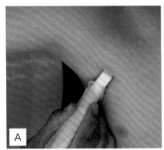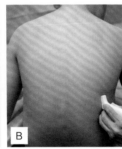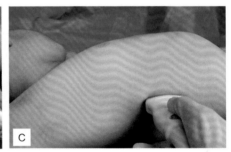

图 36-3 前锯肌平面阻滞体位
A. 平卧，探头位于前上胸壁；B. 坐位，探头位于腋后线；C. 平卧，探头位于腋中线

## 二、探头及穿刺针选择

成人线阵探头或小儿曲棍球棒线阵探头。50 mm、22～25 G 穿刺针。

## 三、超声图像

首先将探头置于前上胸壁、锁骨中、外 1/3 下方，呈矢状位或斜矢状位（内侧在上），探头一侧紧邻锁骨下缘。超声图像上，可见清晰的胸大肌、深方的胸小肌、头侧的第 2 肋和足侧的第 3 肋声影（图 36-4）。胸大肌与胸小肌之间可见搏动的胸肩峰动脉胸肌支横断面。此时可将探头向下外方向滑动至腋中线，超声图像上逐一出现第 4 肋和第 5 肋声影以及其表面的前锯肌，背阔肌可能仅显示为一层腱膜或一菲薄肌层。将探头继续向后滑动至腋后线，可见增粗、增厚的背阔肌以及其深面的前锯肌，有时可见背阔肌与前锯肌之间的胸背动脉。

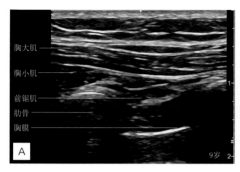

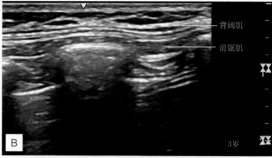

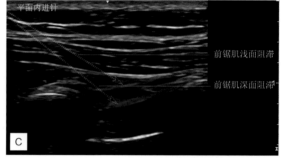

图 36-4　前锯肌平面阻滞超声图像、注药
位点和局麻药扩散
A.乳房外上象限，斜矢状面；B.腋中线，矢状面；
C.注药位点和局麻药扩散

理论上，只要存在前锯肌，就可以进行前锯肌平面阻滞。但因注药部位、药物剂量和
容量不同，会导致阻滞的肋间神经外侧皮支数量各异，也即阻滞范围存在差异。通常在腋
中线 T4 或 T5 肋间隙行单点前锯肌平面阻滞，可获得稳定的 T2 ~ T7 肋间神经外侧皮支阻
滞。因此，行前锯肌平面阻滞的前提是超声定位第 4 肋或第 5 肋以及识别其表面的前锯肌。

### 四、操作步骤

PECS Ⅰ阻滞：探头矢状位或斜矢状位置于锁骨中、外 1/3 下方第 2 肋或第 3 肋表面。
采用平面内进针技术。目标注药位置为胸小肌浅面、胸大肌与胸小肌之间。注意识别胸肩
峰动脉胸肌支，勿损伤血管。超声下可见药液呈条带样水平扩散。

PECS Ⅱ阻滞：探头矢状位或斜矢状位置于锁骨中、外 1/3 下方第 3 肋或第 4 肋表面。
采用平面内进针技术。目标注药位置为胸小肌深面、胸小肌与肋骨之间或胸小肌与前锯肌
之间。超声下可见药液呈条带样水平扩散。

前锯肌平面阻滞：侧胸壁手术时，探头矢状位置于腋中线 T4 或 T5 肋间隙表面，识别
前锯肌。注药至前锯肌浅面时理论上可阻滞 T2 ~ T9 肋间神经外侧皮支、胸长神经、胸背
神经和胸外侧神经（药量充足时），注药至前锯肌深面时仅可阻滞 T2 ~ T9 肋间神经外侧
皮支。采用平面内进针技术。从探头足侧进针，注药位置为前锯肌浅面或深面（图 36-4）。
回吸无血、无气后注药。超声图像上药液呈条带样水平扩散。侧胸壁上部和腋窝手术时，
也可将探头斜矢状位置于前上胸壁（探头位置同 PECS Ⅱ）行前锯肌平面阻滞，阻滞范围
与 PECS Ⅱ阻滞相近；侧胸壁下部和上腹壁手术时，也可于腋后线实施阻滞（图 36-3）。

# 第三节　临床应用和循证医学

## 一、阻滞机制

PECS Ⅰ 阻滞累及胸内侧神经和胸外侧神经的胸大肌支。PECS Ⅱ 阻滞累及胸长神经、胸外侧神经、肋间臂神经和 T3 ~ T6 肋间神经外侧皮支。前锯肌平面阻滞将局麻药注射于前锯肌浅面时，视药量大小，可阻滞走行于前锯肌表面的胸长神经、胸外侧神经、胸背神经以及 T2 ~ T9 肋间神经外侧皮支；将局麻药注射于前锯肌深面时，药液仅能阻滞 T2 ~ T9 肋间神经外侧皮支。

自前锯肌平面阻滞问世以来，一直有研究探讨药物究竟注射在前锯肌浅面还是深面更有优势。既往研究证实，相同局麻药容量下，前锯肌浅面和深面阻滞能够实现的肋间神经外侧皮支阻滞范围并无差异 [2-3]。从解剖学角度来看，仅 T2 ~ T9 肋间神经外侧皮支从前锯肌深面穿入、浅面穿出，前锯肌深面阻滞仅能阻滞该部分神经支配的区域，而不能阻滞胸长、胸背和胸外侧神经，故理论上阻滞效果不如前锯肌浅面阻滞完善。临床应用中，应注意判断镇痛所需阻滞的范围，如仅需阻滞 T2 ~ T9 肋间神经外侧皮支，则在前锯肌浅面或深面注药均可。

## 二、循证医学

目前 PECS 阻滞和前锯肌平面阻滞在成人手术的临床研究较多，多项临床试验和病例报告已将 PECS 阻滞和前锯肌平面阻滞成功应用于乳腺、肋骨骨折、胸外科、微创心脏外科等手术的围手术期镇痛，但在儿童群体应用相对较少。

（一）成人手术

1. 乳腺手术　乳腺区域的皮肤由锁骨上神经、T2 ~ T7 肋间神经外侧皮支和前皮支支配，乳腺腺体由 T2 ~ T7 肋间神经外侧皮支支配，其深部的胸壁组织由胸内、外侧神经支配。PECS 阻滞和前锯肌平面阻滞可提供较稳定的胸内、外侧神经和 T2 ~ T7 肋间神经外侧皮支阻滞，故在乳腺手术的围手术期镇痛中发挥重要作用。近期一项纳入 13 项乳腺手术研究的系统性综述显示，与未行阻滞相比，PECS 阻滞和前锯肌平面阻滞能够显著降低患者术后 24 h 内疼痛评分和阿片类药用量 [4]。

2. 肋骨骨折　PECS Ⅱ 阻滞和前锯肌平面阻滞适用于侧胸壁肋骨骨折镇痛，二者能够减轻肋骨骨折引起的急性疼痛 [5-6]。但应明确一点，PECS 阻滞和前锯肌平面阻滞本身并不能阻滞肋间肌、肋骨和胸膜，故对于侧胸壁肋骨骨折后疼痛仅能部分缓解，且对于骨折线靠后的肋骨骨折，其镇痛作用也十分有限。但 PECS 和前锯肌平面阻滞的优势在于，较之胸椎旁阻滞和肋间神经阻滞，二者可以在平卧位实施，凝血功能异常时也可安全实施且操作风险低。有研究指出，由于肋骨骨折后疼痛持续时间较长（通常为 3 ~ 5 天），因此连续 PECS Ⅱ 阻滞或前锯肌平面阻滞才能使患者实现最大获益 [7]。

3. 胸科手术　目前有关前锯肌平面阻滞在胸科手术、尤其胸腔镜辅助肺手术的研究较多。近期多项系统性综述均证实，对比仅全身麻醉（全麻），复合前锯肌平面阻滞能够显著降低胸科手术患者术后 24 h 内疼痛评分和阿片类药用量[8-9]。但前锯肌平面阻滞与胸椎旁阻滞、肋间神经阻滞、竖脊肌阻滞的镇痛效果优劣尚需进一步研究。

（二）小儿手术

近年来，前锯肌平面阻滞在小儿心胸手术的应用逐渐增多[10-15]。Chen 等[12] 在 58 例取肋软骨行耳部重建的 5～12 岁患儿对比前锯肌平面阻滞（0.25% 罗哌卡因 3 mg/kg）和切口局部浸润的镇痛效果，前锯肌平面阻滞患儿术后疼痛评分更低，舒芬太尼用量更少。Yu 等[13] 的回顾性研究显示，2～10 岁经胸房间隔缺损封堵术患儿接受前锯肌平面阻滞，患儿术后 24 h 内疼痛评分降低，阿片类药用量减少。Kaushal 等[14] 在侧开胸心脏手术患儿分别实施前锯肌平面阻滞、Pecs II 阻滞和肋间神经阻滞，3 种阻滞方式的镇痛效果相近，但前锯肌平面阻滞和 Pecs II 阻滞镇痛时间长于肋间神经阻滞，操作难度更低。Vazquez-Colon 等[15] 报告了 1 例因肺部囊性纤维化、气胸致呼吸衰竭的 11 岁患儿（体重 30 kg）行胸腔镜肺部手术，予以氯胺酮和右美托咪定全麻复合前锯肌平面阻滞，局麻药为 0.2% 罗哌卡因 20 ml 和右美托咪定 40 μg，术中保留自主呼吸，手术顺利。前锯肌平面阻滞可以为小儿胸壁手术提供满意镇痛[16-19]。以前锯肌平面阻滞为核心的多模式镇痛策略可用于巨大胸壁肿物切除术患儿的术后镇痛[16]。前锯肌平面阻滞联合胸横肌阻滞可为 9～18 岁心脏除颤设备植入术患儿提供良好的术中镇痛[17]。Yang 等[18] 的回顾性研究显示 PECS 阻滞可以降低心脏除颤或起搏设备植入术患儿的术后疼痛评分和阿片类药用量。Munshey 等[19] 将 PECS I 阻滞成功用于 5 例平均年龄 11.4 岁的输液港置入和移除患儿。

三、药物用量

筋膜平面阻滞区别于外周神经阻滞的一大特点是需要足够的药液容量才能达到理想的阻滞效果。既往成人研究显示，局麻药容量越大，所获得的阻滞平面越广，30 ml 以上药液通常能够获得 6 个节段以上的皮节阻滞，而 20 ml 药液约阻滞 4～6 个节段[20]。尸体解剖研究中，40 ml 药液的扩散范围几乎是 20 ml 药液的 2 倍[2]。既往前锯肌平面阻滞成人研究通常采用 0.375%～0.5% 罗哌卡因或 0.25% 布比卡因，单侧容量 0.4 ml/kg 或 20～30 ml[4]。因 PECS 阻滞和前锯肌平面阻滞很少单独用于麻醉，因此其确切的起效时间尚不清楚。既往研究报道其镇痛时间为 7～12 h；局麻药浓度越高，镇痛时间越长[21]。小儿 PECS 阻滞和前锯肌平面阻滞目前尚无统一的用药方案，既往文献中小儿 PECS 阻滞和前锯肌平面阻滞使用了 0.2%～0.25% 布比卡因或罗哌卡因，剂量 0.4～1 ml/kg。小儿外周区域阻滞时推荐的罗哌卡因最大单次剂量为 3 mg/kg。

## 四、并发症

因儿童肋间肌较薄弱，可能刺破胸膜导致气胸。损伤胸肩峰动脉胸肌支可能导致血肿；胸背动脉走行于前锯肌与背阔肌之间，因此于腋后线行前锯肌平面阻滞时有损伤该动脉的风险。

# 第四节　超声引导胸大肌 - 肋间肌筋膜阻滞

胸大肌 - 肋间肌筋膜（pecto-intercostal fascial，PIF）阻滞经由胸横肌平面阻滞改良而来，是将局麻药注射至胸骨旁的胸大肌与肋间肌之间，阻滞肋间神经前皮支，适用于前内侧胸壁手术如正中开胸、乳腺内侧、心脏除颤设备植入手术和胸骨、前胸肋骨骨折的镇痛。

（一）临床解剖

在胸骨旁，T2 ~ T6 肋间神经前皮支向浅方穿过肋间肌和胸大肌，支配胸壁前内侧皮肤。胸骨体由双侧肋间神经前皮支支配。

（二）实施

1. 体位　平卧。

2. 探头及穿刺针选择　成人线阵探头或小儿曲棍球棒线阵探头。50 mm、22 ~ 25 G 穿刺针。

3. 超声图像　探头横置于胸骨旁 T2 肋间隙，超声图像上，胸骨位于一侧；胸大肌位于浅层，肋骨上方；肋间外肌和肋间内肌位于肋骨之间；胸横肌位于肋骨下表面，呈细条样低回声；胸廓内动脉走行于肋间内肌与胸横肌之间；胸膜位于肋骨和胸横肌下方，呈高亮线，伴肺滑动征（图 36-5）。探头旋转 90° 可扫描矢状面。

4. 操作步骤

探头矢状位分别置于胸骨外侧 2 cm T2 和 T4 肋间隙，发现胸大肌和肋间肌，有时可见胸廓内动脉长轴。采用平面内进针技术。分别于 T2 和 T4 肋间隙穿刺注药，目标位置为胸大肌与肋间外肌之间的筋膜平面或胸大肌与肋骨之间（图 36-5）。探头也可分别横置于 T2 和 T4 肋间隙，于胸骨旁 2 cm 胸大肌与肋间外肌之间注药。

（三）临床应用和循证医学

1. 阻滞机制　阻滞穿经肋间肌和胸大肌、浅出至皮下的 T2 ~ T6 肋间神经前皮支，进而阻滞前内侧（锁骨中线 - 胸骨正中）胸壁皮肤感觉。这些前皮支也提供乳内动脉区域的感觉支配，因此可以用于缓解心脏手术获取胸廓内动脉所致术后疼痛。

2. 循证医学　Zhang 等[22] 在 11 例 2 ~ 6 岁心脏手术患儿评价了双侧 PIF 阻滞的镇痛效果，与未行阻滞相比，PIF 阻滞患儿术后疼痛评分更低，围手术期阿片类药用量更少，拔管时间和监护室停留时间更短。

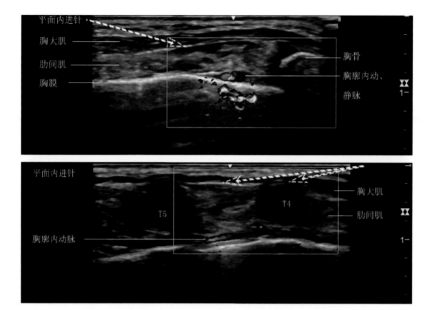

图 36-5　胸大肌 – 肋间肌筋膜阻滞超声图像和注药位点

A. 第 2 肋间隙，横断面；B. 第 4 肋间隙，矢状面

3. 药物用量　Zhang 等 [22] 的心脏手术患儿研究中 PIF 阻滞予以单侧 0.2% 罗哌卡因 1.5 mg/kg（0.75 ml/kg）。

4. 并发症　气胸和胸廓内动脉损伤。

<hr>

**小结**

各种超声引导胸壁筋膜阻滞操作难度和风险均较低，适用于前、侧胸壁和腋窝区域手术的围手术期镇痛。

**参考文献**

[1] Blanco R, Parras T, McDonnell JG, et al. Serratus plane block: a novel ultrasound-guided thoracic wall nerve block. Anaesthesia, 2013, 68: 1107-1113.

[2] Biswas A, Castanov V, Li Z, et al. Serratus plane block: a cadaveric study to evaluate optimal injectate spread. Reg Anesth Pain Med, 2018, 43: 854-858.

[3] Mayes J, Davison E, Panahi P, et al. An anatomical evaluation of the serratus anterior plane block. Anaesthesia, 2016, 71: 1064-1069.

[4] Chong M, Berbenetz N, Kumar K, et al. The serratus plane block for postoperative analgesia in breast and thoracic surgery: a systematic review and meta-analysis. Reg Anesth Pain Med, 2019, 44: 1066-1074.

[5] Luftig J, Mantuani D, Herring AA, et al. Successful emergency pain control for posterior rib fractures with ultrasound-guided erector spinae plane block. Am J Emerg Med, 2018, 36: 1391-1396.

[6]　Tekşen Ş, Öksüz G, Öksüz H, et al. Analgesic efficacy of the serratus anterior plane block in rib fractures pain: A randomized controlled trial. Am J Emerg Med, 2021, 41: 16-20.

[7]　Davis K, Connor X. Single injection serratus anterior plane blocks for traumatic rib fractures. A good start but a missed opportunity. Am J Emerg Med, 2021, 50.

[8]　De Cassai A, Boscolo A, Zarantonello F, et al. Serratus anterior plane block for video-assisted thoracoscopic surgery: a meta-analysis of randomised controlled trials. Eur J Anaesthesiol, 2021, 38: 106-114.

[9]　Zhang X, Zhang C, Zhou X, et al. Analgesic effectiveness of perioperative ultrasound-guided serratus anterior plane block combined with general anesthesia in patients undergoing video-assisted thoracoscopic surgery: a systematic review and meta-analysis. Pain Med, 2020, 21: 2412-2422.

[10]　Tore Altun G, Arslantas MK, Corman Dincer P, et al. Ultrasound-guided serratus anterior plane block for pain management following minimally invasive repair of pectus excavatum. J Cardiothorac Vasc Anesth, 2019, 33:2487-2491.

[11]　Kupeli I, Adilović AŠ. The "feasibility" and "safety" of ultrasound guided bilateral two level serratus anterior plane block in children with median sternotomy pain: a case series. J Cardiothorac Vasc Anesth, 2021, 35: 270-273.

[12]　Chen C, Xiang G, Chen K, et al. Ultrasound-guided bilateral serratus anterior plane block for postoperative analgesia in ear reconstruction after costal cartilage harvest: a randomized controlled trial. Aesthetic Plast Surg, 2022.

[13]　Yu LS, Lei YQ, Liu JF, et al. Remifentanil-based fast-track cardiac anesthesia combined with the postoperative serratus anterior plane block for transthoracic device closure of atrial septal defect in pediatric patients. J Card Surg, 2021, 36: 2263-2268.

[14]　Kaushal B, Chauhan S, Saini K, et al. Comparison of the efficacy of ultrasound-guided serratus anterior plane block, pectoral nerves II block, and intercostal nerve block for the management of postoperative thoracotomy pain after pediatric cardiac surgery. J Cardiothorac Vasc Anesth, 2019, 33: 418-425.

[15]　Vazquez-Colon CN, Oke A, Rivera-Cintron A, et al. Serratus anterior plane block as a primary anesthetic technique for video-assisted thoracic surgery in a child. Cureus, 2021, 13: e15283.

[16]　Kurtz W, Scholz S, Visoiu M. Ultrasound-guided serratus anterior plane block for effective pain control after resection of large chest wall vascular malformation in a child with Phosphatase and Tensin (PTEN) hamartoma tumor syndrome. Paediatr anaesth, 2018, 28: 931-933.

[17]　Zhang Y, Gong H, Zhan B, et al. Efficacy of truncal plane blocks in pediatric patients undergoing subcutaneous implantable cardioverter-defibrillator placement. J Cardiothorac Vasc Anesth, 2021, 35: 2088-2093.

[18]　Yang JK, Char DS, Motonaga KS, et al. Pectoral nerve blocks decrease postoperative pain and opioid use after pacemaker or implantable cardioverter-defibrillator placement in children. Heart Rhythm, 2020, 17: 1346-1353.

[19]　Munshey F, Ramamurthi RJ, Tsui B. Early experience with PECS 1 block for Port-a-Cath insertion or removal in children at a single institution. J Clin Anesth, 2018, 49: 63-64.

[20]　Kunigo T, Murouchi T, Yamamoto S, et al. Injection volume and anesthetic effect in

serratus plane block. Reg Anesth Pain Med, 2017, 42: 737-740.

[21] Huang L, Zheng L, Wu B, et al. Effects of ropivacaine concentration on analgesia after ultrasound-guided serratus anterior plane block: arandomized double-blind trial. J Pain Res, 2020, 13: 57-64.

[22] Zhang Y, Min J, Chen S. Perioperative pain management with bilateral pecto-intercostal fascial block in pediatric patients undergoing open cardiac surgery. Front Cardiovasc Med, 2022, 9: 825945.

# 第 37 章

# 超声引导腹横肌平面阻滞

耿志宇

腹横肌平面（transversus abdominis plane，TAP）阻滞是将局部麻醉药（局麻药）注入侧腹壁腹内斜肌与腹横肌之间的筋膜平面，阻滞支配腹壁的 T7~L1 脊神经终支，实现腹壁镇痛，可用于小儿阑尾切除术、疝修补术和其他腹壁手术（图 37-1）。

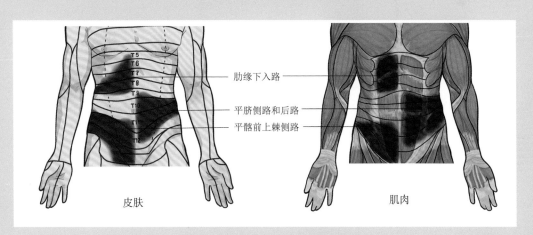

肋缘下入路

平脐侧路和后路

平髂前上棘侧路

皮肤　　　　　　　　　　　　　肌肉

图 37-1　腹横肌平面阻滞覆盖区域

## 第一节　临床解剖

腹壁感觉支配源自胸腰段脊神经（T7~L1）前支，T7~T11 脊神经前支向前延伸为肋间神经，T12 脊神经前支延伸为肋下神经，L1 脊神经前支延伸为髂腹股沟神经和髂腹下神经。源自 T7~T9 脊神经前支的肋间神经行至前胸，自肋缘下穿出，进入 TAP 并穿过腹直肌支配上腹部皮肤感觉；源自 T10 和 T11 脊神经前支的肋间神经自肋间隙前端走出进入 TAP，在 TAP 内走行较长，随后穿过腹直肌支配脐平面和脐下平面皮肤感觉；T12 脊神经前支（肋下神经）行经腰方肌深面，随后进入腹横肌和 TAP，支配脐与耻骨联合之间皮肤感觉。L1 脊神经前支也向外行经腰方肌深面，随后于腹横肌深面继续向外侧走行，继而于

285

髂嵴上方穿腹横肌进入 TAP，支配耻骨区、腹股沟区和臀外侧皮肤感觉，肋间神经还发出细支支配壁腹膜（图 37-2）。

侧腹壁由 3 层肌肉组成，从内向外依次为：腹横肌、腹内斜肌和腹外斜肌。TAP 位于腹内斜肌与腹横肌之间，腹横筋膜位于腹横肌深方。肋间神经、肋下神经和 L1 脊神经终支走行于 TAP，此即为 TAP 阻滞的目标位置。相较于腹内斜肌，腹壁神经紧附于腹横肌表面，与腹横肌关系更为密切。

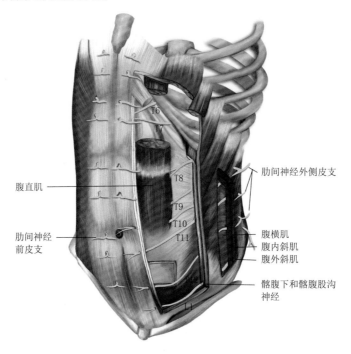

图 37-2　腹壁神经解剖

# 第二节　实　　施

## 一、体位
平卧或侧卧，侧卧时容易暴露腋后线，适用于后路 TAP 阻滞。

## 二、探头及穿刺针选择
成人线阵探头，体型较小者可使用小儿曲棍球棒线阵探头。35～50mm、22～25G 穿刺针。

## 三、超声图像
（一）肋缘下入路

将探头沿肋缘斜向置于锁骨中线。最浅层为皮下脂肪；其下为肌层，从浅至深依次为腹外斜肌、腹内斜肌和腹横肌，腹内斜肌最宽，腹横肌最薄；下方为腹横筋膜和腹膜、腹腔和肠管（图 37-3）。探头向内侧移动时可见中线两侧腹白线和腹直肌，腹横肌向内侧插入腹直肌后鞘深方。腹横筋膜和腹膜位于腹横肌深面，腹腔和肠管位于腹横筋膜和腹膜深方。TAP 位于腹横肌与腹直肌后鞘之间。腹壁较厚者应内外侧滑动探头识别肌层，避免将皮下层误认为肌层。

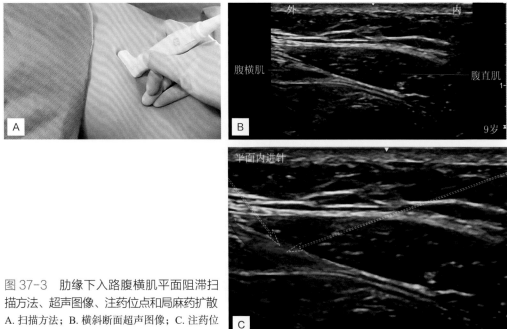

图 37-3　肋缘下入路腹横肌平面阻滞扫描方法、超声图像、注药位点和局麻药扩散 A. 扫描方法；B. 横斜断面超声图像；C. 注药位点和局麻药扩散

（二）侧路

探头横置于髂嵴与肋缘之间，位于腋中线或腋中线与锁骨中线之间，由浅入深依次为皮肤、皮下脂肪、腹外斜肌、腹内斜肌、腹横肌、腹腔（图 37-4）。腹内斜肌最宽，腹横肌最薄，TAP 位于腹内斜肌与腹横肌之间。腹壁较厚者应内外侧滑动探头识别肌层，避免将皮下层误认为肌层。

（三）后路

探头置于髂嵴与肋缘之间的腋中线，前后滑动探头寻找腹横肌于腹后壁的收尾处，TAP 位于腹内斜肌与腹横肌之间（图 37-5）。

四、操作步骤

常用平面内进针技术。当穿刺针穿透筋膜平面时可感觉到明显的落空感，注射少量生理盐水确认针尖位置，注药后可见低回声药液沿 TAP 横向扩散，如药液在腹内斜肌或腹横肌内扩散时需重新定位。解剖上腹壁神经紧附于腹横肌表面，与腹横肌关联较腹内斜肌更为紧密，因此药液在 TAP 扩散不理想时，应尽可能使药液在腹横肌内扩散，其阻滞效果优于药液在腹内斜肌扩散。

（一）肋缘下入路

从探头内侧或外侧进针均可，目标位置为腹直肌后鞘与腹横肌之间的筋膜平面（图 37-3）。阻滞范围理论上为 T7～T9 肋间神经终支支配皮节范围，适用于上腹部手术。

（二）侧路

侧路是最常用的 TAP 阻滞入路，从探头内侧或外侧进针均可，目标位置为腹内斜肌与腹横肌之间的筋膜平面（图 37-4）。阻滞范围理论上为 T10～T12 肋间神经终支支配皮节范围，适用于脐平面和下腹部手术。

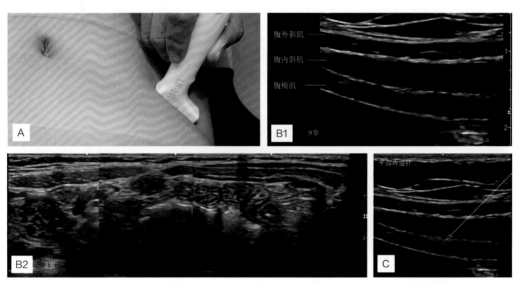

图 37-4　侧路腹横肌平面阻滞扫描方法、超声图像、注药位点和局麻药扩散
A. 扫描方法；B. 横断面超声图像：B1，9 岁；B2，3 岁；C. 注药位点和局麻药扩散

（三）后路

从探头腹侧进针，目标位置为腹内斜肌和变细的腹横肌之间的筋膜平面，尽量靠近腹横肌收尾处（图 37-5）。阻滞范围理论上为 T9～L1 脊神经前支终支支配皮节范围，适用于脐平面、下腹部和侧腹部手术。

# 第三节　临床应用和循证医学

## 一、阻滞机制

TAP 阻滞是一种筋膜平面阻滞，通过在腹壁神经走行区域予以大容量局麻药实施阻

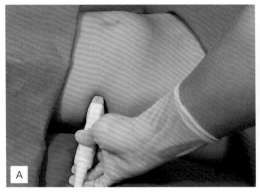

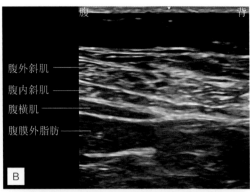

腹外斜肌
腹内斜肌
腹横肌
腹膜外脂肪

平面外进针

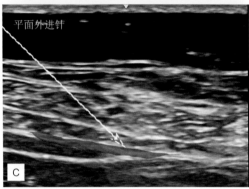

图 37-5　后路腹横肌平面阻滞扫描方法、超声
图像、注药位点和局麻药扩散
A. 扫描方法；B. 横断面超声图像；C. 注药位点和局麻
药扩散

滞。受不同注药位置和药液容量影响，临床上阻滞范围和镇痛效果个体差异较大。理论上
肋缘下入路 TAP 阻滞可阻滞 T7～T9 肋间神经终支，侧路可阻滞 T10～T12 肋间神经终支，
对 L1 脊神经前支终支可能仅部分阻滞。如需完善阻滞 L1 脊神经前支终支，应行髂腹下
和髂腹股沟神经阻滞或于髂前上棘内侧行 TAP 阻滞。后路理论阻滞范围为 T9～L1 支配区
域，可能与药液内向扩散至胸椎旁间隙有关。后路 TAP 阻滞也可阻滞走行于腹横肌与腹
内斜肌之间的肋间神经外侧皮支，后者支配侧腹壁皮肤感觉。TAP 阻滞仅能阻滞腹壁神
经产生腹壁和壁腹膜镇痛，对于缓解内脏痛仍需辅助其他镇痛手段。

### 二、循证医学

#### （一）TAP 阻滞与局部浸润

局部浸润是腹部手术的常用镇痛方式。Kendigelen 等[1] 在 80 例 6～8 岁疝修补术患儿
比较了 TAP 阻滞和局部浸润的镇痛效果，分别于术毕予以 0.25% 布比卡因 2 mg/kg，TAP
阻滞患儿术后 24 h 内疼痛评分降低，术后补救镇痛药用量减少，提示 TAP 阻滞的镇痛效
果明显优于局部浸润。Sahin 等[2] 也在 57 例 2～8 岁疝修补术患儿比较了这两种镇痛方法
的效果，TAP 阻滞患儿在全身麻醉（全麻）诱导后予以 0.25% 左布比卡因 0.5 ml/kg，局
部浸润患儿术毕予以 0.25% 左布比卡因 0.2 ml/kg；与局部浸润相比，TAP 阻滞患儿术后
镇痛时间和术后首次补救镇痛时间显著延长；TAP 阻滞患儿中 13 例（45%）术后 24 h 内

无需其他镇痛药，而局部浸润患儿中所有患儿都需要予以补救镇痛。

### （二）TAP 阻滞与腰方肌阻滞

目前在儿童群体比较 TAP 阻滞和腰方肌阻滞镇痛效果的研究较少。Öksüz 等 [3] 在 53 例 1～7 岁疝修补或睾丸固定术患儿比较了这两种阻滞的镇痛效果，局麻药为 0.2% 布比卡因 0.5 ml/kg，与 TAP 阻滞相比，腰方肌阻滞镇痛时间更长，镇痛效果更好，术后 24 h 镇痛药需求下降，术后疼痛评分更低。

### （三）TAP 阻滞与骶管阻滞

骶管阻滞是小儿下腹部手术的传统镇痛方法。Rautela 等 [4] 在 120 例 3～10 岁下腹部手术患儿比较了腹横肌平面阻滞、骶管阻滞和局部浸润的术后镇痛效果，腹横肌平面阻滞患儿术后疼痛评分最低，镇痛时间最长，骶管阻滞患儿术中芬太尼和异氟烷吸入量最少。Bryskin 等 [5] 在 45 例 1～9 岁双侧输尿管膀胱再植术患儿比较了骶管阻滞和 TAP 阻滞的术后镇痛效果，骶管阻滞患儿术后 6 h 内膀胱解痉药用量下降，术后恢复室疼痛评分较低，提示其缓解内脏疼痛效果优于 TAP 阻滞，但 TAP 阻滞患儿术后 6～24 h 的镇痛效果优于骶管阻滞患儿，表现为术后 24 h 内累积吗啡用量较少。

### （四）TAP 阻滞在多模式镇痛中的应用

Carney[6] 等在 40 例 4～16 岁阑尾切除术患儿评价了切皮前 TAP 阻滞对术后 48 h 镇痛效果的影响，TAP 阻滞予以 0.75% 罗哌卡因 0.3 ml/kg，TAP 阻滞患儿和单纯全麻患儿均实施标准镇痛方案：切皮前静脉吗啡 0.15 mg/kg、直肠双氯芬酸 1 mg/kg 和对乙酰氨基酚 20 mg/kg、术后每 6 h 口服一次对乙酰氨基酚 20 mg/kg、每 12 h 一次直肠双氯芬酸 1 mg/kg 以及按需给予静脉吗啡；TAP 阻滞患儿术后 48 h 内吗啡用量减少，术后疼痛评分降低。作者认为，作为多模式镇痛的一部分，TAP 阻滞可以提供有效的术后镇痛。而另一项研究认为，TAP 阻滞在小儿腹腔镜阑尾切除术后的多模式镇痛中并无显著获益 [7]，阴性结果的原因可能与腹腔镜手术创伤较轻且切口部位予以罗哌卡因局部浸润有关。

### （五）佐剂

Raof 等 [8] 在 60 例 1～4 岁单侧疝修补或鞘膜翻转术患儿观察了 TAP 阻滞时局麻药复合右美托咪定的镇痛效果，右美托咪定剂量为 2 μg/kg，复合右美托咪定显著降低了 TAP 阻滞时布比卡因的最低有效镇痛浓度，术后吗啡用量也明显减少。Mostafa 等 [9] 在 90 例 1～4 岁腹腔镜睾丸固定术患儿观察了 TAP 阻滞时局麻药复合右美托咪定或可乐定的镇痛效果，右美托咪定和可乐定剂量均为 0.5 μg/kg，右美托咪定显著延长首次补救镇痛时间，降低术后疼痛评分，减少术后补救镇痛药用量，镇静副作用也较少。

### （六）病例报告

Fredrickson 等 [10] 报告了单侧或双侧 TAP 阻滞用于 4 例体重 2.6～4.3 kg 新生儿行腹部手术，单侧注射 0.25% 罗哌卡因 0.4 ml/kg，除 1 例需要术后机械通气的患儿外，其余患儿术后均无需阿片类药。

### 三、药物用量

TAP 阻滞和腰方肌阻滞一样，均属于筋膜平面阻滞，由于距离靶向神经较远，因此相对于外周神经阻滞，需要较大容量的局麻药以利于药液在筋膜平面扩散，阻滞相应神经。

小儿 TAP 阻滞常用 0.2%~0.25% 布比卡因或罗哌卡因，单侧容量 0.3~0.5 ml/kg（最大 20 ml），作用时间 5~10 h，6 个月以下者剂量减半。单次 TAP 阻滞时，局麻药血药浓度在 20~30 min 达峰，局麻药吸收速率慢于胸椎旁阻滞、肋间神经阻滞和肌间沟臂丛阻滞，与腋路臂丛阻滞相似[11]。应注意的是，有时药物吸收较快的原因是将局麻药注射于肌肉内，而非筋膜平面。

Sola 等[12] 的小儿 TAP 阻滞研究中，2 组患儿分别予以 0.2% 左布比卡因 0.2 ml/kg 和 0.4% 左布比卡因 0.1 ml/kg，2 组术后需要补救镇痛的患儿比例无显著差异（35% vs. 23%），这一结果提示药物浓度和容量对 TAP 阻滞镇痛效果的影响较小，局麻药剂量是镇痛效果的主要决定因素。Pinto 等[13] 在 6~16 岁开腹阑尾切除术患儿评价不同浓度罗哌卡因对 TAP 阻滞镇痛效果的影响，罗哌卡因浓度分别为 0.25% 和 0.5%，容量 0.4 ml/kg，2 种浓度的罗哌卡因镇痛效果并无显著差异，因此 TAP 阻滞用于小儿开腹阑尾切除术时，0.25% 罗哌卡因即可满足镇痛要求。

### 四、并发症

总体上，超声引导 TAP 阻滞并发症少见。Long 等[14] 报告了 1994 例小儿 TAP 阻滞的并发症情况，1 例穿刺时回吸有血，可疑血管损伤，1 例意外刺破腹膜，2 例患儿均无须干预，也未导致严重后遗症。

---

**小结**

- 腹壁较厚的儿童行 TAP 阻滞时，应内外侧滑动探头识别肌层，避免将皮下层误认为肌层。
- TAP 阻滞仅能阻滞腹壁神经产生腹壁和壁腹膜镇痛，对于缓解内脏痛仍需辅助其他镇痛手段。

---

**参考文献**

[1] Kendigelen P, Tutuncu AC, Erbabacan E, et al. Ultrasound-assisted transversus abdominis plane block vs wound infiltration in pediatric patient with inguinal hernia: randomized controlled trial. J Clin Anesth, 2016, 30: 9-14.

[2] Sahin L, Sahin M, Gul R, et al. Ultrasound-guided transversus abdominis plane block in children: a randomised comparison with wound infiltration. Eur J Anaesthesiol, 2013, 30: 409-414.

[3] Öksüz G, Bilal B, Gürkan Y, et al. Quadratus lumborum block versus transversus abdominis

plane block in children undergoing low abdominal surgery: a randomized controlled trial. Reg Anesth Pain Med, 2017, 42: 674-679.

[4] Rautela MS, Sahni A, Dalal N. Is ultrasound-guided transversus abdominis plane block superior to a caudal epidural or wound infiltration for intraoperative and postoperative analgesia in children undergoing unilateral infraumbilical surgery? a double-blind randomized trial. J Indian Assoc Pediatr Surg, 2022, 27: 323-328.

[5] Bryskin RB, Londergan B, Wheatley R, et al. Transversus abdominis plane block versus caudal epidural for lower abdominal surgery in children: a double-blinded randomized controlled trial. Anesth Analg, 2015, 121: 471-478.

[6] Carney J, Finnerty O, Rauf J, et al. Ipsilateral transversus abdominis plane block provides effective analgesia after appendectomy in children: a randomized controlled trial. Anesth Analg, 2010, 111: 998-1003.

[7] Sandeman DJ, Bennett M, Dilley AV, et al. Ultrasound-guided transversus abdominis plane blocks for laparoscopic appendicectomy in children: a prospective randomized trial. Br J Anaesth, 2011, 106: 882-886.

[8] Raof RA, El Metainy SA, Alia DA, et al. Dexmedetomidine decreases the required amount of bupivacaine for ultrasound-guided transversus abdominis plane block in pediatric patients: a randomized study. J Clin Anesth, 2017, 37: 55-60.

[9] Mostafa MF, Hamed E, Amin AH, et al. Dexmedetomidine versus clonidine adjuvants to levobupivacaine for ultrasound-guided transversus abdominis plane block in paediatric laparoscopic orchiopexy: Randomized, double-blind study. Eur J Pain, 2021, 25: 497-507.

[10] Fredrickson MJ, Seal P. Ultrasound-guided transversus abdominis plane block for neonatal abdominal surgery. Anaesth Intensive Care, 2009, 37: 469-472.

[11] Vincent M, Mathieu O, Nolain P, et al. Population pharmacokinetics of levobupivacaine during transversus abdominis plane block in children. Ther Drug Monit, 2020, 42: 497-502.

[12] Sola C, Menacé C, Bringuier S, et al. Transversus abdominal plane block in children: efficacy and safety: a randomized clinical study and pharmacokinetic profile. Anesth Analg, 2019, 128: 1234-1241.

[13] Pinto Filho WA, Fernandes CR, Vale ML, et al. Evaluation of transversus abdominis plane block in open appendectomy in paediatrics: Comparison of ropivacaine in two different concentrations. Eur J Anaesthesiol, 2018, 35: 547-548.

[14] Long JB, Birmingham PK, De Oliveira GS Jr, et al. Transversus abdominis plane block in children: a multicenter safety analysis of 1994 cases from the PRAN (Pediatric Regional Anesthesia Network) database. Anesth Analg, 2014, 119: 395-399.

# 第38章

# 超声引导髂腹下和髂腹股沟神经阻滞

孔 昊

髂腹下和髂腹股沟神经阻滞是将局部麻醉药（局麻药）注射至髂腹下神经和髂腹股沟神经周围，以实现下腹部和腹股沟区感觉和运动阻滞。超声引导髂腹下和髂腹股沟神经阻滞安全有效，简单易行，适用于小儿下腹部手术如腹股沟疝修补术、鞘膜翻转术和睾丸固定术的围手术期镇痛。

## 第一节　临床解剖

髂腹下神经源自 T12 和 L1 脊神经前支，神经自腰大肌外侧缘穿出后，经肾后方和腰方肌前方行向外下，于腹横肌深面走行一段距离后穿腹横肌，在背部髂嵴上方进入腹横肌与腹内斜肌之间，随后继续行向前下，穿过腹内斜肌浅出至腹内斜肌与腹外斜肌之间，最后于腹股沟管浅环上方穿腹外斜肌腱膜至皮下（图 38-1）。肌支支配沿途腹壁肌群，皮支

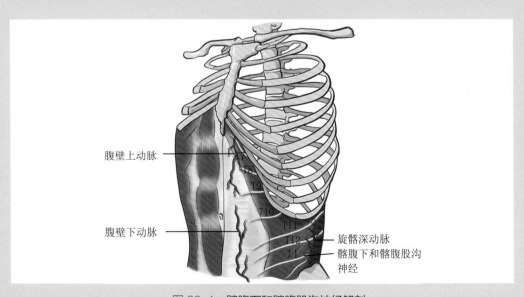

图 38-1　髂腹下和髂腹股沟神经解剖

293

支配臀外侧部、腹股沟区和耻骨联合表面皮肤。

　　髂腹股沟神经源自 L1 脊神经前支，神经在髂腹下神经足侧出腰大肌外侧缘，行经腰方肌前方、髂肌上部前方，于髂前上棘处与髂腹下神经伴行进入腹横肌与腹内斜肌之间，随后继续行向前下，穿腹内斜肌进入腹股沟管，与子宫圆韧带或精索伴行从腹股沟管浅环穿出。肌支支配沿途腹壁肌群，皮支分布于腹股沟区、阴茎根部、阴囊 / 大阴唇和大腿上部内侧皮肤（图 38-1）。旋髂深动脉是髂外动脉的分支，在腹横肌与腹内斜肌之间向上外穿行，与髂腹下和髂腹股沟神经伴行，可作为定位髂腹下和髂腹股沟神经的标志。需要注意的是，约 12% 的人群髂腹下神经和髂腹股沟神经合并为一支。

　　Hong 等 [1] 评价了不同年龄（＜ 1 岁，1～3 岁，＞ 3 岁）儿童髂腹下和髂腹股沟神经的解剖学差异。髂腹下神经 – 髂前上棘间距与年龄和脐 – 髂前上棘间距呈正比，髂腹股沟神经 – 髂前上棘间距与年龄和耻骨 – 髂前上棘间距呈正比，神经与皮肤、腹膜距离均与年龄无关。

# 第二节　实　　施

## 一、体位
平卧。

## 二、探头选择
成人线阵探头，体型较小者可使用小儿曲棍球棒线阵探头。50 mm、22～25 G 穿刺针。

## 三、超声图像
　　探头平行置于髂前上棘 – 脐连线上，靠近髂前上棘。超声图像上，由浅至深可见腹外斜肌或腹外斜肌腱膜（显示肌肉或腱膜的概率各占一半）、腹内斜肌和腹横肌，腹横肌下方可见腹膜、肠管、髂肌和髂骨（图 38-2）。

　　儿童髂腹下和髂腹股沟神经可位于腹内斜肌与腹横肌之间，或位于腹外斜肌与腹内斜肌之间，呈圆形或卵圆形低回声。可利用彩色多普勒识别旋髂深动脉，动脉附近即为髂腹下和髂腹股沟神经所在。旋髂深动脉、髂腹下和髂腹股沟神经辨认不清时，沿神经走行方向滑动探头有助于发现神经和动脉，探头滑动时二者位于图像固定位置，而周边结构随探头滑动发生位置变化。

## 四、操作步骤
　　采用平面内进针技术。穿刺针宜从探头内侧进入；当由探头外侧进针时，髂前上棘往往会限制进针方向的调整，尤其对于体型较小者。当神经位于腹内斜肌与腹横肌之间

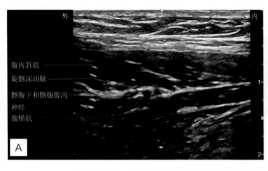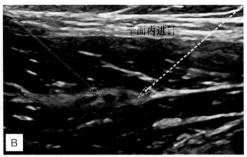

图 38-2　髂腹下和髂腹股沟神经阻滞超声图像、注药位点和局麻药扩散
A. 横断面超声图像；B. 注药位点和局麻药扩散

时，穿刺针穿过腹外斜肌和腹内斜肌，到达腹横肌浅面的神经周围，注射少量药液确认针尖位置，回吸无血后注药，超声下可见药液在腹横肌与腹内斜肌之间呈梭形扩散（图 38-2）。当神经位于腹内斜肌与腹外斜肌之间时，穿刺针穿过腹外斜肌，到达腹内斜肌浅面的神经周围，回吸无血后注药。神经无法辨认时，可将局麻药分别注射于腹内斜肌与腹横肌之间以及腹外斜肌与腹内斜肌之间的筋膜平面。

儿童腹壁较薄，进针时应确保针尖全程可见。穿刺针应与皮肤成小角度刺入，避免角度过大、针尖意外刺入过深进入腹腔，损伤肠管。

# 第三节　临床应用和循证医学

## 一、阻滞机制

将局麻药注射至髂腹下和髂腹股沟神经周围或神经所在筋膜平面，产生神经支配区域的感觉和运动阻滞。

## 二、循证医学

（一）超声引导与传统解剖定位

Yang 等[2] 在 4～6 岁疝修补术患儿对比超声引导髂腹下和髂腹股沟神经阻滞、传统解剖定位阻滞和不进行区域阻滞；与传统解剖定位阻滞和不进行阻滞相比，超声引导阻滞时术中氯胺酮使用频次和剂量均明显减少，术后疼痛评分显著降低。

（二）与其他下腹部阻滞方法比较

临床上常用于小儿下腹部手术镇痛的区域阻滞方法包括髂腹下和髂腹股沟神经阻滞、腹横肌平面阻滞、腰方肌阻滞、竖脊肌阻滞、骶管阻滞和局部浸润。Grosse 等[3] 的研究纳入 103 例 6 个月～4 岁患儿，Karim 等[4] 的研究纳入 100 例 6 个月～7 岁患儿，2 项研究均比较了髂腹下和髂腹股沟神经阻滞与局部浸润在腹股沟疝手术的镇痛效果，前者术后疼痛评分和阿片类药用量均低于后者。Fredrickson 等[5] 的研究纳入 41 例 6 个月～12 岁腹股沟疝修补术患儿，与腹横肌平面阻滞相比，髂腹下和髂腹股沟神经阻滞术后镇痛效果更好，术后疼痛发生率和口服补救镇痛药使用率明显下降。Abdellatif[6] 对 50 例 1~6 岁疝修补术患儿行超声引导髂腹下和髂腹股沟神经阻滞，术后镇痛效果与骶管阻滞相近，局麻药用量明显减少。Desai 等[7] 的荟萃分析比较了泌尿生殖系统手术患儿行髂腹下和髂腹股沟神经阻滞与骶管阻滞的镇痛效果，2 种镇痛方法的术后疼痛评分和补救镇痛药用量相近。与腰方肌阻滞和竖脊肌阻滞相比，髂腹下和髂腹股沟神经阻滞用于疝修补术患儿时术后镇痛效果略差，但其优点在于可平卧实施阻滞，而腰方肌阻滞和竖脊肌阻滞需要变换体位[8-9]。总体上，髂腹下和髂腹股沟神经阻滞用于小儿腹股沟疝手术时镇痛效果优于腹横肌平面阻滞和局部浸润，与骶管阻滞相近，但略差于腰方肌阻滞和竖脊肌阻滞。

### 三、佐剂

Lundblad 等[10] 的研究评价了右美托咪定对髂腹下和髂腹股沟神经阻滞镇痛效果的影响，与不使用佐剂相比，局麻药复合 0.3 μg/kg 右美托咪定使术后首次补救镇痛时间延长 88%，另一项类似研究[11] 也发现局麻药复合 1 μg/kg 右美托咪定使术后镇痛时间延长 1 倍以上。Sardar 等[12] 的研究在小儿髂腹下和髂腹股沟神经阻滞局麻药中加入 4 μg/kg 可乐定，与不使用佐剂相比，复合可乐定并未对术后镇痛时间产生显著影响。现有证据支持右美托咪定作为局麻药佐剂用于髂腹下和髂腹股沟神经阻滞，而可乐定对阻滞效果的影响仍有待进一步研究。

### 四、药物用量

Yamada 等[13] 的研究发现小儿超声引导髂腹下和髂腹股沟神经阻滞的 50% 有效阻滞（切皮无体动）浓度为 0.21%（95% 置信区间 0.03%~0.34%）。Weintraud 等[14] 使用 0.5% 罗哌卡因 0.25 ml/kg 阻滞髂腹下和髂腹股沟神经，可为 94% 的患儿提供满意的术后镇痛。

虽然髂腹下神经和髂腹股沟神经较细，但 87.5% 的儿童可在超声下识别。因此与其他依赖低浓度、高容量局麻药的筋膜平面阻滞不同，高浓度、低容量局麻药的镇痛效果可能更佳。超声引导髂腹下和髂腹股沟神经阻滞临床常用剂量为 0.25%~0.5% 的罗哌卡因 0.2~0.3 ml/kg。若神经不可见，可在腹内斜肌与腹横肌之间以及腹内斜肌与腹外斜肌之间分别注射 0.2% 罗哌卡因 0.2 ml/kg。

### 五、并发症

超声引导髂腹下和髂腹股沟神经阻滞并发症少见，主要包括血管损伤、意外刺破腹膜和肠管损伤。

> ## 小结
>
> 　　神经无法辨认时，将局麻药分别注射于腹内斜肌与腹横肌之间以及腹内斜肌与腹外斜肌之间同样可以起到很好的镇痛效果。

## 参考文献

[1] Hong JY, Kim WO, Koo BN, et al. The relative position of ilioinguinal and iliohypogastric nerves in different age groups of pediatric patients. Acta Anaesthesiol Scand, 2010, 54: 566-570.

[2] Yang L, Xu Y, Wang Z, et al. Application of ultrasound-guided ilioinguinal/iliohypogastric nerve block in pediatric same-day surgery. Indian J Surg, 2015, 77: 512-516.

[3] Grosse B, Eberbach S, Pinnschmidt HO, et al. Ultrasound-guided ilioinguinal-iliohypogastric block (ILIHB) or perifocal wound infiltration (PWI) in children: a prospective randomized comparison of analgesia quality, a pilot study. BMC Anesthesiol, 2020, 20: 256.

[4] Karim WA, Bathla S, Malik S, et al. Comparison of ultrasound guided ilioinguinal iliohypogastric nerve block with wound infiltration during pediatric herniotomy surgeries. Anesth Essays Res, 2020, 14: 243-247.

[5] Fredrickson MJ, Paine C, Hamill J. Improved analgesia with the ilioinguinal block compared to the transversus abdominis plane block after pediatric inguinal surgery: a prospective randomized trial. Paediatr Anaesth, 2010, 20: 1022-1027.

[6] Abdellatif AA. Ultrasound-guided ilioinguinal/iliohypogastric nerve blocks versus caudal block for postoperative analgesia in children undergoing unilateral groin surgery. Saudi J Anaesth, 2012, 6: 367-372.

[7] Desai N, Chan E, El-Boghdadly K, et al. Caudal analgesia versus abdominal wall blocks for pediatric genitourinary surgery: systematic review and meta-analysis. Reg Anesth Pain Med, 2020, 45: 924-933.

[8] Samerchua A, Leurcharusmee P, Panichpichate K, et al. A prospective, randomized comparative study between ultrasound-guided posterior quadratus lumborum block and ultrasound-guided ilioinguinal/iliohypogastric nerve block for pediatric inguinal herniotomy. Paediatr Anaesth, 2020, 30: 498-505.

[9] El-Emam EM, El Motlb EAA. Ultrasound-guided erector spinae versus ilioinguinal/iliohypogastric block for postoperative analgesia in children undergoing inguinal surgeries. Anesth Essays Res, 2019, 13: 274-279.

[10] Lundblad M, Marhofer D, Eksborg S, et al. Dexmedetomidine as adjunct to ilioinguinal/iliohypogastric nerve blocks for pediatric inguinal hernia repair: an exploratory randomized controlled trial. Paediatr Anaesth, 2015, 25: 897-905.

[11] Karan D, Swaro S, Mahapatra PR, et al. Effect of dexmedetomidine as an adjuvant to ropivacaine in ilioinguinal-iliohypogastric nerve blocks for inguinal hernia repair in pediatric patients: a randomized, double-blind, control trial. Anesth Essays Res, 2018, 12: 924-929.

[12] Sardar A, Prasad G, Arora MK, et al. Comparison of efficacy of oral versus regional

clonidine for postoperative analgesia following ilioinguinal/iliohypogastric block in children: a prospective, randomized, double-blinded, placebo-controlled study. Anesth Essays Res, 2017, 11: 892-897.

[13] Yamada K, Inomata S, Tanaka M. The ropivacaine concentration required for ultrasound-guided ilioinguinal/iliohypogastric nerve block in pediatric patients. Anesth Analg, 2016, 123: 175-178.

[14] Weintraud M, Lundblad M, Kettner SC, et al. Ultrasound versus landmark-based technique for ilioinguinal iliohypogastric nerve blockade in children: the implications on plasma levels of ropivacaine. Anesth Analg, 2009, 108: 1488-1492.

第 **39** 章  超声引导腹直肌鞘阻滞

张羽冠　朱　波

腹直肌鞘阻滞是将局部麻醉药（局麻药）注入前腹壁腹直肌后鞘浅方，阻滞前腹壁神经终支，进而实现前腹壁镇痛。超声引导腹直肌鞘阻滞在小儿腹部手术中应用日益广泛，能够明显减少围手术期阿片类药的使用，减轻术后疼痛。

## 第一节　临床解剖

前腹壁受 T7 ~ T12 和 L1 共 7 对胸腰段脊神经前支支配，其中 T10 肋间神经终支分布于脐平面（图 39-1）。T7 ~ T12 脊神经前支终支在腹横肌与腹内斜肌之间横向走行，随后经腹直肌外侧缘（半月线）进入腹直肌与腹直肌后鞘之间，走行一段距离后从腹直肌后表面外侧 1/3 区域穿入腹直肌，发肌支支配腹直肌，发皮支向腹侧穿过腹直肌和前鞘，支配前腹壁相应区域的皮肤（图 39-2）。

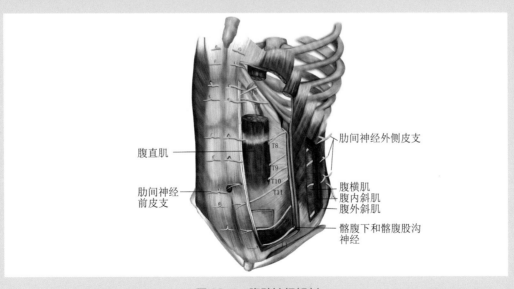

图 39-1　腹壁神经解剖

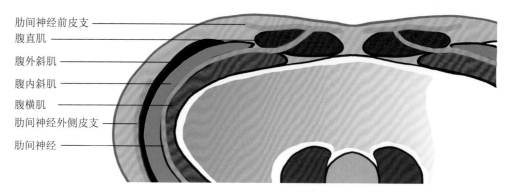

肋间神经前皮支

腹直肌

腹外斜肌

腹内斜肌

腹横肌

肋间神经外侧皮支

肋间神经

图 39-2 前腹壁横断面解剖

腹直肌鞘包绕腹直肌，分前、后 2 层，由 3 层腹肌的腱鞘组成。前鞘由腹外斜肌腱膜和腹内斜肌腱膜前层融合而成，后鞘由腹内斜肌腱膜后层和腹横肌腱膜融合而成。双侧腹直肌鞘融合于腹正中的腹白线。在脐和耻骨联合中间水平，构成后鞘的腹内斜肌腱膜后层和腹横肌腱膜完全转至腹直肌前面，参与构成前鞘，腹直肌后方紧邻腹横筋膜。脐下方、腹直肌后鞘凸向上方的弧形游离下缘称为弓状线，此处也是腹壁下血管穿入腹直肌的位置。弓状线以下腹直肌后鞘缺如。腹直肌后鞘未附着肌肉，腹直肌和后鞘之间可分离，此即为腹直肌鞘阻滞的目标位置。腹壁下动脉于腹股沟韧带中点偏内侧发自髂总动脉，向内上行，于腹直肌弓状线外侧部进入腹直肌，向内上走行于腹直肌与后鞘之间。腹壁上动脉起于胸廓内动脉，向下行于腹直肌与后鞘之间。腹壁上、下动脉于脐水平分支吻合。

# 第二节 实 施

## 一、体位

平卧。

## 二、探头及穿刺针选择

成人线阵探头，体型较小者可使用小儿曲棍球棒线阵探头。50 mm、22～25 G 穿刺针。

## 三、超声图像

确定手术切口部位。通常需要 2 点或 4 点阻滞，于中线切口居中或中线切口上、下缘双侧腹直肌后鞘注射局麻药。注药位点应尽量选择脐水平线以上，脐足侧（即弓状线下方）可能难以确定腹直肌后鞘。于前腹壁内、外侧平移探头观察腹壁肌群超声图像。向外侧腹壁平移探头可同时观察到 3 层腹壁肌，向内侧腹壁平移可见腹直肌。

探头横置于前腹中线位置。超声图像上，双侧腹直肌肌腹之间可见高回声腹白线。探头移至旁正中腹壁，腹直肌呈椭圆形中低回声，其深方可见腹膜（图 39-3）。向外侧移动探头，可观察到腹外斜肌腱膜和腹内斜肌前层移行为腹直肌前鞘，腹内斜肌腱膜后层和腹横肌腱膜移行为腹直肌后鞘。继续向外侧移动探头，可见 3 层腹壁肌（由浅入深依次为腹外斜肌、腹内斜肌和腹横肌）位于腹直肌外侧。走行于外侧腹肌筋膜平面中的腹壁神经终支分为数支，神经纤细，与外侧腹肌腱膜平行走行，且其回声与肌肉组织筋膜非常相近，因此超声下难以辨识。彩色多普勒可见沿腹直肌纵向走行的腹壁上、下血管，应注意避免穿刺损伤。

### 四、操作步骤

采用平面内进针技术。于手术切口邻近水平行 2 点或 4 点阻滞。探头横置于前腹壁，超声定位腹直肌后鞘和腹直肌。目标注药位置为腹直肌与腹直肌后鞘之间的潜在间隙外 1/3 区域。穿刺针从探头外侧进针，内侧进针时需经腹直肌肌腹，可能损伤腹壁下血管。针尖到达腹直肌与腹直肌后鞘之间后，注入少量药液观察药液在间隙内的扩散（图 39-3）。回吸无血后可注药，超声下可见药液在腹直肌后鞘与腹直肌之间呈无回声梭形扩散，下压后鞘。

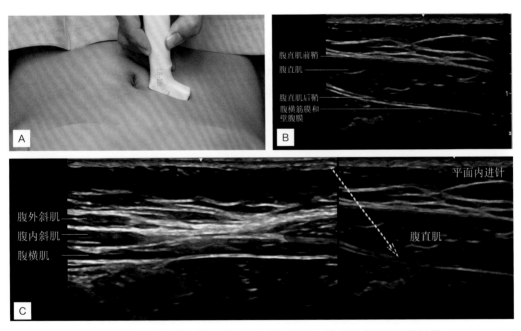

图 39-3　腹直肌鞘阻滞扫描方法、超声图像、注药位点和局麻药扩散
A. 扫描方法；B. 横断面超声图像；C. 注药位点和局麻药扩散

连续腹直肌鞘阻滞置管时，扫描穿刺过程同上述单次阻滞。针尖到达腹直肌与腹直肌后鞘之间，注射少量药液确认针尖位置，随后予以单次阻滞量局麻药打开腹直肌后鞘空间。置入导管，经导管注入少量药液观察药液扩散区域，确认导管尖端位置。

# 第三节　临床应用和循证医学

## 一、阻滞机制

T7～T12脊神经终支走行于腹直肌后鞘与腹直肌之间，于此处阻滞，可使其支配的腹壁中线附近皮肤实现感觉阻滞。

Visoiu等[1]评价了小儿超声引导腹直肌鞘阻滞的药液扩散情况，患儿平均年龄10岁，平均身高140 cm，于脐水平每侧注射0.2 ml/kg药液，52.9%（右）和36.8%（左）的患儿药液扩散至肋下缘（平均脐上3.65 cm），70.6%（右）和80.9%（左）的患儿药液扩散至脐下（平均脐下1.55 cm）。作者估计约1/2药液位于脐上，1/4位于脐水平，1/4位于脐下，每扩散1 cm需要1.2 ml药液，建议注药水平根据切口部位选择，而非固定于脐水平。

## 二、循证医学

1996年，Ferguson等[2]首次将腹直肌鞘阻滞应用于小儿脐疝修补术。此后，腹直肌鞘阻滞逐渐应用于小儿腹腔镜手术和其他腹部中线切口手术。与切口局部浸润相比，腹直肌鞘阻滞能够提供更好的术后镇痛效果[3-4]。除了辅助围手术期镇痛，腹直肌鞘阻滞也可以用于缓解小儿慢性腹壁痛。

### （一）超声引导与传统"突破"法

早期报道的"突破"法腹直肌鞘阻滞技术成功率较低。Willschke等[5]在30例1个月～10岁患儿评价了超声引导腹直肌鞘阻滞的超声解剖和临床可行性。研究发现腹直肌后鞘的平均深度为8 mm（5～13.8 mm），后鞘深度与体重、身高和体表面积无关。由于腹直肌后鞘邻近腹膜且无法可靠预估穿刺针的最佳深度，所以阻滞期间使用超声引导十分必要。与传统"突破"法相比，超声引导阻滞所使用的局麻药剂量更小（超声引导为0.25%布比卡因0.1 ml/kg，"突破"法为0.5%布比卡因0.2 ml/kg）。

### （二）腹直肌鞘阻滞与局部浸润

2项研究比较了超声引导腹直肌鞘阻滞和局部浸润用于小儿脐疝修补术的术后镇痛效果，均证明腹直肌鞘阻滞降低了患儿术后阿片类和非阿片类镇痛药用量[6-7]。Gurnaney等[7]发现2种阻滞方法在术后补救镇痛时间方面无显著差异，Winnie等[7]发现超声引导腹直肌鞘阻滞患儿术后疼痛评分降低。也有关于局部浸润和腹直肌鞘阻滞镇痛效果差异的不同结论。Tamura等[8]的研究发现，对于小儿单孔腹腔镜疝修补术，超声引导腹直肌鞘阻滞和局部浸润的术后镇痛效果无显著差异。Relland等[9]的研究也认为局部浸润、骶管阻滞和腹直肌鞘阻滞用于小儿脐疝修补术时术后镇痛效果无显著差异，但研究未比较3种阻滞方法的副作用和并发症。

### （三）腹直肌鞘阻滞与脐部神经阻滞

De Jose Maria等[10]描述了一种类似超声引导腹横肌平面阻滞和腹直肌鞘阻滞的脐部

神经阻滞技术，目标是阻滞 T10 肋间神经终支，可用于脐疝修复术。在腹壁半月线处，T10 肋间神经终支位于腹横肌与腹内斜肌之间。探头横置于脐水平腹直肌外侧缘，采用平面内进针技术，注药位置为腹直肌外侧缘、腹横肌与腹内斜肌之间。超声图像上药液主要在腹直肌深方扩散。脐部神经阻滞所需局麻药剂量与腹直肌鞘阻滞类似，单侧予以 0.25% 布比卡因 0.1 ml/kg。

**（四）病例报告**

Yamamoto 等 [11] 将腹直肌鞘阻滞用于小儿心脏外科手术缓解上腹部胸腔引流管引起的术后疼痛。

**（五）佐剂**

Visoiu 等 [12] 对 10～17 岁腹腔镜阑尾切除术患儿实施腹直肌鞘阻滞，予以 0.5% 罗哌卡因 10 ml 复合 1 μg/kg 可乐定 1 ml，加入可乐定并未延长腹直肌鞘阻滞的镇痛时间，也未影响血流动力学、术后恢复室镇静评分、术后疼痛评分和患儿焦虑程度。近期 Hartzell 等 [13] 对 18 岁以下患儿行腹直肌鞘阻滞，罗哌卡因中加入右美托咪定 0.4～0.6 μg/kg，右美托咪定增强了阻滞镇痛的效果。

## 三、药物用量

超声引导腹直肌鞘阻滞时可予以 0.25%～0.5%（10 岁以上可选择 0.5%）罗哌卡因或布比卡因，视手术切口纵向长短，单侧容量通常为 0.1～0.25 ml/kg（最大 20 ml）。罗哌卡因单次总量不超过 3 mg/kg，布比卡因单次总量不超过 2.5 mg/kg。

## 四、并发症

腹直肌鞘阻滞相对安全，并发症包括局麻药中毒、腹壁下动脉损伤引起血肿、意外刺破腹膜和肠管损伤。

---

**小结**

- 术前应全面扫描腹部，明确腹部整体解剖结构。注意弓状线下方腹直肌后鞘缺如。
- 切口较长的开腹手术需要多点腹直肌鞘阻滞，应注意局麻药总量。

---

**参考文献**

[1] Visoiu M, Hauber J, Scholz S. Single injection ultrasound-guided rectus sheath blocks for children: Distribution of injected anesthetic. Paediatr Anaesth, 2019, 29: 280-285.

[2] Ferguson S, Thomas V, Lewis I. The rectus sheath block in paediatric anaesthesia: new indications for an old technique? Paediatr Anaesth, 1996, 6: 463-466.

[3] Breschan C, Jost R, Stettner H, et al. Ultrasound-guided rectus sheath block for pyloromyotomy in infants: a retrospective analysis of a case series. Paediatr Anaesth, 2013,

23: 1199-1204.

[4] Dingeman RS, Barus LM, Chung HK, et al. Ultrasonography guided bilateral rectus sheath block vs. local anesthetic infiltration after pediatric umbilical hernia repair: a prospective randomized clinical trial. JAMA Surg, 2013, 148: 707-713.

[5] Willschke H, Bösenberg A, Marhofer P, et al. Ultrasonography guided rectus sheath block in paediatric anaesthesia-a new approach to an old technique. Br J Anaesth, 2006, 97: 244-249.

[6] Gurnaney HG, Maxwell LG, Kraemer FW, et al. Prospective randomized observer-blinded study comparing the analgesic efficacy of ultrasound-guided rectus sheath block and local anaesthetic infiltration for umbilical hernia repair. Br J Anaesth, 2011, 107: 790-795.

[7] Winnie L, Kao YH, Liao CC, et al. Comparative analgesic efficacies of ropivacaine and bupivacaine for postoperative rectus sheath block in paediatric abdominal surgery: a meta-Analysis of randomized controlled trial and retrospective cohort studies. Pain Res Manag, 2021, 15: 5535730.

[8] Tamura T, Kaneko K, Yokota S, et al. Comparison between rectus sheath block with 0.25% ropivacaine and local anesthetic infiltration with 0.5% ropivacaine for laparoscopic inguinal hernia repair in children. Nagoya J Med Sci, 2019, 81: 341-349.

[9] Relland LM, Tobias JD, Martin D, et al. Ultrasound-guided rectus sheath block, caudal analgesia, or surgical site infiltration for pediatric umbilical herniorrhaphy: a prospective, double-blinded, randomized comparison of three regional anesthetic techniques. J Pain Res, 2017, 10: 2629-2634.

[10] De Jose Maria B, Götzens V, Mabrok M. Ultrasound-guided umbilical nerve block in children: a brief description of a new approach. Paediatr Anaesth, 2007, 17: 44-50.

[11] Yamamoto T, Seino Y, Matsuda K, et al. Preoperative implementation of transverse thoracic muscle plane block and rectus sheath block combination for pediatric cardiac surgery. J Cardiothorac VascAnesth, 2020, 34: 3367-3372.

[12] Visoiu M, Scholz S, Malek MM, et al. The addition of clonidine to ropivacaine in rectus sheath nerve blocks for pediatric patients undergoing laparoscopic appendectomy: a double blinded randomized prospective study. J Clin Anesth, 2021, 71: 110254.

[13] Hartzell CJ, Long JB, White WM, et al. Ultrasound-guided bilateral rectus sheath block with and without dexmedetomidine in pediatric umbilical hernia repairs: a retrospective interrupted time series analysis. Reg Anesth Pain Med, 2020, 45: 1021-1022.

# 第 **40** 章　超声引导腰方肌阻滞

宋琳琳

腰方肌阻滞是在超声引导下将局部麻醉药（局麻药）注射至腰方肌周围，药液沿胸腰筋膜扩散，产生同侧多皮节胸腰神经阻滞，进而实现腹部和髋部镇痛。超声引导腰方肌阻滞主要适用于腹部、髋部以及股骨手术的围手术期镇痛（图 40-1）。

## 第一节　临床解剖

腰方肌位于后腹壁脊柱两侧，起自髂嵴内侧半上缘内唇，外侧肌纤维向上附着于第12 肋下缘内侧，外侧边缘游离，内侧肌纤维附着于 L1～L4 横突尖，肌纤维从头内侧斜向足外侧走行。腰方肌前内侧为腰大肌，后方为竖脊肌，通过较厚的纤维性胸腰筋膜与周围肌肉分隔（图 40-2）。肋下神经、髂腹下神经和髂腹股沟神经走行于腰方肌前表面。腰方肌前表面还有 L1～L4 腰动脉前支由横突向外走行，腰方肌内侧邻近横突处有多个腰动脉交通支。腰方肌和腰大肌肌筋膜前表面覆盖腹横筋膜，后者向前外侧延续，覆于腹横肌深面。

胸腰筋膜是胸背部和腰部的深筋膜，在腰段分为前、中、后 3 层。前层位于腰方肌前面，分隔腰方肌和腰大肌；中层位于腰方肌与竖脊肌之间，质地坚韧，内侧连接横突；后层覆于竖脊肌背面。胸腰筋膜前层外侧部分与腹横筋膜融合；后层和中层在竖脊肌外侧融合交织，形成纵行的外侧嵴，腹横肌和腹内斜肌起源于此。腹横筋膜位于腹膜外腹横肌、腰方肌和腰大肌前表面。于膈肌后方，覆于腰方肌和腰大肌前表面的腹横筋膜增厚分别形成外侧和内侧弓状韧带。腹横筋膜向上延续为胸腔的胸内筋膜，因此理论上腰方肌和腰大肌间的潜在腔隙向上与胸椎旁间隙相通。

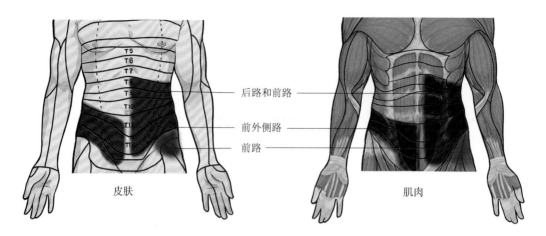

后路和前路

前外侧路

前路

皮肤

肌肉

图 40-1　腰方肌阻滞覆盖区域

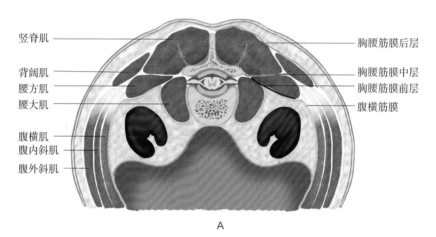

竖脊肌

背阔肌

腰方肌

腰大肌

腹横肌

腹内斜肌

腹外斜肌

胸腰筋膜后层

胸腰筋膜中层

胸腰筋膜前层

腹横筋膜

A

主动脉裂孔　内侧弓状韧带　外侧弓状韧带

腰方肌

腹外斜肌

腹内斜肌

腹横肌

髂肌

腰大肌

B

图 40-2　后腹壁解剖

A. 横断面；B. 前面观

# 第二节　实　　施

## 一、禁忌证

### （一）绝对禁忌证

儿童或家长拒绝，局麻药过敏，目标阻滞区域内基础神经病变，全身或穿刺部位感染，凝血障碍或抗凝治疗。

### （二）相对禁忌证

不合作或躁动，腰方肌及邻近结构解剖畸形，阻滞体位安置受限，血流动力学不稳定。

## 二、体位

### （一）侧卧

适用于腰方肌阻滞各个入路，更多暴露脊柱椎旁结构，易于稳定握持探头和穿刺针。

### （二）平卧

可用于前外侧路和后路腰方肌阻滞，侧腹部垫枕使躯干向对侧倾斜。缺点是腰椎旁区域显示较差。

## 三、探头及穿刺针选择

成人线阵探头，体型较大者可使用凸阵探头。50 ~ 80 mm、22 G 穿刺针。

## 四、超声图像

解剖上腰方肌与腰丛位置邻近，因此超声引导腰方肌阻滞扫描方法与腰丛阻滞相似，常用横断面扫描。超声图像见"第 22 章　超声引导腰丛阻滞"。

### （一）腋中线横断面扫描

适用于前外侧路和后路腰方肌阻滞，可平卧或侧卧。将探头横置于腋中线髂嵴上方，识别腹壁肌群。继续向后滑动探头，可见腹壁肌群逐渐变细，在肌群收尾处深方可见一椭圆形的肌肉即腰方肌。由于腰方肌有肌腱附着于横突，也可寻找椎体和横突，横突指向的肌肉即为腰方肌。如果腰方肌较小、难于分辨，可将同侧髋关节外展屈曲以收缩腰方肌，使腰方肌暂时增厚，肌肉影像更易分辨。

腋中线横断面超声图像上，椎体和横突表现为高亮结构，下伴骨性声影；腰大肌、腰方肌和竖脊肌围绕横突；下腔静脉（在右）和主动脉（在左）位于椎体前外侧。腰大肌、腰方肌和竖脊肌围绕横突的位置关系，即腰大肌位于横突前、竖脊肌位于横突后、腰方肌位于横突尖端，在超声图像上产生特征性的"三叶草"征，肌肉代表 3 片叶子。肾位于腰方肌前外方，随呼吸移动，呈均质低回声；有时也可观察到肝脾下叶。超声扫描时必须寻找肾下极和腹腔，以免穿刺针刺入过深，损伤内脏器官。进针前用彩色多普勒在腰方肌后方探查腰动脉前支。

（二）腰椎旁横断面扫描

适用于各入路腰方肌阻滞，侧卧。将探头横置于腋中线髂嵴上方，在腋中线横断面扫描基础上探头继续向背侧滑动，直至腰方肌位于图像中央，此时探头位于椎旁。探头略向内侧倾斜（横斜面），头足方向轻微滑动或倾斜探头避开横突，显示横突间隙。椎旁横断面超声图像上，棘突位于探头一侧，呈强回声；圆形椎体位于图像底部，下伴声影；竖脊肌较为表浅，腰方肌位于其下外方；腰大肌位于椎体外侧、腰方肌和竖脊肌深方。有时可见肾位于腰大肌前，呈均质低回声，随呼吸移动。可将探头旋转 90° 至矢状面，观察注药后药液的头足纵向扩散。

## 五、操作步骤

超声引导腰方肌阻滞是将局麻药注射至腰方肌周围。根据注药位置不同，目前分为3 种入路：前外侧路、后路和前路。各入路可单次给药，也可置管连续阻滞。

（一）前外侧路

平卧或侧卧，将探头横置于腋中线髂嵴上方，识别腹横肌、腹内斜肌和腹外斜肌。略向后滑动探头，在肌群收尾处可见椭圆形腰方肌。采用平面内进针技术。从探头外侧进针，针尖朝向腹横肌与腰方肌交界处。针尖穿透腹横肌腱膜，位于腹横肌、腰方肌外侧和腹横筋膜形成的三角形区域内（图 40-3）。注药后药液于腰方肌前外侧扩散，并向内沿腰方肌后表面、前表面和腹横筋膜扩散。

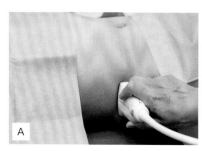
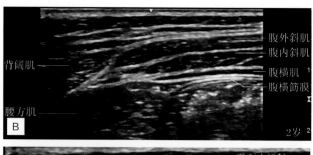
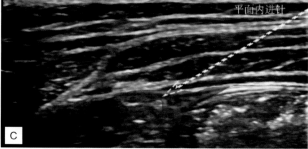

图 40-3　前外侧路腰方肌阻滞扫描方法、超声图像、注药位点和局麻药扩散

A. 扫描方法；B. 横断面超声图像；C. 注药位点和局麻药扩散

**（二）后路**

平卧或侧卧，显露腰方肌。采用平面内进针技术。目标注药位置为邻近竖脊肌外侧缘的腰方肌后表面，注药后药液沿腰方肌后表面扩散（图 40-4）。该入路相较于其他入路注药位置更表浅，超声显像更清晰，且针尖与腹膜之间间隔腰方肌，操作更安全，避免腹腔注射和肠管损伤风险。一种改良后路的注药位置为腰方肌后内侧、腰方肌与竖脊肌之间，即胸腰筋膜中层深方，药液可沿腰方肌后表面内向扩散至横突尖区域和腰方肌前表面，药液向内侧（靠近腰椎旁间隙）扩散的阻滞效果优于向外侧腹横肌方向扩散。该改良入路需儿童侧卧，由探头外侧平面内进针。

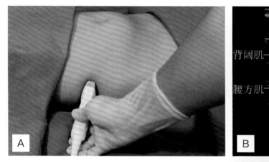
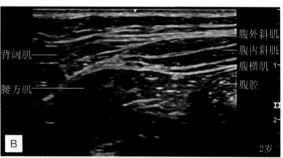

图 40-4　后路腰方肌阻滞扫描方法、超声图像、注药位点和局麻药扩散
A. 扫描方法；B. 横断面超声图像；C. 注药位点和局麻药扩散

**（三）前路**

侧卧，显露腰方肌。采用平面内或平面外进针技术。目标注药位置为腰方肌前表面、腰方肌与腰大肌之间，注药后可见药液在腰方肌与腰大肌之间扩散（图 40-5）。探头可从横断面转至腰椎旁矢状面，观察药液的纵向扩散范围。

# 第三节　临床应用和循证医学

## 一、阻滞机制

腰方肌阻滞的作用机制目前尚不明确，与作用机制相关的药液扩散模式可能包括：①药液在腰方肌前表面头足扩散；②药液在同侧腰椎旁间隙或硬膜外腔扩散；③药液经腹横筋膜后间隙越过弓状韧带扩散至胸椎旁间隙。

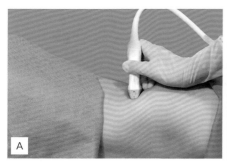
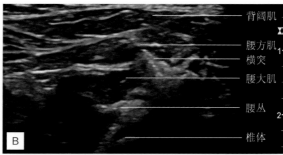
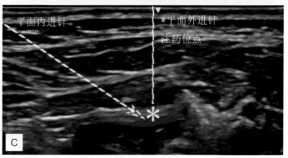

图 40-5 前路腰方肌阻滞扫描方法、超声图像、注药位点和局麻药扩散
A. 扫描方法；B. 横断面超声图像；C. 注药位点和局麻药扩散

肋下神经（T12）、髂腹下神经（T12 和 L1）、髂腹股沟神经（L1）走行于腰方肌前表面，股外侧皮神经（L2 和 L3）在 L4 椎体下缘水平从腰大肌外侧缘穿出。视药液容量，腰方肌阻滞通常可不同程度阻滞上述神经。

腰大肌和腰方肌肌筋膜前方的腹横筋膜后间隙头向与低位胸椎旁间隙内的胸内筋膜下间隙相延续，延续部位主要见于膈背侧，通过内侧和外侧弓状韧带（膈肋弓）和主动脉裂孔实现。药液可能沿胸腰筋膜通过弓状韧带后方进入胸椎旁间隙和肋间隙，阻滞胸段脊神经和胸交感干。这种胸腰延续可能是"广泛胸腰单侧阻滞"的解剖基础，低位胸椎旁注射对比剂后也可以观察到对比剂在同侧腰大肌周围扩散。药液可能内向扩散至腰椎旁间隙，阻滞同侧腰段脊神经和腰交感干，可能有助于缓解内脏痛。此外，胸腰筋膜不仅是药液扩散的通路，其本身也有 L1~L3 脊神经后支的外侧支和交感神经分布，且富含机械性和疼痛感受器。

目前的 3 种超声引导腰方肌阻滞入路——前外侧路、后路和前路具有不同的药液扩散模式，因而临床效果和应用场景有所差异。临床和解剖研究提示，前外侧路腰方肌阻滞时药液主要在腰方肌与腹横筋膜、腹横肌与腹横筋膜之间扩散，感觉阻滞平面约为 T10~L1；后路阻滞时药液沿胸腰筋膜中层扩散，阻滞平面约为 T8~L1；前路阻滞时药液沿胸腰筋膜前层扩散，阻滞平面约为 T8~L3。即使同一入路，不同个体药液扩散模式也有所差异，这导致了临床上腰方肌阻滞的感觉阻滞范围和镇痛效果存在显著个体差异。总体上前路腰方肌阻滞的药液扩散模式较为恒定，临床应用也最多。

## 二、循证医学

在儿童群体，腰方肌阻滞主要应用于下腹部和髋部手术的围手术期镇痛。Zhao 等[1]

的荟萃分析纳入 346 例接受腰方肌阻滞的下腹部手术患儿，显示腰方肌阻滞可以有效提供术后镇痛。

前外侧路和后路腰方肌阻滞通常用于腹部手术的围手术期镇痛；而前路腰方肌阻滞由于可以不同程度阻滞 L1 ~ L3 脊神经前支，因此除了可以用于腹部手术外，也可以用于髋部和股骨手术的围手术期镇痛。

（一）腰方肌阻滞与全身用药

Oral Ahiskalioglu 等 [2] 对 40 例 1 ~ 5 岁先天性髋发育不良患儿术前实施前路腰方肌阻滞，予以 0.25% 布比卡因 0.5 ml/kg，患儿术后疼痛评分降低，术后恢复室补救性阿片类药需求明显下降，病房布洛芬使用率显著下降，患儿家长满意度更高。作者认为，与腰丛阻滞相比，前路腰方肌阻滞对股四头肌肌力影响较小，利于术后早期功能锻炼。Genç Moralar 等 [3] 在 40 例下腹部手术患儿对比腰方肌阻滞和静脉曲马多的术后镇痛效果，腰方肌阻滞患儿首次补救镇痛时间更长，术后 24 h 内镇痛药用量更少。

（二）腰方肌阻滞不同入路

Hussein 等 [4] 对 54 例 1 ~ 6 岁患儿分别行前路和肌内腰方肌阻滞，前路腰方肌阻滞时术后 24 h 补救镇痛药需求明显下降，患儿疼痛评分更低，但 29.6% 的患儿发生股四头肌力弱，而肌内注射患儿仅 3.7%。

（三）腰方肌阻滞与硬膜外镇痛

目前尚无在儿童群体比较腰方肌阻滞和非骶管硬膜外阻滞镇痛效果的研究。Aditianingsih 等 [5] 对腹腔镜肾切除术成年患者分别实施腰方肌阻滞和硬膜外阻滞，2 种阻滞患者术后 24 h 内吗啡用量和疼痛评分无显著差异，但腰方肌阻滞患者导尿管留置时间较短。

Öksüz 等 [6] 将腰方肌阻滞和骶管阻滞用于 52 例腹股沟疝和睾丸固定术患儿，腰方肌阻滞和骶管阻滞均予以 0.25% 布比卡因 0.7 ml/kg，腰方肌阻滞患儿术后 24 h 内镇痛药用量和术后疼痛评分明显更低。Sato 等 [7] 在 44 例 1 ~ 17 岁双侧输尿管再植手术患儿对比后路腰方肌阻滞和骶管阻滞（罗哌卡因和吗啡合剂），腰方肌阻滞患儿术后 24 h 内芬太尼用量明显下降，2 种阻滞患儿术后疼痛评分和恶心呕吐发生率相近。İpek 等 [8] 在 94 例 6 个月 ~ 14 岁单侧下腹部手术患儿比较腹横肌平面阻滞、前外侧路腰方肌阻滞和骶管阻滞的术后镇痛效果，均予以 0.5% 布比卡因 0.5 ml/kg，腰方肌阻滞患儿术后疼痛评分明显更低，骶管阻滞患儿住院时间显著延长。Rotem 等 [9] 的回顾性研究在 41 例泌尿外科手术患儿比较腰方肌阻滞和骶管阻滞，腰方肌阻滞患儿术后镇痛时间更长，但补救性镇痛药需求更高。

（四）腰方肌阻滞与腹横肌平面阻滞

腰方肌阻滞所产生的节段性阻滞明显广于同等局麻药剂量和容量的腹横肌平面阻滞，镇痛时间也更长，可能与局麻药向胸、腰椎旁间隙扩散有关。腰方肌阻滞可通过椎旁扩散阻滞交感神经，可能有效缓解交感神经介导的内脏疼痛，而腹横肌平面阻滞对内脏疼痛并无影响。Priyadarshini 等 [10] 在 60 例腹股沟疝修补患儿比较腰方肌阻滞、腹横肌平面阻滞和髂腹下/髂腹股沟阻滞的术后镇痛效果，腰方肌阻滞患儿首次补救镇痛时间最长，术后阿片类药用量最少。İpek 等 [8] 在 6 个月 ~ 14 岁单侧下腹部手术患儿比较腹横肌平面阻滞和前外侧路腰方肌阻滞的术后镇痛效果，腰方肌阻滞患儿术后短期（4 h 内）疼痛评分明显更低，术后镇痛药用量更少。

（五）腰方肌阻滞与其他区域阻滞

Aksu 等 [11] 在 57 例 1 ~ 7 岁下腹部手术患儿比较竖脊肌平面阻滞和腰方肌阻滞，竖脊肌平面阻滞于 L1 水平注药，予以 0.25% 布比卡因 0.5 ml/kg（最大 20 ml），腰方肌阻滞采用前路，予以同等剂量布比卡因，术后疼痛评分和首次补救镇痛时间相近。Samerchua 等 [12] 在 40 例 1 ~ 7 岁腹股沟疝手术患儿比较后路腰方肌阻滞与髂腹下和髂腹股沟神经阻滞，腰方肌阻滞予以 0.25% 布比卡因 0.5 ml/kg，髂腹下和髂腹股沟神经阻滞予以 0.25% 布比卡因 0.2 ml/kg，腰方肌阻滞患儿术后口服对乙酰氨基酚需求下降，2 种阻滞患儿术后疼痛评分相近。

（六）阻滞佐剂

Abdellatif 等 [13] 在 50 例 8 ~ 13 岁腹腔镜肾盂成形术患儿评价了右美托咪定对腰方肌阻滞镇痛效果的影响，与静脉注射右美托咪定相比，局麻药中加入右美托咪定（1 μg/kg）使患儿术后 24 h 内吗啡用量更少，首次补救镇痛时间更长，术后疼痛评分和镇静评分更低，术后低血压和心动过缓发生率更低。

（七）病例报告

有病例报告报道了双侧后路腰方肌阻滞成功用于合并多种疾病的脐疝手术患儿，避免了全身麻醉 [14]。Yörükoğlu [15] 联合腰方肌阻滞和腰丛阻滞完成了 1 例患儿的 Ilizarov 牵拉成骨手术。Ince 等 [16] 报道前路腰方肌阻滞可以用于体外冲击波碎石患儿。

### 三、药物用量

不同于外周神经阻滞，腰方肌阻滞属于筋膜平面阻滞，由于距离目标神经较远，因此需要大容量的局麻药以利于药物在筋膜平面扩散，阻滞相应神经。通常使用 0.2% 罗哌卡因或 0.25% 布比卡因，单侧容量为 0.3 ~ 0.5 ml/kg（最大 20 ml）。双侧阻滞时应注意局麻药总量。

通常腰方肌阻滞起效时间约 20 min，镇痛时间可达 24 h 以上。Murouchi 等 [17] 对 11 例腹腔镜卵巢手术成年患者实施双侧前外侧路腰方肌阻滞，每侧予以 0.375% 罗哌卡因 20 ml，局麻药血药浓度达峰时间为 35 min，与腹横肌平面阻滞相近，但腰方肌阻滞的血药浓度峰值明显低于腹横肌平面阻滞（1 μg/ml 与 1.8 μg/ml）。

### 四、并发症

总体上，与腰方肌阻滞相关的严重并发症罕见。Sá 等 [18] 报告 1 例全胃切除术和 1 例右半结肠切除术患者实施后路腰方肌阻滞后 30～40 min 发生心动过速和严重低血压，推测可能由局麻药头向扩散至胸椎旁间隙和硬膜外间隙、产生广泛交感阻滞所致。前路腰方肌阻滞可能发生股四头肌力弱。Ueshima 等[19] 回顾了 2 382 例腰方肌阻滞患者，包括前外侧路 771 例、后路 1 485 例、前路 81 例，所有阻滞均予以 0.375% 左布比卡因 40 ml（每侧 20 ml），3 种入路的股四头肌力弱发生率分别为 1%、19% 和 90%，以前路腰方肌阻滞发生率最高。Visoiu 等[20] 报告 2 例患儿分别于前外侧路腰方肌阻滞后第 5 天和第 8 天发生腹壁血肿，虽然患儿后期均自愈，但作者提示实施腰方肌阻滞时应考虑患者的凝血功能。Dîrzu 等[21] 报道 1 例 63 岁股骨肿瘤切除术患者行前路腰方肌阻滞置管用于术后连续镇痛，予以 0.2% 罗哌卡因 5 ml/h，术后发生尿潴留。

## 小结

- 腰方肌阻滞超声扫描时须寻找肾下极和腹腔，以免穿刺针刺入过深，损伤内脏器官。
- 腰方肌附着于横突，通过寻找横突容易发现腰方肌。
- 前路腰方肌阻滞时局麻药注射至腰方肌与腰大肌之间。
- 后路腰方肌阻滞时，局麻药向内侧（邻近腰椎旁间隙）扩散的阻滞效果优于向外侧腹横肌方向扩散。

## 参考文献

[1] Zhao WL, Li SD, Wu B, et al. Quadratus lumborum block is an effective postoperative analgesic technique in pediatric patients undergoing lower abdominal surgery: a meta-analysis. Pain Physician, 2021, 24: E555-E563.

[2] Oral Ahiskalioglu E, Ahiskalioglu A, Selvitopi Kubra, et al. Postoperative analgesic effectiveness of ultrasound-guided transmuscular quadratus lumborum block in congenital hip dislocation surgery: a randomized controlled study. Anaesthesist, 2021.

[3] Genç Moralar D, Tok Cekmecelioglu B, Aslan M, et al. Effect of quadratus lumborum block on postoperative analgesic requirements in pediatric patients: a randomized controlled double-blinded study. Minerva Anestesiol, 2020, 86: 150-156.

[4] Hussein MM. Ultrasound-guided quadratus lumborum block in pediatrics: trans-muscular versus intra-muscular approach. J Anesth, 2018, 32: 850-855.

[5] Aditianingsih D, Pryambodho, Anasy N, et al. A randomized controlled trial on analgesic effect of repeated quadratus lumborum block versus continuous epidural analgesia following laparoscopic nephrectomy. BMC Anesthesiol, 2018, 19: 221.

[6] Öksüz G, Arslan M, Urfalıoğlu A, et al. Comparison of quadratus lumborum block and caudal block for postoperative analgesia in pediatric patients undergoing inguinal hernia repair and orchiopexy surgeries: a randomized controlled trial. Reg Anesth Pain Med, 2020, 45: 187-191.

[7] Sato M. Ultrasound-guided quadratus lumborum block compared to caudal ropivacaine/

morphine in children undergoing surgery for vesicoureteric reflex. Paediatr Anaesth, 2019, 29: 738-743.

[8] İpek CB, Kara D, Yılmaz S, et al. Comparison of ultrasound-guided transversus abdominis plane block, quadratus lumborum block, and caudal epidural block for perioperative analgesia in pediatric lower abdominal surgery. Turk J Med Sci, 2019, 49: 1395-1402.

[9] Rotem S, Raisin G, Ostrovsky IA, et al. Is ultrasound-guided single-shot quadratus lumborum block a viable alternative to a caudal block in pediatric urological surgery? Eur J Pediatr Surg, 2021.

[10] Priyadarshini K, Behera BK, Tripathy BB, et al. Ultrasound-guided transverse abdominis plane block, ilioinguinal/iliohypogastric nerve block, and quadratus lumborum block for elective open inguinal hernia repair in children: a randomized controlled trial. Reg Anesth Pain Med, 2022, 47: 217-221.

[11] Aksu C, Şen MC, Akay MA, et al. Erector spinae plane block vs quadratus lumborum block for pediatric lower abdominal surgery: a double blinded, prospective, and randomized trial. J Clin Anesth, 2012, 57: 24-28.

[12] Samerchua A, Leurcharusmee P, Panichpichate K, et al. A prospective, randomized comparative study between ultrasound-guided posterior quadratus lumborum block and ultrasound-guided ilioinguinal/iliohypogastric nerve block for pediatric inguinal herniotomy. Paediatr Anaesth, 2020, 30: 498-505.

[13] Abdellatif AA, Kasem AA, Bestarous JN, et al. Efficacy of dexmedetomidine as an adjuvant to quadratus lumborum block for pediatrics undergoing laparoscopic pyeloplasty: a prospective randomized double blinded study. Minerva Anestesiol, 2020, 86: 1031-1038.

[14] Balogh J, Chen A, Marri T, et al. Quadratus lumborum 2 block as the sole anesthetic technique for open hernia repair in multimorbid patients. Cureus, 2020, 12: e9697.

[15] Yörükoğlu UH, Gürkan Y. Combined quadratus lumborum block and lumbar plexus block for a pediatric patient undergoing Ilizarov procedure. J Clin Anesth, 2018, 49: 40-41.

[16] Ince I, Ozmen O, Dostbil A. Ultrasound guided quadratus lumborum block for pediatric extracorporeal shock wave lithotripsy: Safety and indication? J Clin Anesth, 2018, 49: 14.

[17] Murouchi T, Iwasaki S, Yamakage M. Quadratus lumborum block: analgesic effects and chronological ropivacaine concentrations after laparoscopic surgery. Reg Anesth Pain Med, 2016, 41: 146-150.

[18] Sá M, Cardoso JM, Reis H, et al. Quadratus lumborum block: are we aware of its side effects? A report of 2 cases. Braz J Anesthesiol, 2018, 68: 396-399.

[19] Ueshima H, Hiroshi O. Incidence of lower-extremity muscle weakness after quadratus lumborum block. J Clin Anesth, 2018, 44: 104.

[20] Visoiu M, Pan S. Quadratus lumborum blocks: two cases of associated hematoma. Paediatr Anaesth, 2019, 29: 286-288.

[21] Dîrzu DS, Dicu C, Dîrzu N. Urinary retention: a possible complication of unilateral continuous quadratus lumborum analgesia - a case report. Rom J Anaesth Intensive Care, 2019, 26: 75-78.

# 第**41**章  超声引导阴部神经阻滞

宋琳琳

阴部神经阻滞的目的是阻滞阴部神经，提供包括阴茎在内的会阴区感觉阻滞[1]。大量小儿尿道手术为日间择期手术，有效缓解围手术期疼痛对于确保儿童安全、顺利出院具有重要意义。小儿尿道手术传统的区域阻滞技术是骶管阻滞和阴茎背神经阻滞。背部解剖异常的儿童禁忌骶管阻滞；骶管阻滞可能产生运动阻滞和（或）尿潴留，骶管麻醉效果也存在个体差异。阴茎背神经阻滞在阴茎根部进行阻滞，可能导致血肿、解剖破坏、局麻药中毒和阴茎腹侧镇痛不足。因此，阴部神经阻滞可以作为一种备选阻滞技术，在小儿会阴和尿道手术具有一定实用价值。

## 第一节  临床解剖

阴部神经为混合神经，发自 S2 ~ S4 脊神经前支，与阴部内动脉伴行从梨状肌下孔出骨盆，绕过坐骨棘，经坐骨小孔再度入盆，于坐骨直肠窝外侧壁经阴部管行向内侧，分支为阴茎或阴蒂背神经、会阴神经和肛神经，支配大部分会阴区（图 41-1）。肛神经行向肛区，支配肛门外括约肌和肛区皮肤；会阴神经（最大的分支）支配会阴诸肌和阴囊 / 大阴唇皮肤；阴茎或阴蒂背神经支配阴茎或阴蒂皮肤。于坐骨结节处，阴部神经位于坐骨直肠窝外侧部，伴行于阴部内动脉内侧。

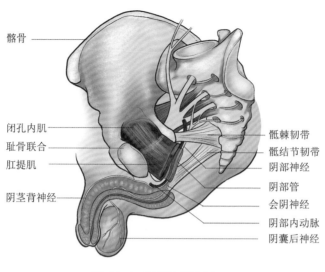

骼骨

闭孔内肌
耻骨联合
肛提肌

阴茎背神经

骶棘韧带
骶结节韧带
阴部神经
阴部管
会阴神经
阴部内动脉
阴囊后神经

图 41-1 阴部神经解剖

# 第二节 实 施

## 一、体位

截石蛙腿位，充分暴露会阴，髋下可垫枕以抬高会阴。

## 二、探头及穿刺针选择

成人线阵探头。35 ~ 50 mm、22 ~ 25 G 穿刺针。

## 三、超声图像

探头横置于肛门和坐骨结节连线，首先发现坐骨结节，呈高回声半圆形，下伴声影；内侧可见直肠，呈低回声；坐骨直肠窝位于外侧的坐骨结节和内侧的直肠之间（图 41-2）。彩色多普勒寻找阴部内动脉，有时可能有多条分支，细小且走行迂曲，难以辨识。

## 四、操作步骤

注药区域邻近肛周，应注意无菌操作，避免污染。采用平面外进针技术。从探头腹侧边进针，穿刺针呈由前向后方向。针尖目标位置为坐骨直肠窝内、坐骨结节内侧的阴部内动脉周围，通常位于肛门两侧 3 点和 9 点位置。如动脉不可见，可将药液注射至坐骨直肠窝外侧部、坐骨结节内侧。针尖通过盆底肌时可有轻微突破感。注意避免针尖朝向内侧损伤直肠。注射少量药液确认针尖位置，回吸无血后注药，超声下药液向坐骨直肠窝内侧部扩散（图 41-3）。对侧重复同样操作。

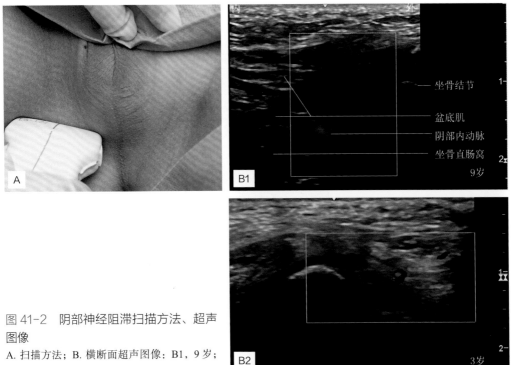

图 41-2　阴部神经阻滞扫描方法、超声图像

A. 扫描方法；B. 横断面超声图像：B1，9 岁；B2，3 岁

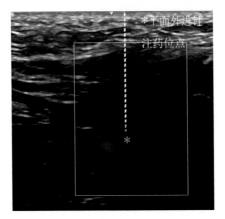

图 41-3　阴部神经阻滞注药位点和局麻药扩散

# 第三节　临床应用和循证医学

## 一、阻滞机制

经会阴将局部麻醉药（局麻药）注射至坐骨直肠窝外侧部，阻滞在其中走行的阴部神经，实现大部分会阴区感觉和运动阻滞。对于阴囊和睾丸手术，单纯阴部神经阻滞往往阻滞不全，需补充髂腹股沟神经阻滞。

## 二、循证医学

### （一）阴部神经阻滞与阴茎背神经阻滞

Tutuncu 等 [2] 在 85 例包皮环切术患儿比较阴部神经阻滞和耻骨下入路阴茎背神经阻滞，与阴茎背神经阻滞相比，阴部神经阻滞患儿术后疼痛评分更低，补救镇痛药用量更少。Ozen 等 [3] 在 80 例 5～12 岁包皮环切术患儿发现阴部神经阻滞与阴茎根部阴茎背神经阻滞镇痛效果相近。

### （二）阴部神经阻滞与骶管阻滞

Kendigelen 等 [4] 在尿道下裂手术患儿比较骶管阻滞和阴部神经阻滞，与骶管阻滞相比，阴部神经阻滞患儿术后疼痛更轻，补救镇痛需求更低，家长满意度更高。Ozen 等 [5] 在 100 例 4～12 岁包皮环切患儿比较骶管阻滞和阴部神经阻滞，后者术后镇痛时间更长。

## 三、药物用量

需行双侧阻滞，每侧 0.2% 罗哌卡因 0.2 ml/kg（最大 5 ml）。由于阴部内动脉为终末血管，因此局麻药中禁忌加入肾上腺素。

## 四、并发症

意外损伤直肠或阴部内血管。

---

**小结**

超声引导阴部神经阻滞可以作为小儿尿道和会阴区手术的备选区域阻滞技术。

---

**参考文献**

[1] Gaudet-Ferrand I, De La Arena P, Bringuier S, et al. Ultrasound-guided pudendal nerve block in children: A new technique of ultrasound-guided transperineal approach. Paediatr Anaesth, 2018, 28: 53-58.

[2] Tutuncu AC, Kendigelen P, Ashyyeralyeva G, et al. Pudendal nerve block versus penile nerve block in children undergoing circumcision. Urol J, 2018, 15: 109-115.

[3] Ozen V, Yigit D. A Comparison of the postoperative analgesic effectiveness of ultrasound-guided dorsal penile nerve block and ultrasound-guided pudendal nerve block in circumcision. Urol Int, 2020, 104: 871-877.

[4] Kendigelen P, Tutuncu AC, Emre S, et al. Pudendal versus caudal block in children undergoing hypospadias surgery: a randomized controlled trial. Reg Anesth Pain Med, 2016, 41: 610-615.

[5] Ozen V. Comparison of the postoperative analgesic effects of US-guided caudal block and US-guided pudendal nerve block in circumcision. Int J Clin Pract, 2021, 75: e14366.

# 第42章　超声引导阴茎背神经阻滞

陈凌宇　潘守东

　　阴茎背神经阻滞适用于小儿包皮环切术、包皮撕裂清创缝合术、尿道成形术等阴茎手术的麻醉和镇痛。传统阴茎背神经阻滞通过解剖标志定位，阻滞效果与操作者的临床经验有关，组织水肿、血肿等并发症的发生率相对较高。超声引导下实施阻滞可实时观察穿刺针路径和药液扩散情况，提高阻滞成功率，改善镇痛效果。

## 第一节　临床解剖

　　阴茎的神经支配源自 S2～S4 脊神经。骶神经汇入骶丛，后者发出阴部神经，与阴部内动、静脉伴行，共同绕过坐骨棘，经坐骨小孔至坐骨直肠窝。于坐骨直肠窝外侧部，阴部神经和血管向前进入由闭孔内肌筋膜形成的阴部管。主干在阴部管后段发出肛神经，行至阴部管前段时，分为会阴神经和阴茎背神经。

　　双侧阴茎背神经从耻骨联合下方穿经阴茎悬韧带，到达阴茎背面，随后在阴茎深筋膜（Buck 筋膜）深面、阴茎背动脉外侧走行，分布于阴茎的皮肤、包皮、阴茎头和海绵体。多数男性的阴茎腹侧中线处皮肤和包皮系带还接受来自会阴神经分支的支配。

## 第二节　实　　施

### 一、体位

平卧，外露生殖器。会阴入路阻滞时采用截石蛙腿位。

### 二、探头及穿刺针选择

小儿曲棍球棒线阵探头。35 mm、25～27 G 穿刺针。

### 三、超声图像与操作步骤

超声引导阴茎背神经阻滞可采用耻骨下入路平面外法、会阴入路平面内法和阴茎根部平面内法。

（一）耻骨下入路

目标是将局部麻醉药（局麻药）注入阴茎悬韧带与腹壁浅筋膜深层（Scarpa 筋膜）之间的耻骨下间隙（图 42-1）。

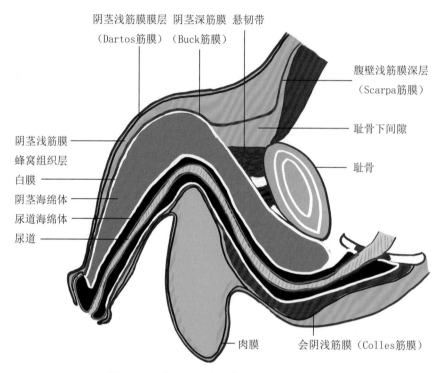

图 42-1 耻骨下入路阴茎背神经阻滞解剖

Sandeman 等[1]最早于 2007 年报道了超声引导耻骨下入路阴茎背神经阻滞。探头于耻骨联合下缘沿阴茎体矢状位放置，显示阴茎体和耻骨联合。略向两侧滑动探头，阴茎体与耻骨间可见阴茎悬韧带。中线矢状面图像上，耻骨下间隙呈三角形，足侧界为阴茎海绵体，头侧界为耻骨联合，腹侧界为腹壁浅筋膜深层（Scarpa 筋膜）。Scarpa 筋膜向阴茎侧移行为阴茎深筋膜（Buck 筋膜）。阴茎深筋膜包裹位于阴茎中线两侧的阴茎背血管和神经。

探头矢状位置于耻骨联合下方，过阴茎体正中。采用平面外进针技术。从探头任一侧以近乎垂直、略朝向中线的角度进针，针尖位于 Scarpa 筋膜深方的耻骨下间隙，回吸无血后注药（图 42-2）。将探头旋转 90°，显示耻骨下间隙横断面图像，可见局麻药在间隙内扩散。也可行 2 点注射，于探头两侧分别垂直进针注药，阻滞效果更好，其机制在于在阴茎正中深筋膜处存在不全分隔，可能影响单点注射时的药液扩散。由于阴茎腹侧正中皮

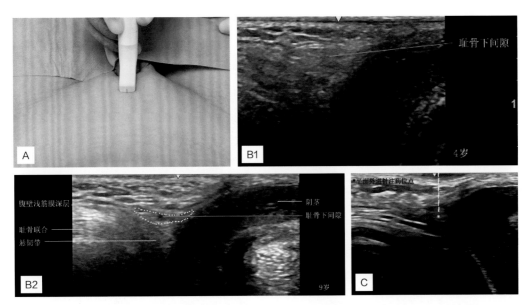

图 42-2 耻骨下入路阴茎背神经阻滞扫描方法、超声图像、注药位点和局麻药扩散
A.扫描方法；B.矢状面超声图像：B1，4 岁；B2，9 岁；C.注药位点和局麻药扩散

肤和包皮系带还接受会阴神经分支支配，单纯阴茎背神经阻滞通常不能完善阻滞阴茎，还需在阴茎、阴囊交界处皮下注射少量局麻药。

（二）会阴入路

Qian 等 [2] 于 2015 年报道了超声引导会阴入路阴茎背神经阻滞。与传统耻骨下入路相比，超声引导会阴入路实施阻滞可实时显示阴茎背神经血管鞘和周围解剖结构，并同时阻滞会阴神经分支（图 42-3）。取截石位，探头呈冠状位置于阴囊与会阴皮肤交界处，缓慢向背侧倾斜探头，直至出现成对的阴茎背神经血管鞘短轴图像（图 42-4）。球海绵体肌位于坐骨海绵体肌上方，中线两侧成对的阴茎背神经血管鞘位于坐骨海绵体肌下方。阴茎背神经血管鞘呈长椭圆形，包裹阴茎背神经、阴茎背动脉、阴茎背深静脉和会阴神经分支。

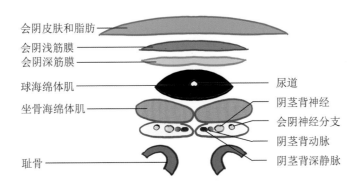

图 42-3 会阴入路阴茎背神经阻滞解剖

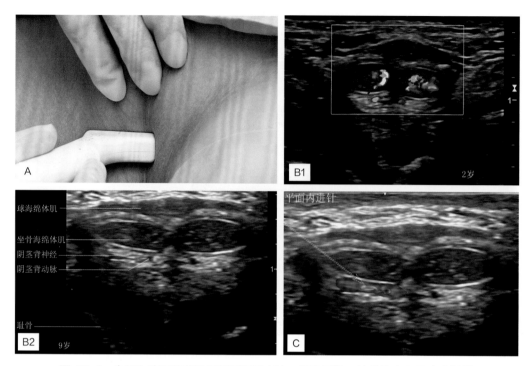

图 42-4　会阴入路阴茎背神经阻滞扫描方法、超声图像、注药位点和局麻药扩散
A.扫描方法；B.冠状面超声图像：B1，2 岁；B2，9 岁；C.注药位点和局麻药扩散

采用平面内进针技术。穿刺针从探头外侧进针，针尖到达阴茎背神经血管鞘外侧部、回吸无血后注药。超声图像上药液首先于同侧神经血管鞘扩散，随后扩散至对侧神经血管鞘。若药液向对侧扩散不满意，则从对侧再次进针至神经血管鞘、回吸无血后注入初始药量的 50%。

（三）阴茎根部入路

Suleman 等[3]于 2016 年报道了超声引导阴茎根部阴茎背神经阻滞。将探头横置于阴茎根部显示阴茎横断面，可见阴茎海绵体、阴茎背动脉、阴茎背静脉和阴茎深筋膜（Buck 筋膜）（图 42-5）。阴茎背神经位于动脉外侧，细小，不易辨识。

采用平面内进针技术。穿刺针从探头外侧进针，针尖目标位置为 Buck 筋膜与深方白膜之间、阴茎背动脉周围，回吸无血后注药，药液于 Buck 筋膜深面扩散，包绕阴茎背动脉（图 42-6）。同样方法阻滞对侧阴茎背神经。在阴茎、阴囊交界处皮下注射少量局麻药阻滞会阴神经分支。

# 第三节　临床应用和循证医学

## 一、阻滞机制

阴茎背神经阻滞通过将局麻药注射至阴茎背神经周围实现阴茎镇痛。超声引导阴茎背

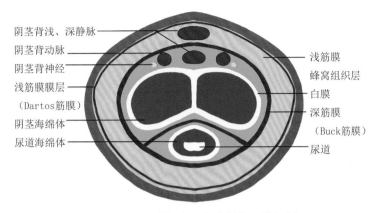

图 42-5　阴茎根部阴茎背神经阻滞解剖

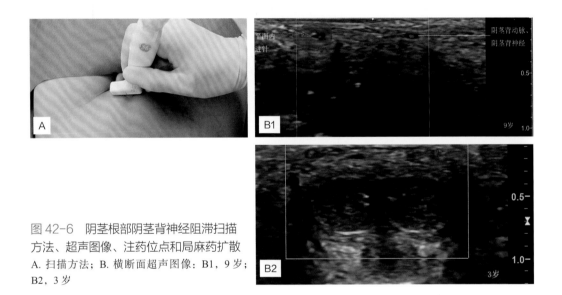

图 42-6　阴茎根部阴茎背神经阻滞扫描
方法、超声图像、注药位点和局麻药扩散
A. 扫描方法；B. 横断面超声图像：B1，9 岁；
B2，3 岁

神经阻滞可以选择耻骨下入路、会阴入路或阴茎根部入路。耻骨下入路实施阻滞可以防止对阴茎背血管的意外损伤，阴茎腹侧中线处皮肤和包皮系带还接受来自会阴神经分支的支配，在阴茎、阴囊交界处皮下注射少量局麻药有助于完善阴茎腹侧感觉阻滞。会阴入路超声扫描可清楚显示阴茎背神经血管鞘，鞘内走行阴茎背神经、阴茎背动脉、阴茎背深静脉和会阴神经分支。会阴入路可同时阻滞会阴神经分支，因此阻滞效果更为完善。阴茎根部入路同样能够显示阴茎背动、静脉。与会阴入路相比，此处阴茎背神经位置表浅，易于实施，但与耻骨下入路相似，也需要单独阻滞会阴神经分支。

## 二、循证医学

阴茎背神经阻滞已被广泛应用于小儿包皮环切术、尿道成形术、包皮撕裂清创缝合术等阴茎手术的麻醉和镇痛。配合满意的年长儿童行包皮手术时，仅行阴茎背神经阻滞麻醉即可满足手术要求，避免了全身麻醉。

（一）超声引导与解剖定位

Faraoni 等 [4] 在 40 例 1～14 岁包皮环切术患儿比较超声引导和解剖定位阴茎背神经阻滞，局麻药均采用 0.75% 罗哌卡因，每侧 0.1 ml/kg，阴茎、阴囊交界处皮下注射 0.05 ml/kg，超声引导阻滞和解剖定位阻滞患儿的平均麻醉时间（麻醉诱导开始至手术结束）分别为 41 min 和 32 min，阻滞失败率分别为 0% 和 10%，超声引导阻滞患儿术后早期疼痛评分和重度疼痛患儿比例更低，术后首次补救镇痛时间显著延长。O'Sullivan 等 [5] 在 66 例 2～7 岁包皮环切日间手术患儿比较超声引导和解剖定位阴茎背神经阻滞，均使用 0.5% 布比卡因（3 岁以下 1～2 ml，每 3 岁增加 1 ml，最大 5～6 ml），此外均在阴茎、阴囊交界处皮下注射局麻药，与解剖定位阻滞相比，超声引导阻滞患儿较少需要补救镇痛（5.9% 与 37.5%）。Suleman 等 [3] 的回顾性研究在 32 例包皮环切术患儿比较超声引导和解剖定位阴茎背神经阻滞，与解剖定位阻滞相比，超声引导阻滞患儿局麻药和术中阿片类药用量更少，术后较少需要补救镇痛，首次补救镇痛时间更长，术后呕吐发生率更低。

（二）超声引导阴茎背神经阻滞与骶管阻滞

Ozen 等 [6] 比较了超声引导阴茎根部入路阴茎背神经阻滞和骶管阻滞的镇痛效果，纳入 140 例 4～12 岁包皮环切术患儿，阴茎背神经阻滞和骶管阻滞均予以 0.25% 布比卡因 0.2 ml/kg（0.5 mg/kg），2 组患儿均阻滞成功，骶管阻滞患儿中 5 例（7.1%）发生不良反应（恶心 3 例，排尿困难 2 例），5 例需要补救镇痛（7.1%），所有阴茎背神经阻滞患儿均未发生不良反应，无需补救镇痛，术后 24 h 内疼痛评分更低，家长满意度更高。Wang 等 [7] 在 104 例 7～14 岁包皮环切术患儿比较超声引导会阴入路阴茎背神经阻滞和骶管阻滞的镇痛效果，阴茎背神经阻滞使用 0.25% 罗哌卡因和 0.8% 利多卡因合剂，总量 3～5 ml，骶管阻滞使用上述合剂 0.5 ml/kg，2 组患儿术后恢复室停留时间和疼痛评分并无差异，与骶管阻滞相比，阴茎背神经阻滞患儿术后排尿时间更早，首次补救镇痛时间更长，无下肢麻木。

（三）超声引导阴茎背神经阻滞与神经刺激器引导阴部神经阻滞

Aksu 等 [8] 在 33 例 1～7 岁尿道下裂患儿比较超声引导耻骨下入路阴茎背神经阻滞和神经刺激器引导阴部神经阻滞的镇痛效果，阴茎背神经阻滞予以 0.25% 布比卡因 0.4 ml/kg（1 mg/kg，最大量 10 ml），阴部神经阻滞予以 0.25% 布比卡因 0.5 ml/kg（1.25 mg/kg，最大量 20 ml），与阴部神经阻滞相比，阴茎背神经阻滞患儿术后镇痛时间更长，术后疼痛评分更低，补救镇痛药用量更少，家长满意度更高。

三、药物用量

通常使用 0.25% 布比卡因或 0.2% 罗哌卡因，10 岁以上者可使用 0.5% 罗哌卡因或布比卡因，阴茎根部入路和会阴入路时总量 0.1～0.15 ml/kg（最大 5 ml），耻骨下入路时总量 0.1 ~ 0.2 ml/kg。阴茎由终末血管供血，因此局麻药禁忌加入肾上腺素，肾上腺素可引起阴茎背动脉痉挛进而阴茎头缺血坏死。阴茎根部入路和耻骨下入路阻滞时还需在阴茎、阴囊交界处皮下注射 0.05 ml/kg 局麻药阻滞会阴神经分支以实现阴茎腹侧完善镇痛。

### 四、并发症

阴茎背神经阻滞最常见的并发症是阻滞不全，可能与未完全阻滞支配阴茎的所有神经分支有关，也可能由于切皮前局麻药尚未完全起效（通常需 10 ~ 15 min）。另一常见并发症是误伤阴茎背血管导致出血和血肿，多数可以通过适度加压包扎控制。其他并发症还包括组织水肿和意外损伤海绵体。阴茎背神经阻滞时禁忌使用加入肾上腺素的局麻药，以免导致阴茎头缺血坏死。

---

**小结**

- 超声引导下阴茎背神经阻滞通常需要在全麻或深度镇静下实施。
- 3 种阻滞入路均安全有效，可提供长达 24 h 的术后镇痛。
- 与骶管阻滞相比，阴茎背神经阻滞无下肢力弱、麻木等不良反应，尤其适用于日间手术。

**参考文献**

[1] Sandeman DJ, Dilley AV. Ultrasound guided dorsal penile nerve block in children. Anaesth Intensive Care, 2007, 35: 266-269.

[2] Qian X, Jin X, Chen L, et al. A new ultrasound-guided dorsal penile nerve block technique for circumcision in children. Anaesth Intensive Care, 2015, 43: 662-663.

[3] Suleman MI, Akbar Ali AN, Kanarek V, et al. Ultrasound guided in-plane penile nerve block for circumcision: A new, modified technique suggests lower anesthetic volume and narcotic use. Middle East J Anaesthesiol, 2016, 23: 647-653.

[4] Faraoni D, Gilbeau A, Lingier P, et al. Does ultrasound guidance improve the efficacy of dorsal penile nerve block in children? Paediatr Anaesth, 2010, 20: 931-936.

[5] O'Sullivan MJ，Mislovic B, Alexander E. Dorsal penil nerve block for male pediatric circumcision—randomized comparison of ultrasound-guided vs anatomical landmark technique. Paediatr Anaesth, 2011, 21: 1214-1218.

[6] Ozen V, andYigit D. A comparison of the postoperative analgesic effectiveness of low dose caudal epidural block and US-guided dorsal penile nerve block with in-plane technique in circumcision. J Pediatr Urol, 2020, 16: 99-106.

[7] Wang X, Dong C, Beekoo D, et al. Dorsal penile nerve block via perineal approach, an alternative to a caudal block for pediatric circumcision: A randomized controlled trial. Biomed Res Int, 2019, 2019: 6875756.

[8] Aksu C, Akay MA, Şen MC, et al. Ultrasound-guided dorsal penile nerve block vs neurostimulator-guided pudendal nerve block in children undergoing hypospadias surgery: a prospective, randomized, double-blinded trial. Paediatr Anaesth, 2019, 29: 1046-1052.

# 第八篇　椎管内阻滞

## 第43章　超声引导硬膜外阻滞

林增茂

硬膜外阻滞曾经是小儿手术麻醉和围术期镇痛的重要组成部分，其优势在于可以减轻手术应激，减少全身麻醉（全麻）镇静镇痛药用量，进而减轻呼吸抑制，早期拔除气管导管，改善术后镇痛和胃肠道功能。但随着外周区域阻滞的推广，硬膜外阻滞在临床上使用已日趋减少。硬膜外阻滞的手术适应证包括胸、腹部和泌尿外科手术以及复杂或双侧下肢手术。此外，硬膜外阻滞还用于缓解如烧伤、镰状细胞病相关疼痛危象以及恶性肿瘤、复杂性区域疼痛综合征所致慢性疼痛。超声引导技术用于小儿硬膜外阻滞除了可以实现穿刺可视化、避免重要解剖结构损伤外，有时还可以帮助判断硬膜外导管的位置，确保实现有效镇痛。目前超声主要用于辅助硬膜外阻滞前确认穿刺部位解剖结构是否正常以及穿刺深度，实时超声引导硬膜外阻滞需要操作者具有较为丰富的区域阻滞经验。

## 第一节　临床解剖

儿童脊柱结构基本与成人相似，但生后1年椎弓才能完全融合形成棘突（L5棘突除外），因此婴儿常可触及2个骨性棘突。棘突更为水平和平行，椎管内阻滞正中入路进针更为容易。

与成人相比，新生儿和婴儿脊髓圆锥末端更低（L2～L3水平），但至1岁左右，脊髓圆锥末端接近L1水平，与成人相似。

婴儿脊柱多数为软骨，尚未完全骨化，穿刺针可以轻易穿透软骨，有损伤骨化中心的危险，尤其对于椎板。

新生儿和婴儿骨盆明显小于成人。新生儿和婴儿的髂嵴连线通常平 L5~S1 椎间隙，1 岁以上儿童平 L4~5 椎间隙，恰好位于脊髓末端以下，因此髂嵴间线这一解剖标志仍可用于所有儿童的椎管内穿刺椎间隙定位。超声可辅助准确定位椎间隙。

8 岁以下儿童硬膜外腔脂肪成分较成人更为疏松，这使得局部麻醉药（局麻药）更易扩散，阻滞起效更快。对于婴儿，尤其新生儿，可将硬膜外导管经骶管放置到腰段，甚至胸段硬膜外腔，实现中、高位躯干阻滞。

脑脊液的千克体重容量在新生儿和婴儿最高，约为 4 ml/kg，而成人仅为 2 ml/kg。新生儿和婴儿蛛网膜下腔内的脑脊液容量占比更高，局麻药容易被脑脊液稀释，因此蛛网膜下腔阻滞时局麻药用量大于成人，椎管内麻醉作用时间也短于成人。此外，新生儿脊髓神经纤维为无髓鞘纤维，因此蛛网膜下腔阻滞时使用较低浓度的局麻药即可获得满意的阻滞效果。

与成人相比，新生儿和婴儿的蛛网膜下腔深度与体重和年龄相关，新生儿约 10~15 mm，10 岁以后通常超过 30 mm。蛛网膜下腔深度的粗略估计方法为 1 mm/kg、深度（cm）=1 + 0.15 × 年龄（岁）或 0.8 + 0.05 × 体重（kg）。超声可以准确判断蛛网膜下腔深度，因此行椎管内阻滞操作前应常规行超声扫描确认穿刺深度。新生儿和婴儿的鞘内脑脊液宽度一般较窄，约 6~8 mm，随年龄增长逐渐增加。

# 第二节　实　　施

小儿硬膜外阻滞通常需要在全麻后实施，年长儿童可以选择清醒下完成，但应予以适度镇静。穿刺点选择与成人硬膜外阻滞类似，根据手术区域对应的脊神经节段确定。对于婴儿，尤其新生儿，也可将硬膜外导管经骶管放置到腰段，甚至胸段硬膜外腔。小儿硬膜外阻滞操作也与成人相似。

## 一、禁忌证

### （一）绝对禁忌证

儿童或家长拒绝，局麻药过敏，全身或穿刺部位感染，凝血障碍或抗凝治疗，目标阻滞区域内基础神经病变，颅内压升高。

### （二）相对禁忌证

不合作或躁动，穿刺部位解剖异常，阻滞体位安置受限，血流动力学不稳定。

## 二、硬膜外超声成像技术

儿童超声评估椎管内结构较成人容易，尤其 6 岁以下者。婴儿脊柱尚未骨化，大部分为软骨，声束的穿透性较强，此外目标区域位置表浅，因此椎管内影像更为清晰。使用线

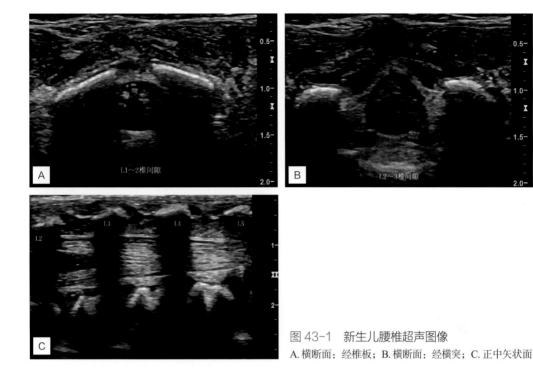

图 43-1  新生儿腰椎超声图像
A.横断面：经椎板；B.横断面：经横突；C.正中矢状面

阵探头可以显示脊髓纤维、脊髓圆锥、马尾、脑脊液、硬脊膜和椎体（图 43-1）。超声也可以观察到注药时的药液的扩散，通过直接监测导管放置或注药观察药液扩散（彩色多普勒）也可以确认硬膜外导管尖端的位置。胸、腰段椎管结构的超声图像在 3 个月及以下儿童最为清晰，此后随年龄增长图像质量下降，9 个月时清晰度下降近 30%~40%。

骶椎位置较浅，超声可见度最好。低腰段椎体结构不像高腰段和胸段椎体（叠瓦状）结构那样致密，因此也具有较好的超声可见度。

硬膜外超声成像技术一般分为 2 种：一种为离线技术，即穿刺前用超声预先扫描确定穿刺点、硬膜外腔深度和理想的进针路径，但穿刺过程并不使用超声；另一种为实时引导或在线技术，即在硬膜外穿刺过程中应用超声，实时显示进针路径、导管放置和注药（每一步骤均在超声直接或间接监控下进行）。

### 三、体位

通常侧卧，膝胸位，年长儿童清醒状态下可采取坐位。脊柱弯曲有利于增宽棘突间隙，减浅目标区域深度，使超声成像更清晰。

### 四、探头及穿刺针选择

成人线阵探头，体型较大者可使用凸阵探头。通常 6 个月以下儿童可使用 20 G Tuohy 穿刺针和 24 G 导管，6 个月以上者可使用 18 G Tuohy 穿刺针和 20 G 导管。

### 五、超声图像

（一）确定穿刺间隙

超声计数腰椎节段时从骶骨向上计数，探头置于矢状位。婴儿骶椎自然弯曲，S1和L5椎体水平最低。年幼儿童骶骨尚未融合，注意勿将S1误认为L5，正中矢状面L5棘突宽于S1棘突，经下关节突矢状面S1无下关节突（为S1椎板）（图43-2）。年长儿童（至少8岁）骶骨连续，易于与L5区分。也可根据第11肋于腋中线偏背侧成为游离端确认第11肋，随后向下计数。追踪第11肋至椎旁，第11肋足侧出现第12肋游离端和L1横突尖端（L1横突尖端长，先出现）。

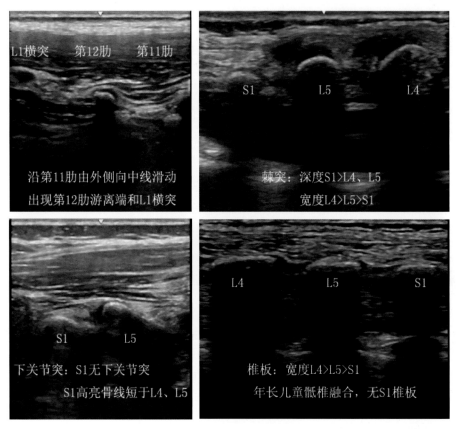

图43-2　计数腰椎节段。探头矢状位置于腰椎棘突或关节突，L5棘突明显宽于S1棘突，经下关节突矢状面S1无下关节突

超声计数胸椎节段见"第33章　超声引导胸椎旁阻滞"。

（二）扫描方法

根据选择的穿刺节段对腰椎或胸椎进行横断面、正中矢状面和旁斜矢状面扫描（图43-3和图43-4）。各超声扫描平面中，以旁斜矢状面超声视窗最佳，可以较好地显示硬脊膜，便于完成超声下实时操作或深度测量。不同穿刺技术可能需要不同的扫描平面。

（三）超声图像

①骨性结构：呈高回声，下伴声影；②硬脊膜：矢状面扫描呈高回声双层薄线，旁斜矢状面显示最佳；③马尾：矢状面扫描呈纤维状中高回声；④脊髓：矢状面扫描呈低回声。

1. 横断面扫描　年幼儿童可见圆形的椎管，前方为椎体后缘，两侧为椎板和横突，后方为棘突（图 43-3 和图 43-4）。胸椎棘突呈叠瓦状，椎间隙不易显示。在腰椎间隙可见椎管内结构，其特征图像为背侧硬脊膜呈高回声双层薄线，黄韧带在后，呈中回声，二者之间即为硬膜外腔。胸椎节段黄韧带和硬脊膜可能贴合，二者合称为后复合体。硬脊膜前方为鞘内结构，超声下可见脊髓呈椭圆形低回声。随探头向足侧移动，可见脊髓过渡为马尾，呈多个点状中高回声，周围被无回声脑脊液包绕。鞘内结构深方为前复合体，由硬脊膜、后纵韧带、椎体后缘组成，显示为强回声亮线。横断面扫描图像可较准确地测量皮肤至硬膜外腔（或鞘内）的距离。

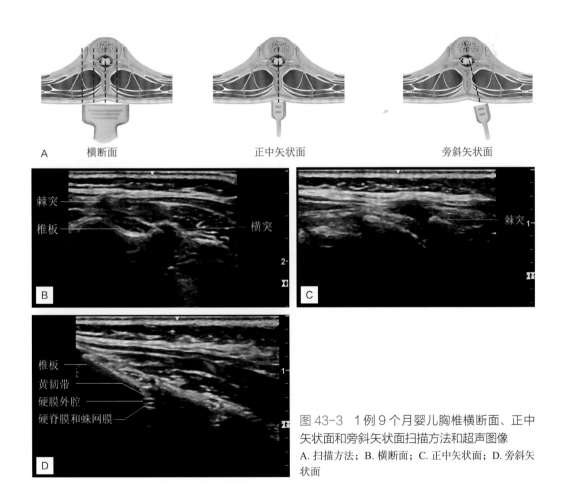

图 43-3　1 例 9 个月婴儿胸椎横断面、正中矢状面和旁斜矢状面扫描方法和超声图像
A. 扫描方法；B. 横断面；C. 正中矢状面；D. 旁斜矢状面

2. 矢状面扫描　矢状面扫描可显示椎管长轴（图 43-3 和图 43-4）。经椎板旁斜矢状面是显示椎管内结构和进行穿刺操作的最佳平面，超声图像上最具特征性的结构是间断的

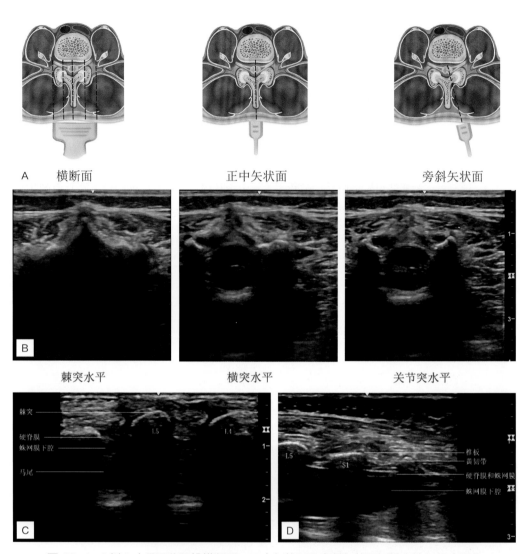

图 43-4　1 例 6 个月婴儿腰椎横断面、正中矢状面和旁斜矢状面扫描方法和超声图像

A. 扫描方法；B. 横断面；C. 正中矢状面；D. 旁斜矢状面

高回声亮线，即椎板。年幼儿童透过断续的高回声亮线可见椎管内结构。椎板之间略深方的高回声双层薄线为硬脊膜，硬膜外腔显示为双层薄线浅面的低回声区域；鞘内可见脊髓，呈低回声管状结构，在 L3 ~ 4 和 L4 ~ 5 椎间隙可见马尾，呈纤维状中高回声，位于鞘内腹侧。

## 六、操作步骤

### （一）阻滞部位表面麻醉

计划于清醒状态下行阻滞操作时，穿刺前 30 min ~ 1 h 可在操作部位使用 4% 丁卡因或穿刺前 1 h 敷以利多卡因和丙胺卡因凝胶行表面麻醉（需用透明贴膜覆盖加速吸收）。

（二）严格无菌操作

硬膜外腔感染可能导致严重后果，因此椎管内阻滞应严格遵循无菌操作原则：戴外科口罩、手术帽，穿无菌手术衣，戴无菌手套；操作应在配备层流的手术间或操作间内进行，操作区域应限制人员进出和频繁走动；推荐使用氯己定或碘酒消毒，待消毒液干燥后再行操作；确保操作区域无菌覆盖；穿刺针、导管及其他所需设备置于无菌托盘内，托盘放置于操作者身侧；局麻药配置应严格遵循无菌操作原则，避免污染。

（三）离线扫描（预扫描＋解剖定位穿刺）

1. 预扫描　对脊柱目标节段进行横断面、正中矢状面、旁斜矢状面扫描。婴儿椎板为软骨，应避免旁斜入路。在超声图像上定位椎体、脊髓、硬脊膜和硬膜外腔，测量皮肤至硬膜外腔的距离，确定理想的穿刺点和进针路径。

2. 解剖定位穿刺　根据解剖标志进行硬膜外穿刺和置管。进针路径和深度参考预扫描时确定的路径和硬膜外腔深度，使用常规空气或盐水阻力消失试验确认硬膜外腔并置管。年幼儿童尽量避免针接触骨，以免损伤骨化中心，尤其椎板。

2.1　局部麻醉：未行表面麻醉时，穿刺前予以利多卡因局部浸润。进针前即刻予以镇静镇痛药。

2.2　突破感：儿童的黄韧带不似成人坚韧且缺乏韧带钙化，尤其婴幼儿，因此穿刺针刺破黄韧带、进入硬膜外腔的突破感不似成人明显。

2.3　阻力消失试验：目前使用空气还是盐水进行阻力消失试验（确定穿刺针是否位于硬膜外腔）尚存在争议。有学者认为，婴幼儿的硬膜外腔容量较小，所需药物总量也较小，注射盐水可能使局麻药扩散更广或稀释局麻药。但有病例报告显示大量空气进入硬膜外腔有镇痛不全或气栓危险，因此推荐使用盐水[1-2]。同时使用空气和盐水可能是一个更好的选择。应注意对于婴儿，注射的空气总量不应超过 1 ml，且不宜多次使用。存在右向左分流的先天性心脏病儿童应避免使用空气。

3. 注药和置管　注药或置管时可用超声判断注药位置或导管尖端位置。注射药液时可见药液头足向扩散，硬脊膜下压。腰段硬膜外腔注药时硬脊膜下压较明显，但胸段硬膜外腔较窄，硬脊膜下压不甚明显。6 个月以下婴儿往往在超声下可以直接观察导管的位置。矢状面彩色多普勒实时扫描可以区分硬膜外注射和鞘内注射以及提示导管尖端位置，硬膜外注射呈"流水"样混彩影像。导管进入硬膜外腔的长度应为 2 ~ 3 cm，以免导管置入过深在硬膜外腔内缠绕打结。

（四）在线扫描（预扫描＋超声引导穿刺）

1. 穿刺入路　正中入路或旁斜入路。

2. 预扫描和局部麻醉　同离线扫描。

3. 超声引导穿刺　实时超声引导下行硬膜外穿刺和置管。通常需要一名助手固定探头行超声扫描，以便操作者双手行穿刺操作。

3.1　旁斜入路：扫描经椎板旁斜矢状面，该平面可提供最佳视窗和监视图像。采用平面内进针技术（图 43-5）。

3.2　正中入路：正中矢状面较为常用，可平面内或平面外进针。也可扫描横断面。横断面平面内进针时，探头略偏离中线、移至进针侧对侧，以便穿刺针可以接近解剖定位穿刺的进针路径平面内进针；平面外进针时探头居中，进针路径与解剖定位穿刺相似，但年幼儿童椎间隙窄，较难施行。

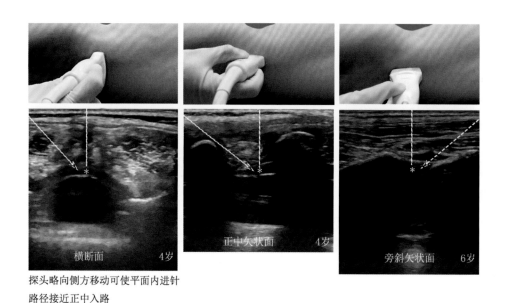

探头略向侧方移动可使平面内进针
路径接近正中入路

图 43-5　腰段硬膜外阻滞在线扫描示意图。* 示平面外进针注药位点；箭头示平面内进针

# 第三节　临床应用和循证医学

## 一、阻滞机制

将局麻药注入硬膜外腔，阻滞脊髓相应节段的脊神经和交感神经，产生其支配区域的感觉、运动和交感阻滞。

## 二、循证医学

（一）超声引导与传统硬膜外穿刺

临床上使用超声引导硬膜外穿刺日益增多，但年幼儿童使用超声是否可提供额外获益尚无明确证据。Willschke 等[3]最早介绍了在婴幼儿硬膜外阻滞操作时使用超声引导。与传统解剖定位穿刺相比，超声引导穿刺可以提高穿刺成功率，缩短操作时间，降低骨质接触发生率，且可帮助确定置管深度[4]。这一技术对操作者的超声引导穿刺技能要求较高，且常需另一名有经验的助手协助。因此对多数操作者而言，使用离线扫描、解剖定位穿刺更为容易。

传统硬膜外穿刺采用空气或盐水阻力消失试验证实穿刺针到达硬膜外腔，但在以下情况容易出现误判：解剖变异（椎间隙狭窄、黄韧带骨化或钙化、小关节肥大或椎体旋转）、识别中线错误（如肥胖、脊柱侧弯），患者依从性或配合度差。上述问题在儿童群体可能并不突出。阻力消失试验较为依赖操作者的经验。由于目前小儿椎管内阻滞常常在全麻下实施，鞘内注射或硬膜外置管时儿童无法主诉可能出现的感觉异常，因此理论上全麻下行椎管内操作时意外神经损伤风险增加。超声引导硬膜外阻滞的优点在于可以较为准确地确认解剖结构是否异常，快速测量硬膜外腔的深度并提示最佳的进针路径。对于 6 个月以下的婴儿，可以通过实时超声引导将硬膜外导管准确放置于目标节段，有助于确保使用最低剂量的局麻药准确阻滞目标皮节，避免不必要的阻滞。

（二）特殊应用场景

1. 鞘内泵

一些儿童可能体内置入了鞘内泵，例如慢性疼痛患儿可置入鞘内泵缓解疼痛，脑瘫患儿可能置入鞘内泵缓解肌痉挛。此类儿童行椎管内操作可能损伤鞘内导管和（或）皮下泵，硬膜外置管时可能导致硬膜外导管方向错误，也增加鞘内泵感染风险，因此置入鞘内泵的儿童通常禁忌椎管内阻滞，首选外周区域阻滞和全麻。但也有多项病例报告报道在鞘内泵患儿成功放置了硬膜外导管。必须行椎管内阻滞时，应回顾鞘内泵手术记录，用超声判断鞘内导管在皮下和椎管内的走行（鞘内导管超声可见时），在介入透视或超声引导下实施椎管内操作。

2. 骶尾部解剖异常

闭合性神经管畸形包括隐性脊柱裂（椎弓未融合）和复杂脊柱裂［累及 1 个以上椎板，合并皮肤病损（如潜毛窦）或神经症状（如直肠膀胱功能障碍）］，复杂脊柱裂可能合并脊髓栓系或圆锥尾侧移位。此类儿童行椎管内操作时穿刺针可能直接损伤脊髓，或者局麻药容量效应使栓系的脊髓受到牵拉、进一步减少脊髓供血，导致神经损伤。对于隐性脊柱裂儿童，如果神经系统检查无异常、近期影像学显示穿刺区域神经解剖正常、排除复杂脊柱裂或畸形已修复，在全面评估儿童的危险/获益比后可以考虑椎管内阻滞。最常见的情况是脊柱裂修复患儿预行泌尿外科手术，可以考虑实施低胸段硬膜外阻滞。推荐实时超声引导下行椎管内操作。

（三）佐剂

硬膜外局麻药复合阿片类药（如舒芬太尼、芬太尼、吗啡）用于婴儿可能导致严重呼吸抑制，应加强监测。Siddigui 等[5] 对漏斗胸矫正患儿的回顾性研究发现，氢吗啡酮复合罗哌卡因可以提供更好的硬膜外镇痛效果，减少术后阿片类药使用，同时恶心呕吐也更少。$\alpha_2$ 肾上腺素受体激动剂右美托咪定呼吸抑制风险较低，可以作为硬膜外局麻药佐剂，剂量为 1 ~ 2 μg/kg[6]。

### 三、药物用量

小儿硬膜外麻醉推荐使用0.2%罗哌卡因或0.25%布比卡因，首次容量为0.5 ml/kg（腰段）或0.3 ml/kg（胸段），术中单次追加容量最大0.25 ml/kg，罗哌卡因和布比卡因总剂量不超过1.7 mg/kg[7]。术后镇痛通常使用0.1%～0.125%布比卡因或0.1%罗哌卡因，局麻药最大输注剂量为：<3个月，0.2 mg/（kg·h）；3个月～1岁，0.3 ml/（kg·h）；>1岁，0.4 mg/（kg·h）。6个月以下婴儿易发生药物蓄积，局麻药单次剂量减半，连续输注时间应不超过48 h。

2-氯普鲁卡因不经肝代谢，可以长期输注，尤其适用于婴儿硬膜外连续镇痛。单次最大剂量20 mg/kg，用于术后镇痛时剂量为1.5% 2-氯普鲁卡因0.3～1 ml/（kg·h）。既往2-氯普鲁卡因的神经系统不良反应主要与其防腐剂亚硫酸氢钠和乙二胺四酸（EDTA）有关，目前2-氯普鲁卡因为无防腐剂制剂，这使得该药在临床上应用日益增多。

### 四、并发症

#### （一）总体并发症

小儿硬膜外麻醉既往报道的并发症主要包括导管相关并发症（如移位、漏液、堵塞）、尿潴留以及阿片类药相关不良反应。硬膜外连续输注布比卡因最常见的不良反应为尿潴留和下肢运动障碍，尤其4～8岁儿童，后者可能导致儿童和家长的焦虑情绪。硬膜外麻醉的其他并发症包括低血压、恶心呕吐、支气管收缩、硬脊膜穿破后头痛、短暂神经症状（背痛、下肢放射痛、感觉或运动觉丧失）、神经损伤伴病理性改变（极少数为截瘫）、硬膜外血肿、硬膜外脓肿、脑膜炎、全脊麻、骨髓炎[8]，此外还有霍纳综合征和丑角综合征（单侧面部潮红和出汗，如戴半脸面具的小丑，由对侧交感神经损伤致血管舒缩功能障碍所致）报道[9-10]。

总体上，小儿硬膜外麻醉的严重并发症发生率低于成人，几乎没有因严重并发症造成死亡的病例报道。但既往大样本区域阻滞回顾性研究显示，椎管内区域阻滞并发症发生率是外周区域阻滞的6倍。因此区域阻滞麻醉时应首选外周区域阻滞。

#### （二）局麻药中毒

随局麻药输注时间延长，全身或局部毒性反应发生率随之升高，尤其6个月以下婴儿。

#### （三）硬脊膜穿破

儿童硬脊膜穿破发生率较高，可达8%～25%，但头痛发生率低于成人，约为2%～15%，可能与儿童无法准确表达头痛症状有关。因硬脊膜穿破后持续头痛需硬膜外血补丁时，剂量为0.3 ml/kg。

#### （四）感染

小儿硬膜外置管相关感染发生率较低，约为0.12%，用于术后镇痛的硬膜外导管相关感染发生率更低（0.06%）[11]。留置硬膜外导管 4 天以上时感染风险增加[12]。骶部硬膜外导管尖端细菌定植率高于腰部导管[13]。硬膜外导管尖端细菌培养以表皮葡萄球菌最常见，但定植细菌的骶部导管尖端中 44% 可检出革兰氏阴性菌，而腰部导管不可见。因此，建议骶部硬膜外置管时向头端固定导管并使用闭合敷料覆盖，以减少粪便尿液污染的风险。硬膜外脓肿或血肿压迫神经时，应尽早行外科手术减压。

（五）低血压

小儿椎管内麻醉后很少发生低血压，这可能与自主神经系统发育不成熟和较少依靠交感神经调节血压有关。椎管内麻醉后发生低血压应首先考虑其他原因，如手术相关原因以及未识别的出血、局麻药中毒、过敏反应和全脊麻。青少年椎管内麻醉时可能出现血压下降。

---

**小结**

- 目前超声引导硬膜外阻滞离线扫描技术比在线扫描技术更常用，可用于确认穿刺点、穿刺路径和深度。
- 在线扫描可实时监控穿刺过程，但操作难度大，常需助手辅助。

---

**参考文献**

[1] Sethna NF, Berde CB. Venous air embolism during identification of the epidural space in children. Anesth Analg, 1993, 76: 925-927.

[2] Lee-Archer PF, Chaseling B. Air embolism during posterior spinal fusion in a 10-year-old girl: a case report. A A Case Rep, 2017, 8: 307-309.

[3] Willschke H, Bosenberg A, Marhofer P, et al. Epidural catheter placement in neonates: sonoanatomy and feasibility of ultrasonographic guidance in term and preterm neonates. Reg Anesth Pain Med, 2007, 32: 34-40.

[4] Perlas A. Evidence for the use of ultrasound in neuraxial blocks. Reg Anesth Pain Med, 2010, 35: S43-S46.

[5] Siddiqui A, Tse A, Paul JE, et al. Postoperative epidural analgesia for patients undergoing pectus excavatum corrective surgery: a 10-year retrospective analysis. Local Reg Anesth, 2016, 9: 25-33.

[6] Park SJ, Shin S, Kim SH, et al. Comparison of dexmedetomidine and fentanyl as an adjuvant to ropivacaine for postoperative epidural analgesia in pediatric orthopedic surgery. Yonsei Med J, 2017, 58: 650-657.

[7] Suresh S, Ecoffey C, Bosenberg A, et al. The European Society of Regional Anaesthesia and Pain Therapy/American Society of Regional Anesthesia and Pain Medicine recommendations on local anesthetics and adjuvants dosage in pediatric regional anesthesia. Reg Anesth Pain Med, 2018, 43: 211-216.

[8] Walker BJ, Long JB, Sathyamoorthy M, et al. Complications in pediatric regional anesthesia: an analysis of more than 100 000 blocks from the Pediatric Regional Anesthesia Network. Anesthesiology, 2018, 129: 721-732.

[9] Avila A, Liu J, Kohen MC. Horner syndrome after epidural catheter placement in a 4-month-old child. J Pediatr Ophthalmol Strabismus, 2018, 55: e1-e3.

[10] Lefevre A, Schnepper G. Development of Harlequin syndrome following placement of thoracic epidural anesthesia in a pediatric patient undergoing Nuss procedure. Clin Case Rep, 2017, 5: 1523-1525.

[11] Sethna NF, Clendenin D, Athiraman U, et al. Incidence of epidural catheter-associated infections after continuous epidural analgesia in children. Anesthesiology, 2010, 113: 224-232.

[12] Bomberg H, Bayer I, Wagenpfeil S, et al. Prolonged catheter use and infection in regional anesthesia. Anesthesiology, 2018, 128: 764-773.

[13] McNeely JK, Trentadue NC, Rusy LM, et al. Culture of bacteria from lumbar and caudal epidural catheters used for postoperative analgesia in children. Reg Anesth, 1997, 22: 428-431.

# 第**44**章 超声引导蛛网膜下腔阻滞

宋琳琳

随着全身麻醉（全麻）技术日趋成熟以及具有较高安全性的全身麻醉药应用于临床，蛛网膜下腔阻滞在儿童群体的适用场景越来越少。目前临床上蛛网膜下腔穿刺主要用于小儿中枢神经系统疾病诊断时获取脑脊液以及一些全麻高危儿童（如早产儿或既往全麻发生严重心血管事件者）和合并重要器官严重功能障碍儿童的下腹部和下肢手术。超声引导蛛网膜下腔穿刺有助于发现脊柱裂、脊髓栓系等腰骶段脊椎畸形，可以实时观察穿刺针位置，提高了蛛网膜下腔穿刺操作的安全性。

## 第一节 临床解剖

见"第 43 章 超声引导硬膜外阻滞"。

## 第二节 实 施

早产儿行蛛网膜下腔麻醉时可以不给予镇静药；其他年龄儿童行穿刺操作时可能需要经静脉给予适量镇静药或短期吸入 / 静脉全麻，尤其穿刺前未使用局麻药凝胶行表面麻醉者，手术期间通常需要给予丙泊酚或咪达唑仑等镇静药以减轻儿童心理应激。蛛网膜下腔麻醉可以联合骶管麻醉或硬膜外麻醉以延长阻滞时间。

### 一、禁忌证
见"第 43 章 超声引导硬膜外阻滞"。

### 二、体位
侧卧或坐位。侧卧时屈膝、屈髋，双膝尽量贴近胸部（利于增加棘突间距离），确保双肩和背部与床面垂直，避免上位肩前倾。避免颈部过度前屈，屈颈并不会改善穿刺条件，反而可能阻塞气道，尤其新生儿和婴儿。坐位时屈髋，助手面对儿童予以支撑。坐位时腰部棘突与皮肤距离较侧卧时浅，同时腰部脑脊液压力增加，利于脑脊液流出。无论哪种体位，蛛网膜下腔的直径并不受影响。

### 三、探头及穿刺针选择

常用成人线阵探头，1 岁以下者可选择小儿曲棍球棒线阵探头，预期鞘内深度 40 mm 以上者使用凸阵探头。35 ~ 50 mm、22 ~ 25 G 腰椎穿刺针。

### 四、超声图像

见"第 43 章　超声引导硬膜外阻滞"。

婴儿选择 L4 ~ 5 或 L5 ~ S1 椎间隙穿刺，年长儿童选择 L3 ~ 4 或 L4 ~ 5 椎间隙穿刺。可行横断面、正中矢状面、旁斜矢状面扫描观察脊柱解剖结构和蛛网膜下腔深度，确定穿刺间隙、进针位置、方向和深度（图 44-1 和图 44-2）。经椎板旁斜矢状面超声图像上可见椎板、黄韧带、硬脊膜、椎管和前复合体。

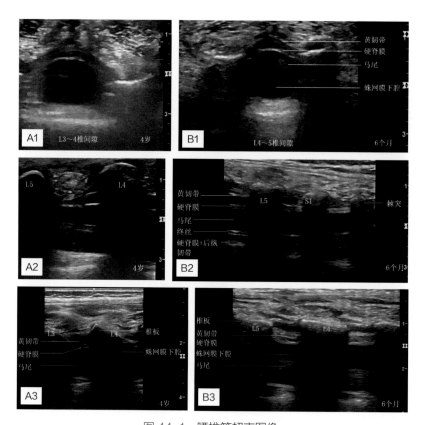

图 44-1　腰椎管超声图像

A. 4 岁：A1，横断面；A2，正中矢状面；A3，旁斜矢状面

B. 6 个月：B1，横断面；B2，正中矢状面；B3，旁斜矢状面

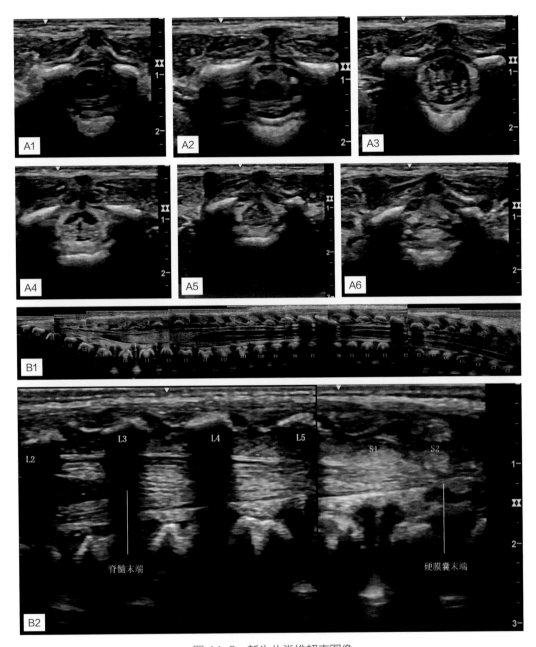

图 44-2　新生儿脊椎超声图像

A. 横断面：A1，L1 水平；A2，L2 水平；A3，L3 水平；A4，L4 水平；A5，L5 水平；A6，S1 水平；
B. 正中矢状面：B1，脊椎；B2，脊髓和硬膜囊末端

## 五、操作步骤

### （一）表面麻醉

30 min～1 h 前于穿刺部位敷以局部麻醉药（局麻药）凝胶或软膏行皮肤表面麻醉。

### （二）离线扫描

行各平面扫描确认穿刺间隙、进针位置、方向和深度（见"第43章　超声引导硬膜

外阻滞")。首选正中入路，其次为旁斜入路。

预扫描时腰椎正中入路进针点定位方法：首先行矢状面扫描确认穿刺间隙。随后探头置于经椎板旁矢状面，使目标椎板间隙位于图像中央，于探头长边中点进行标记，同法标记对侧长边中点，二者连线相应于目标椎间隙水平正中线。随后探头在目标椎间隙水平行横断面扫描，使两侧横突或关节突在图像中对称。此时在探头头、足 2 两个长边中点进行标记，二者连线即为脊柱矢状正中线。上述椎间隙水平正中线和脊柱矢状正中线的交点即为进针点。注意探头横断面扫描脊柱矢状正中线时的角度（腰椎畸形时探头可能非水平正中，可向头足或两侧倾斜），可作为穿刺时进针角度的参考。

（三）穿刺前准备

未行表面麻醉者穿刺前予以利多卡因局部浸润。对于新生儿或婴儿，推荐使用无菌透明手术单以便观察呼吸。

（四）（在线扫描＋）穿刺注药

严格遵循无菌操作原则。可实时超声引导下行腰椎穿刺（在线扫描技术）或根据离线扫描信息行常规穿刺（离线扫描技术）。在线扫描技术见"第 43 章　超声引导硬膜外阻滞"。儿童黄韧带较软，穿透黄韧带时可能难以感知明显的突破感。观察到脑脊液流出后缓慢注药，避免快速注药时药液携带微气泡进入鞘内、随后迅速释放使阻滞平面过高。注药时间一般为 15～20 s。注药后避免抬高下肢和躯干部，否则局麻药可能头向扩散致阻滞平面过高。当予以重比重局麻药、阻滞平面上升过快时，可将儿童置于头高脚低位，防止局麻药进一步头向扩散。

（五）评估阻滞平面

年幼和镇静／全麻儿童很难评估阻滞平面，较常用的方法是观察儿童对针刺／冷刺激的反应。Bromage 评分可作为评估运动阻滞的金标准，适用于 2 岁以上儿童（表 44-1）。

表 44-1　Bromage 评分和预计感觉阻滞平面

| Bromage 评分 | 运动阻滞表现 | 运动阻滞程度 | 预计感觉阻滞平面 |
| --- | --- | --- | --- |
| 0 | 无 | 无 | 无 |
| 1 | 不能屈髋 | 1/3 | T12 |
| 2 | 不能屈髋、膝 | 2/3 | T10 |
| 3 | 不能屈髋、膝、踝 | 完全 | T8 及以上 |

# 第三节　临床应用和循证医学

## 一、阻滞机制

将局麻药注射至腰段蛛网膜下腔，视局麻药在蛛网膜下腔的扩散程度，实现脊髓腰骶段和低胸段，乃至中、高胸段的感觉、运动和交感神经完全阻滞。

## 二、循证医学

### （一）超声引导下蛛网膜下腔穿刺

儿童实施超声引导蛛网膜下腔阻滞的研究较少，可能与蛛网膜下腔阻滞在临床应用日趋减少有关。超声有助于发现脊椎解剖异常，在腰椎穿刺困难儿童判断穿刺间隙和指导穿刺路径方面具有重要的临床实用价值（图 44-3）。Koo 等[1] 的研究表明，单纯泌尿生殖系统畸形的 2 岁以下患儿隐性脊柱裂发生率高于普通人群，蛛网膜下腔麻醉或骶管麻醉前应常规行腰骶段脊椎超声筛查。超声也可以发现低位脊髓、脊髓栓系、尾端退化综合征等解剖异常[2-3]。

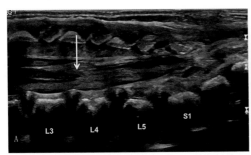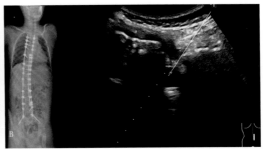

图 44-3　腰椎解剖异常

A. 1 例脊髓栓系新生儿，箭头示低位脊髓圆锥，终止于 L4 上缘，终丝增厚，栓系于背侧硬膜囊（经许可引自 Clark P, Davidson L. Case report: pseudotail with dermal sinus tract and tethered cord. J Ultrasound, 2016, 19: 239-241.）；
B. 1 例 13 岁脊柱侧弯矫形术后患儿行超声引导蛛网膜下腔注药，经椎板旁斜矢状面，平面内进针

### （二）血流动力学管理

小儿（8 岁以下）蛛网膜下腔麻醉后血流动力学改变并不常见，阻滞平面高至 T6 水平也不会引发显著心率或血压改变，发生全脊麻的风险也较低。Puncuh 等[4] 的研究回顾了 1 132 例 6 个月～14 岁蛛网膜下腔麻醉患儿，低血压罕见，942 例 10 岁以下患儿中仅 9 例血压轻度下降，而 190 例 10 岁以上患儿中 8 例发生血压下降。因此如果儿童蛛网膜下腔麻醉时发生低血压，应首先怀疑全脊麻、血管内注药导致局麻药中毒或过敏反应。排除上述因素后再行评估血管内容量和麻醉深度。蛛网膜下腔麻醉时极少需要快速补液维持血容量，确认必要时，可经静脉快速输注 10 ml/kg 晶体液。

### （三）呼吸管理

选择蛛网膜下腔麻醉时应对已知合并困难气道的儿童进行充分评估，操作者应有完善的气道管理预案以应对困难气道。学龄前和学龄儿童通常需要予以静脉镇静药，这显著增加了困难气道儿童围术期严重呼吸系统并发症风险。虽然与全麻相比，蛛网膜下腔麻醉可以降低早产儿呼吸暂停发生率，但术后也应常规监测呼吸功能，警惕呼吸暂停。

### 三、药物用量

小儿椎管内麻醉最常用的局麻药为布比卡因，通常予以等比重或重比重 0.5% 布比卡因（无防腐剂），5 kg 以下者 0.2 ml/kg（1 mg/kg），5 ~ 15 kg 者 0.08 ml/kg（0.4 mg/kg），>15 kg 者 0.06 ml/kg（0.3 mg/kg）[5]。蛛网膜下腔麻醉通常起效迅速，予以布比卡因时运动阻滞时间约 60 min。如果下肢运动阻滞时间超过 90 min，应警惕硬膜外血肿等严重并发症。

### 四、并发症

小儿蛛网膜下腔麻醉最常见的并发症是穿刺失败（28%）。血性脑脊液较多见，发生率可达 8% ~ 19%，少量时无神经系统不良影响。较少见的并发症包括低血压、心动过缓、尿潴留、出血、血肿、感染、过敏反应、神经损伤以及全脊麻。硬脊膜穿刺后头痛和短暂神经根刺激症状在儿童群体并不常见，可能与儿童的理解和表述能力有限有关。短暂的神经根刺激症状通常可自行缓解，没有长期神经系统后遗症。肿瘤儿童多次腰椎穿刺后头痛发生率较高，可达 8%，与年龄和穿刺针类型（Quincke 针尖和 Whitacre 针尖）无关，有时需要硬膜外血补丁（0.3 ml/kg）。

---

**小结**

- 超声辅助下实施蛛网膜下腔穿刺有助于排除脊柱裂、脊髓栓系等腰骶段脊椎畸形。
- 穿刺前行各平面超声扫描确认穿刺间隙、进针位置、方向和深度。

---

**参考文献**

[1] Koo BN, Hong JY, Song HT, et al. Ultrasonography reveals a high prevalence of lower spinal dysraphism in children with urogenital anomalies. Acta Anaesthesiol Scand, 2012, 56: 624-628.

[2] Dick EA, de Bruyn R. Ultrasound of the spinal cord in children: its role. Eur Radiol, 2003, 13: 552-562.

[3] Kim J, Shin S, Lee H, et al. Tethered spinal cord syndrome detected during ultrasound for caudal block in a child with single urological anomaly. Korean J Anesthesiol, 2013, 64: 552-553.

[4] Puncuh F, Lampugnani E, Kokki H. Use of spinal anaesthesia in paediatric patients: a single centre experience with 1 132 cases. Paediatr Anaesth, 2004, 14: 564-567.

[5] Suresh S, Ecoffey C, Bosenberg A, et al. The European Society of Regional Anaesthesia and Pain Therapy/American Society of Regional Anesthesia and Pain Medicine recommendations on local anesthetics and adjuvants dosage in pediatric regional anesthesia. Reg Anesth Pain Med, 2018, 43: 211-216.

# 第45章

# 超声引导骶管阻滞

林增茂

骶管阻滞是最常见的小儿区域阻滞技术，适用于脐及以下部位（如会阴、下腹部、腹股沟和下肢）手术。与硬膜外麻醉类似，骶管麻醉常常复合全身麻醉（全麻），可以减少全身麻醉药用量，降低药物相关不良反应，避免气管插管或利于术后早期拔除气管导管，并可提供良好的术后镇痛，此外骶管麻醉还可单独用于脐以下短小日间手术。小儿骶管阻滞使用超声有助于迅速辨认骶管解剖结构，排除解剖畸形，确认局部麻醉药（局麻药）在骶管内扩散，使骶管阻滞更为安全有效。

## 第一节　临床解剖

骶管位于骶椎内，由 S1~S5 的椎管围合而成（图 45-1）。骶管的主要作用是容纳马尾神经和蛛网膜下腔。出生时，骶骨由 5 块尚未完全骨化的骶椎组成。随年龄增长，骶骨逐渐融合，大约在 8 岁时完成（部分人群直至 21 岁才完全融合）。与成人相比，儿童的骶骨更加狭窄扁平。骶管裂孔是第 5 骶椎两侧椎板未融合致棘突缺损的产物，是骶管足侧

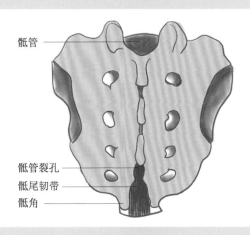

图 45-1　骶管解剖

345

的终点，可经此注入局麻药到达骶管硬膜外腔，6%的成人骶管闭锁。由于骶骨椎弓随年龄增长不断融合，因此骶管裂孔的位置变异较大，年幼儿童的骶管裂孔比年长儿童更靠近头侧。而儿童年龄越小，硬膜囊末端越靠足侧（婴儿终止于 S2 或 S3，年长儿童和成人终止于 S1），因此婴儿骶管阻滞时应注意避免穿破硬膜囊（图 45-1）。

骶管阻滞的解剖标志为骶角、尾骨和骶管裂孔，这些解剖标志在儿童非常容易触摸到。两侧髂后上棘与骶角形成一个倒置的等边三角形，因此可通过此法找到骶角的大致位置。骶角左右各一，下方可触及尾骨。两侧骶角中央即为骶管裂孔，表面覆盖皮肤、皮下脂肪和骶尾韧带。

# 第二节　实　　施

超声引导技术可用于穿刺前评估骶管解剖结构、实时引导穿刺、观察药液扩散以及确认骶管硬膜外导管的位置。穿刺前评估尤其适用于可疑脊椎畸形的儿童，如合并潜毛窦或隐性脊柱裂者。此外，对于皮下脂肪较厚的儿童，超声引导骶管穿刺相较于传统解剖定位穿刺也显现较大优势。

## 一、禁忌证

### （一）绝对禁忌证

儿童或家长拒绝，局麻药过敏，全身或穿刺部位感染，凝血功能障碍或抗凝治疗，目标阻滞区域内基础神经病变，颅内压升高。

### （二）相对禁忌证

不合作或躁动，骶管解剖异常，阻滞体位安置受限，血流动力学不稳定。

## 二、体位

侧卧，膝胸位。脊柱弯曲有利于触及骶角，也使得硬膜囊终端更靠近头侧，降低穿刺损伤风险。

## 三、探头及穿刺针选择

成人线阵探头，婴幼儿可使用小儿曲棍球棒线阵探头。35～50 mm、22～25 G 穿刺针。也可使用静脉套管针，可以避免将针尖切割的表皮组织注入硬膜外腔，减少污染。连续骶管阻滞置管时，使用 Tuohy 穿刺针，18 G Tuohy 穿刺针适用 20 G 导管，20 G Tuohy 穿刺针适用 24 G 导管。也可使用静脉套管针穿刺，随后用静脉套管针外鞘作为外套管置入硬膜外导管，16 G 静脉套管针适用 20 G 导管，18 G 静脉套管针适用 24 G 导管。不建议直接使用静脉套管针外鞘作为硬膜外导管，可能增加感染风险。

### 四、超声图像

骶管阻滞超声扫描可分为横断面扫描和矢状面扫描。

#### (一)横断面扫描

探头横置于骶管裂孔,与骶管垂直。超声图像上可见两侧骶角为强回声,下伴声影,两侧骶角之间为中强回声纤维结构,即骶尾韧带或骶尾膜,其深方位于高亮骶骨表面的无回声区为骶管,此图像被形象地称为"蛙眼"征(图45-2)。由骶正中嵴下端向臀部滑动探头,可见骶管深度渐浅,前后径先渐宽,后渐窄。

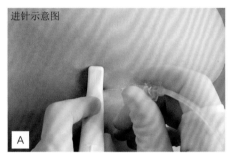
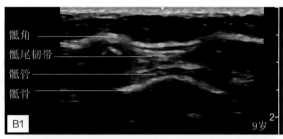
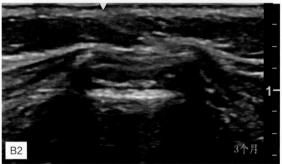

图45-2　骶管横断面扫描方法和超声图像
A.扫描方法;B.两侧骶角与骶骨形成"蛙眼"征:B1,9岁;B2,3个月

#### (二)矢状面扫描

探头矢状位置于骶管裂孔,与骶管平行。超声图像上可见骶尾韧带的纵向纤维和高亮骶骨表面。骶层韧带与骶骨之间的狭长无回声区域为骶管(图45-3)。向头侧滑动探头,婴儿可以观察到充满脑脊液的硬膜囊末端和马尾神经,蛛网膜下腔呈无回声区域,马尾神经位于蛛网膜下腔足侧,呈分散的线状强回声。

### 五、操作步骤

#### (一)严格无菌操作

严格遵循无菌操作原则进行消毒和准备(见"第43章　超声引导硬膜外阻滞")。

#### (二)单次阻滞技术

临床应用最多,仅能提供较短时间的阻滞且阻滞平面有限。超声不仅可以实时引导穿刺过程和判断穿刺针位置,还可以较准确地判断药液扩散情况,注药时使用彩色多普勒可

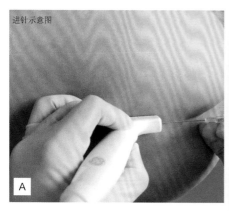

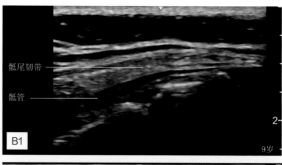

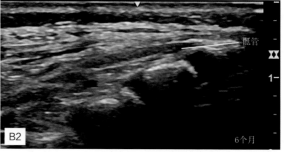

图 45-3　骶管矢状面扫描方法和超声图像
A. 扫描方法；B. 矢状面超声图像：B1，9 岁；
B2，6 个月

以观察药液在骶管的流动。局麻药在硬膜外腔除头足扩散外，还由背侧向腹侧扩散，注药结束后脑脊液的"回弹效应"可能有助于局麻药进一步扩散至更高椎体节段，因此超声下观察到的药物扩散上界可能低于皮肤针刺试验测试的皮节感觉阻滞平面。

1. 横断面入路

头足向滑动探头，寻找骶管前后径最宽处。横断面扫描确认骶角和骶尾韧带的位置，将骶尾韧带的中心置于图像中央，其下方即为骶管，确认穿刺点、穿刺路径和深度。采用平面外进针技术。于探头足侧长边中点向头侧进针，初学者与皮肤成小角度，使针尖出现于皮下浅层位置，随后逐渐加大进针角度，最终使针尖出现于骶管（图 45-4）。也可近垂直进针，触及骶骨表面，再稍退针。注入少量药液确认药液在骶管内扩散，回吸无血后注药。穿刺时注意追踪针尖位置，避免进针过深损伤硬膜囊。

2. 矢状面入路

推荐此入路，采用平面内进针技术。探头矢状位扫描骶管。于探头足侧进针，使穿刺针与探头长轴对齐，超声下可见针体和针尖，针尖穿过骶尾韧带，到达骶管裂孔（图 45-4）。注入少量药液确认药液在骶管内扩散，回吸无血后注药。穿刺时注意追踪针尖位置，避免进针过深损伤硬膜囊。

临床上判断针尖进入骶管裂孔的常用方法包括：①穿破骶尾韧带的突破感，注药后未见皮下隆起；②注药时无明显阻力；③回吸无血、无脑脊液；④ Swoosh 反应阳性（将听诊器置于穿刺点头侧、低腰部中线，注药时闻及硬膜外腔湍流声，为 Swoosh 反应阳性）[1]；⑤予以少量生理盐水或局麻药（0.1 ml/kg），超声横断面扫描骶管显示骶管增宽，矢状面扫描彩色多普勒可见骶骨表面"混彩"样液体流动（图 45-5）。

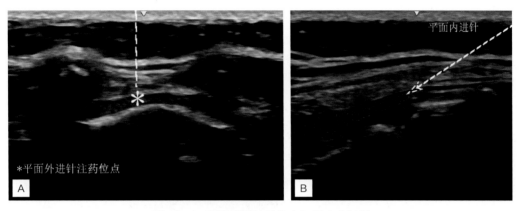

图 45-4　骶管阻滞注药位点和局麻药扩散
A.横断面，平面外进针；B.矢状面，平面内进针

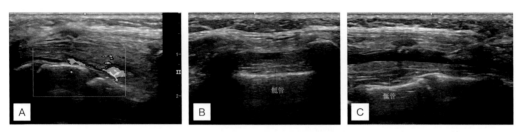

图 45-5　注药时正确和错误的骶管药液扩散
A.正确：矢状面示"混彩"样液体流动；B.错误：横断面示药液于骶尾韧带浅面扩散；
C.错误：矢状面示药液于骶尾韧带浅面扩散

### （三）连续骶管阻滞置管

与单次骶管阻滞相比，连续骶管硬膜外阻滞可以延长阻滞时间，提高阻滞节段。经骶管置入的硬膜外导管可以上行到达腰段和胸段硬膜外腔。随年龄增长，脊柱长度增加、存在生理曲度以及韧带钙化都会造成骶管穿刺困难，置管难度也相应增加，因此临床上连续骶管硬膜外阻滞通常用于婴儿，1岁以上者尽量选择胸、腰段硬膜外置管代替骶管硬膜外置管。

连续骶管阻滞的穿刺操作与单次骶管阻滞相同，置管操作同连续区域阻滞置管技术（见"第 7 章　超声引导连续区域阻滞"）。导管尖端的位置对于连续骶管阻滞的镇痛效果有重要影响。位置过低可能镇痛效果欠佳，位置过高可能发生呼吸抑制，超声可以辅助判断导管尖端的位置。注意导管宜向头侧固定，降低导管污染风险。

# 第三节　临床应用和循证医学

## 一、阻滞机制

注射到骶管裂孔的局麻药在骶管硬膜外腔扩散，阻滞马尾神经和低腰段脊神经，产生相应支配区域的感觉和运动阻滞。婴儿骶管阻滞时，增加局麻药容量可使药液上行扩散至高腰段甚至胸段硬膜外腔，阻滞高腰段和胸段脊神经。婴儿连续骶管阻滞时，置入的硬膜外导管可到达高位腰段和胸段硬膜外腔。经导管注入局麻药可产生节段性腰段或胸段脊神经阻滞，与连续硬膜外阻滞相同。

骶管阻滞影像学和超声研究发现，无论单次给予多大容量的局麻药，药液头向扩散不会高于 T10 水平，但测试皮肤感觉阻滞平面可高达 T4 水平[2-4]。Lundblad 等[5] 发现脑脊液的回弹机制可能解释这一现象：第 1 阶段，经骶管给予大容量局麻药（如 1.5 ml/kg）后，硬膜外腔压力骤升，脑脊液被挤压至头侧；第 2 阶段，颅内和椎管内脑脊液的生理性阶梯压力差导致脑脊液向足侧回流，使得硬膜外腔的局麻药流向足侧，这一阶段发生于给药后15 min，一般会向足侧移动大约 2 个脊神经节段。该机制尚未被证实且远期影响仍不清楚。由于给予大容量局麻药（如 1.5 ml/kg）时硬膜外腔压力升高会导致颅内压升高和颅内血流减少，因此建议骶管阻滞容量不超过 1.5 ml/kg[6]。

## 二、循证医学

### （一）超声引导与传统解剖定位

传统解剖定位骶管阻滞的成功率约为 75%，超声引导骶管阻滞的成功率可达 97% 以上[7]。多项研究显示超声引导骶管阻滞的首次穿刺成功率显著高于传统解剖定位，总穿刺次数更少，而穿刺操作时间无显著差异，超声引导穿刺时皮下注药、穿刺出血、骨质接触发生率也显著低于传统解剖定位穿刺[7-10]。

在确认穿刺针进入骶管裂孔方面，与 Swoosh 反应相比，注药时用彩色多普勒实时观察药液扩散可以提供更为直观的证据且可排除噪声干扰。超声还可在连续骶管阻滞置管时辅助确认导管尖端位置以及判断是否为硬膜外腔注药[7, 11]。超声观察骶管内药液扩散和导管位置对于婴儿具有较大优势，而年长儿童由于骨质遮挡显像受限。

### （二）骶管阻滞与腹横肌平面阻滞

一项荟萃分析显示对于小儿泌尿外科手术，骶管阻滞与腹横肌平面阻滞的镇痛效果相近，但腹横肌平面阻滞患儿术后运动阻滞极少，术后首次排尿时间缩短[12]。另一项对腹腔镜或机器人辅助泌尿外科手术患儿的区域阻滞研究发现，与腹横肌平面阻滞相比，骶管阻滞可以显著减少术中阿片类药用量，术后补救镇痛需求更低[13]。对于疝修补术等短小下腹部手术，骶管阻滞与腹横肌平面阻滞镇痛效果相近，但后者可以提供更长时间的术后镇痛[14-17]。因此临床上腹横肌平面阻滞有替代骶管阻滞的趋势。

### （三）骶管阻滞与阴茎背神经阻滞

小儿阴茎手术中，骶管阻滞与阴茎背神经阻滞镇痛效果相近，患儿的术后疼痛评分、恢复进食时间、恢复正常活动时间以及满意度均无显著差异[18-20]。

（四）骶管阻滞与其他阻滞

一些小样本儿童研究对比了骶管阻滞与腰丛阻滞、胸椎旁阻滞和腰方肌阻滞的术后镇痛效果。在小儿髋关节手术对比腰丛阻滞和骶管阻滞时，骶管阻滞患儿术后 24 h 疼痛评分更低[21]。小儿肾切除手术时，单次胸椎旁阻滞的镇痛效果和患儿满意度优于单次骶管阻滞[22]。婴儿上腹部手术行连续骶管阻滞或胸椎旁阻滞镇痛时，术后补救镇痛药需求无显著差异，但胸椎旁阻滞患儿术后 24 h 疼痛评分更低。Sato 等[23] 比较了超声引导腰方肌阻滞和骶管阻滞在输尿管再植手术患儿的镇痛效果，前者的镇痛效果优于后者。

（五）骶尾部解剖异常

超声可帮助辨识骶尾部解剖异常（图 45-6）。隐性脊柱裂可能合并脊髓栓系或圆锥尾侧移位。脊髓圆锥尾侧移位时，穿刺针可能直接损伤马尾；局麻药的容量效应可能导致栓系的脊髓受到牵拉，进一步减少脊髓供血，加重神经损伤。

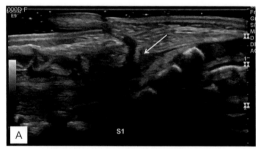

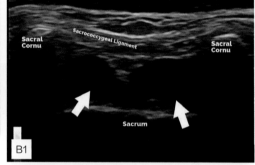

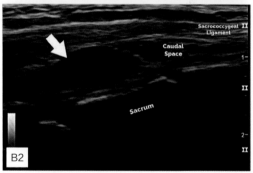

图 45-6　骶尾部解剖异常

A. 1 例脊髓栓系患儿骶尾部皮肤窦道（箭头）从 S1 硬膜囊延伸至体表小尾巴（经许可引自 Clark P, Davidson L. Case report: pseudotail with dermal sinus tract and tethered cord. J Ultrasound, 2016, 19: 239-241.）
B. 骶管囊肿：B1，骶管横断面超声图像显示 2 个无回声结构（箭头）。B2，骶管矢状面超声图像显示其中一个囊性结构，边界清晰。（经许可引自 Maniar A, Upadhye V, Sai Prasad TR. Identification of perineural cysts during ultrasound-guided caudal anaesthesia. Anaesth Rep, 2020, 8: e12081）Caudal Space, 骶管；Sacral Cornu, 骶角；Sacrococcygeal Ligament, 骶尾韧带；Sacrum, 骶骨

骶尾部小凹陷临床上较为常见。单纯的"小坑"与隐形脊柱裂较难区分，鉴别诊断主要依赖磁共振成像和超声。超声可能发现脊髓栓系的表现，如脊髓圆锥尾侧移位（视年龄位于 L2 或 L3 以下）、终丝增厚＞ 2 mm 或鳞茎样外观、无脊髓搏动、脊髓空洞（内含脑脊液）、鞘内肿物、鞘内脂肪瘤或蛛网膜下腔末端以上潜毛窦。

骶尾部小凹陷合并毛发、骶部脂肪瘤或血管瘤、黑痣、骶部结节、软垂疣或窦道时，往往提示可能合并隐性脊柱裂，需进一步行神经系统检查和脊柱超声或磁共振成像。单发

小凹陷＞5 mm 或（新生儿）距肛门＞2.5 cm 也应警惕隐性脊柱裂可能。臀部或尾骨皱褶处单发 5 mm 以下、基底可见的小凹陷或先天性黑素细胞痣可在确认神经系统检查和超声扫描骶管正常后行骶管阻滞。

（六）病例报告

Krishnan 等[24] 报道了 20 例新生儿和婴儿在骶管麻醉复合静脉麻醉下经鼻导管吸氧行腹腔镜疝修补术，手术顺利完成，但 2 例患儿术后 24 h 出现呼吸困难。成骨发育不全是一种先天性结缔组织病，表现为骨发育不良和易骨折。一项荟萃分析回顾了 161 例接受手术的成骨发育不全患儿，72.6% 使用区域阻滞，7 例使用骶管阻滞[25]。尾部退化综合征是一种极少见的疾病，儿童表现为骶管畸形，无神经系统症状或症状轻微，但可能合并面部、心脏、椎体、肾或肛门直肠畸形。此类儿童禁忌骶管阻滞，可以予以蛛网膜下腔麻醉、硬膜外麻醉、外周区域阻滞或全麻。

（七）佐剂

Xiong 等[26] 的荟萃分析包括了 6 800 例骶管阻滞患儿，显示右美托咪定和地塞米松是最好的局麻药佐剂，分别使镇痛时间延长 7.3 h 和 5.9 h。

1. $\alpha_2$ 肾上腺素受体激动剂　骶管阻滞时局麻药复合可乐定 1～3 μg/kg 可以使镇痛时间延长至 12 h；与吗啡相比，恶心呕吐更少；剂量超过 2 μg/kg 可能发生镇静、心动过缓、低血压和呼吸抑制。月龄较小的婴儿应避免使用可乐定，有呼吸抑制甚至窒息危险[27]。右美托咪定为高选择性 $\alpha_2$ 受体激动剂，半衰期短于可乐定，可有效延长镇痛时间，降低局麻药浓度，无明显不良反应[28-30]；与吗啡相比，右美托咪定显著延长局麻药作用时间，术后镇痛效果更好[31-32]；但剂量过大（2 μg/kg）也可能发生过度镇静、心动过缓、高血压和尿潴留[33]。右美托咪定作为局麻药佐剂时剂量可为 0.5～2 μg/kg。

2. 氯胺酮（NMDA 受体拮抗剂）　研究显示骶管阻滞局麻药复合氯胺酮可使镇痛时间延长 3 倍，但并不能降低最低局麻药浓度[34-36]。S- 氯胺酮也有类似作用，且不良反应较少，但应注意其神经毒性[37-38]。氯胺酮和 S- 氯胺酮的推荐剂量为 0.5 mg/kg[39]。

3. 其他药物　无论静脉还是骶管内（0.1 mg/kg）应用地塞米松都可以使阻滞作用时间延长 1～2 倍并减少恶心呕吐，但对其神经毒性还需进一步研究，因此推荐静脉使用地塞米松 0.5 mg/kg，最大 10 mg[40-41]。Kim 等[42] 发现骶管阻滞局麻药复合镁剂 50 mg 可以使2～6 岁腹股沟疝手术患儿获得更好的镇痛效果，术后恢复更快，无明显不良反应。芬太尼用于小儿骶管阻滞也可以延长阻滞时间，但效果劣于氯胺酮和可乐定[43-44]。不推荐咪达唑仑作为局麻药佐剂用于小儿骶管阻滞，药物对阻滞时间的影响并不明确，且患儿镇静程度加重[45-46]。

三、药物用量

目前指南[39] 推荐的小儿骶管阻滞局麻药剂量是沿用 1979 年 Armitage[47] 的研究

（表 45-1）。固定总量时，低浓度、大容量局麻药比高浓度、小容量局麻药镇痛效果更好，镇痛时间更长 [39]。Forestier 等 [48] 对 3 岁以下儿童骶管阻滞的磁共振成像研究发现，骶管给予 1.3 ml/kg、1.57 ml/kg 和 1.78 ml/kg 容量的局麻药时，药液分别到达 L1、T10 和 T6 水平。

表 45-1　单次骶管阻滞局麻药剂量

| （0.25% 布比卡因或 0.2% 罗哌卡因） | |
| --- | --- |
| 手术部位 | 剂量（ml/kg） |
| S1 ~ S5 支配区 | 0.5 |
| L1 ~ S5 支配区 | 0.75 |
| T10 ~ S5 支配区 | 1 |
| T6 ~ S5 支配区 | 1.25 |

小儿骶管阻滞时推荐使用 0.25% 布比卡因和 0.2% 罗哌卡因，最大剂量为 2 mg/kg。连续骶管硬膜外阻滞镇痛时，可使用 0.1% ~ 0.125% 布比卡因或 0.1% 罗哌卡因，最大输注剂量为：< 3 个月，0.2 mg/（kg·h）；3 个月 ~ 1 岁，0.3 mg/（kg·h）；> 1 岁，0.4 mg/（kg·h）[39]。6 个月以下婴儿易发生药物蓄积，局麻药单次剂量减半，连续输注时间不应超过 48 h。小儿硬膜外连续输注布比卡因 ≥ 0.5 mg/（kg·h）极有可能发生全身毒性反应 [49]。

### 四、并发症

骶管阻滞的并发症与硬膜外阻滞相似。穿刺失败是最常见的并发症，但超声引导可显著降低这一并发症。其他并发症包括局麻药中毒、穿破硬膜囊、出血、血肿、感染和脓肿、低血压、呼吸抑制（局麻药中加入吗啡）、恶心呕吐、头晕、尿潴留、运动阻滞恢复延迟和感觉异常。Ecoffey 等 [50] 分析了 31 132 例小儿区域阻滞并发症情况，共 8 493 例患儿进行了骶管阻滞，其中 8 例（0.09%）发生并发症，包括穿破硬膜囊 6 例（无头痛）、神经损伤 1 例、心脏毒性 1 例。

单次骶管阻滞局麻药容量过大可能对颅内压产生影响。Lee 等 [51] 在 6 个月 ~ 2 岁患儿观察骶管阻滞容量对视神经乳头直径的影响，分别予以 0.15% 罗哌卡因 1.5 ml/kg 和 1 ml/kg，无论哪一种容量，均导致视神经乳头直径明显增大，提示颅内压升高，大容量时颅内压升高更为显著。因此推荐小儿骶管阻滞时缓慢分次给药。

虽然连续骶管阻滞简单安全，但临床并不常用 [50]。骶管阻滞位置过低，靠近肛门，因此置管需考虑感染风险。皮下隧道可将导管皮肤出口位置提升至 L5 ~ S1 水平，可能降低感染风险 [52]。虽然革兰氏阳性和阴性细菌感染率分别高达 25% 和 16%，但严重的并发症如脑膜炎、硬膜外脓肿和脓毒症发生率极低 [53]。

**小结**

単次骶管阻滞最常用，超声可以帮助确认骶管解剖位置并实时引导穿刺。

**参考文献**

[1] Orme RM, Berg SJ. The 'swoosh' test-an evaluation of a modified 'whoosh' test in children. Br J Anaesth, 2003, 90: 62-65.

[2] Brenner L, Marhofer P, Kettner SC, et al. Ultrasound assessment of cranial spread during caudal blockade in children: the effect of different volumes of local anaesthetics. Br J Anaesth, 2011, 107: 229-235.

[3] Koo BN, Hong JY, Kil HK. Spread of ropivacaine by a weight-based formula in a pediatric caudal block: a fluoroscopic examination. Acta Anaesthesiol Scand, 2010, 54: 562-565.

[4] Thomas ML, Roebuck D, Yule C, et al. The effect of volume of local anesthetic on the anatomic spread of caudal block in children aged 1-7 years. Paediatr Anaesth, 2010, 20: 1017-1021.

[5] Lundblad M, Eksborg S, Lonnqvist PA. Secondary spread of caudal block as assessed by ultrasonography. Br J Anaesth, 2012, 108: 675-681.

[6] Lundblad M, Forestier J, Marhofer D, et al. Reduction of cerebral mean blood flow velocity and oxygenation after high-volume (1.5 ml/kg) caudal block in infants. Br J Anaesth, 2014, 113: 688-694.

[7] Ahiskalioglu A, Yayik AM, Ahiskalioglu EO, et al. Ultrasound-guided versus conventional injection for caudal block in children: a prospective randomized clinical study. J Clin Anesth, 2018, 44: 91-96.

[8] Kollipara N, Kodali VRK, Parameswari A. A randomized double-blinded controlled trial comparing ultrasound-guided versus conventional injection for caudal block in children undergoing infra-umbilical surgeries. J Anaesthesiol Clin Pharmacol, 2021, 37: 249-254.

[9] Boretsky KR, Camelo C, Waisel DB, et al. Confirmation of success rate of landmark-based caudal blockade in children using ultrasound: A prospective analysis. Paediatr Anaesth, 2020, 30: 671-675.

[10] Karaca O, Pinar HU, Gokmen Z, et al. Ultrasound-guided versus conventional caudal block in children: a prospective randomized study. Eur J Pediatr Surg, 2019, 29: 533-538.

[11] Bachman SA, Taenzer AH. Thoracic caudal epidural catheter localization using ultrasound guidance. Paediatr Anaesth, 2020, 30: 194-195.

[12] Desai N, Chan E, El-Boghdadly K, et al. Caudal analgesia versus abdominal wall blocks for pediatric genitourinary surgery: systematic review and meta-analysis. Reg Anesth Pain Med, 2020, 45: 924-933.

[13] Faasse MA, Lindgren BW, Frainey BT, et al. Perioperative effects of caudal and transversus abdominis plane (TAP) blocks for children undergoing urologic robot-assisted laparoscopic surgery. J Pediatr Urol, 2015, 11: 121.e1-121.e7.

[14] Kumar A, Dogra N, Gupta A, et al. Ultrasound-guided transversus abdominis plane block versus caudal block for postoperative analgesia in children undergoing inguinal hernia surgery: A comparative study. J Anaesthesiol Clin Pharmacol, 2020, 36: 172-176.

[15] Kodali VRK, Kandimalla A, Vakamudi M. Comparison of analgesic efficacy of ultrasound-guided transversus abdominus plane block and caudal block for inguinal hernia repair in pediatric population: asingle-blinded, randomized controlled study. Anesth Essays Res, 2020, 14: 478-484.

[16] Bryskin RB, Londergan B, Wheatley R, et al. Transversus abdominis plane block versus caudal epidural for lower abdominal surgery in children: a double-blinded randomized controlled trial. Anesth Analg, 2015, 121: 471-478.

[17] Sethi N, Pant D, Dutta A, et al. Comparison of caudal epidural block and ultrasonography-guided transversus abdominis plane block for pain relief in children undergoing lower abdominal surgery. J Clin Anesth, 2016, 33: 322-329.

[18] Ekstein M, Weinbroum AA, Ben-Chaim J, et al. Comparison of caudal block vs. penile block vs. intravenous fentanyl only in children undergoing penile surgery: a prospective, randomized, double blind study. Front Pediatr, 2021, 9: 654015.

[19] Ozen V, Yigit D. A comparison of the postoperative analgesic effectiveness of low dose caudal epidural block and US-guided dorsal penile nerve block with in-plane technique in circumcision. J Pediatr Urol, 2020, 16: 99-106.

[20] Braga LH, Jegatheeswaran K, McGrath M, et al. Cause and effect versus confounding-is there a true association between caudal blocks and tubularizedincised plate repair complications? J Urol, 2017, 197: 845-851.

[21] Villalobos MA, Veneziano G, Miller R, et al. Evaluation of postoperative analgesia in pediatric patients after hip surgery: lumbar plexus versus caudal epidural analgesia. J Pain Res, 2019, 12: 997-1001.

[22] Narasimhan P, Kashyap L, Mohan VK, et al. Comparison of caudal epidural block with paravertebral block for renal surgeries in pediatric patients: A prospective randomised, blinded clinical trial. J Clin Anesth, 2019, 52: 105-110.

[23] Sato M. Ultrasound-guided quadratus lumborum block compared to caudal ropivacaine/morphine in children undergoing surgery for vesicoureteric reflex. Paediatr Anaesth, 2019, 29: 738-743.

[24] Krishnan P, Whyte SD, Baird R, et al. Caudal and intravenous anesthesia without airway instrumentation for laparoscopic inguinal hernia repair in infants: a case series. A A Pract, 2020, 14: e01251.

[25] Beethe AR, Bohannon NA, Ogun OA, et al. Neuraxial and regional anesthesia in surgical patients with osteogenesis imperfecta: a narrative review of literature. Reg Anesth Pain Med, 2020, 45: 993-999.

[26] Xiong C, Han C, Lv H, et al. Comparison of adjuvant pharmaceuticals for caudal block in pediatric lower abdominal and urological surgeries: A network meta-analysis. J Clin Anesth, 2022, 81: 110907.

[27] Galante D. Preoperative apnea in a preterm infant after caudal block with ropivacaine and clonidine. Paediatr Anaesth, 2005, 15: 708-709.

[28] Trifa M, Tumin D, Tobias JD. Dexmedetomidine as an adjunct for caudal anesthesia and analgesia in children. Minerva Anestesiol, 2018, 84: 836-847.

[29] Shah UJ, Nguyen D, Karuppiaah N, et al. Efficacy and safety of caudal dexmedetomidine in pediatric infra-umbilical surgery: a meta-analysis and trial-sequential analysis of

randomized controlled trials. Reg Anesth Pain Med, 2021, 46: 422-432.

[30] Tong Y, Ren H, Ding X, et al. Analgesic effect and adverse events of dexmedetomidine as additive for pediatric caudal anesthesia: a meta-analysis. Paediatr Anaesth, 2014, 24: 1224-1230.

[31] Ismail AA, Mohamed HH, Ali GA. Efficacy of dexmedetomidine versus morphine as an adjunct to bupivacaine in caudal anesthesia for pediatric thoracic surgeries: arandomized controlled trial. Anesth Pain Med, 2021, 11: e112296.

[32] El Shamaa HA, Ibrahim M. A comparative study of the effect of caudal dexmedetomidine versus morphine added to bupivacaine in pediatric infra-umbilical surgery. Saudi J Anaesth, 2014, 8: 155-160.

[33] Al-Zaben KR, Qudaisat IY, Abu-Halaweh SA, et al. Comparison of caudal bupivacaine alone with bupivacaine plus two doses of dexmedetomidine for postoperative analgesia in pediatric patients undergoing infra-umbilical surgery: a randomized controlled double-blinded study. PaediatrAnaesth, 2015, 25: 883-890.

[34] Semple D, Findlow D, Aldridge LM, et al. The optimal dose of ketamine for caudal epidural blockade in children. Anaesthesia, 1996, 51: 1170-1172.

[35] Wang HZ, Wang LY, Liang HH, et al. Effect of caudal ketamine on minimum local anesthetic concentration of ropivacaine in children: a prospective randomized trial. BMC Anesthesiol, 2020, 20: 144.

[36] Ram GK, Dubey PK, Akhileshwar P, et al. Dexmedetomidine and ketamine as an adjuvant to levobupivacaine for pediatric caudal analgesia: arandomized, controlled study. Anesth Essays Res, 2020, 14: 253-258.

[37] Vranken JH, Troost D, de Haan P, et al. Severe toxic damage to the rabbit spinal cord after intrathecal administration of preservative-free S(+)-ketamine. Anesthesiology, 2006, 105: 813-818.

[38] Jöhr M, Berger TM. Caudal blocks. Paediatr Anaesth, 2012, 22: 44-50.

[39] Suresh S, Ecoffey C, Bosenberg A, et al. The European Society of Regional Anaesthesia and Pain Therapy/American Society of Regional Anesthesia and Pain Medicine Recommendations on local anesthetics and adjuvants dosage in pediatric regional anesthesia. Reg Anesth Pain Med, 2018, 43: 211-216.

[40] Zhu C, Zhang S, Gu Z, et al. Caudal and intravenous dexamethasone as an adjuvant to pediatric caudal block: a systematic review and meta-analysis. Paediatr Anaesth, 2018, 28: 195-203.

[41] Chong MA, Szoke DJ, Berbenetz NM, et al. Dexamethasone as an Adjuvant for caudal blockade in pediatric surgical patients: a systematic review and meta-analysis. Anesth Analg, 2018, 127: 520-528.

[42] Kim EM, Kim MS, Han SJ, et al. Magnesium as an adjuvant for caudal analgesia in children. Paediatr Anaesth, 2014, 24: 1231-1238.

[43] Singh J, Shah RS, Vaidya N, et al. Comparison of ketamine, fentanyl and clonidine as an adjuvant during bupivacaine caudal anaesthesia in paediatric patients. Kathmandu Univ Med J (KUMJ), 2012, 10: 25-29.

[44] Ahuja S, Yadav S, Joshi N, et al. Efficacy of caudal fentanyl and ketamine on post-operative pain and neuroendocrine stress response in children undergoing infraumbilical

and perineal surgery: a pilot study. J Anaesthesiol Clin Pharmacol, 2015, 31: 104-109.

[45] Baris S, Karakaya D, Kelsaka E, et al. Comparison of fentanyl-bupivacaine or midazolam-bupivacaine mixtures with plain bupivacaine for caudal anaesthesia in children. Paediatr Anaesth, 2003, 13: 126-131.

[46] Sanwatsarkar S, Kapur S, Saxena D, et al. Comparative study of caudal clonidine and midazolam added to bupivacaine during infra-umbilical surgeries in children. J Anaesthesiol Clin Pharmacol, 2017, 33: 241-247.

[47] Armitage EN. Caudal block in children. Anaesthesia, 1979, 34: 396.

[48] Forestier J, Castillo P, Finnbogason T, et al. Volumes of the spinal canal and caudal space in children zero to three years of age assessed by magnetic resonance imaging: implications for volume dosage of caudal blockade. Br J Anaesth, 2017, 119: 972-978.

[49] Berde CB. Toxicity of local anesthetics in infants and children. J Pediatr, 1993, 122: S14–S20.

[50] Ecoffey C, Lacroix F, Giaufré E, et al. Epidemiology and morbidity of regional anesthesia in children: a follow-up one-year prospective survey of the French-Language Society of Paediatric Anaesthesiologists (ADARPEF). Paediatr Anaesth, 2010, 20: 1061-1069.

[51] Lee B, Koo BN, Choi YS, et al. Effect of caudal block using different volumes of local anaesthetic on optic nerve sheath diameter in children: a prospective, randomized trial. Br J Anaesth, 2017, 118: 781-787.

[52] Bubeck J, Boos K, Krause H, et al. Subcutaneous tunneling of caudal catheters reduces the rate of bacterial colonization to that of lumbar epidural catheters. Anesth Analg, 2004, 99: 689-693.

[53] Kost-Byerly S, Tobin JR, Greenberg RS, et al. Bacterial colonization and infection rate of continuous epidural catheters in children. Anesth Analg, 1998, 86: 712-716.

# 第九篇　头颈部阻滞

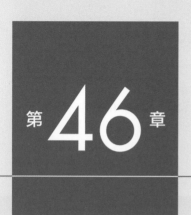

第**46**章　超声引导头部神经阻滞

于海洋　宋琳琳

## 第一节　临床解剖

面部感觉主要由三叉神经和颈浅丛支配，头皮感觉除上述神经分支支配外，还受源自 C2 脊神经后支的枕大神经支配（图 46-1）[1]。

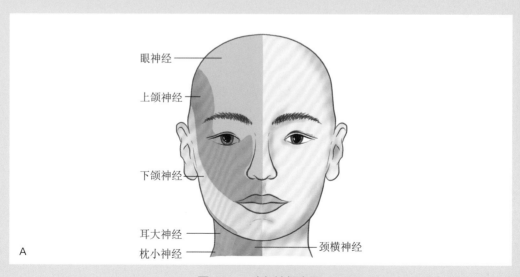

图 46-1　头部神经支配
A. 面部

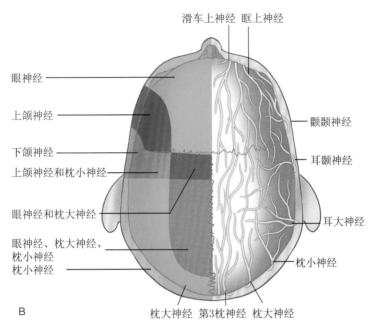

图 46-1　头部神经支配（续）

B. 头皮

## 一、三叉神经

三叉神经是第 5 对脑神经，发出 3 个主要分支：眼神经（感觉）、上颌神经（感觉）和下颌神经（感觉和运动）。

（一）眼神经

眼神经分为 3 支，分别为泪腺神经、额神经和鼻睫神经。眼神经的体表终支额神经分为眶上神经和滑车上神经。眶上神经经眶上孔进入前额继续上行，眶上孔约位于过瞳孔的矢状线上，沿眶缘可触及。滑车上神经经眶上孔内侧、眶缘内上角进入前额，靠近面部正中矢状线。二者支配前额至矢状缝头皮、眉弓、上眼睑内侧部和鼻根部皮肤。

（二）上颌神经

上颌神经经圆孔出中颅凹。除脑膜中神经（上颌神经颅内分支，支配硬脑膜）外，上颌神经向前外侧走行，穿经翼腭窝并发出所有分支（颧支、上牙槽支、翼腭支、副交感分支、腭支和咽支）。上颌神经沿途支配面中部黏膜皮肤（如颧颞部和颊部皮肤）、鼻中隔和外侧鼻壁、软腭和硬腭以及上牙和上颌骨。

上颌神经终支眶下神经经眶下孔出颅，眶下孔开口朝向内下方，也位于过瞳孔的矢状线上，年长儿童容易触及，婴儿往往较难。眶下神经的分支包括下睑支、鼻外侧支和上唇支，支配下眼睑、内侧颊部、鼻外侧、上唇，眶下动、静脉紧邻神经，与神经平行走行。

### （三）下颌神经

下颌神经是三叉神经最大的分支，经蝶骨大翼的卵圆孔出颅。下颌神经向前下分为前支和后支，支配颞肌、咬肌、翼状肌、下颌舌骨肌、鼓膜张肌、腭肌等面部诸肌、下颌骨、下牙以及面下部黏膜皮肤（下颌角区域除外，由颈浅丛支配）。前支终支为颊神经，分布于颊部黏膜皮肤和下颌后牙颊侧牙龈；后支较大，分为耳颞神经、舌神经、下牙槽神经。

下牙槽神经的终支颏神经经颏孔出颅，颏孔位于下颌骨颏突前外侧面、下颌第 2 前磨牙根下方，也位于过瞳孔的矢状线上。颏神经分布于颏部和下唇黏膜皮肤以及下颌前牙颊侧牙龈。

## 二、颈丛

颈浅丛由 C2～C4 脊神经前支发出，其分支枕小神经和耳大神经支配面部下颌角处皮肤以及枕区外侧和颞区下部皮肤。颈浅丛分支解剖见"第 47 章　超声引导颈丛阻滞"。

## 三、枕大神经

枕大神经源自 C2 脊神经后支内侧支，支配大部分后部头皮，从枕外隆凸水平直至颅顶。神经从寰椎和枢椎之间发出后成簇状绕行头下斜肌下缘，随后向内上行于头外侧的最长肌与内侧的头半棘肌之间，在上项线偏下方穿过头半棘肌和斜方肌腱膜到达皮下，枕动脉位于其外侧。在上项线水平，枕大神经通常位于枕外隆凸至乳突连线的中、内 1/3 交界处、枕动脉内侧，实施阻滞时枕动脉可作为指导超声操作和体表定位的解剖标志。

# 第二节　超声引导三叉神经阻滞

### 一、浅层三叉神经阻滞

三叉神经的 3 个终支经表浅的神经孔出颅，于相应神经孔处可分别阻滞 3 条神经。3 个神经孔由上至下均近似位于颅骨过瞳孔的矢状线上，通常通过触摸骨性标志即可完成。在神经孔周围注药时，切忌将局部麻醉药（局麻药）注入神经孔内，否则孔内压力过高可能导致神经损伤。

超声引导可辅助定位。超声图像上，骨质呈高回声亮线，下伴声影，3 个神经孔所在处为高回声线破坏，显示为高亮线中断。彩色多普勒有助于定位神经孔周围伴行神经的卫星血管，避免血管内穿刺，但这些血管往往细小，有时难以显像。实时观察药液扩散能帮助避免血管内注药或局麻药注射至神经孔内。

使用小儿曲棍球棒线阵探头，25～30 G 穿刺针。采用平面外或平面内进针技术。平卧，头正中位。对于清醒儿童，应首先靠近 3 个神经孔处皮下注射少量局麻药行局部麻醉。超声识别神经孔，针尖位于神经孔周围，可用彩色多普勒发现伴行血管，避免损伤血管。回吸无血后可注药。注药后轻压，以便辅助局麻药扩散，预防瘀斑和血肿形成。

（一）额神经阻滞（眶上神经 + 滑车上神经）

适用于前额和上眼睑手术。通常在一侧前额的手术需要补充阻滞对侧滑车上神经，因为两侧神经分布彼此重叠。眶上神经阻滞时沿眶缘触摸眶上孔，约在中、内 1/3 交界处、过瞳孔的矢状线上。横断面超声图像上，骨质上的小孔表现为高亮线中断（图 46-2）。滑车上神经位于眶上神经内侧，细小，不可见。阻滞眶上神经后，向内侧中线进针至眶缘内上角（眼眉和鼻骨成角处）附近注药 0.025 ~ 0.05 ml/kg（最大 1 ml），即可阻滞滑车上神经。

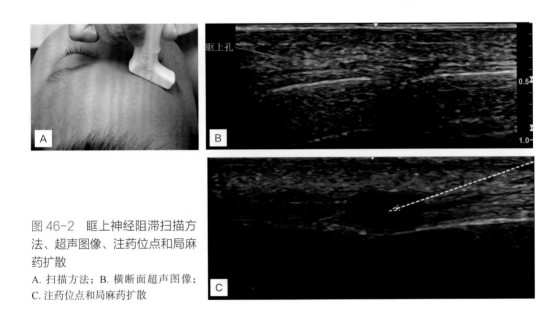

图 46-2　眶上神经阻滞扫描方法、超声图像、注药位点和局麻药扩散

A. 扫描方法；B. 横断面超声图像；C. 注药位点和局麻药扩散

（二）眶下神经阻滞

常用于唇裂修复，可以提供术后镇痛，避免或降低阿片类药的呼吸抑制不良反应；还适用于下眼睑手术、上唇、内侧颊、上颌窦内镜手术、鼻成形或鼻中隔矫正和经蝶骨垂体切除术的术后镇痛。

探头横向或矢状位置于上颌骨表面，识别眶下孔。眶下孔开口朝向内下，因此进针方向应避免由下至上，防止穿刺针进入孔内。眶下动脉位于眶下神经附近，彩色多普勒有助发现，避免穿刺损伤（图 46-3）。

（三）颏神经阻滞

适用于下唇、颏部皮肤、切牙和尖牙手术。探头横向或矢状位置于下颌骨颏突上，辨识颏孔。由外向内进针，避免针尖进入颏孔（图 46-4）。

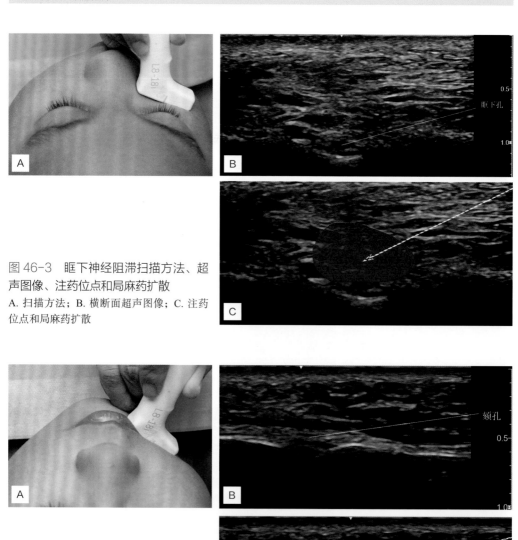

图 46-3　眶下神经阻滞扫描方法、超声图像、注药位点和局麻药扩散
A. 扫描方法；B. 横断面超声图像；C. 注药位点和局麻药扩散

图 46-4　颏神经阻滞扫描方法、超声图像、注药位点和局麻药扩散
A. 扫描方法；B. 横断面超声图像；C. 注药位点和局麻药扩散

（四）并发症

1. 血管内注药和全身中毒　即使少量局麻药（≤ 0.5 ml）入血也可能发生全身抽搐，因为动脉血直接经面动脉入颅。超声下注意识别伴行血管、局麻药加入肾上腺素（1：200 000）和注药时反复回吸确认无血有助于避免血管内注药。

2. 瘀斑和血肿形成　使用细针可以减少瘀斑和血肿，注药后立即局部压迫。

3. 持续感觉异常　眶下神经阻滞时由于上唇麻木可能导致儿童张嘴困难，影响喂养。

4. 面动脉痉挛　面动脉起自颈外动脉，于下颌骨下缘和咬肌前缘相交处转至面部，向内走行，经口角和鼻翼外侧至内眦，途中发出多个面部分支。含肾上腺素的局麻药入血可能导致面动脉痉挛和局麻药中毒。

5. 神经损伤　罕见，多数为暂时性，可完全缓解，但应注意避免将药液注射至孔内，可能导致永久神经损伤或穿刺针穿透脆弱的眶底，损伤眶内容物。

6. 针道感染　非常罕见。

（五）局麻药选择

局麻药的选择取决于需要阻滞的时长。用于手术麻醉时，短小手术可使用 1% 利多卡因，长时间手术可使用 0.2% ~ 0.5% 罗哌卡因或布比卡因；用于术后镇痛时可予以 0.1% ~ 0.2% 布比卡因或罗哌卡因。由于面部血管丰富，建议局麻药加入肾上腺素（1：200 000）。单个神经容量 0.025 ~ 0.05 ml/kg（最大 1 ml），多个神经阻滞时建议 0.2% 罗哌卡因总量不超过 0.3 ml/kg。

## 二、深部三叉神经阻滞之颧下入路上颌神经阻滞

下颌神经解剖位置较深，较难于单一部位完全阻滞。上颌神经可在翼腭窝上部完全阻滞，适用于腭裂、上颌骨、筛窦、翼腭窝和颞下窝手术。上颌神经阻滞用于小儿腭裂手术时可以实现围术期镇痛，有助于早期恢复喂养。翼腭窝是位于眶下的小空隙，前方为上颌骨后部，后方为蝶骨翼突，内侧为腭骨垂直板，外侧经翼突上颌裂通颞下窝。翼腭窝内容物为上颌神经、翼腭神经节和上颌动脉。上颌动脉于下颌骨髁突颈部内后方起自颈外动脉，沿翼外肌表面横行向前至颞下窝，经翼突上颌裂进入翼腭窝。上颌动脉可指示翼腭窝入口处位置，是颧下入路上颌神经阻滞的重要解剖标志。

（一）超声图像

头转至对侧，放置牙垫使儿童张口，以避免冠突声影影响暴露翼突外侧板。成人线阵探头横置于颧下区域，探头外侧置于髁突。探头向头侧、内侧倾斜 45° 可见翼腭窝入口处，位于上颌结节与翼突外侧板之间，彩色多普勒可见由髁突向翼腭窝走行的上颌动脉（图 46-5）。

（二）操作步骤

如可避开髁突附近的腮腺，宜采用平面内进针技术。从探头后方进针，针尖目标位置为翼腭窝入口附近、上颌结节与上颌动脉之间。回吸无血后缓慢注药，可见药液在翼腭窝入口处扩散。腮腺可能位于髁突附近，腮腺内有面神经走行，进针时应注意避免损伤腮腺和面神经分支。如难以避开腮腺，也可平面外进针。上颌动脉在颞下窝走行迂曲，注药前注意确认回吸无血。

（三）并发症

头痛、面瘫、牙关紧闭、血肿和血管内注药。避免穿刺针进入翼腭窝内，针尖可能入颅进入蛛网膜下腔或硬膜外腔，此时注药会导致全脊麻和脑干麻醉。

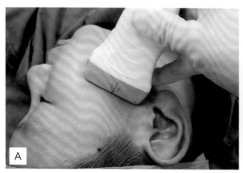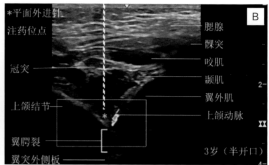

图 46-5　颧下入路上颌神经阻滞扫描方法、超声图像和注药位点
A. 扫描方法；B. 横斜断面超声图像

**（四）局麻药选择**

局麻药的选择取决于需要阻滞的时长。用于手术麻醉时，短小手术可使用 1% 利多卡因，长时间手术可使用 0.2%～0.5% 罗哌卡因或布比卡因；用于术后镇痛时可予以 0.1%～0.2% 布比卡因或罗哌卡因。由于面部血供丰富，建议局麻药加入肾上腺素（1 : 200 000）。单侧局麻药容量 0.15 ml/kg（最大 5 ml）。

# 第三节　超声引导头皮神经阻滞

头皮神经阻滞可以用于开颅和头皮手术的围手术期镇痛以及慢性头痛的诊断和治疗。头皮神经阻滞对于清醒开颅术患者术中麻醉管理具有非常重要的实用价值[2]。功能神经外科手术中需要患者清醒合作以便测试功能区，如青少年患者癫痫手术切除位于或靠近重要功能区（运动、认知、语言或感觉皮质区）的病变时，头皮神经阻滞联合清醒镇静麻醉是术中使患者顺利配合电生理监测和手术操作的重要手段。

## 一、临床解剖

实现整个头皮完善阻滞需要阻滞源自颈浅丛、C2 脊神经后支和三叉神经的 7 个神经[3]。用于功能神经外科手术的头皮神经阻滞通常阻滞除耳大神经外的 6 个神经。

枕大、枕小、耳大神经源自 C2～C3 脊神经前支和后支，枕大神经支配后颅至头顶皮肤，枕小神经和耳大神经支配耳后枕部皮肤。眶上和滑车上神经发自三叉神经的额神经，支配前额至矢状缝皮肤。颧颞神经是颧神经（三叉神经中上颌神经的分支）的 2 个分支之一，支配眼外方前额和颞区前部皮肤。耳颞神经是三叉神经中下颌神经后的分支，支配颞区后部皮肤。

### 二、枕大神经阻滞

枕大神经阻滞适用于枕部开颅或脑室－腹腔分流术的围手术期镇痛以及各种与后颅相关的疼痛治疗。

（一）体位

仰卧，头转向对侧，也可俯卧。

（二）探头及穿刺针选择

枕外隆凸入路使用小儿曲棍球棒线阵探头，25~30 G 穿刺针。头下斜肌入路选择成人线阵探头，50 mm、22~25 G 穿刺针。

（三）超声图像和操作步骤

1. 枕外隆凸入路　枕大神经位于乳突中心到枕外隆凸连线的中、内 1/3 交界处，但此处枕大神经解剖位置的个体差异较大。采用平面外或平面内进针技术。探头横置于上项线、枕外隆凸外侧，发现枕动脉，目标注药位置为枕动脉内侧（图 46-6），回吸无血后注药。退针后注射部位施压，利于局麻药局部扩散和止血。头顶麻木是阻滞成功的征象。

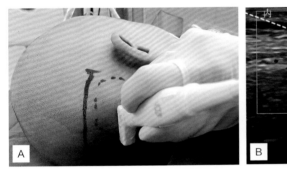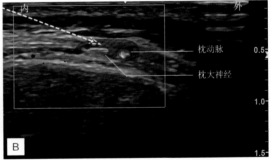

图 46-6　枕外隆凸入路枕大神经阻滞扫描方法、超声图像、注药位点和局麻药扩散
A. 扫描方法；B. 横断面超声图像

2. 头下斜肌入路　枕大神经与头下斜肌解剖关系较为恒定，此入路尤其适用于诊断枕神经痛。探头横置于枕外隆凸，沿脊柱中线向足侧滑动，凭借分叉影确认 C2 棘突，随后向侧方移动探头并略微旋转探头呈内低外高，探头外侧朝向乳突，寻找头下斜肌。探头置于头下斜肌长轴方向，头半棘肌位于其上方，枕大神经位于二者之间，呈椭圆形中低回声。椎动脉位于头下斜肌和寰椎横突深方，头下斜肌深方偏内侧还走行有第 2 背根神经节和脊髓。采用平面内进针技术。从探头外侧进针，针尖目标位置为头下斜肌与头半棘肌之间的枕大神经周围。注射少量药液确认针尖位置，回吸无血后注药（图 46-7）。

（四）药物用量

1% 利多卡因用于短小手术，0.1%~0.2% 布比卡因或罗哌卡因用于较长时间手术，建议加入肾上腺素（1 ∶ 200 000）。单侧局麻药容量为 0.05~0.1 ml/kg。

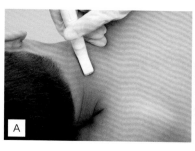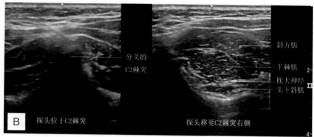

图 46-7　头下斜肌入路枕大神经阻滞扫描方法、超声图像和注药位点

A. 扫描方法；B. 横斜断面超声图像

（五）并发症

较罕见，可能血肿形成。枕外隆凸入路时避免穿刺针穿透颅骨，头下斜肌入路时避免穿刺针损伤椎动脉和脊髓。

### 三、其他神经阻滞

（一）眶上和滑车上神经

在相应神经孔解剖定位阻滞或超声引导阻滞神经。见本章"第二节　超声引导三叉神经阻滞"。

（二）耳颞神经

源自下颌神经后支，走行靠近脑膜中动脉，绕下颌骨下颌支上端的下颌颈内后方转向上，于耳廓和髁突之间、腮腺内上行，随后走行邻近颞浅动脉，在颧弓根部表面经过，上升至颞区皮肤后部。耳颞神经通常与颞浅动脉平行走行，与动脉的位置关系高度可变。耳颞神经支配颞区后部、外耳道、鼓膜、耳廓前表面上 2/3 皮肤、腮腺和下颌关节。

耳颞神经位于眼外眦与耳屏的连线上，年长儿童在耳屏前方 1~1.5 cm 处可解剖定位阻滞耳颞神经。于耳屏前方，神经与颞浅动脉平行走行。将探头横置于耳屏前方、颧弓根部，彩色多普勒识别颞浅动脉，将局麻药注射于颞浅动脉周围，容量 0.025~0.05 ml/kg；为完善阻滞，可将针退至皮下，再次注入上述剂量的 50%（神经可能存在分支）（图 46-8）。

（三）耳大神经

耳大神经（C2 和 C3）由颈浅丛发出后，于环状软骨、C6 横突水平从胸锁乳突肌后缘穿出，走行于胸锁乳突肌浅面。耳大神经上行分为 2 支，背支沿后缘上行支配耳后枕部头皮和耳廓后表面，前支转至内上，经下颌角、腮腺、耳屏至耳廓，支配腮腺、耳廓前表面下 1/3 和后下表面以及下颌角表面皮肤。可参考"第 47 章　超声引导颈丛阻滞"。

探头横置于环状软骨、C6 横突水平胸锁乳突肌后缘，沿该肌向头侧滑动探头，可在肌肉浅面发现耳大神经，呈小眼样细小圆形低回声，注药 0.025~0.05 ml/kg。颈浅丛阻滞

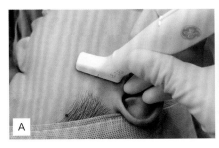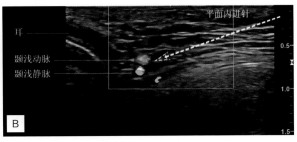

图 46-8　耳颞神经阻滞扫描方法、超声图像和注药位点
A. 扫描方法；B. 横断面超声图像

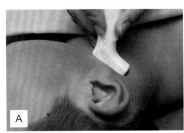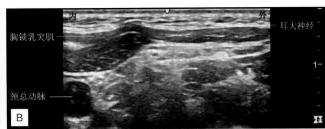

图 46-9　耳大神经阻滞扫描方法、超声图像和注药位点
A. 扫描方法；B. 横断面超声图像

可以同时阻滞耳大神经和枕小神经，临床较常用，见"第 47 章　超声引导颈丛阻滞"。

（四）枕小神经

枕小神经（C2 和 C3）也源自颈浅丛，于环状软骨、C6 横突水平从胸锁乳突肌后缘穿出，随后沿胸锁乳突肌后缘上行，位于耳大神经后部，枕小神经离开胸锁乳突肌后缘的位置比耳大神经更靠近头侧，约平 C1 椎体或 C1～2 椎间隙水平。枕小神经上行至枕骨处时位于枕动脉外侧、枕外隆凸与乳突连线的中、外 1/3 交界处，随后分为内、外 2 支，支配外侧枕区、乳突部和耳廓后上表面皮肤。

枕小神经细小，超声不易发现，可解剖定位阻滞，神经约位于上项线、枕骨隆凸与乳突连线中、外 1/3 交界处，于骨面注药 0.05～0.1 ml/kg。

颈浅丛阻滞可以同时阻滞耳大神经和枕小神经，临床较常用，见"第 47 章　超声引导颈丛阻滞"。

（五）颧颞神经

颧颞神经是上颌神经分支－颧神经的皮支。颧颞神经于眶内自颧神经发出后，经眶内的颧眶孔进入颧骨，走行于颧骨内一小管，出眶后沿眶外侧壁上升到达颞窝，继续向上走行于颞骨与颞肌前缘之间，最终穿颞筋膜支配眼外方前额和颞区前部皮肤。颧颞神经与耳颞神经和面神经颞支交通。

探头矢状位置于眶外缘、颧弓上方，可见颞肌及其深面的颞骨（图 46-10）。目标注

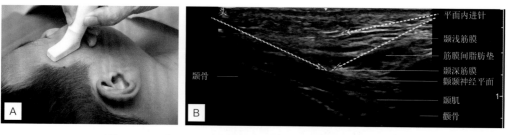

图 46-10 颧颞神经阻滞扫描方法、超声图像和注药位点
A. 扫描方法；B. 矢状面超声图像

药位置为颞肌与颞深筋膜之间或颞肌与颞骨之间，局麻药容量为 0.025 ~ 0.05 ml/kg。颞深前、后动脉纵向走行于颞肌与颞骨之间并分支成网，穿刺时避免损伤血管，注药前确认回吸无血。50% 人群颧颞神经经颧弓内骨管走出，向上行于颞浅筋膜浅面。为完善阻滞，应于颧弓上方颞浅筋膜浅面注射半量局麻药。

（六）联合阻滞

1. 耳大神经＋枕小神经 颈浅丛阻滞可同时阻滞耳大神经和枕小神经（图 46-11），见"第 47 章 超声引导颈丛阻滞"。注药 0.05 ~ 0.1 ml/kg。

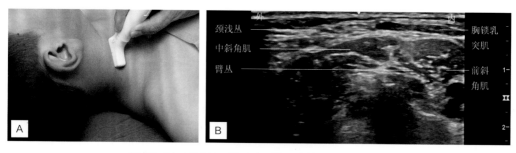

图 46-11 颈浅丛阻滞同时阻滞耳大神经和枕小神经
A. 扫描方法；B. 横断面超声图像

2. 枕大神经＋枕小神经 后颅手术如涉及耳后区域，阻滞枕大神经同时也应阻滞枕小神经。探头横置于枕外隆凸水平，超声识别枕动脉，分别于枕动脉内侧和外侧注药，注意枕小神经距枕动脉距离稍远，约位于枕外隆凸与乳突连线的中、外 1/3 交界处，穿刺针可于枕动脉外侧向乳突方向行皮下浸润。枕大神经和枕小神经阻滞分别注射 0.05 ~ 0.1 ml/kg 局麻药。

（七）并发症

最常见的并发症是注射部位血肿。由于头皮血管丰富，多个神经阻滞时建议 0.2% 罗哌卡因总量不超过 0.3 ml/kg，加入肾上腺素（1 ： 200 000）延缓局麻药吸收，降低血药浓度。注药前回吸，避免血管内注药。于胸锁乳突肌后缘深面阻滞耳大神经和枕小神经时，膈神经、喉返神经或支配气道的神经分支可能受累，影响呼吸功能。面神经颞支走行于颞浅筋膜与颞深筋膜浅层之间，颧颞神经阻滞时有损伤可能。

# 第四节　超声引导耳部阻滞

超声引导耳大神经、枕小神经和耳颞神经阻滞可用于耳部手术的围手术期镇痛，如耳部整形手术。

### 一、解剖

耳廓的神经支配为三叉神经和颈浅丛。耳廓前表面的上 2/3 由三叉神经中上颌神经的分支耳颞神经支配。耳廓后表面和前表面下 1/3 由耳大神经和枕小神经支配，二者均来自颈浅丛。

### 二、耳大神经和枕小神经阻滞

见本章"第三节　超声引导头皮神经阻滞"和"第 47 章　超声引导颈丛阻滞"。

### 三、三叉神经 – 耳颞神经阻滞

见本章"第三节　超声引导头皮神经阻滞"。

---

**小结**

- 头面部手术的麻醉可以采用多种超声引导区域阻滞技术。阻滞多个神经时注意局麻药总量。
- 头面部阻滞的并发症包括血肿形成、持续感觉异常和血管内注药。

---

**参考文献**

[1] Tsui BCH, Suresh S. 儿童超声和神经刺激器引导区域麻醉图谱. 梅伟，张鸿飞，译. 天津：天津科技翻译出版有限公司，2019.

[2] Lopez AM, Balocco AL, Vandepitte C, Hadzic A. Hadzic's Peripheral Nerve Blocks and Anatomy for Ultrasound-Guided Regional Anesthesia. 3rd ed. New York: McGraw Hill, 2022: 131-142.

[3] Zetlaoui PJ, Gauthier E, Benhamou D. Ultrasound-guided scalp nerve blocks for neurosurgery: A narrative review. Anaesth Crit Care Pain Med, 2020, 39: 876-882.

# 第47章 超声引导颈丛阻滞

张羽冠 朱 波

　　颈丛阻滞是经典的颈部神经阻滞，包括颈浅丛阻滞和颈深丛阻滞。随着超声引导区域阻滞技术的不断发展，Ramachandran 等[1]于 2011 年首次提出了颈神经通路阻滞，也称为颈中间丛阻滞，其阻滞范围与传统颈浅丛阻滞相似。超声引导颈丛阻滞可以为颈部手术、锁骨手术、腮腺手术和耳部手术提供围手术期镇痛。

## 第一节　临床解剖

　　颈丛发自 C1~C4 脊神经前支，位于上 4 个颈椎前外侧。颈神经根出椎间孔后分出前支，首先走行于颈椎横突前、后结节之间，随后沿头长肌外侧、在头长肌与中斜角肌之间走行于椎前筋膜深方，继而向外下行，位于胸锁乳突肌深面、中斜角肌和肩胛提肌起始部浅面，分数支形成颈丛。颈丛分为浅丛和深丛。浅丛也称皮支，从胸锁乳突肌后缘中点附近穿出至皮下，支配头、颈、肩部皮肤（图 47-1）。深丛多为肌支，位于胸锁乳突肌深方，其中 C3 和

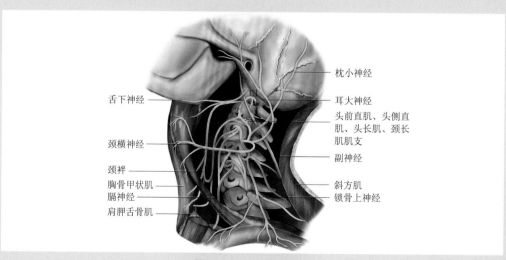

图 47-1　颈浅丛分支

C4 脊神经前支（有时包括 C5）发出膈神经，支配膈肌；C1～C3 脊神经前支构成颈祥，支配舌骨下肌群；C2 和 C3 脊神经前支发肌支支配胸锁乳突肌；C3 和 C4 脊神经前支发出斜方肌、肩胛提肌、前、中斜角肌肌支。颈丛与舌下神经、舌咽神经、副神经、面神经、迷走神经和颈交感干彼此交通，支配相关气道控制、呼吸功能、发声和吞咽的肌群和关节。

颈浅丛由胸锁乳突肌后缘中点或偏下方穿至皮下，发 4 支散向各方：①枕小神经：沿胸锁乳突肌后缘上行，支配枕区外侧和耳廓后上表面皮肤；②耳大神经：沿胸锁乳突肌表面行向内上下颌角方向，支配下颌角及耳廓前下 1/3 表面和后下表面皮肤；③颈横神经：向内侧横行于肌浅面，支配颈前皮肤；④锁骨上神经：分 2～4 支行向外下，支配颈前外侧、锁骨上、锁骨下胸壁和肩部皮肤。颈浅丛于胸锁乳突肌后缘穿出点与肌肉锁骨附着点间距占肌肉全长比为枕小神经 0.63，耳大神经 0.54，颈横神经 0.47，锁骨上神经 0.37[2]。

颈筋膜分为颈浅筋膜和颈深筋膜。颈浅筋膜即皮下组织和颈阔肌。颈部深筋膜包括 3 层：浅层（封套筋膜），中层（颈动脉鞘和气管前筋膜），深层（椎前筋膜）。浅层包绕胸锁乳突肌、斜方肌、腮腺和下颌下腺；中层分为 3 部分，分别包绕舌骨下肌群、颈部大血管（颈动脉鞘）和气管、食管、甲状腺；深层位于椎前肌和斜角肌前方，膈神经、臂丛和锁骨下血管均位于此层后方。颈交感干位于颈动脉鞘鞘深方的椎前筋膜之下。迷走神经位于颈动脉鞘内。

颈神经通路指颈浅丛的各神经分支穿出椎前筋膜后，向胸锁乳突肌后缘表面移行过程中所经过的狭长间隙，位于胸锁乳突肌深面与椎前筋膜之间（图 47-2）。准确识别筋膜结构是实施超声引导颈神经通路阻滞的基础。颈神经通路阻滞主要阻滞颈浅丛。在 C4 横突以上，颈浅丛位于颈部深筋膜的椎前筋膜深面、头长肌与中斜角肌之间；在 C4 和 C5 横突水平，颈浅丛从椎前筋膜穿出，位于椎前筋膜浅面、胸锁乳突肌深方。

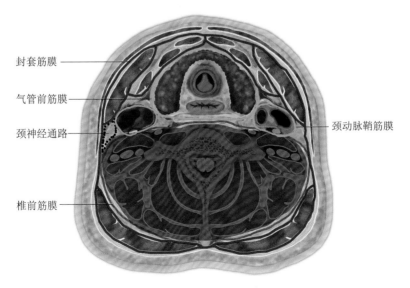

图 47-2　颈神经通路

# 第二节　实　施

## 一、体位

平卧，伸颈，肩下垫枕，头偏向对侧。

## 二、探头及穿刺针选择

小儿曲棍球棒线阵探头。35～50 mm、22～25 G 穿刺针。

## 三、超声图像

探头横置于颈部胸锁乳突肌表面，首先于环状软骨偏足侧水平寻找前结节发育不全或缺失的 C7 横突，随后沿胸锁乳突肌向头侧滑动探头，依次计数颈椎上位横突，最后定位 C4 横突。C4 横突水平颈总动脉开始分叉，也可作为定位标志之一。

在 C4 横突以下、通常 C6 和 C7 水平，胸锁乳突肌后缘可见颈浅丛的各个分支，呈小眼群样多个细小卵圆形低回声（图 47-3）。随探头向上滑动，颈浅丛逐渐向内侧移行至中斜角肌与胸锁乳突肌之间并分散。

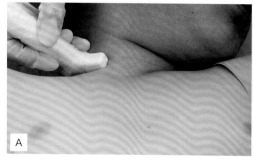
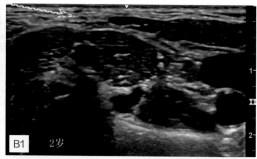
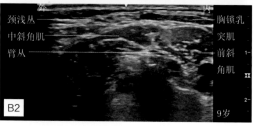

图 47-3　颈浅丛阻滞扫描方法、超声图像和注药点位
A. 扫描方法，探头置于 C6 横突环状软骨水平；B. 横断面超声图像：B1，2 岁，C7 水平；B2，9 岁，C6 水平

C4 横突水平，胸锁乳突肌位于浅层，胸锁乳突肌内侧深方为颈总动脉和颈内静脉；C4 横突呈高亮回声，下伴声影，横突表面呈两山峰状，分别为前结节和后结节；椎前筋膜为 C4 横突和中斜角肌前方的低回声结缔组织筋膜。颈神经通路为胸锁乳突肌外侧半深面与椎前筋膜之间的狭长间隙，是颈神经通路阻滞的注药位置（图 47-4）。

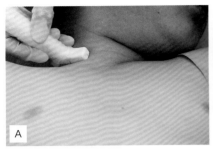
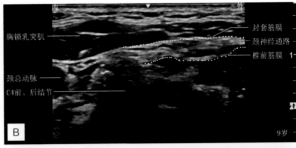
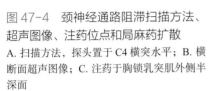
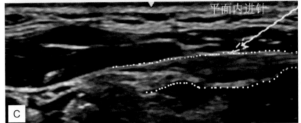

图 47-4 颈神经通路阻滞扫描方法、超声图像、注药位点和局麻药扩散
A. 扫描方法，探头置于 C4 横突水平；B. 横断面超声图像；C. 注药于胸锁乳突肌外侧半深面

## 四、操作步骤

### （一）颈浅丛阻滞

探头横置于颈部 C6 或 C7 横突水平，发现位于胸锁乳突肌后缘中点的颈浅丛。采用平面内或平面外进针技术。注药位置为胸锁乳突肌后缘中点颈阔肌深面、封套筋膜浅面（图 47-3）。药液在胸锁乳突肌浅面扩散，阻滞颈浅丛各个分支。

### （二）颈神经通路阻滞

探头横置于颈部 C4 横突水平，发现颈神经通路。采用平面内进针技术。从探头外侧进针，穿过颈阔肌和胸锁乳突肌到达颈神经通路，即针尖位于胸锁乳突肌外侧半深面、中斜角肌和椎前筋膜浅面（图 47-4）。注射少量药液确认针尖位置，回吸无血后注药。超声图像上药液于颈神经通路内、胸锁乳突肌外侧半深面横向扩散。也可采用平面外进针技术。

避免针尖过于偏向内侧。针尖位于胸锁乳突肌中段与前斜角肌之间时，可能导致膈神经阻滞，且药液易内向扩散至颈动脉鞘附近，可能阻滞迷走神经、喉返神经、颈交感干和舌咽神经、舌下神经交通支。应缓慢注药，避免注药压力过高、速度过快。注药后可于颈动脉鞘外侧施压，避免药液向颈动脉鞘扩散。

# 第三节 临床应用和循证医学

## 一、阻滞机制

颈浅丛各神经分支经颈神经通路向颈浅部移行。颈神经通路阻滞是指将局部麻醉药（局麻药）注射于颈神经通路内，从而实现全部颈浅丛阻滞。颈浅丛阻滞时仅阻滞浅丛各分支，实现前外侧颈部、耳前下部、耳后区、锁骨和锁骨下方胸壁皮肤的感觉阻滞。颈神经道路（颈中间丛）阻滞也阻滞支配胸锁乳突肌的副神经（副神经经颈内静脉后方斜向下，经胸锁乳突肌后方至后缘中点并发支支配该肌）以及颈袢发出的副神经交通支和支配胸锁乳突肌的肌支，因此颈神经道路阻滞也适用于胸锁乳突肌手术。尸体解剖研究显示颈神经通路阻滞时药液可以扩散至颈深丛[3]。颈动脉手术尚需阻滞舌咽神经分支，可于术中将局麻药注射至颈动脉鞘内。未阻滞锁骨上神经可能是导致颈丛阻滞不全的原因之一，锁骨上神经源自 C3 和 C4，并于 C5 水平穿出椎前筋膜，因此颈神经通路阻滞时应注意局麻药容量勿过小，否则可能难以扩散至锁骨上神经。

## 二、循证医学

不同于成人，小儿颈丛阻滞的应用研究较少。现有病例报告显示，全身麻醉（全麻）后颈丛阻滞可以用于小儿颈部和耳部手术以改善术后镇痛。

### （一）小儿颈丛阻滞

1999 年，Tobias 等[4]首次将颈丛阻滞应用于行颈部淋巴结切除和甲状腺结节切除术的 2 例患儿，患儿均接受传统颈深丛和颈浅丛阻滞，而非超声引导颈神经通路阻滞，阻滞位点为 C3 横突水平，颈深丛予以 1.5% 利多卡因 3~4 ml，颈浅丛予以 1.5% 利多卡因 7~10 ml。王心怡等[5]将氯胺酮复合颈丛阻滞用于小儿先天性斜颈矫正术的麻醉，注药位置为 C4 横突水平，予以 0.5% 利多卡因 2~3 mg/kg，颈深丛和颈浅丛各半。随后有病例报告显示清醒镇静麻醉复合双侧颈浅丛阻滞可以用于小儿声带手术[6]。阻滞颈浅丛中的耳大神经和枕小神经还可以为耳部、腮腺和头面部手术提供镇痛。

### （二）超声引导颈丛阻滞

Kim 等[7]在 32 例 1~7 岁斜颈矫正术患儿评价了超声引导颈神经通路阻滞的术后镇痛效果，予以 0.25% 罗哌卡因 0.2 ml/kg，阻滞患儿恢复室疼痛评分明显降低，阿片类药用量减少。Sola 等[8]对 1 例 11 岁前纵隔肿物患儿实施超声引导颈神经通路阻滞行颈部淋巴结活检，予以 0.2% 罗哌卡因 8 ml，阻滞效果良好，避免了全麻或深度镇静相关的呼吸、循环衰竭危险。Ciftci 等[9]对血液透析管置入患儿实施超声引导颈浅丛阻滞，患儿较好地耐受了置管操作。许莉等[10]在成年患者比较了颈神经通路阻滞与颈浅丛阻滞用于甲状腺切除术，前者所需阿片类药用量更少。

## 三、药物用量

小儿超声引导颈浅丛阻滞或颈神经通路阻滞时建议单侧剂量均为 0.2% 罗哌卡因或 0.25% 布比卡因 0.1~0.2 ml/kg，短小手术可予以 1% 利多卡因 0.1~0.2 ml/kg。

## 四、并发症

颈丛阻滞自 20 世纪 90 年代起被广泛应用于临床，但由于采用解剖定位，因此并发症较多。超声引导颈神经通路阻滞降低了血管损伤和全脊麻等风险，但仍有并发症发生。喉返神经阻滞可引起声音嘶哑和吞咽困难，交感神经阻滞可引起霍纳综合征。膈神经从前斜角肌外侧向内侧走行，颈深丛阻滞经常出现膈神经阻滞导致膈肌运动减弱或麻痹，因此颈深丛阻滞禁忌用于合并膈麻痹或呼吸功能不全的患儿。颈神经道路阻滞时药液位于椎前筋膜浅面，理论上膈神经阻滞概率较低。但颈神经道路阻滞时注药位置靠近胸锁乳突肌内侧半或药量过大时仍有膈神经阻滞可能。

## 小结

- 在胸锁乳突肌外侧半与椎前筋膜之间的颈神经通路内注药可提供可靠的颈浅丛阻滞。
- 锁骨上神经于 C4 水平发出，并在 C5 水平穿出椎前筋膜，因此颈神经通路阻滞时应注意局麻药容量勿过小，否则可能难以扩散至锁骨上神经。

## 参考文献

[1] Ramachandran SK, Picton P, Shanks A, et al. Comparison of intermediate vs subcutaneous cervical plexus block for carotid endarterectomy. Br J Anaesth, 2011, 107: 157-163.

[2] Kim HJ, Koh KS, Oh CS, et al. Emerging patterns of the cervical cutaneous nerves in Asians. Int J Oral Maxillofac Surg, 2002, 31: 53-56.

[3] Pandit JJ, Dutta D, Morris JF. Spread of injectate with superficial cervical plexus block in humans: an anatomical study. Br J Anaesth, 2003, 91: 733-735.

[4] Tobias JD. Cervical plexus block in adolescents. J Clin Anesth, 1999, 11: 606-608.

[5] 王心怡，钱朝霞，赵斌江. 氯胺酮加颈丛神经阻滞用于小儿先天性斜颈纠正术. 临床麻醉学杂志，2000，3：50.

[6] Suresh S, Templeton L. Superficial cervical plexus block for vocal cord surgery in an awake pediatric patient. Anesth Analg, 2004, 98: 1656-1657.

[7] Kim JS, Joe HB, Park MC, et al. Postoperative analgesic effect of ultrasound-guided intermediate cervical plexus block on unipolar sternocleidomastoid release with myectomy in pediatric patients with congenital muscular torticollis: a prospective, randomized controlled trial. Reg Anesth Pain Med, 2018; 43: 634-640.

[8] Sola C, Choquet O, Prodhomme O. Management of mediastinal syndromes in pediatrics: a new challenge of ultrasound guidance to avoid high-risk general anesthesia. Paediatr Anaesth, 2014, 24: 534-537.

[9] Ciftci T, Daskaya H, Yıldırım MB, et al. A minimally painful, comfortable, and safe technique for hemodialysis catheter placement in children: superficial cervical plexus block. Hemodial Int, 2014, 18: 700-704.

[10] 许莉，周雁，林惠华，等. 超声引导颈神经通路阻滞和颈浅丛阻滞对甲状腺切除术镇痛效果的比较. 中国医药导报，2014，11：77-82.

# 新型超声引导浅层神经阻滞

## 一、肋间臂神经阻滞[1]

### （一）解剖

肋间臂神经源自 T2 肋间神经外侧皮支。肋间臂神经从腋前线附近第 2 肋间隙走出，穿前锯肌至腋浅筋膜，随后沿腋窝行向外，继而转至上臂内侧。神经在腋窝走行途中发出腋窝支；行至腋窝后内侧时，位于背阔肌浅面的腋浅筋膜脂肪组织中。

### （二）覆盖区域

外侧胸壁上部和腋窝，上臂内侧和后部皮肤（与臂内侧皮神经和臂后皮神经共同支配）。

### （三）实施

1. 近端胸壁入路　于乳房外上象限第 2 肋或第 3 肋水平行 PECS Ⅱ 阻滞或浅面前锯肌平面阻滞（见"第 36 章　超声引导胸壁筋膜阻滞"）。或探头横斜位（内侧在上）置于腋前线第 2 肋表面，发现从胸小肌与前锯肌之间穿出的肋间臂神经，与胸外侧动脉邻近（附图 1）。建议神经周围予以 0.25% 布比卡因或 0.2% 罗哌卡因 0.05 ml/kg。

2. 远端腋窝入路　腋窝支已发出。上臂外展，探头置于胸大肌肱骨止点水平，与肱骨长轴垂直（臂丛阻滞腋路探头位置），沿肱骨向头侧移动探头，显露腋静脉背侧的大圆肌和背阔肌联合腱，随后向背侧移动探头，于大圆肌和背阔肌交界处、背阔肌浅面脂肪组织中寻找肋间臂神经，神经位于扁平脂肪通道内（附图 1）。肋间臂神经可与臂内侧皮神经伴行。建议神经周围予以 0.25% 布比卡因或 0.2% 罗哌卡因 0.05 ml/kg。如神经不可见，可于背阔肌浅面脂肪组织注入 0.1 ml/kg 局部麻醉药（局麻药）。

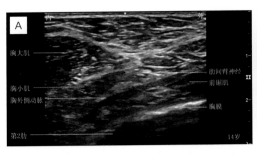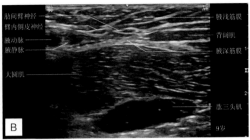

附图 1　肋间臂神经超声图像

A. 胸壁；B. 腋窝

## 二、肌皮神经（前臂外侧皮神经）阻滞

### （一）解剖

肌皮神经源自臂丛外侧束。肌皮神经在上臂肱二头肌与肱肌之间下行，途中发肌支，主干逐渐向外侧浅方走行，于肘窝近端肱二头肌腱外侧缘穿出至皮下，移行为前臂外侧皮神经。前臂外侧皮神经与头静脉伴行至前臂，分为前、后 2 支。

### （二）覆盖区域

喙肱肌、肱肌、肱二头肌，前臂前面桡侧半、前臂后面远 1/3 段桡侧半、手掌大鱼际外侧、拇指背部和外侧皮肤，联合正中神经阻滞和桡神经浅支阻滞可用于第一腕掌关节手术。

### （三）实施

上臂外展，掌面朝前。探头横置于肱骨近端，于上臂近 1/3 段喙肱肌内或喙肱肌与肱二头肌之间发现肌皮神经，或于上臂中 1/3 段肱二头肌与肱肌之间寻找肌皮神经，沿上臂长轴移动探头可追踪神经走行（附图 2）。也可于前臂近、中段头静脉旁寻找前臂外侧皮神经。头静脉变异较多，有时不易发现。建议神经周围予以 0.25% 布比卡因或 0.2% 罗哌卡因 0.05 ml/kg。

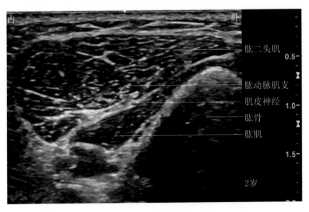

附图 2　上臂中段肌皮神经超声图像

### 三、前臂内侧皮神经阻滞

（一）解剖

前臂内侧皮神经源自臂丛内侧束。前臂内侧皮神经在腋窝和上臂近端于腋动、静脉之间下行，在腋窝水平发细支支配肱二头肌表面皮肤。在上臂中段后内侧，神经伴行贵要静脉；在上臂中、下1/3交界处伴静脉穿出臂筋膜进入皮下，于肘部分为前、后2支。

（二）覆盖区域

前臂内侧和内后侧皮肤。

（三）实施

上臂外展、外旋。探头横置于上臂内侧，在上臂后内侧中段发现贵要静脉，前臂内侧皮神经紧邻贵要静脉（附图3）。建议神经周围予以0.25%布比卡因或0.2%罗哌卡因0.05 ml/kg。

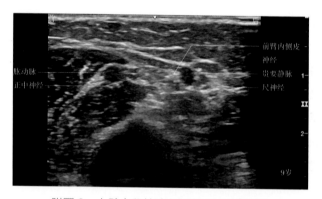

附图3　上臂中段前臂内侧皮神经超声图像

### 四、前臂后皮神经阻滞 [2]

（一）解剖

前臂后皮神经源自桡神经，于上臂中段后外侧桡神经沟处、桡神经穿臂外侧肌间隔前即刻发出。神经发出后穿肱三头肌外侧头向臂后外侧走行，于肱骨外上髁近端穿臂外侧肌间隔进入皮下脂肪通道，下行至前臂后部。

（二）覆盖区域

上臂远端后部和前臂后部皮肤，有时支配肱骨外上髁和手背皮肤。

（三）实施

上臂旋前。探头横置于上臂近端后外侧桡神经沟，发现桡神经。向远端移动探头，可见桡神经穿臂外侧肌间隔前，向后外侧发出前臂后皮神经，后者于肱骨外上髁近端穿臂外侧肌间隔至皮下（附图4）。建议神经周围予以0.25%布比卡因或0.2%罗哌卡因0.05ml/kg。

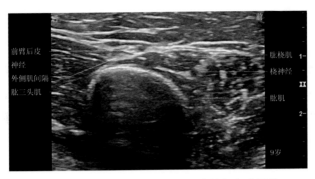

附图 4　肱骨外上髁近端前臂后皮神经超声图像

## 五、臀上皮神经阻滞[3]

（一）解剖

臀上皮神经源自 L1 ~ L3 脊神经后支的外侧支。神经分内、中、外 3 个皮支向后外侧行于髂肋肌内或最长肌与髂肋肌之间，继而向后穿出胸腰筋膜后层行于筋膜浅面，随后下行越过髂嵴到达上外侧臀区。内侧皮支越过髂嵴时穿经由胸腰筋膜下缘形成的骨纤维管道，另 2 支行经髂嵴上缘时位于内侧皮支外侧。神经通常于 L3 或 L4 水平竖脊肌外 1/3 部分（主要为髂肋肌）背面穿出；有时从髂肋肌前外侧穿出，在肌肉表面下降一段距离后从肌肉外侧略偏后穿出胸腰筋膜后层。

（二）覆盖区域

髂嵴以及臀区上外侧至股骨大转子皮肤，适用于髋部手术。

（三）实施

俯卧或侧卧。探头横置于 L4 水平竖脊肌外侧缘，注药位置为竖脊肌外侧 1/3 部分与胸腰筋膜后层之间，药液包绕竖脊肌外侧 1/3（附图 5）。建议予以 0.25% 布比卡因或 0.2% 罗哌卡因 0.1 ~ 0.2 ml/kg。

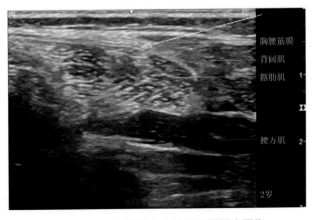

附图 5　L4 水平臀上皮神经阻滞超声图像

### 六、股后皮神经阻滞 [4]

（一）解剖

股后皮神经源自 S1～S3 脊神经，与坐骨神经、臀下神经和臀下动脉伴行经坐骨大孔出骨盆，进入臀区。股后皮神经于臀下缘离开坐骨神经，移行至股二头肌长头浅面，坐骨神经位于股二头肌深面。神经随后穿至皮下，沿大腿后部中线下行至腘窝甚至小腿上部。

（二）覆盖区域

会阴、大腿后部和腘窝甚至小腿上部后面皮肤。

（三）实施

俯卧或侧卧。探头横置于大腿后部股骨大转子水平或偏足侧，于股二头肌深面发现坐骨神经，在臀大肌下缘与股二头肌交界处发现股后皮神经，此处股后皮神经从股二头肌浅面外侧移至内侧（附图 6）。也可于大腿后部中段皮下寻找股后皮神经，神经位于大腿矢状中线皮下无回声脂肪通道内，呈细长眼样，随后向上追踪神经至臀区。建议神经周围予以 0.25% 布比卡因或 0.2% 罗哌卡因 0.05～0.1 ml/kg。

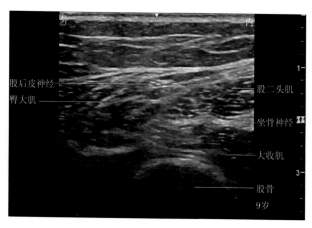

附图 6　臀下股后皮神经超声图像

**参考文献**

[1] Samerchua A, Leurcharusmee P, Panjasawatwong K, et al. Cadaveric study identifying clinical sonoanatomy for proximal and distal approaches of ultrasound-guided intercostobrachial nerve block. Reg Anesth Pain Med, 2020, 45: 853-859.

[2] Corke PJ. Ultrasound-guided posterior antebrachial cutaneous nerve block utilising the "fat-filled flat tunnel": Description of technique and cutaneous sensory block area. Anaesth Intensive Care, 2019, 47: 532-540.

[3] Wu WT, Mezian K, Nanka O, et al. Ultrasonographic imaging and guided intervention for the superior clunealnerve: anarrative pictorial review. Pain Physician, 2022, 25: E657-E667.

[4] Johnson CS, Johnson RL, Niesen AD, et al. Ultrasound-guided posterior femoral cutaneous nerve block: a cadaveric study. J Ultrasound Med, 2018, 37: 897-903.